中华上品药材养生大全

何国樑
谭国辉 编著

广州新华出版发行集团
广州出版社

图书在版编目（CIP）数据

中华上品药材养生大全/何国樑，谭国辉编著.—广州：广州出版社，2006.10（2013.11重印）
ISBN 978-7-80731-292-5

Ⅰ.①中… Ⅱ.①何… ②谭… Ⅲ.①中药材—食物养生 Ⅳ.①R247.1

中国版本图书馆CIP数据核字（2006）第119380号

书　　名　**中华上品药材养生大全**
Zhonghua Shangpin Yaocai Yangsheng Daquan
出版发行　广州出版社
（地址：广州市天河区天润路87号广建大夏9、10楼 邮政编码：510635 网址：www.gzcbs.com.cn）
印　　刷　广州市怡升印刷有限公司
（地址：广州市番禺区市桥横江村第二工业区 邮政编码：511400）
责任编辑　杨　斌　欧瑞平
摄　　影　郭刘锋
封面设计　传奇形象
装帧设计　黄　潭
规　　格　965毫米×1230毫米　1/16
印　　张　24
字　　数　600千
印　　数　10001～16000册
版　　次　2013年11月第2版
印　　次　2013年11月第1次
书　　号　ISBN 978-7-80731-292-5
定　　价　49.80元

发行专线 020-38903520/38903521

序言……养命应天话上品

上药一百二十种，为君，主养命以应天，无毒，多服久服不伤人。欲轻身益气不老延年者，本上经。

——《神农本草经》

《神农本草经》重要的贡献之一就是对中药材进行了较为合理的分类。时至今日，这一划分依据和标准对判别、运用传统中药材仍有诸多现实意义。

首先，“养命应天”是选择划分上品药材的最基本，也是最重要的依据。

上品药材，顾名思义，就是好药材：不仅药材本身的质量好，而且有良好的保健、养生效果，即有“养命应天”的作用，而且“多服久服不伤人”。

鉴于此，本书的上品药材既包括了《本经》中上品药材中仍具现实意义部分的药材，也包括了卫生部规定的69种“药食两用”的药材（食物）；另外，人们日常生活中常用的养生保健药材也尽量选入其中。由此可见，“上品药材”从来就是一个发展的概念：既有否定，也有扩充——随着科学水平和认知能力的提高，上品药材的内容必将进一步充实和完善。

其次，“养命应天”是运用上品药材养生保健的指导原则。

传统养生注重防治结合，认为“防”重于“治”，同时认为食疗优于药治。

上品药材“多服久服不伤人”，是否使用时就百无禁忌了呢？其实不然。

使用上品药材，仍须“知”字先行。所谓“知”，就是要了解药材本身的药性以及药材的使用禁忌，了解自身的体质特征，了解如何合理运用药材，等等。

本书用了相当的篇幅来讲解药材的药性特点和功能、人的体质特征和用药原则、上品药材的使用禁忌以及如何运用于养生保健等相关知识，总的原则就是希望能做到“多服久服不伤人”，继而达到“轻身益气不老延年”的效果。

再次，“养命应天”是编写《中华上品药材养生大全》的基本宗旨和根本目的。

“天人合一”是中医治病养生遵循的一条重要原则，也是重要的保健方法。简单而言，就是要根据自身情况，顺乎四时，合理运用药材、食物来获得健康。

本书不仅介绍了200余种适合养生的上品药材，还列举了数百个行之有效的小治方和食疗方。寄望读者既能了解、掌握相关的药材知识，更能通过合理运用药材远离疾病和亚健康的困扰。

“养命以应天”，需要读者身体力行，同时也是对读者的祝福与期望。

《中华上品药材养生大全》得以付梓，多倚重于广州嘉逸国际大酒店谭国辉先生及广州仁和堂前进分店药剂师陈学文先生的鼎力相助，在此敬谢不敏。

何国樑

作者简介

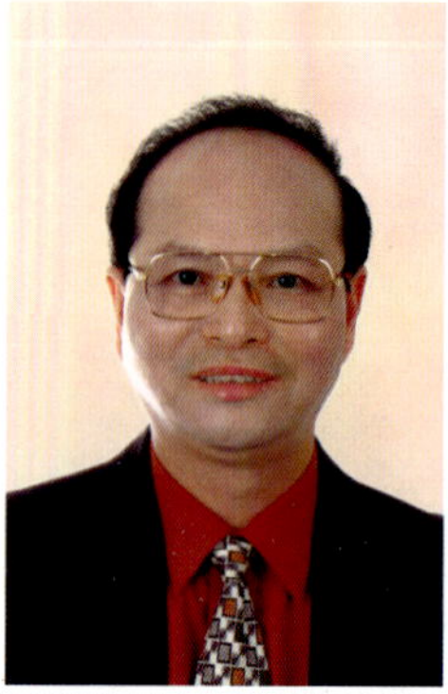

何国樑 HE GUOLIANG

广州中医药大学教授，方剂专业硕士研究生导师。

何教授从事教学、科研、医疗工作30余年，对中医治法与方剂的关系研究、经方的配伍规律、古方的运用以及饮食疗法等造诣颇深。曾担任全国中医院校案例式教材《方剂学》副主编，并应邀参与全国中医高等院校统一教材《方剂学》及中国医学百科全书《方剂学》、《中医方药学》的编写。另外，其主编的《方剂学应试指南》、《实用妇科方剂》、《风湿病中西医的诊治与调养》、《疾病饮食疗法》、《治病调理汤谱》等著作，深受专家及读者的关注与好评。

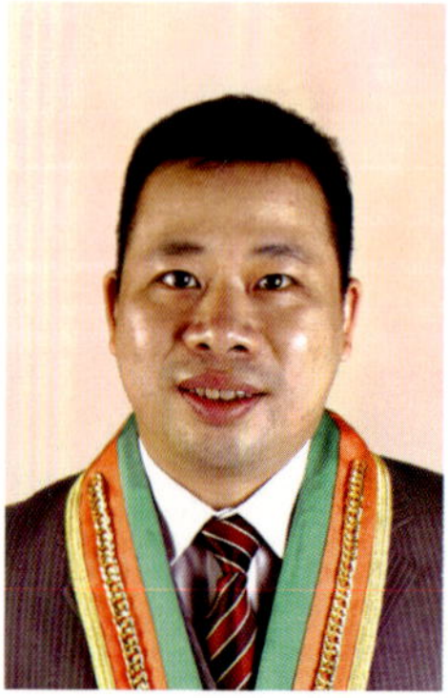

谭国辉 TAN GUOHUI

国家认证高级烹调大师、中国烹饪名师、国际烹饪艺术大师、法国国际厨皇金牌会员、广州饮食之星俱乐部副理事长，曾获国内外多项殊荣，现于广州嘉逸国际大酒店任行政总厨一职。

谭先生师出名家，从业20多年来，不断推陈出新，不仅研究开发出“谭家菜系列”，更成为新派粤菜重要的代表人物。另外，谭先生潜心于保健饮食的研究，在药膳的创制方面亦颇具心得。

CONTENTS

目录

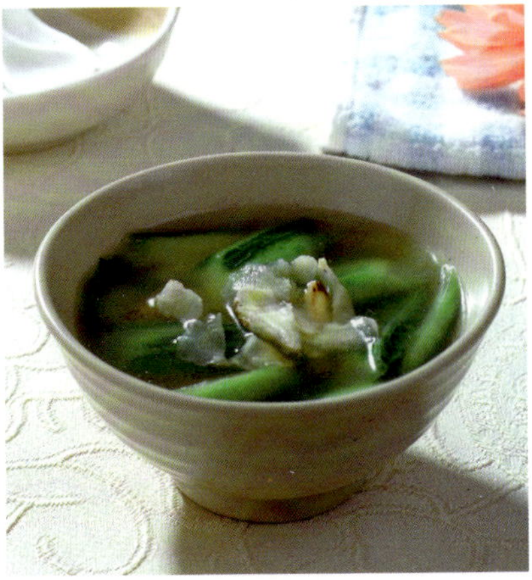

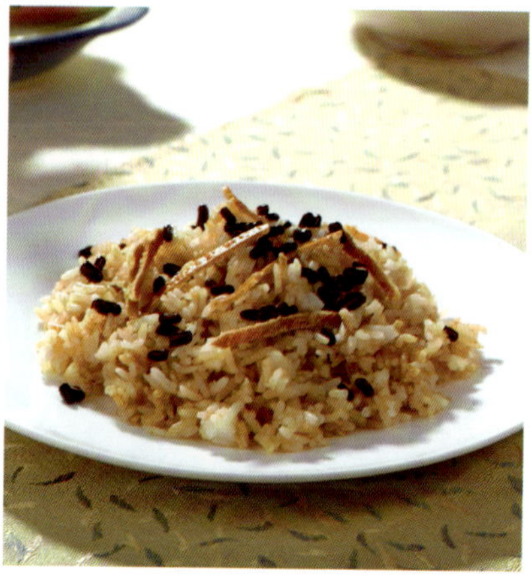

CONTENTS

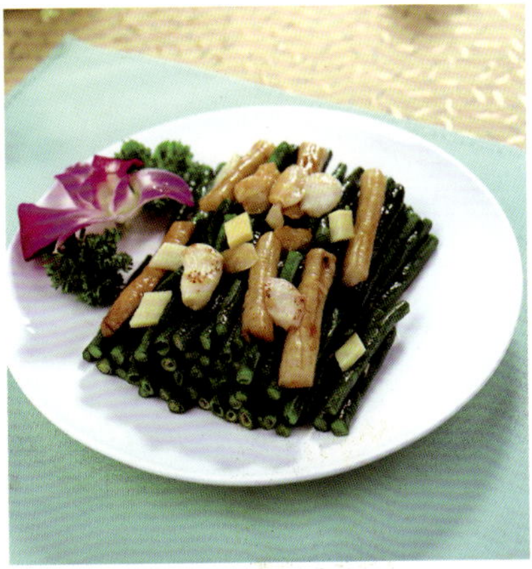

第二章 药食两用药材

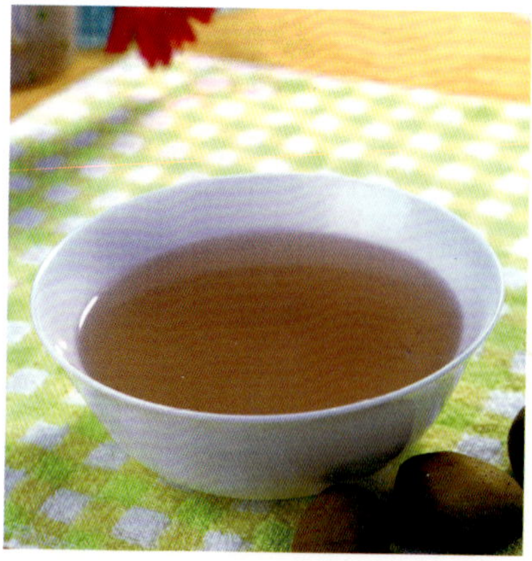

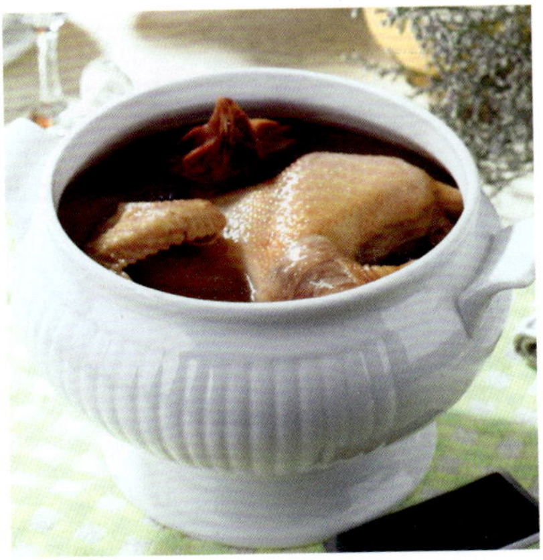

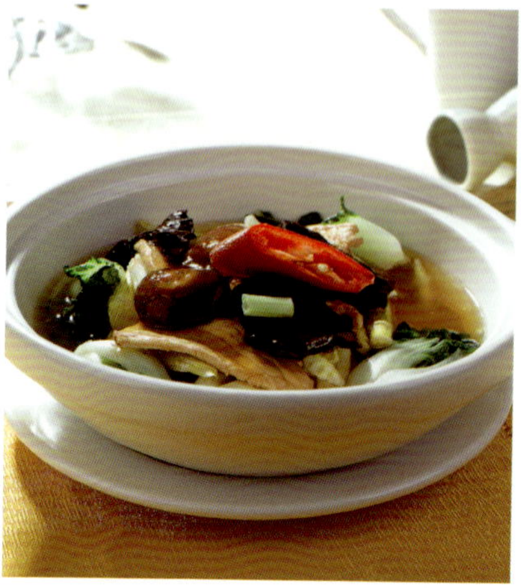

附 录

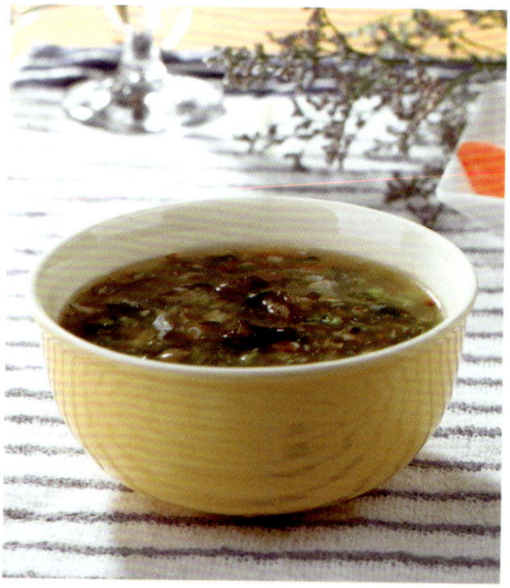

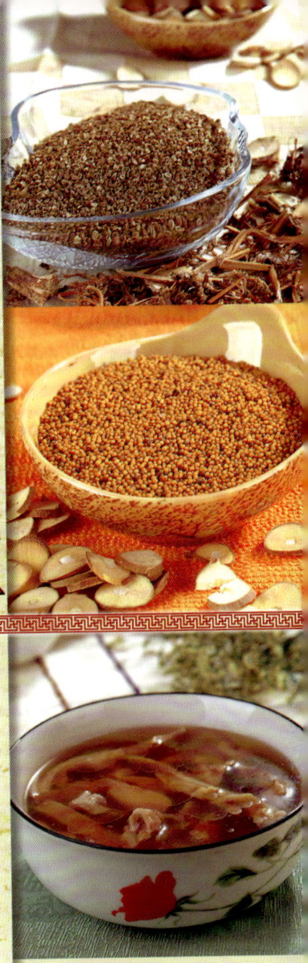

第一篇 上品药材与养生

Shangpin Yaocai yu Yangsheng

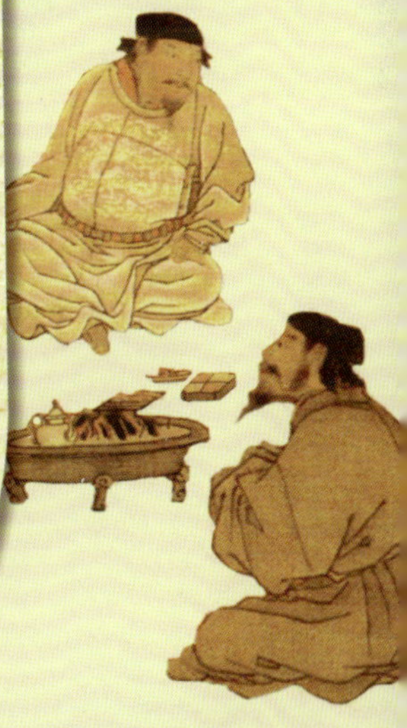

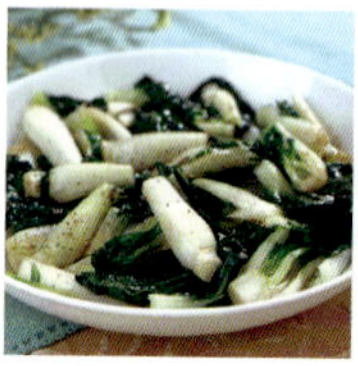
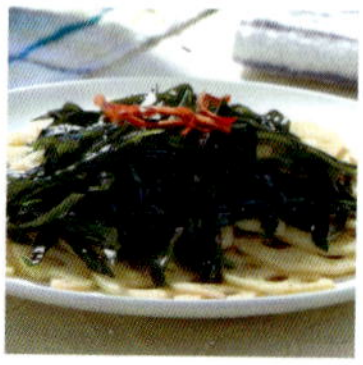

《神农本草经》与上品药材

Chapter 1

《神农本草经》又名《神农本草》，通常简称为《本草经》或《本经》，为我国最早的药学专著，它的出现标志着中国药学的诞生。

神农即炎帝，传说因其遍尝百草而始有医药，但“述而不作”，故《神农本草经》应非神农本人之作，而是后世之人托神农之名所著。原书已不复存在，虽历代史书中“经籍志”、“艺文志”多录有“神农本草”或“神农本草经”，然其作者及最早成书年代已俱不可考。

现存历代众多传本和注本中，以明代卢复所辑《神农本经》（1616年）为最早，流传较广的却当属清代孙星衍、孙冯翼所整理的《神农本草经》（1799年），另外，清代顾观光辑本也较为流行；加之有诸多补注本，如汉魏时的《名医别录》、南北朝时陶弘景的《本草以集注》（494年）、明代缪希雍的《神农本草经疏》（1625年）以及清代张志聪的《本草崇原》（1663年）、徐大椿《神农本草经百种录》（1736年），直至今人的《神农本草经校注》等，如此众多的本草文献，极大地丰富了我国的医药文化。

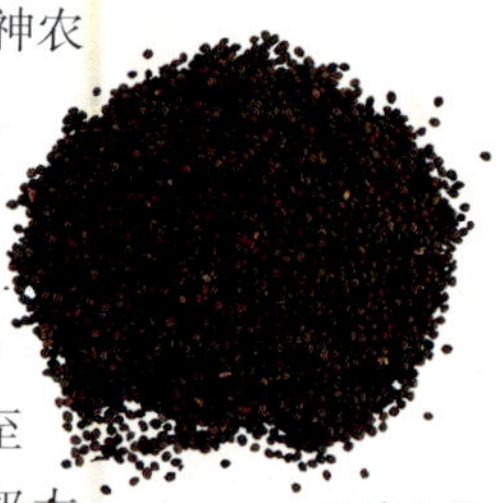
◎菟丝子

《神农本草经》的地位及作用毋庸置疑，但由于历来版本众多，加之集校、补注者甚众，同名而实不尽同者在所难免。如魏时吴普所辑本草为现存最早的版本，较之清代孙星衍等人所校定的本草经在药材品种、名称、分类、药性诸方面均有所不同。

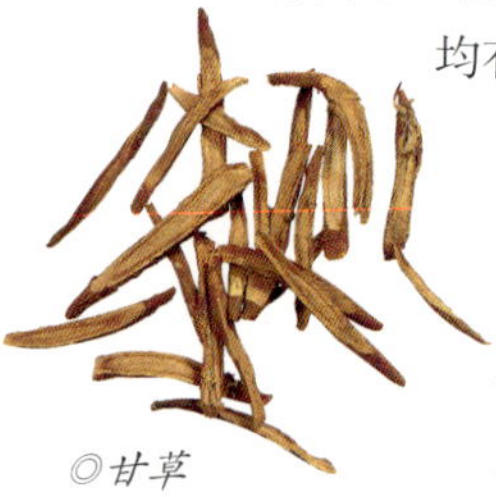
◎甘草

比较一致的看法是，作为药典，《神农本草经》首创了中药“四气”、“五味”的理论以及药物之间“七情合和”理论，提出了“君臣佐使”的组方配伍原则，体现出辩证用药的思想。《本经》中所论365种药物的功效至今仍在临床应用中不断得到证实和发挥，尤其是它将药材以上、中、下“三品”分类的方法，不仅反映出它对药材化学成分及功效的认识，也为后人利用中药材治病、养生确立了一个方向性的标竿。

《神农本草经》共三卷，记载药物365种，其中植物药252种、动物药67种、矿物药46种（书中依药材基原又分为玉石、草、木、人、兽、虫鱼、果、米谷、菜等类别）；因药物的功用和使用目的不同，本经将其分为上、中、下三品并分三卷分别论述，即：“上药一百二十种，为君，主养命以应天，无毒，多服久服不伤人。欲轻身益气不老延年者，本上经”；“中药一百二十种，为臣，主养性以应人，无毒、有毒，斟酌其宜。欲遏病补羸者，本中经”；“下药一百二十五种，为佐使，主治病以应地，多毒，不可久服。欲除寒热邪气、破积聚、愈疾者，本下经”。

由此观之，本经中的“下药”通常用于疾病的治疗，而上品药材、中品药材养命应天、养性应人，很适合健康的人和处于亚健康状况以及病后体虚者使用，是理想的食疗、食补、食养的保健药材。

不同版本的《神农本草经》，关于上品药材或有损益、或有交错或名称不一、或分类有异，鲜有定论。

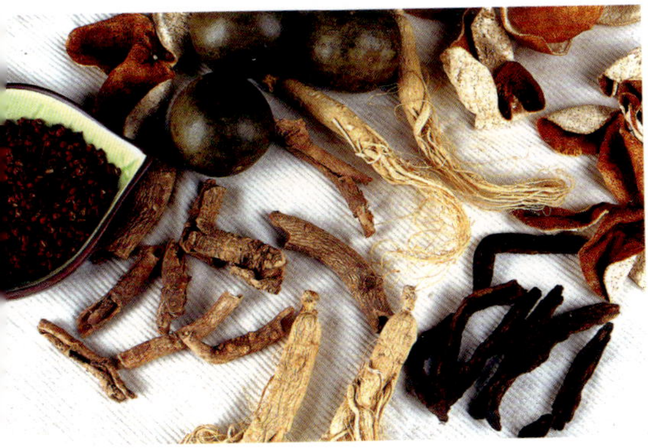

《神农本草经》上品药材列举

玉石部：丹沙、云母、玉泉、石钟乳、涅石、消石、朴消、滑石、石胆、空青、禹余粮（太一余粮）、白石英、紫石英、五色石脂、扁青（空青、曾青）

草部：菖蒲、鞠华、人衔、天门冬、甘草、地髓、菟丝子、百倍、充蔚子、女萎、防葵、茈胡、麦门冬、独活、车前子、木香、薯蓣、解蠡、泽泻、棘菀、龙胆、细辛、石斛、巴戟天、白英、白蒿、赤箭、菴 子、蕲蓂子、蓍实、赤（白、黑、青、黄、紫）芝、卷柏、蓝实、芎穹、蘼芜、王连、石鲮、蒺藜子、黄耆、肉苁蓉、防风、蒲黄、香蒲、续断、漏芦、营实、天名精、丹参、茜草根、飞廉、五味子、旋华、兰草、蛇床子、地葵、景天、茵陈蒿、杜若、沙参、白兔藿、石下长卿、石龙刍、薇衔、云实、王不留行、升麻、青蘘、和姑、别羁、屈草、淮木

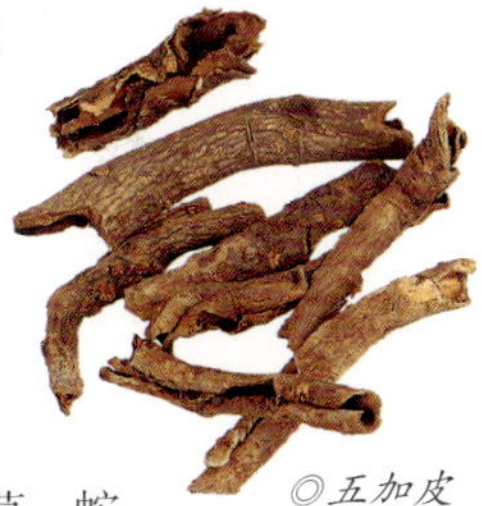

◎五加皮

木部：牡桂（菌桂）、松脂、槐实、枸杞、柏实、茯苓、榆皮、酸枣、蘖木、干漆、五加皮、蔓荆实、辛荑、桑上寄生、思仙、女贞实、木兰、蕤核、橘柚

人部：血余

兽部：龙骨、麝香、牛黄、熊脂、白胶、阿胶

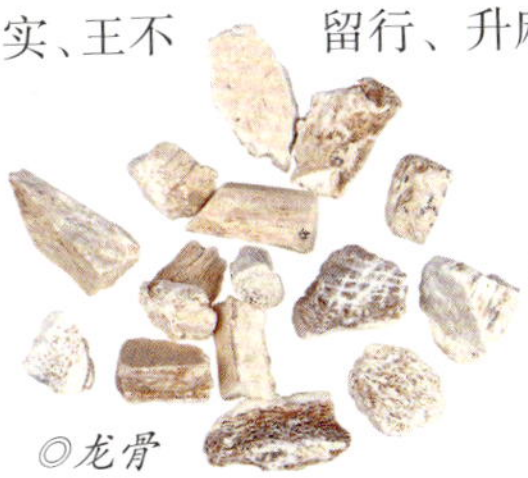

◎龙骨

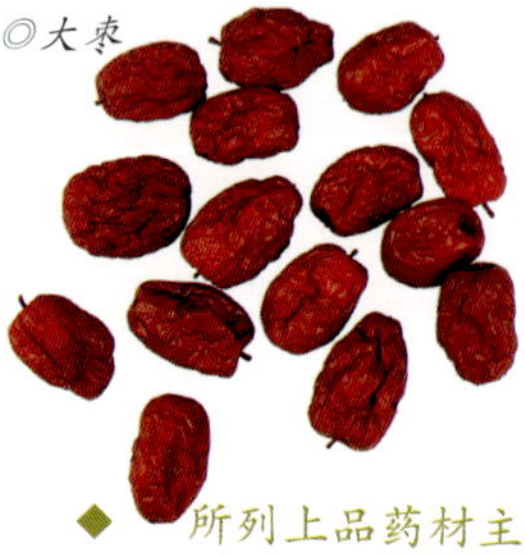
◎大枣

禽部：丹雄鸡、雁肪

虫鱼部：石蜜、蜂子、蜜蜡、牡蛎、龟甲、桑螵蛸、海蛤、文蛤、蠡鱼、鲤鱼胆

果部：藕实茎、大枣、葡萄、蓬蘽、鸡头实

米谷部：胡麻、麻蕡

菜部：冬葵子、苋实、瓜蒂、苦草

◆所列上品药材主要以清代孙星衍、孙冯翼整理的《神农本草经》所载为依据。

◆《本经》上品药材中公认有毒（或有小毒）的药材有丹沙、涅石、消石、石胆、扁青（空青）、和姑、五加皮、干漆、麻贲、瓜蒂等，或其他药典认为有毒（或有小毒）的药材如云母、朴消、漏芦、飞廉、蛇床子、牡桂、蜂子、海蛤、蠡鱼等。

◆上品药材通用名请参阅附录一“《神农本草经》上品药材名称、性味古今对照”。

由于不同版本引用、校勘有别甚至有误，我们发现，上品药材品种实际上多于《神农本草经》所记载的120种，但这也从另外一个角度说明了“上品药材”的内涵是不断延伸和发展的。当然，人们的认知能力和医学水平的提高也必将促使“上品药材”的内容得以更新和发展。

本书依据“上药……主养命以应天，无毒，多服久服不伤人”的标准，结合轻身益气、不老延年和遏病补羸的实际功用，从中撷取了百余种较常见常用的药材，加上实际生活中经常用于养生（却未曾见于《本经》上品药材名录）的46种药材以及卫生部历次颁布的“药食两用”药材（69种；部分见载于《神农本草经》），构成一个新的、非常适合于养生保健的“上品药材”群。为了有别于《神农本草经》中的“上品药材”，冠以“中华”以示不同。

换言之，中华上品药材是概指可延年益寿、强身健体、对身体无甚毒副作用的中药材，不仅可用于治病、食疗、食养，即便是健康人日常使用也颇多助益。

中药材的名称由来 Chapter 2

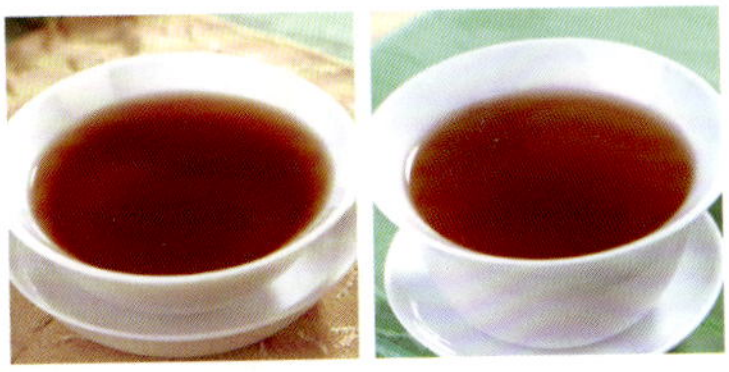

清代汪昂《本草备要》云："有以形名者，人参、狗脊之类是也；有以色名者，黄连、黑参之类是也；有以气名者，香薷之类是也；有以味名者，甘草、苦参之类是也；有以质名者，石膏、石脂、归身、归尾之类是也；有以时名者，夏枯、款冬之类是也；有以能名者，何首乌、骨碎补之类是也。"由此可见，中药材命名主要依据药材的形状、颜色、气味、质地、功效以及药材的生长（采收）季节等，反推之，若懂得中药材的命名规律，则可根据药材名称来了解药材的许多相关信息，并由此来指导我们正确选择和使用合适的药材。

为了让读者进一步感受药材名称所蕴含的信息，接下来将对此作进一步的说明。

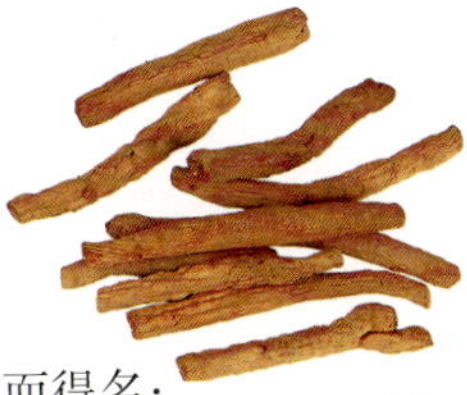

◎牛膝

以形状命名的药材：

牛膝：其茎节颇似牛的膝关节；

冰片：为龙脑树脂的结晶体，因白皙透明、状如薄冰而得名；

大腹皮：为槟榔的果皮，状若大腹，故名，善治腹脘痞胀。

以颜色命名的药材：

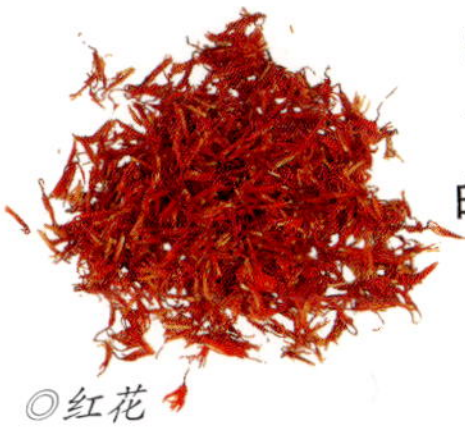

◎红花

红色（赤）：如红花、赤芍等，主入心经；

黄色：如大黄、黄连等，主入脾经；

白色：白芷、白芍药等，主入肺经；

青色：青皮、青黛等，主入肝经；

黑色：黑木耳、玄参等，主入肾经。

◆药材颜色与五脏的对应关系（归经规律）详见后文。

以气味命名的药材：

鱼腥草：此药材具有一股鱼腥味而得名；

五味子：酸、甘、辛、苦、咸五味俱全，故名。

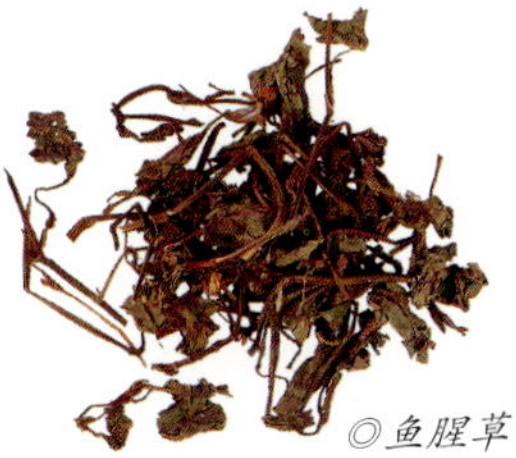

◎鱼腥草

以功效命名的药材：

接骨草：强壮筋骨，多用于治跌打扭伤、接骨；

锁阳、淫羊藿：具有壮阳、强精的效果，常用于改善男性性功能；

续断：接骨续筋，可治筋骨扭伤；

益母草：妇科良药，有益于女性健康。

◎益母草

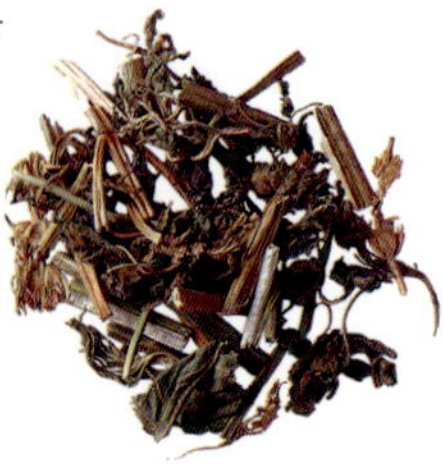

以质地命名的药材：

这一类药材比较多，如矿石类的有消石、滑石、石胆、钟乳石等；甲壳类的有龟甲、海蛤壳、白利壳等……

以生长（采收）季节命名的药材：

半夏：成熟期为农历五月（时值夏季刚过一半），故名；

夏枯草：于夏至时枯萎，因而得名。

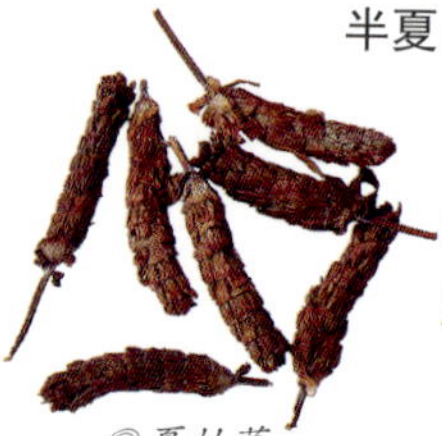

◎夏枯草

另外，也有依据产地、生长环境、入药部位以及所含典故来给药材命名的。

表明产地的药材名称：

如川芎、川乌，表明其产地为四川，浙贝母则产于浙江，阿胶则产于山东，怀牛膝则因其产于河南怀庆，等等。

反映生长环境的药材名称：

沙参，功如人参，却生长于沙土之中；泽泻，有利水泄热的功效，多见于沼泽地旁。

体现用药部位的药材名称：

◎川芎

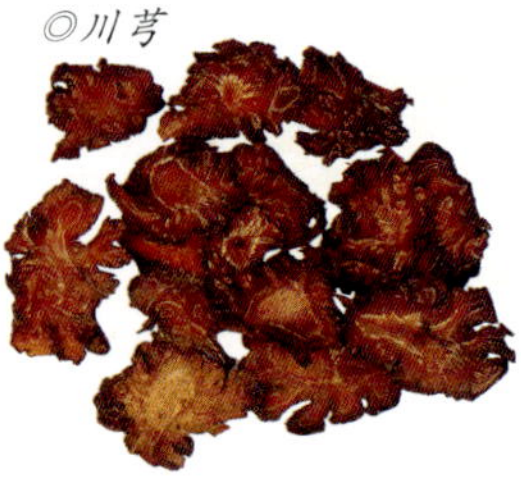

桂枝、桑枝：以茎枝部位入药；

大青叶、荷叶：以叶片入药；

葛根、茜草根：以根部入药；

菊花、玳玳花：以花朵部位入药；

云实、莲子：以果实、种子入药。

解读相关典故的药材名称：

使君子：相传一位名叫郭使君的医生善用此药，因此得名；

杜仲：据说一个叫杜仲的人因服此药而得道，世人将此药名曰杜仲（又名思仙）。

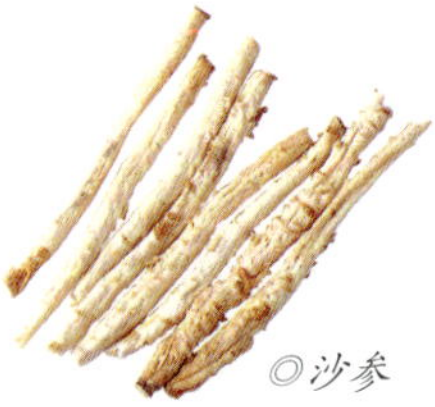

◎沙参

顾名思义，熟悉中药材的名称，是正确识别、了解、运用中药材的基本路径。

中药材的药性综述

Chapter 3

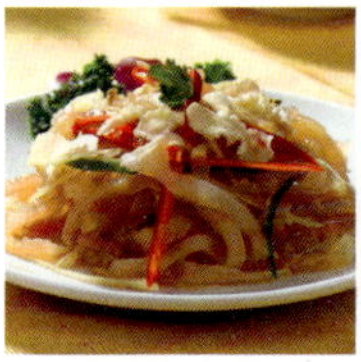

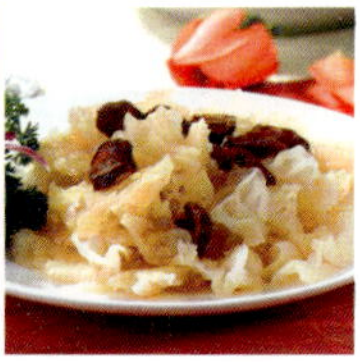

中医传统养生非常注重天（四时）、地（地域）、人（体质与病症）、药材之间的和谐统一，《黄帝内经·素部》中的“阴阳五行”即明确反映出这一理念。同时，“阴阳五行”之说也衍生出了药材药性、药材与人的种种论述。

中药材的药性主要包括性、味、色、归经、升降沉浮等内容，当然，药材与药材之间的相互关系也是药材药性的重要组成部分。

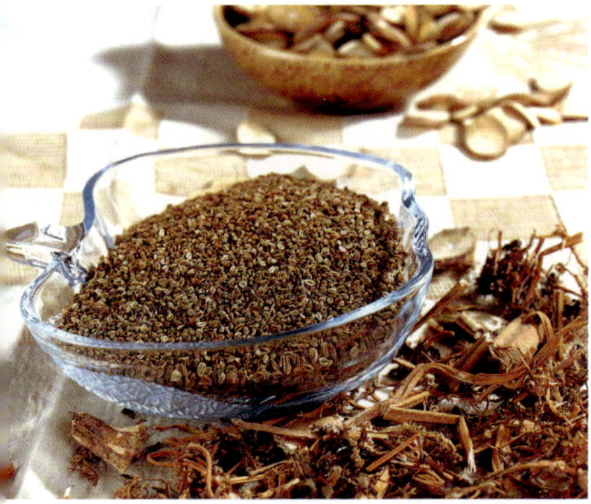

四性

所谓四性（或称四气），即寒、凉、温、热四种药性，寒热偏向不明者谓之平性，故也有人称“五性”。寒与凉、温与热其实仅在程度上有所区别：凉次于寒、温次于热。

一般说来，寒凉药材具有清热、泻火、消炎、解毒等功效，具体到治病养生则宜用于热证、炎暑、热性体质等情况；温热性药材则多具有温补、散寒、壮阳的作用，用于治病养生则适合寒证、虚证及体质寒凉者。通常说来，平性药材具有健脾、补肾、补虚的作用，而且适合各种体质的人服用。

药材“气”的属性为“阳”：气厚者为阳中之阳，故能发热（温燥）；气薄者为阳中之阴，所以能发泄（发散）。（有关药材四性的知识详见表1-1）

中药材四性综览（表1-1）

四性	属性	药材举例	功效	适宜状态
寒性	阴	生地黄、黄连、白花蛇舌草、金银花、桑叶、天门冬	清热、泻火、解毒	热证及阳气旺盛者
凉性	阴	罗汉果、枇杷叶、薄荷、薏苡仁		
温性	阳	人参、熟地黄、黄花、丁香、龙眼、锁阳、何首乌、草果	温中、补虚、除寒	寒证及阳气不足者
热性	阳	干姜、花椒、肉桂		
平性	阳	山药、白果、甘草、党参、莲子、黄精	补虚、健脾、强肾	各种体质

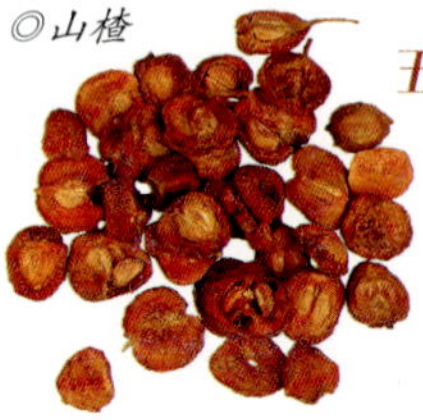
◎山楂

五味

中药材有辛、甘、酸、苦、咸、淡、涩多种味道，由于“淡”可附于“甘”、“涩”可附于“咸”，因此习惯上说成是五味。

中医认为：辛者能散能润能横行；甘者能补能和能缓；酸者能涩能收；苦者能泻能燥能坚；咸者能下能软坚；淡者能利窍能渗泻。有人将药材五味的功能简单概括为“辛散、甘缓、酸收、苦坚、咸软”。

就属性而言，味为阴，味厚者阴中之阴，故主泄（降泻）；薄者阴中之阳，而能通（利窍渗湿）。相对于五味自身来说，辛甘发散、淡味渗泄为阳；酸苦涌泄、咸味涌泄为阴。（相关知识详见表1–2）

中药材五味综览（表1–2）

五味	属性	对应五行	对应五脏	药材举例	功效
辛	阳	金	肺	薄荷、紫苏、花椒、肉桂、木香、川芎	活血行气、发散风寒
甘	阳	土	脾	甘草、红枣、黄芪、淮山	滋养补虚、健脾强肌
酸	阴	木	肝	酸枣仁、乌梅、山楂、五味子	生津开胃、收敛止汗
苦	阴	火	心	黄连、杏仁、大黄、枇杷叶、黄芩	清热泻火、解毒、除烦
咸	阴	水	肾	芒硝、牡蛎	软坚散结、泻下、消肿
淡	阳			薏仁、通草	利水渗湿、利窍通便

药材五味与养生

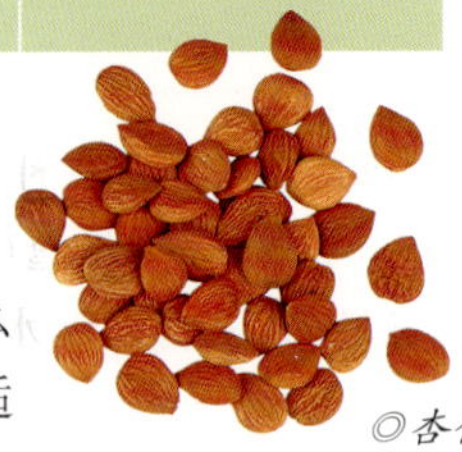
◎杏仁

药材的五味与人的骨、血、皮、肉、气有何对应关系？过多服用某“味”药材会有哪些不利影响？五味之间是什么样的关系？如何利用五味对五脏进行补泻？“五味”之说适不适用于日常饮食？

五味所禁与五味所伤

药材（包括食物）的“五味”不仅与人的脏器相对应，与组织系统也有着密切的关系。当筋络、骨骼、肌肉、呼吸、血液等组织系统发生问题时，在药材或食物“味”的选择上也必须有所禁忌，也就是常说的“五味所禁”。

筋病：酸走筋，故不宜服食酸味药材或食品，否则会加重痉挛甚至缩筋；

骨病：苦走骨，故不宜服食苦味药材或食品，否则会感觉沉重甚至直立困难；

肉病：甘走肉，故不宜服食甘味药材或食物，否则会加重壅肿且难以痊愈；

气病：辛走气，故不宜服食辛味药材或食物，辛味可散气而令人更加虚弱；

血病：咸走血，故不宜服食咸味药材或食物，咸味可使血液凝涩而令人口渴。

是否身体健康的人用药材养生或日常饮食就百无禁忌了呢？事实上并非如此，正常人长期、过量服食某味药材（食物）后也会危及身体健康。具体而言，“五味”失之偏颇会有如下不利后果（即“五味所伤”）。

多食咸，则血脉凝涩而变色。

多食苦，则皮槁而毛拔。

多食辛，则筋急而爪枯。

多食酸，则皮质厚且老化、皮肤皱而唇揭。

多食甘，则骨痛而发落。

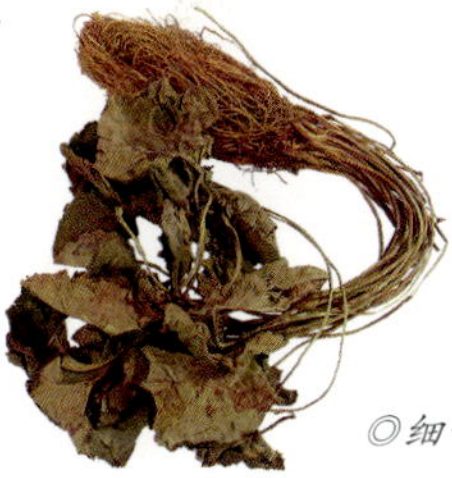
◎细辛

当被五味所伤或犯五味所禁时，可尽量利用五味之间的“相克”关系来平衡：酸伤筋（敛则筋缩），辛胜酸，所以可以适当食辛来平衡；苦伤气（苦能泻气），咸胜苦，咸可以平衡“苦”带来的不适；甘伤肉，酸胜甘，食甘过多可服食些酸味药材或食物；辛伤皮毛（疏散腠理），苦胜辛，为辛所伤可以苦来补救；咸伤血（咸能渗泻），甘胜咸，甘有“缓”的作用，可改善“咸”导致的不适。

五味与五脏

中医病证中，五脏之病常常表现为肝急、心缓、脾湿、肺气上逆、肾燥等，在治养时合理运用药材的“五味”、分阶段对五脏进行补泻，可收到良好的效果。

肝急：即血燥苦急，可食甘以缓之；肝欲散，则食辛以散之；再以辛补之，以酸泻之（以散为补，以敛为泻，这正是五味施用的辩证性）。

心缓：缓则散逸（心跳无力），宜食酸以收之；心欲软，食咸以软之；再以咸补之（汪昂《本草备要》：水能克火，然心以下交于肾为补，取既济之义也），以甘泻之。

脾湿：宜食苦以燥之；脾欲缓(舒和)则食甘以缓之；再以甘补之，以苦泻之。

肺气上逆：宜食苦以泻之；肺欲收，则食酸以收之；再以酸补之，以辛泻之。

肾燥：宜食辛以润之；肾欲坚（坚固则无狂荡之患），则食苦以坚之；再以苦补之，以咸泻之。

药材五味对五脏具有良好的补泻效果，主要是依据五味的功效、与五脏的对应关系（五味的归经）以及各脏器之间的相生相克关系。有关归经及脏器间的相互关系请参阅后文。

药材性、味与六淫施治

所谓六淫，即风、寒、暑、湿、燥、火。此等因素若侵入皮毛肌肤或从口鼻吸入后，会引起身体发冷、发热，或导致上呼吸道疾病，也就是中医所称“外感”。治疗过程中，应针对不同因素引起的不适选择适当的药材。其基本原则如下：

风淫于内：宜用味辛、性凉的药材来治疗，同时佐以味苦、甘的药材。原理是“甘”可以缓和药性、舒缓不适症状，而辛味药材则有“发散”的作用。

热淫于内：宜用味咸、性寒的药材来治疗，同时佐以味苦、甘的药材。因为甘胜咸，佐之可以防止其药效过于猛烈；同样的道理，因为苦味有清热泻火的作用，所以要辅以有收敛作用的酸味药材。

湿淫于内：宜用味苦、性热的药材来治疗，同时佐以味酸、淡的药材，这是因为味苦的药材有燥湿的作用，而味淡的药材则有泄（利水渗湿）的作用。

火淫于内：宜用味咸、性冷的药材来治疗，同时佐以味苦、辛的药材。为有利于味苦的药材发挥“发”（解毒、降火、泻火）的作用，可先用酸味药材收敛、控制症状。

燥淫于内：宜用味苦、性温的药材来治疗，同时佐以味甘、辛的药材。苦味药材有降燥泻火的作用。

寒淫于内：宜用味甘、性热的药材来治疗，同时佐以味苦、辛的药材。（热能胜寒，所以用甘苦辛热的药材；伤寒内热的人宜用咸味药材泻之，内燥则用辛味药材润之，又因苦能泻热而坚肾，泻中有补，所以用苦味药材来辅助治疗非常适宜。）

五色

中医认为，药材的颜色有着特殊的意义：不同颜色的药材在人体内的作用去向有着特定的规律，也就是说，药材颜色与药材归经存在密切的关系（相关内容请参阅“中药材的归经”）。就五脏而言，也存在一种对应关系（表1–3）。

五色与五脏的对应关系（表 1–3）

颜色	青	赤	黄	白	黑
五行	木	火	土	金	水
五脏	肝	心	脾	肺	肾

药材的“归经”

◎当归

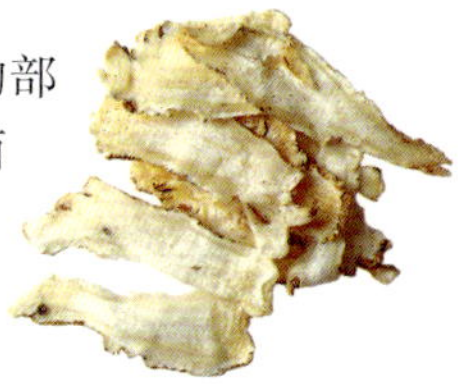

所谓“归经”，是指药材在人体脏腑经络产生作用的部位，“归”指作用的归属，“经”是脏腑经络的概称。简而言之，药材归经就是指药材的药性在人体内发生作用的去向和归属。了解药材的归经，有助于选择适当的药材来治病养生。

清代汪昂《本草备要》云：“药之为物，各有形、性、气、质。其入诸经，有因形相类者（如连翘似心而入心，荔枝核似睾丸而入肾经者）；有因性相从者（如属木者入肝，属水者入肾；润者走血分，燥者入气分；本天者亲上，本地者亲下之类）；有因气相求者（如气香入脾，气焦入心之类）；有因质相同者（如药之头入头，干入身，枝入肢，皮行皮。又如红花、苏木，汁似血而入血之类）。此上下内外，各以其类相从也。”

《本草备要》还认为药材的质地、入药部位乃至对归经也有重要的影响，书中说到：“药之为枝者达四肢，为皮者达皮肤，为心、为干者内达脏腑。质之轻者上入心、肺，重者下入肝、肾。中空者发表，内实者攻里。枯燥者入气分，润泽者入血分。”

以上说法与民间“以形补形”观念有异曲同工的感觉。既是规律，就肯定有例外，故只可作为初学者的一种用药参考，而不宜奉为金科玉律。

决定药材归经的因素是多方面的（如表1-4所示），具体到某一种药材，请读者参考附录二（中药材功能分类索引），并认真阅读该药材的相关内容。

药材气味、颜色与归经（表1-4）

颜色	气味	属性	归经	五行简说
青	味酸、气燥	木	足厥阴肝、足少阳胆经	肝与胆相表里，胆为甲木，肝为乙木
赤	味苦、气焦	火	手少阴心、手太阳小肠经	心与小肠相表里，小肠为丙火，心为丁火
黄	味甘、气香	土	足太阴脾、足阳明胃经	脾与胃相表里，胃为戊土，脾为己土
白	味辛、气腥	金	手太阴肺、手阳明大肠经	肺与大肠相表里，大肠为庚金，肺为辛金
黑	味咸、气腐	水	足少阴肾、足太阳膀胱经	肾与膀胱相表里，膀胱为壬水，肾为癸水

备注： 1. 一脏配一腑，腑皆属阳，故为甲、丙、戊、庚、壬；脏皆属阴，故为乙、丁、己、辛、癸也。

2. 十二经中，惟手厥心包、手少阳三焦经无所主，其经通于足厥阴、少阳。厥阴主血，诸药入肝经血分者，同时入心包经；少阳主气，诸药入胆经气分者，同时入三焦经。命门相火，散行于胆、三焦、心包络，故入命门者，同时入三焦经。

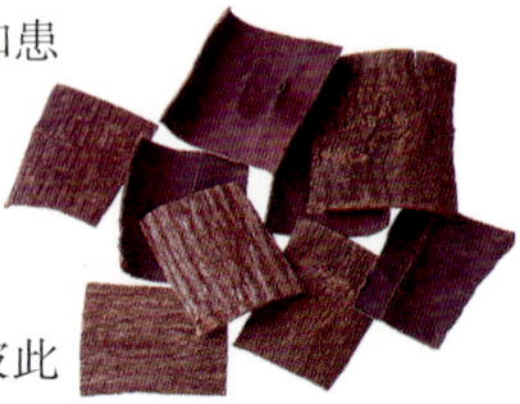

◎杜仲

中药材在实际运用中，往往不只使用仅归某经的药材，如患肺病而见脾虚的人，通常会加入补脾的药物，这是为什么呢？归经理论告诉我们：在运用归经的同时，还必须考虑到脏腑经络间的关系。因为脏腑经络是相互关联的，在病理上也相互影响着。例如五脏间的关系，同五行理论一样，强调彼此之间“相生相克”的辩证关系。《神农本草经》就有“虚则补其母，实则则泻其子”、“子能令母实”的说法。

中医学对此有简洁明了的表述：

肾为肝母，心为肝子，故入肝者，并入肾与心；

肝为心母，脾为心子，故入心者，并入肝与脾；

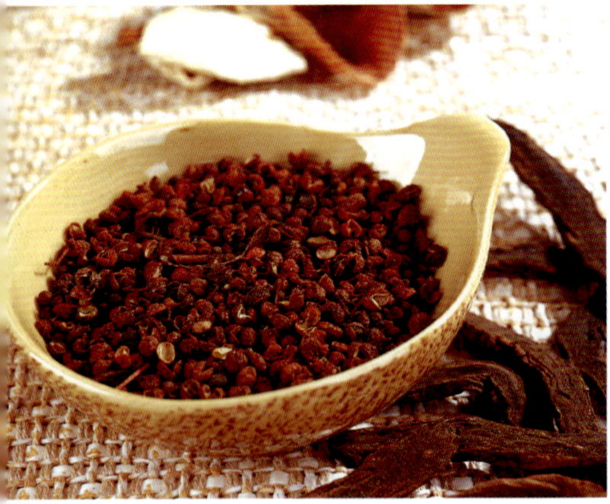

心为脾母，肺为脾子，故入脾者，并入心与肺；

脾为肺母，肾为肺子，故入肺者，并入脾与肾；

肺为肾母，肝为肾子，故入肾者，并入肺与肝。

升降沉浮与药材药性

早在《黄帝内经》中就有阴阳五行之说，继而衍生出药材的阴阳属性来。那时就已认识到：（药材）轻清升浮为阳，出上窍、发腠理、实四肢；重浊沉降者为阴，出下窍、走五脏、归六腑。说明人们很早以前就把药的属性同升降沉浮有关。

中药材的升降沉浮真正形成是在金元时期。此时已明确指出：“升”是上升，“降”是下降，“浮”是发散，“沉”表示收敛固脏和泻利——升降沉浮反映的是药材作用的趋向性（通常归结为“升浮”、“沉降”两种）。

升降沉浮多与药材的性味、质地等紧密相关。传统观点认为：药材（质）轻虚者浮而升，重实者沉而降；味薄者升而生（象春），气薄者降而收（象秋），气厚者浮而长（象夏），味厚者沉而藏（象冬），味平者化而成（象土）。气厚味薄者浮而升，味厚气薄者沉而降，气味俱厚者能浮能沉，气味俱薄者可升可降。

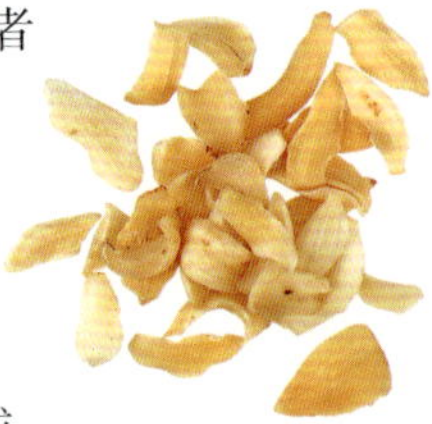

◎百合

另外，通过性味的搭配，也可以改变药材的作用趋向：酸咸无升，辛甘无降，寒无浮，热无沉。所以升者引之以咸寒则沉而直达下焦，沉者引之以酒（辛温之物）则浮而上至巅顶。

再就是同一种药材，有根升而梢降的，或生升而熟降的，可见入药部位、炮制方法等因素也影响着药材的作用趋向。具体到药用部位，中医学曾有这样的表述：凡药根之在土中者，半身以上则上升，半身以下则下降。以生苗者为根，以入土者为梢。上焦用根，下焦用梢，半身以上用头，中焦用身，半身以下用梢。

临床实践也证明，即使是同一种药材，因根、梢的作用趋向不一样，当用根而用了梢，或是当用梢却又用了根的，服用后并无效果。

药材的升降沉浮与保健

升浮药材大多是性温热、味甘平、质地较轻的阳性药材，作用趋向为上行、向外，具有升阳发表、祛风散寒、开窍等功效。降沉药材则多为性寒凉、味苦酸咸涩、质地较重的阴性药材，其作用趋向为下行、向内，具有利水渗湿、安神、止咳平喘、止呕等功效。

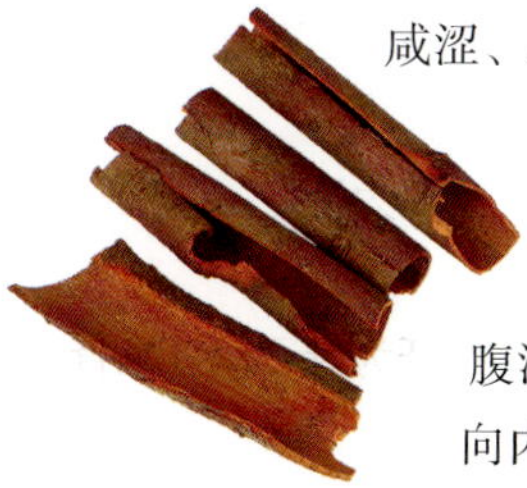

◎肉桂

人体产生疾病的部位通常有上、下、里、外之分，一般表现为四种趋向：向上（如呕吐、喘咳）、向下（如腹泻、脱肛、女性阴道出血异常）、向外（盗汗、自汗）和向内（如畏寒、头风），可结合药材的升降沉浮的特性来选择恰当的药材。若病证在上、在表者宜用升浮药材：如外感风寒，就可以选择桂枝、麻黄一类药材来发汗散表；若病证在下、在里者，宜选用沉降性能的药材，如里实便秘，则宜选择有攻下作用的大黄、芒硝来施治。

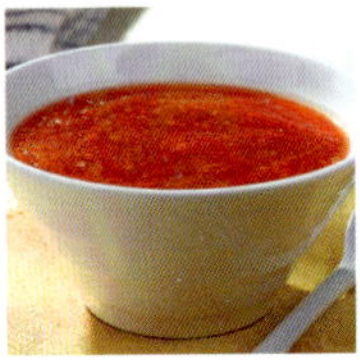

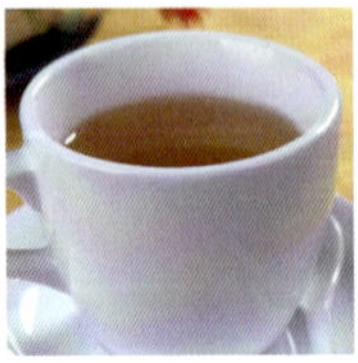

影响药性的炮制方法

传统的中药材炮制方法有哪些？不同的炮制方法对药材的性、味、归经乃至功效有什么样的影响？掌握相关知识将有助于你更加准确地选择中药材来治病、养生！

中药材炮制的目的

○消除或降低药物的毒性、烈性或副作用。

○改变药物的性能，使之更能适合病情需要。

○便于制剂和贮藏。如矿物、动物甲壳、贝壳等药物粉碎处理后，能使有效成分易于溶出，并便于制成各种剂型。

○除去杂质和非药用部分，使药物纯净，才能用量准确，或利于服用。

中药材炮制方法

根据前人的记载，结合现代实际炮制经验，炮制方法大致可分为五类。

修制

○纯净处理：采用挑、拣、簸、筛、刮、刷等方法，去掉灰屑、杂质及非药用部分，使药物纯净。

○粉碎处理：采用捣、碾、镑、锉等方法，使药物粉碎，以符合制剂和其他炮制法的要求。

○切制处理：采用切、铡的方法，把药物切制成一定的规格，使药物有效成分易于浴出，并便于进行其他炮制，也利于干燥、贮藏和调剂时称量。

水制

用水或其他液体辅料处理药材的方法称为水制法。水制的目的主要是清洁药物、软化药物、调整药性。常用的有淋、洗、泡、漂、浸、润、水飞等。

○润：又称闷或伏。有淋、洗、泡、浸、晾、盖、包等方法，可使药材软化，便于切制饮片。

○漂：就是将药物置宽水或长流水中浸渍一段时间，并反复换水，以去掉腥味、盐分及毒性成分。

○水飞：即借药物在水中的沉降性质分取药材极细粉末的方法。

火制

○炒：有炒黄、炒焦、炒炭等程度不同的清炒法。

○炙：用液体辅料拌炒药物以改变药性，增强疗效或减少副作用。

○煅：猛火直接或间接煅烧药物，使其质地松脆、易粉碎。

○煨：利用湿面粉或湿纸包裹药物，置热火灰中加热至面或纸焦黑为度。

水火共制

○煮：用清水或液体辅料与药物共同加热。

○蒸：利用水蒸气或隔水加热药物。

○淬：将药物燃烧红后，迅速投入冷水或液体辅料中，使其酥脆。

其他制法：常用的方法还有发芽、发酵、制霜等。

炮制方法对药材药性的影响

火制：煅、煨、炙、炒

通常能使药材变得温暖、干燥，药性多为性温、升发向上。

炒黄、炒焦可缓和药性，使有效成分易于溶出。炒炭能缓和药物的烈性、副作用，或增强其收敛止血的功效。

拌固体辅料如土、麸、米炒可减少药物的刺激性，增强疗效。

煨可减轻药物的烈性和副作用，如煨生姜、煨甘遂、煨肉豆蔻等。

水制：浸、泡、洗（可让药材更加润泽，加强其滋润、向下的特性）

水火共制：蒸、煮

多为药入水中，以火烹之，使药材由生至熟，故其药性也益发温润平和。

如醋煮芫花可减低毒性，酒煮黄芩可增强清肺热的功效。

如酒蒸大黄可缓和泻下作用，而何首乌经反复蒸晒后不再有泻下力而能补肝肾、益精血。

其他制法对药材药性的影响

酒制升提（可加强药材的升浮趋向，如酒炙川芎可增强活血之功）。

姜制温散（可增强药材的发散功用）。

盐制走肾而软坚(咸味可引导药材归于肾经，如盐炙杜仲可增强补肾功能)。

醋制入肝而收敛(醋之酸味可将药性引向肝脏，如醋炙香附可增强疏肝止痛之效)。

米泔制，去燥性而和中。

乳制润枯生血。

蜜制甘缓益元（蜜之甘味可缓和药性，防止药力过于刚烈，如蜜制黄芪、甘草可增强补中益气作用；蜜炙百部、款冬花可增强润肺止咳作用）。

面裹曲制，抑酷性勿伤上膈（防止药性过猛的方法）。

（黑豆、甘草）汤渍，解毒以令平和（即调和药性）。

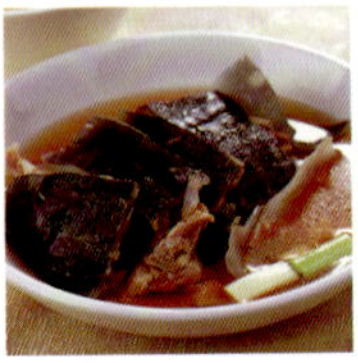

发挥中药材最佳性能的煎煮方法

Chapter 5

懂得了药性，就可有针对性地选择相应的中药材来治病养生。但要最大限度地发挥它们的功用，却还与如何煎煮、饮服的方法密切相关。

煎煮前的准备

煎煮药材首先要选择适当的器具

一般说来，煎煮中药材不宜使用铝质、铁质及锡质的器具，而应选用不锈钢器具，当然，传统陶瓷制的砂锅或砂壶仍然是煎煮中药材的最佳选择。

煎煮药材加多少水才合适

煎煮药材的用水量关系到药汁的浓度，具体方剂的煎煮应遵循处方医师的医嘱。然而就通常情况来说，加入药锅内的冷水，以超出锅内药面2~3厘米比较恰当。

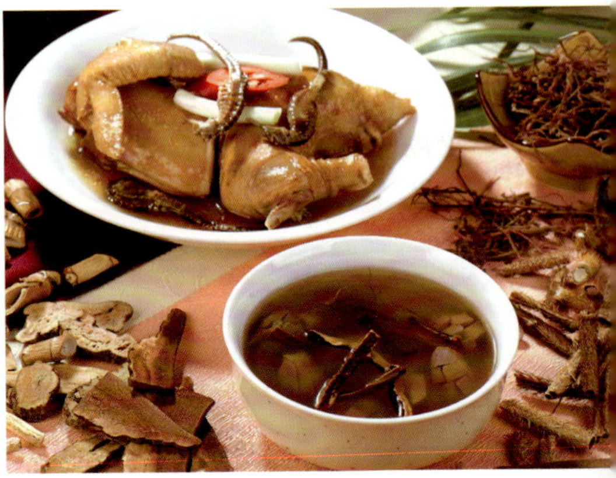

煎煮药材热源的选择

电磁炉、煤气炉及烧煤球或烧木碳等都是均匀、持久的供热方式，很适合煎煮中药材，可以根据实际条件酌情使用。条件许可的话，以慢火煨药最有利于药性的充分释放；也可先用大火将药锅内的水煮沸，然后改用慢火煨煮。

针对材质选用不同的煎煮方法

中药组方中，因材质、药性不一，其先煎、后下的时机也就各异。

一副方剂中，质地坚硬的药材（如石膏等），其成分往往比较难以释放，所以应先煎10~15分钟，然后再放入其他药材；另外，对于某些有毒性的药材（如生附子等），更应先煎煮30~50分钟后再放入其他药材，这样就可以降低有毒药材的部分毒性。此谓“先煎”。

方剂中若有芳香解表的药材，如薄荷、白豆蔻、藿香等，因含有大量挥发油，为避免有效成分丢失，所以煎煮的时间不宜太长，而且尽量在其他药材煎好前5~10分钟再放入比较合适。这就是“后下”。

对于贵重的药材如人参等，为了最大可能地利用其优良成分，必须将其与其他药材分开煎煮，然后把两种药汁混合即可。此法叫“另煎”。

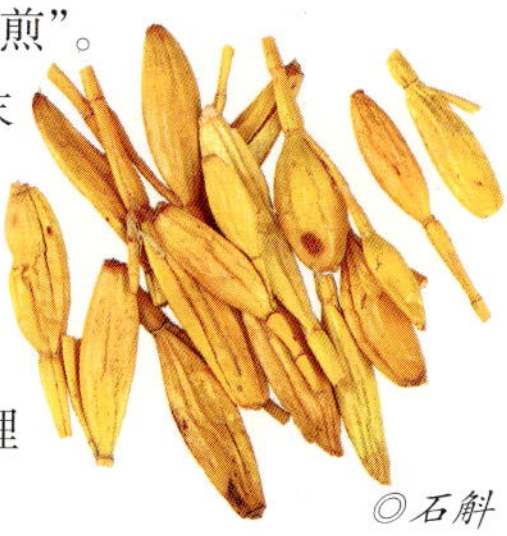
◎石斛

有些带毛的药材（如枇杷叶）或过于细碎甚至是粉末状的药材，煎煮时应用纱布包裹好（即包煎），否则在服用时很可能刺激咽喉。

像红枣、黑枣等外皮较厚的药材，在煎煮前宜先剥散，而像桃仁、茯苓等药材则应压碎后再煎煮，如此处理药材，也有助于释放药性成分。

鹿胶、阿胶一类中药材，煎煮过久则易焦糊、粘锅，或与其他药材附在一起，进面影响其他药材有效成分的释放，所以应单独加热（尤宜隔水加热）溶化后，再放入药汁中服用。

中药材除了以上的煎煮方法外，还有一些特殊的“煎煮方法”：贵重的药材如琥珀、三七等药材宜研成末以后直接服用；菊花、胖大海一类药材则可以像泡茶一样饮服。

煎煮过程中的注意事项

在煎煮中药材的过程中，一方面要注意煎煮的时间，再就是要知道如何调和几次煎出来的药汁的浓度。

◎刀豆
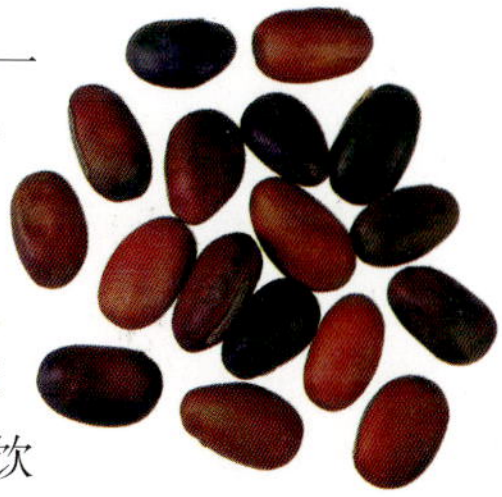

通常，一副药即为一日的量，一般分两次煎煮。在第一次将水煮沸后，稍稍搅拌几下，再煎20分钟即可，将药汁倒出，（即所谓头煎）；二煎就是往锅中重新加入适量冷水，水沸后，再煎15分钟（如果是质地坚硬的药材则可多煎10分钟左右，但要注意的是，感冒药煎煮时间不宜过长，以免影响药性发挥；滋补药材则可以用文火久煎）。饮服时，应将头煎、二煎两次所得的药汁混合调匀后，平分为二、早晚各服一次比较合适。

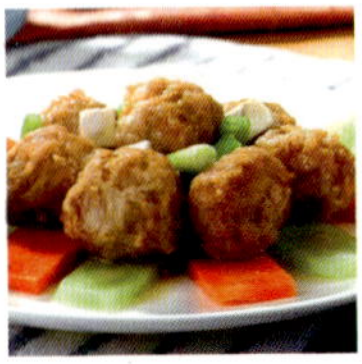

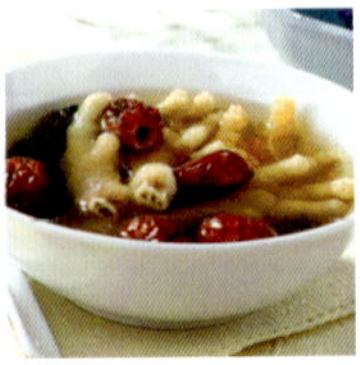

选择适合自己的中药材

Chapter 6

中医学强调在治疗疾病时要先辨体质、辨疾病、辨证型，也就是所谓“三辨施治”。再细分则年龄、性别等因素也应考虑在内。用中药材养生保健，“三辨施治”的方法和原则同样适用。

要选择合适的药材，最重要的当然是要清楚自己的体质，同时还要兼顾季节、地域等因素，尽可能做到“天人合一”。

不同体质如何选用中药材?

健康，从认识自己的体质开始。尤其当疾病已经产生时，更应针对不同的体质选择恰当的药材来加以疗养。

由于划分的依据、角度不一，体质类型分类也不尽相同。医务工作者通常将人的体质分为寒型、极寒型、热型、极热型、平型、平偏寒型、平偏热型等几个类型，有时甚至划分得更为细致。本书从方便实用出发，将体质简略概括为寒性体质、热性体质以及实性体质和虚性体质。

需要说明的是：本书没将平性体质列入其中并展开论述，是因为平性体质在用药上主要考虑的是疾病、证型等其他因素，其自身并无太多禁忌。另外，体质既分寒、热，又分虚、实，中医传统养生特别重视“补虚”，因此本节对虚性体质的叙述就相应地较为详实。

根据中医“阴阳调和”的理论，不同体质的人应遵循“寒者热之”、“热者寒之”、“实则泻之”、“虚则补之”的原则来选择用药。

以下是对不同体质类型的特征表述，据此便可辨别自己的体质类型（若感觉自己的体质与以下特征皆不相符，则可认定为平性体质）。

寒性体质

特征：肢寒、怕冷，少饮（很少喝水且不易口渴），周身乏力、脸色苍白、易疲倦，尿多而色淡，易腹泻。

用药原则：寒者热之（性温、性热的药材比较适合此类体质）。

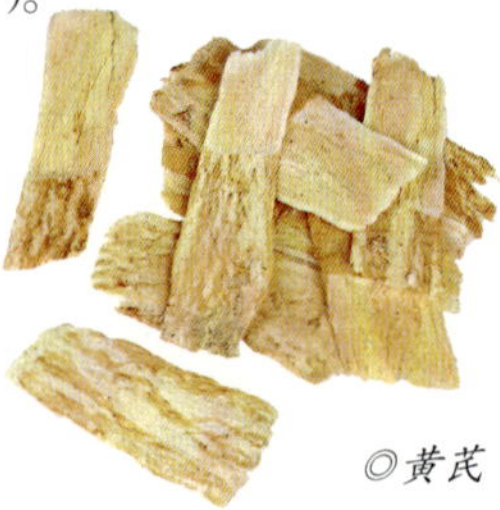

◎黄芪

热性体质

特征：怕热、喜饮、易口渴，口臭口苦，尿少而黄，大便干结、便秘，面红目赤，舌苔黄厚，脾气暴燥易怒。

用药原则：热者寒之（性凉、性寒的药材比较适合此类体质）。

实性体质

特征：身强体壮、肌肉发达，力大声粗，大便干结、便秘，小便色黄。

用药原则：实则泻之（性寒凉、味苦的药材比较适合，实际运用中宜酌情而定）。

虚性体质

虚性体质又分为气虚、血虚和阴虚、阳虚。

气虚：（阳气不足，无寒象；久病、重病者及肥胖的人多属此类）

特征：气弱少语，脸色苍白，食欲不振，不喜运动，易眩晕或气不足。

用药原则：宜用补气健脾的药材，如人参、黄芪、茯苓、甘草、白术、莲子、薏苡仁、山药、红枣等

血虚：（阴血不足，无热象；失血过多、长期营养不良、妇女产后或月经后多属此类）

特征：形体消瘦，脸色苍白、发少，头昏、健忘，脉搏细而无力，女性月经量少等。

用药原则：宜用补血的药材，如当归、枸杞、阿胶、龙眼、何首乌、熟地黄、白芍等。

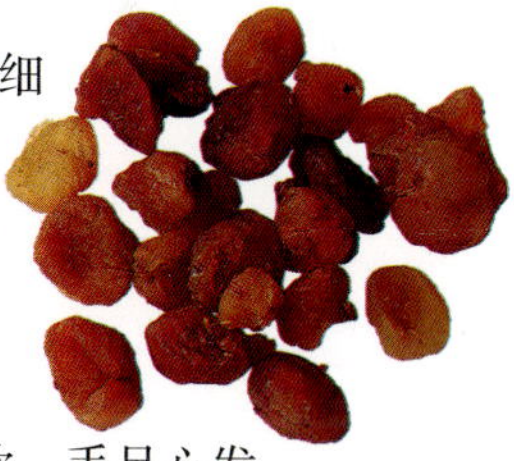
◎龙眼肉

阴虚：（阴血不足，有热象）

特征：形体消瘦，心烦气燥，脸色潮红，易渴、喜冷饮，手足心发热冒汗，盗汗，失眠，小便黄、大便干结、便秘。

用药原则：宜用滋阴生津的药材，如玉竹、麦冬、石斛、百合、沙参等

阳虚：（阳气不足，有寒象；多见于男性）

特征：手脚冰凉、畏寒怕冷，喜热食，脸色苍白，嗜睡乏力，性欲减退或阳痿、早泄，小便频数、易腹泻。

用药原则：宜用温补阳气的药材，如肉桂、肉苁蓉、锁阳、杜仲、冬虫夏草、胡桃仁、鹿茸等。

季节与地域

《黄帝内经·素问·四气调神篇》："阴阳四时者，万物之始终也，死生之本也，逆之则灾害生，从之则苛疾不起。"这就是中医"合乎四时，天人相应"的养生观。

"天人相应"除了要顺应四时之外，还要与所处的地域相结合。我国地域辽阔，东西南北气候、环境各异，如东南沿海地区气候温暖潮湿，人多易感湿热，故宜食清淡除湿之物；西北高原地区则气候严寒干燥，人多易感染风寒，故宜食

温阳散寒之品。在选用药材养生方面也莫不如是。

“药食同源”已成为一种共识，且中医学向来认为食疗优于“药治”，尤其是在养生保健方面，中药材常结合着食物使用。因此在选用药材时完全可以参照饮食养生的原则与方法。

“春夏养阳，秋冬养阴”为药食养生的基本经验，民间也有这样的说法：春天补肝、夏天补心、秋天补肺、冬天补肾；而长夏炎炎，湿气充斥，五脏属脾，故“长夏宜补脾”。这就是所谓的“四季五补”。

四季用药原则

春季：温养阳气、疏肝气、养肝血

春天阳气初发、万物萌生，人体阳气也随之升发，但春天也是各种病菌最易散布的季节，所以要有适度的运动，以吸收自然的阳气使自身的气血调和。尤其患有鼻炎、气喘或高血压、心脏病的人要注意保暖。

春季的饮食宜以清淡、温补为原则，可以多吃些新鲜青绿色蔬菜如菠菜、韭菜等（其所含纤维素有利于体内油脂和毒素的排出。

春天是养肝的最好季节，除注意排出毒素外，还应以开朗的心情融入这个季节，以使肝气顺达、气血活络，尤其不能让不良情绪影响代谢以至伤肝伤身。

用药原则：宜用清轻升发、温养阳气的药材，如西洋参、山药、黄芪、红枣等；不宜用辛热、升散的药材。

夏季：补脾养心神

夏季阳气旺盛、万物生长，同时天气湿热、炎热多雨，不仅易令人浮躁，更是各种细菌与病毒滋生的季节，引发皮肤过敏或呼吸系统疾病。此时应保持环境清洁，排除体内湿热。

夏季的饮食应注重清热、除湿，多吃西瓜、大白菜、番茄、红苋菜等有利于心脏血液循环系统的食物；不宜食用温补燥热的性热味辛的食物。

中医认为，夏季是属于心与脾胃的季节饮食方面要注意脾胃的调养，还要避免烦躁情绪，以免心火过旺而伤害心脏血液与肠胃系统。

用药原则：欲清心补气、祛暑解毒，宜用性凉滋补、润燥的药材，如麦门冬、薏苡仁、莲子等。

秋季：清肺热、润燥生津，谨防忧郁

秋天是个属于比较沉淀、凋零的季节，很容易让人为忧郁所笼罩，进而影响生理机能。

入秋后气候较为干燥、湿度偏低，容易发生气管炎、哮喘、燥咳及皮肤炎等疾病，因此秋天一定要注意及时添减衣服、保持室内通风、及时补充水分。

秋天属于肺、皮肤和大肠的季节，饮食上可选择有保湿、清肺热的食物，或适当吃一些酸味食品；要尽量少吃容易上火或热性的食物。

用药原则：宜用生津养阴、润燥的药材，如山药、百合、雪耳、山楂、乌梅等。

冬季：温热滋补、固肾补精

冬天气候严寒，是气喘、中风、高血压、感冒等疾病频发的季节，此时阴气盛而阳气衰，若吃太多生冷寒凉食物或流太多汗则会耗损元气，来年春天容易感冒或身体虚弱。中医认为，冬天是补肾的好季节，宜固守元气、保养进补。

冬季的饮食宜以温热性食物为主，如姜、辣椒、茴香等，可促进血液循环、加速新陈代谢，从而抵御严寒；冬天要少吃性凉的食物和冷饮。另外，冬天食用火锅的机会较多，所以要有意识地多进食青菜、菇类等蔬菜。

用药原则：宜用活血补气的药材，如人参、当归、黄芪等（可适当多吃温补的药膳）。

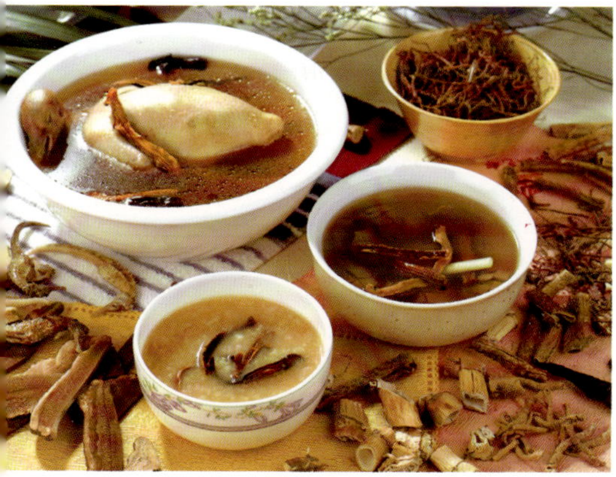

年龄与性别

人的身体气血盛衰及脏腑功能，会随年龄增长而发生不同变化，故不同年龄阶段有不同的用药和食养原则；不同性别的人由于生理机能不一样，所以用药也应有所区别。以下是不同年龄、性别的药食养生的基本原则：

少年儿童：生机旺盛而脾气未足，饮食常常不知节制，所以应选择有健脾消食的药食。

青壮年：精力旺盛，无需特别进补；饮食方面均衡、起居有常、劳逸适度即可。

老年人：由于生机减退、气血不足，脏腑渐衰，故多表现出脾胃虚弱、肾气不足，此阶段宜选用健脾补肾、益气养血的药食。

体力劳动者：因出汗多而耗气伤阴，常导致阴气不足，故可选用滋阴健脾、生津敛火的药材。

脑力劳动者：脑力消耗过甚会损伤心脾，导致气血不足，故宜选用补气益血、养心安神一类药材。

女性：行经期间宜用补血药材；怀孕期间宜用安胎、养血、健脾的药材；产后则宜选用一些补气益血、通乳下经的药材；更年期妇女因肾气渐衰、气血皆虚，故宜选用补气益肾的药材。

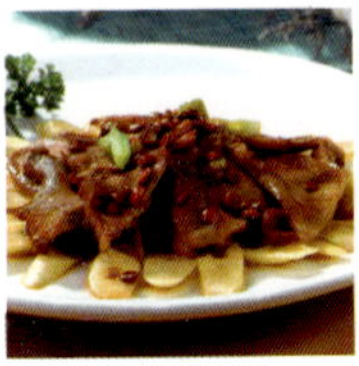
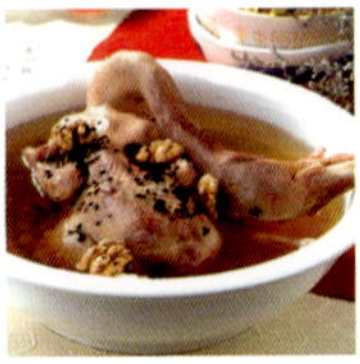

中药材养生的禁忌须知

Chapter 7

通常中医施治用药不仅针对不同的病症，还要顾及患者的体质，因此相对于西药其副作用要小得多，一些慢性病尤宜服用中药。需要注意的是：不可长期自行服用同一处方，以免造成后遗症。用药最好听从医嘱。

在服用中药或中成药时，不宜同时服用茶、牛奶、果汁等饮料，更不宜用饮料送服，这是因为茶叶中的鞣胺酸、牛奶中的蛋白质及钙等成分、果汁中的糖等，容易和药材的成分起化学反应，影响药材的疗效。总的说来，中药材都具有良好的治疗保健作用，但在实际的运用中仍有不少禁忌存在，我们应予以重视并引以为鉴。

药材配伍禁忌

在同时使用两种或两种以上的药材时，药与药的关系将直接影响药性的发挥，进而影响到整个疗效。清代汪昂《药草本义》中把药材与药材的相互关系归结为如下几种：

相须：同类而不可离

相使：我之佐使

相恶：夺我之能

相畏：受彼之制

相反：两不可合

相杀：制彼之毒

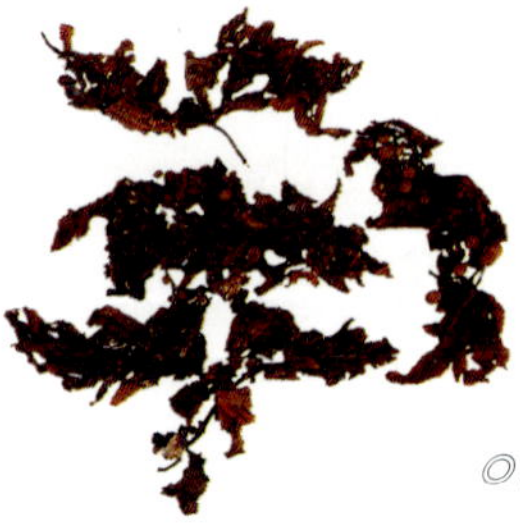
◎海藻

除了相须、相使外，所谓“相恶”、“相畏”、“相反”等，都是我们在使用中药材时应该避免的；“相杀”则是为了消除、减弱方中某一药材的毒性，配制药方时也应慎重。

早在《神农本草经》就阐述过药材的配伍禁忌：“勿用相恶、相反者”（“反”是指某些药材一起配合运用时会产生副作用或剧烈的毒性；“畏”则是指两药合用时会使药效相互抵消）。《本经》所载药物中，相恶的有60种，相反者则为18种——众多医典古籍的说法并不一致。直到金元时期，“十八反”、“十九畏”才有了明确的说法。

十八反

甘草：反大戟、甘遂、海藻、芫花；

乌头：反瓜蒌、贝母、半夏、白敛；

藜芦：反五参（即人参、丹参、玄参、沙参等）、细辛、芍药。

十九畏

硫黄畏朴硝

水银畏砒霜

狼毒畏密陀僧

巴豆畏牵牛

丁香畏郁金

川乌、草乌畏犀牛角

牙硝畏三棱

官桂畏赤石脂

人参畏五灵脂

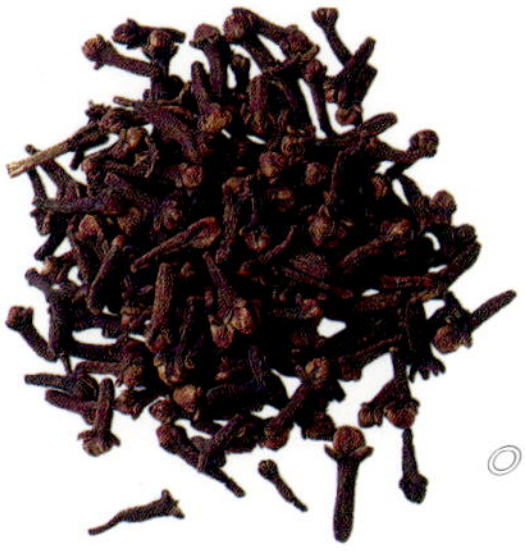

◎ 丁香

以上例举诸药，有些在实际运用中或不尽然，但仍应慎重，更不可盲目配合使用。

饮服中药的禁忌

中医饮食养生非常注重"忌口"，尤其是在生病或服药时，更是有诸多禁忌，了解这些禁忌，对正确使用中药材治病养生颇多助益。

常见病证的饮食禁忌：

阴虚、热证疾病：忌食油腻、辛辣及酒等具有刺激性的食物；

阳虚、寒证疾病：忌食寒凉性食物，如生凉瓜果、冷饮等；

心悸失眠、心绞痛：忌食动物内脏、肥肉、茶、咖啡等刺激性太重的食物；

皮肤病、溃疡病：忌食容易引起过敏的食物（即所谓"发物"），如香菇、南瓜、虾、蟹、笋等；

咳嗽、气喘：忌食油腻、辛辣及过甜的食物，同时忌烟酒；

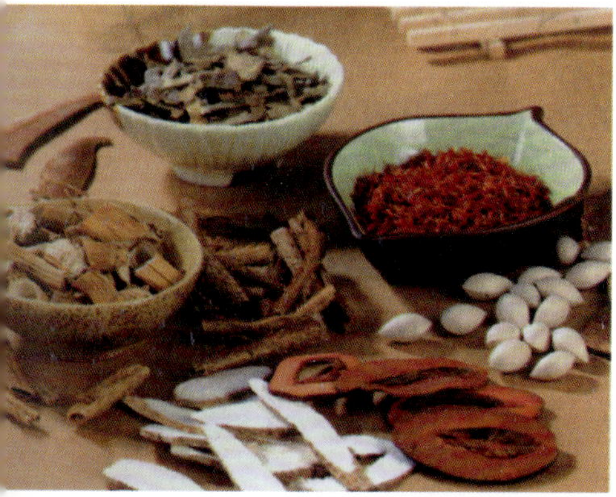

高血压症：忌食过咸、油腻的食物，忌烟酒；

中风：忌食虾及胆固醇含量过高的食物。

简而言之，各种病证都忌食生冷、腥味重、刺激、油腻难消化的食物。

服用中药时的一般禁忌：

服用中药时忌食生冷、油腻、辛辣刺激、难消化的食物，并忌食肉类、豆类；

大部分中药以温开水送服较好，但服用清热解毒药时，以冷服为佳；

不宜同时服用中药、西药，二者服用时间应相隔两个小时左右；

温服中药时，不宜食用性冷的食物，以免降低药材的功效。

药材与食物的配伍禁忌：

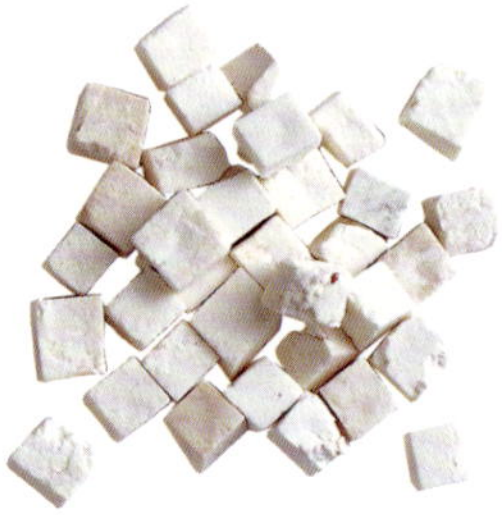

◎茯苓

地黄：忌动物血、萝卜、葱、蒜、蜂蜜

牛膝：忌牛肉

人参：忌萝卜、龟肉

牡丹：忌蒜、芫荽

甘草：忌猪肉、海带、白菜

鳖甲：忌苋菜

薄荷：忌鳖肉

白术、苍术：忌雀肉、青鱼、桃、李、白菜、芫荽、大蒜

附子、乌头：忌豉汁、豆豉、小米

麦门冬、天门冬：忌鲫鱼

常山：忌生姜、葱

土茯苓：忌茶、面汤

另外，丹参、茯苓、茯神忌醋及酸性食物；而猪肉反乌梅、桔梗、黄连、胡黄连、百合、苍术；羊肉则反半夏、菖蒲，忌铜、朱砂；狗肉则反商陆，忌杏仁；鲫鱼则反厚朴，忌麦冬。

怀孕妇女的用药禁忌：

怀孕妇女生病时，使用药物要慎之又慎。

禁用药材

雄黄、乌头、巴豆、麝香、莪术、水银、牵牛子、马钱子、大戟、甘遂、芫花、商陆、三棱、水蛭、虻虫、附子、斑蝥、砒霜、蟾酥、芦荟、蜈蚣、藜芦、土鳖虫、轻粉。

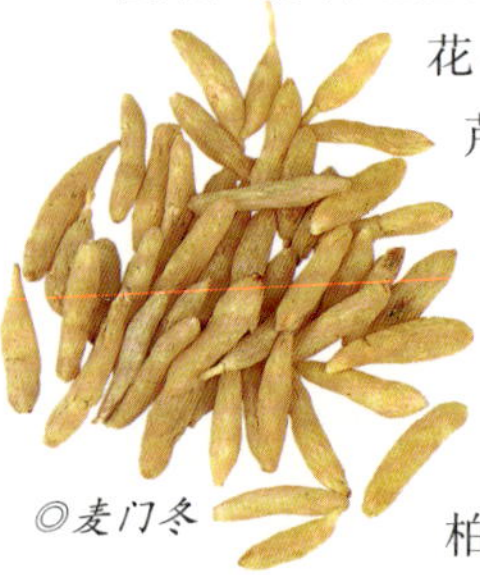

◎麦门冬

以上药材药性猛烈，甚至有着较强的毒性，怀孕期间绝不能使用，否则会导致流产或胎死腹中。

慎用药材

白附子、穿山甲、大黄、五灵脂、三七、冬葵子、卷柏、天南星、牛膝、番泻叶、虎杖、红花、芒硝、常山、枳实、硫磺、凌霄花、肉桂、木通、王不留行、郁李仁、瞿玫、漏芦。

以上药材大多具有通经去阏、行气破滞的作用，或辛热燥烈、或滑利沉降，若服用则很可能导致胎儿畸形，因此使用与否，要特别慎重，若非万不得已，最好不用这些药材。

上品药材与饮食养生

Chapter 8

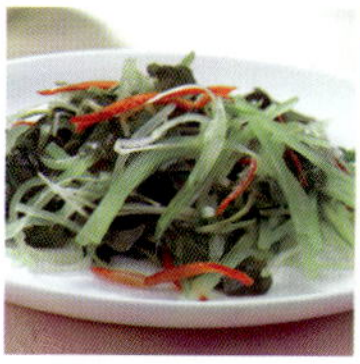

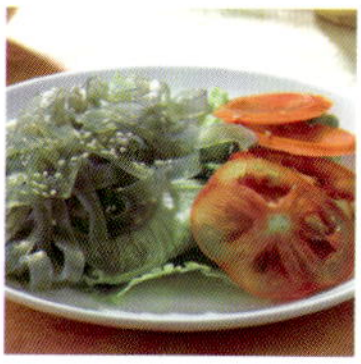

中药材与养生

首先，中医养生一个很重要的观点就是“治未病”。《黄帝内经·素问》：“圣人不治已病治未病，不治已乱治未乱。”强调防病于未然、防疾病恶化，体现出“以预防为主”的保健、养生观。

其次，“药食同源”也是中医养最重要的观点之一。食物与药物均有保健、治病的作用，两者在长期发展过程中相互作用、相互渗透。如历代《本草》所载药材中，不少即是日用食物，如《神农本草经》365种药材中就有近半品种可作为食物。鉴于此，我国卫生部分别于1987年和1991年先后颁布了两批共69种药食兼用的药材（食品）：

乌梢蛇、蝮蛇、酸枣、牡蛎、栀子、甘草、玳玳花、罗汉果、肉桂、决明子、莱服子、陈皮、砂仁、乌梅、肉豆蔻、白芷、菊花、藿香、沙棘、郁李仁、青果、薤白、薄荷、丁香、高良姜、白果、香橼、火麻仁、橘红、茯苓、香薷、

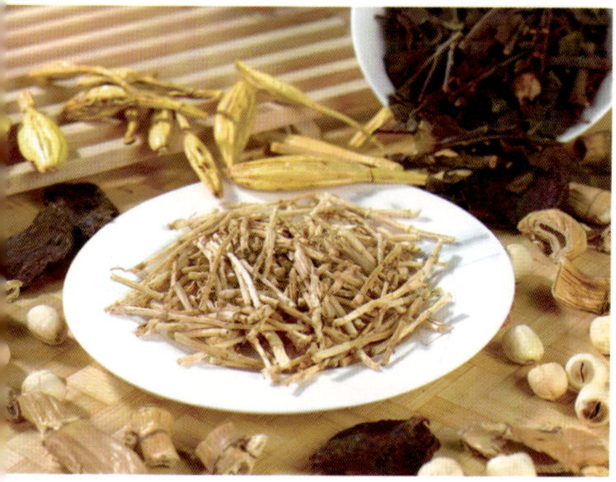

红花、紫苏、八角茴香、刀豆、山药、山楂、小茴香、木瓜、龙眼肉、白扁豆、百合、花椒、芡实、生姜、赤小豆、佛手、昆布、桃仁、杏仁、莲子、桑椹、菊苣、淡豆豉、黑芝麻、黑胡椒、蜂蜜、榧子、薏苡仁、枸杞子、枣、麦芽、黄芥子、鲜白茅根、荷叶、桑叶、鸡内金、马齿苋。

药食同源的事实说明，中药材的使用完全可以与日常饮食紧密结合起来——而事实上也正是这样——这一理论为中医药膳的确立和发展提供了科学依据。与此相佐证的是，中医治病、养生保健的一个重要指导思想就是养治结合：预防重于治疗，食疗好于药治！

另外，使用中药材养生的目的是平衡阴阳、补精益气、扶正祛邪，讲究“三辨施治”、以脏治脏、以形补形，尤其讲究禁忌：药材的配伍禁忌、药材与食物的搭配禁忌、不同体质的用药禁忌、不同病症的用药禁忌、生病时的饮食禁忌以及“发物”忌口等。

上品药材与药膳

什么样的药材适合作药膳?

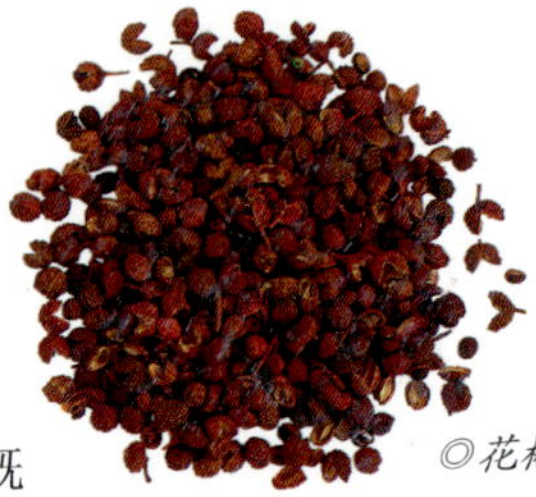
◎花椒

中医养生非常注重“寓医于食、寓药于食”，食疗在中医养生保健中有着举足轻重的地位，而药膳无疑是食疗的最佳途径和选择。

所谓“药膳”，是指在中医辨证施治理论指导下，将中药、食物通过适当的烹调方法制成的特殊膳食，既美味营养，又可防病治病、强身益寿。

药膳与药物不同：药物重在治病，见效快；药膳重在养生保健，见效慢。通常而言，药膳不能代替药物疗法，但对于慢性病、老年病及部分男科、妇科、儿科疾病的保养调理与治疗作用却优于药治。药膳的选用同中药材一样，要根据不同疾病（病症）、体质、年龄、季节等有针对性地烹制和服用。

用于药膳的药材通常是“久服多服不伤人”的上品。任何药材（即便是食物），过量或长期单一服用都会对人体造成不良影响，因此所谓“久服多服”并非无限时、无限量地服用，而仅指在适量的情况下可以不时服用。

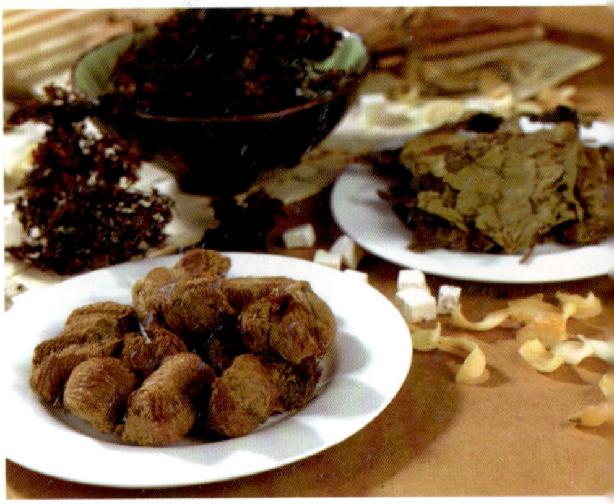

本书所辑上品药材，一部分源自本经，一部分出于卫生部所颁布的名单，还有一部分则为实践中常用于养生保健的中药材。换言之，这些药材均为没有毒副作用或毒副作用不明显的保健药材，少数药材有一定毒性，但只要处理、使用得当，也有极佳的保健价值。

药膳的分类及作法

按原料性质和制作方法，药膳可分为米面食、菜肴、粥、糕点、汤羹、饮料（包括茶）及蜜饯等类型。

米面食类：以米、面粉为基本原料，加入一定量的药材，可制成米饭、包子、馒头、面条、馄饨、汤圆等。

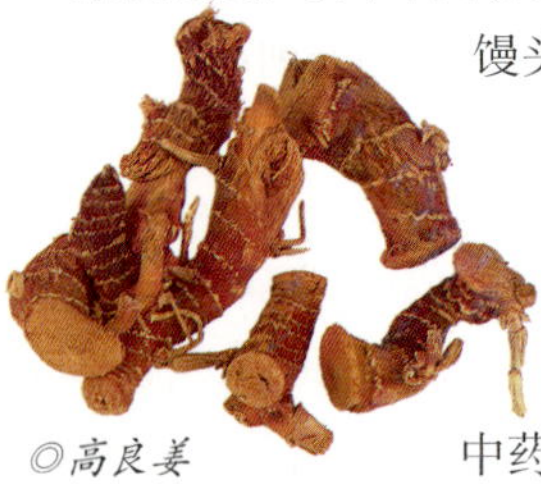
◎高良姜

菜肴类：以肉、菜、蛋、鱼及其他水产品为基本原料，加入适量药材可制成炒菜、冷菜、蒸菜、炖菜、卤菜等。

粥类：以米、麦、豆、蔬菜等为基本原料，加入中药材如红枣、百合、地黄等熬煮成半流体饮食。

糕点类：以传统方法选料和制作，加入一些中药成分即可，如茯苓饼、栗子糕、核桃酥等。

汤羹类：多以肉、蛋、海鲜、菌类为主要原料，加入中药材，通过煮、炖、煲而得，特点是比较浓稠。

饮料类：将药物和食物浸泡、压榨，或再煎煮、蒸馏而成，如山楂汁、安神饮等；或将药材直接冲泡，如菊花茶、决明子茶等。

蜜饯类：果实或果皮经药液煎煮后，加入适量的蜂蜜或白糖浸渍而成，如果丹皮、阿胶枣等。

◎菊花

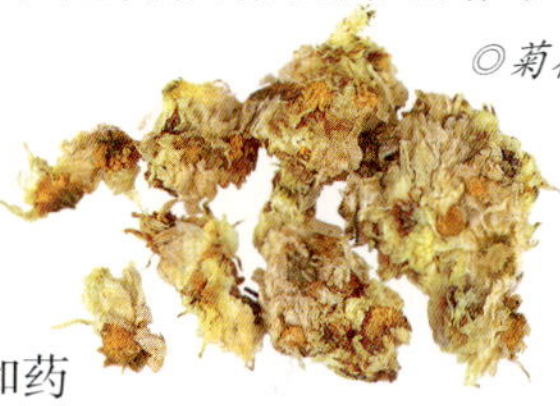

药膳的制法同我国的饮食烹调方法一样，讲究而复杂，本书仅就一些常用方法稍作介绍。

炖：分入水炖和隔水炖两种。入水炖是将原料和药材直接放入水中，先用武火煮沸，撇去浮沫，再用文火炖至酥烂；隔水炖就是将原料和药材放入容器中，调味，再入锅内，武火炖煮（以水导热至容器，一般需3小时左右）。

熬：锅内加底油烧热，放入主料稍炒，加入汤和药材，调味，用文火慢煮至熟烂。

烩：将多种原料加汤混合烹调，调味即可。

汆：将汤或水用武火煮沸，投入药材、食物，调味即可。

焖：将食物和药材入锅中炒至半熟，加入汤和调味品，盖上锅盖，用文火焖烂即可。

烧：锅中加少量油，烧热，放入食物、药材加调料煸炒，调味调色至色变，再放入调味品及汤水，用文火烧酥烂后，武火收汤并稍加明油即可。

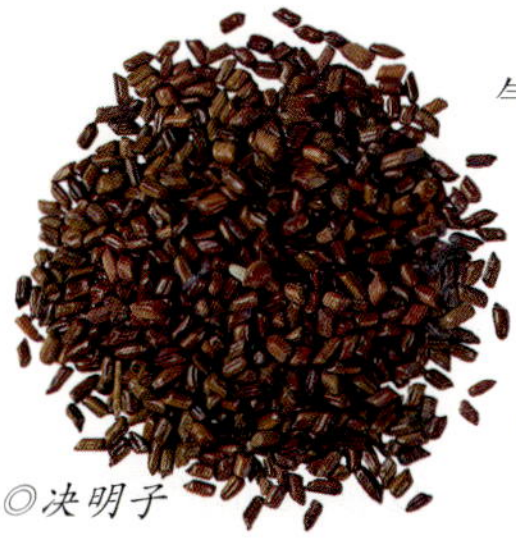

◎决明子

蒸：将食物与药材调味、拌匀，放入碗中，利用水蒸气加热致熟。

煮：将原料放入锅内，加适量汤或水，先用武火烧开，再改文火煮至熟烂即可。

卤：原料洗净，去干水分，放入加有药材成分的卤水中，用文火将其煮烂、吸收卤汁即可。

药膳的配伍禁忌有哪些？

药膳配伍的禁忌主要包括单品种中药材的使用禁忌、中药材的配伍禁忌、孕妇用药禁忌、中药材与食物的配伍禁忌，以及食物与食物的配伍禁忌。本节仅就食物与食物的配伍禁忌展开叙述，其他方面的禁忌请参阅“中药材养生禁忌须知”的相关内容。

食物配伍禁忌

猪肉：忌羊肝、鸽肉、鳖肉、鲫鱼、田螺、梅子、荞麦、豆类；

猪肝：忌鹌鹑、雀肉、番茄、辣椒、毛豆、山楂；

羊肉：忌荞麦、南瓜、食醋、乳酪、豆酱；

羊肝：忌猪肉、竹笋；

狗肉：忌鲤鱼、鳝鱼、大蒜、葱、茶；

牛肉：忌栗子；

牛肝：忌鲇鱼、鳗鱼；

牛奶：忌红糖、橘子、巧克力、钙粉、豆浆、米汤；

鸡肉：忌芥末、鲤鱼、糯米、李子；

鸭蛋：忌桑椹子、李子；

兔肉：忌生姜、芥末、橘子、鳖肉、鸡蛋。

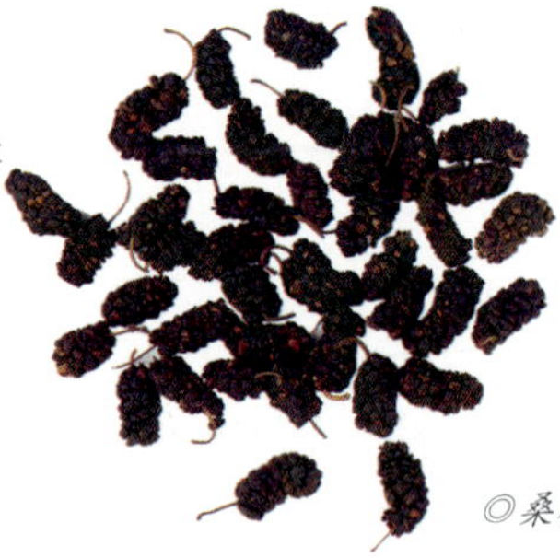

◎桑椹

芹菜：忌黄瓜、蚬、蛤、毛蚶、蟹。

鲤鱼：忌赤小豆、咸菜、鸡蛋；

鲫鱼：忌芥菜、猪肝；

黄鱼：忌荞麦；

虾：忌番茄、维生素 C；

蟹：忌柿子、梨子、花生、茄子、泥鳅、香瓜、石榴、桑椹子；

鳖肉：忌兔肉、鸭肉、苋菜、鸡蛋；

龟肉：苋菜、酒。

·以上禁忌仅供参考。

·食物从某种意义上说是一种“久服多服不伤人”的上品药材，因此同药材一样，其本身也有四性五味，同样有归经的特性。由此可知，在烹制药膳时，不仅要考虑所用中药材合不合适，同时还应斟酌所用的食物是否适合自己的体质，食物本身在使用上有没有特别的禁忌。

第二篇

上品药材赏鉴及应用

Shangpin Yaocai Shangjian ji Yingyong

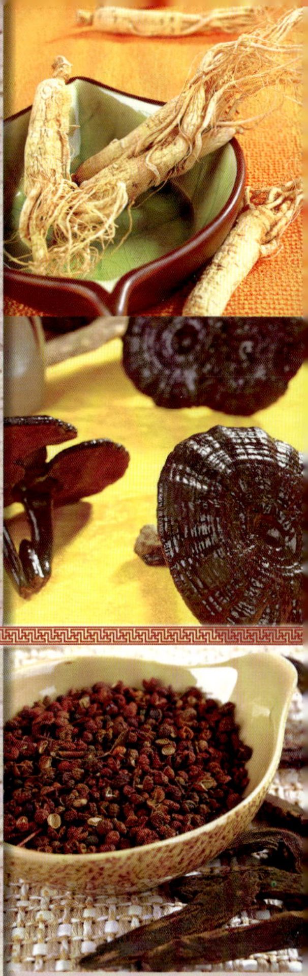

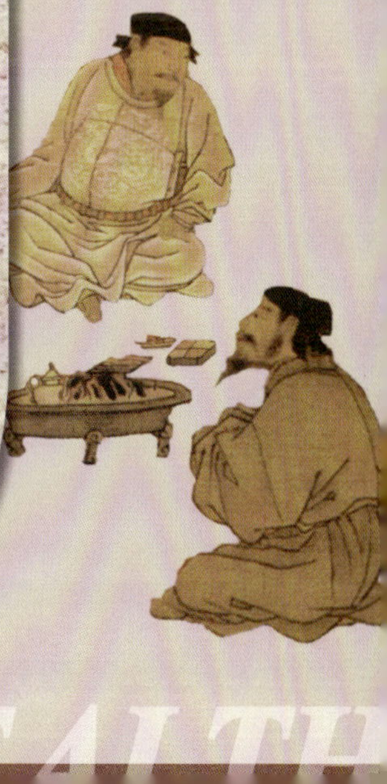

第一章 《本经》上品药材

《神农本草经》所载上品药材120种，以材质分为玉石、草、木、人、兽、禽、虫鱼、果、米谷、菜10个部分，本节不依旧例而酌情列序。

《本经》所名上品药材或因入药部位不同，或因后人所见有异，故历代著述对所涉品种多有增衍删减，不一而足。本章以晋代吴普《吴氏本草》为蓝本，参阅《本草纲目》、《本草再新》、《本草经疏》等古代药学著作，结合今人的研究，选择业内基本认同的药材为《本经》上品（81种），其他或有争议，或资料不详尽者，另列为“补阙”。本书167–191页所列的为“补阙”药材。

《本经》上品药材表述中，以当今药材的通用名为主，别名或通用名中加“*”者为《神农本草经》原药材名。

菊花

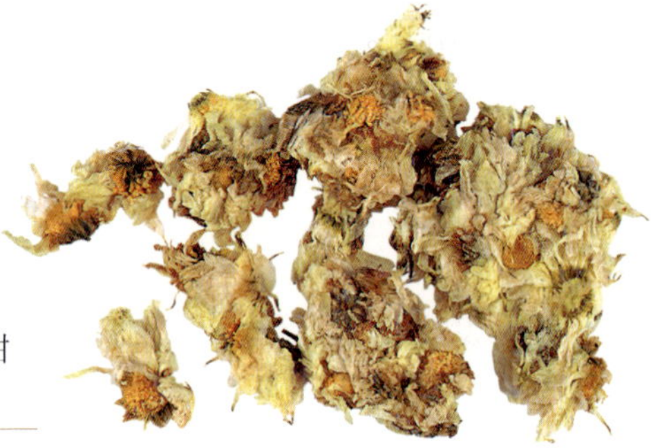

【别名】

节华*、甘菊、药菊、真菊、甜菊花。

【药材本源】

为菊科植物菊的头状花序，根、苗、叶亦供药用。我国大部分地区有栽培，一般在霜降前花正盛开时采收。药材气清香，味淡微苦，干燥头状花序的下层为数层舌状花（呈扁平花瓣状），中心由管状花聚合而成，基部总苞则由3~4层苞片组成。

本品以花朵完整、颜色鲜艳、气清香、无杂质者为佳。

【产地】

白菊：安徽（亳菊）、河南（怀菊）、河北（祁菊）、四川（川菊）

滁菊：安徽

贡菊：安徽（徽菊）、浙江（德菊）

杭菊：浙江

【炮制】

白菊：割取花枝扎成小把，倒挂阴干，摘取花序；

滁菊：摘取花序，硫黄熏过后晒至六成干，用筛子筛成球状，晒干；

贡菊：摘取花序，烘干；

杭菊：杭白菊摘取花序，蒸后晒

干；杭黄菊摘取花序，用炭火烘干。

总之，菊花药材炮制时应拣净叶梗、花柄及泥屑杂质。

【主要成分】

含挥发油、腺嘌呤、胆碱、水苏碱、菊甙、氨基酸、黄酮类及极少量维生素 B_1，其中挥发油主要由龙脑、樟脑、菊油环酮等成分构成。

【药理分析】

菊花在体外对革兰氏阳性细菌、人型结核杆菌有某些抑制作用；其水浸剂对一些常见皮肤病性真菌有抑制作用，高浓度浸剂在体外还有抗病毒及抗螺旋体的作用。另菊花还能抑制毛细血管的通透性而具有抗炎作用。

【性味归经】

味甘苦，性凉，入肺、肝经。

【功效主治】

菊花为发散风热的药材，具有疏风、清热、明目、解毒的效用。

中医认为菊花可治头痛、眩晕、目赤、心胸烦热、疔疮、肿毒等症。

临床多用于解热退烧、解铅中毒、扩张冠状动脉，也常用于高血压、动脉硬化、偏头痛、神经官能症，流感及感冒、急性结膜炎、急性视网膜炎以及疔疮、宫颈糜烂等症的治疗。

【使用禁忌】

气虚、胃寒、食少泄泻者慎用或少用。

【治方举例】

菊花煎汤内服5~16克/次，亦可泡茶或入丸散。

①治神经衰弱、失眠：菊花1000克，川芎400克，丹皮、白芷各200克，塞入枕中，睡觉时枕用。每半年可更新一次。

②治偏头痛：杭菊花20克，用开水1000毫升冲泡，每日分3次饮用，或代茶常年饮用。2个月为1个疗程。

③治宫颈糜烂：取菊花适量浸膏，涂于患处。有消炎的作用，可舒缓不适症状。

【上品药膳房】

菊花乌龙茶

【材料】杭菊花10克，乌龙茶3克。

【制法】将以上二味放入茶杯内，冲入沸水沏泡，代茶饮服即可。

【功用】清肝，泻火，降压。可治高血压属肝阳上亢证而见面红目赤、头晕胀痛、口苦咽干、尿黄便结等症。常服有助于降低血胆固醇，预防动脉硬化。

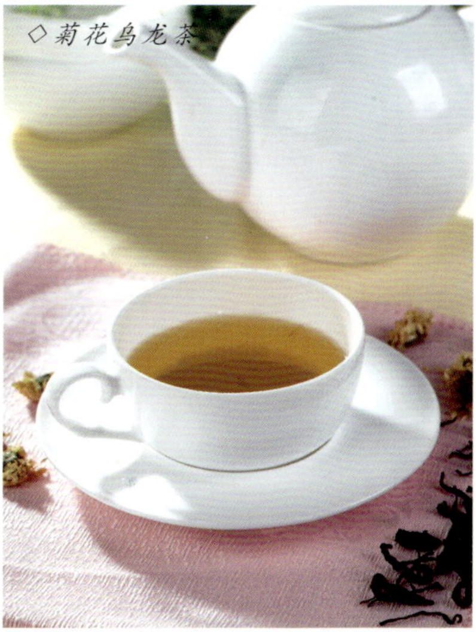
◇菊花乌龙茶

菊花猪肘

【材料】鲜菊花30克（或干菊花10克），山药30克，猪肘肉500克，胡萝卜50克，葱10克，生姜5克，盐、鸡精、味精、胡椒粉各2克，料酒10毫升。

【制法】① 撕下菊花花瓣，洗净，用清水浸泡后沥干水分备用；山药洗净，切片；胡萝卜洗净、去皮，切成小块；猪肘肉去毛，洗净，切成4厘米左右的方块，用沸水焯去血水，备用。

② 猪肘肉、山药、胡萝卜入煲内，加清水2500毫升，放入葱、姜、盐、料酒，武火烧沸后改文火炖煮50分钟，加入菊花、胡椒粉、鸡精、味精，稍搅匀再略煮即可。

【功用】养心安神、滋补气血、健脾胃，适用于气血不足、失眠、心烦不安等症，对更年期综合征、神经功能紊乱、贫血等有辅疗作用。脾虚有湿，食少便溏者慎食。

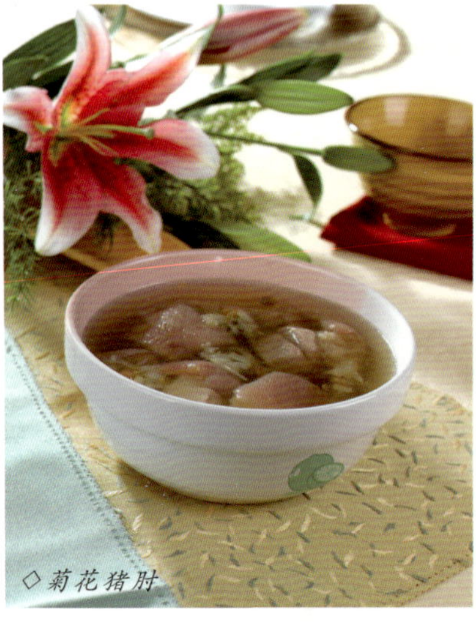
◇菊花猪肘

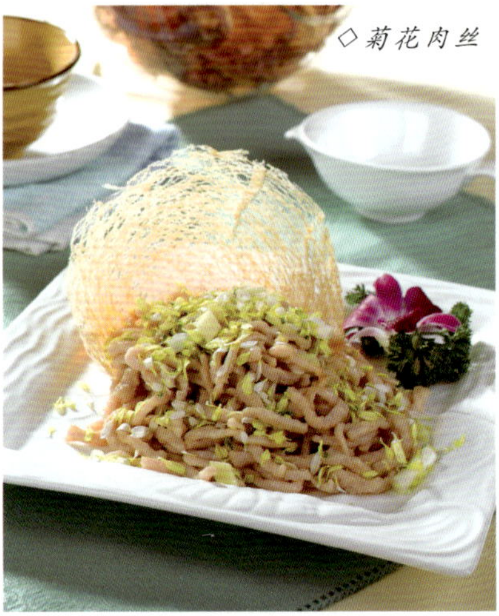
◇菊花肉丝

菊花肉丝

【材料】鲜菊花100克，猪瘦肉丝400克，鸡蛋1个，葱段10克，姜片5克，素油35克，芡粉25克，盐、味精、鸡精、料酒各适量。

【制法】① 鲜菊花撕为瓣，浸泡后沥干水分；肉丝用开水氽过，沥水待用。

② 鸡蛋清打入碗内，加入芡粉、盐、鸡精、料酒，加入少许水，搅匀，再将肉丝倒入调匀。

③ 油入锅中，烧至6成热，下姜片、葱段爆香，加入挂好芡的肉丝，炒熟，加入盐、味精、鲜菊花，稍稍炒匀即可。

【功用】适用于头痛、眩晕、目赤、胸闷心烦等症，对结膜炎、白内障、高血压、偏头痛、更年期综合征等有食疗作用。此药膳忌与羊肝、甲鱼、黄豆同食。

石菖蒲

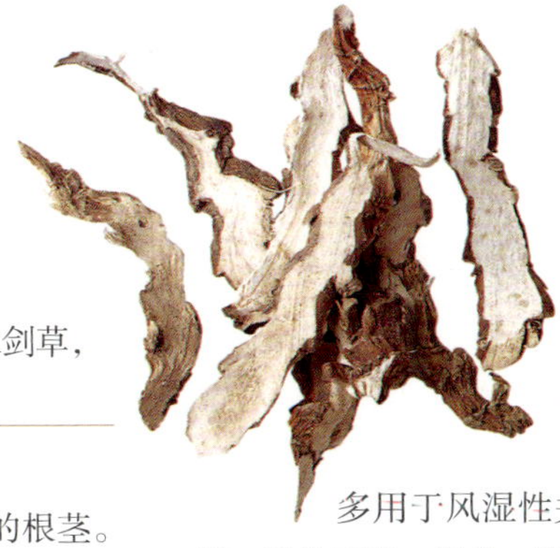

【别名】

菖蒲*、昌阳*、茺韭、水剑草，粉菖。

【药材本源】

为天南星科植物石菖蒲的根茎。

本品以条长、粗肥、断面接近白色、纤维性弱者为质优。

【产地】

四川、浙江、江苏等地。

【炮制】

采集后拣去杂质，洗净稍浸至润透，切片，晒干。

【主要成分】

挥发油（细辛醚、石菖醚及三甲氧基苯等）、氨基酸、有机酸和糖类。

【药理分析】

所含挥发油具有镇静效果，能显著延长戊巴比妥钠的麻醉时间；内服能促进消化液分泌及制止胃肠异常发酵，舒缓肠管平滑肌痉挛；其煎剂被初步证明具有杀死腹水癌细胞的功能。

【性味归经】

味辛，性微温，入心、肝、脾经。

【功效主治】

为芳香开窍的药材，具有开窍、豁痰、理气、活血、散风、去湿等功效。

中医认为石菖蒲可治癫痫、痰厥、发热头昏、健忘、气闭耳聋、心胸烦闷、胃痛、腹痛、风寒湿痹、痈疽肿毒、跌打损伤等证。

现代临床多用于风湿性关节炎、腰腿痛、消化不良、胃炎、热病神昏、精神病等的治疗。

【使用禁忌】

阴虚阳亢、烦躁汗多、咳嗽、吐血、滑精者慎服；

不宜与地胆、麻黄同用，会影响药效；服此药忌食饴糖、羊肉。

【治方举例】

可煎汤内服，用量为1~2钱（鲜者3~8钱）；外用则可煎水洗或研末调敷。

①治痰迷心窍：取鲜石菖蒲、生姜适量，同捣汁灌服。

②治中暑腹痛：取石菖蒲3~5钱，用水研磨后服用。

③治跌打损伤：石菖蒲鲜根适量，加甜酒糟少许，捣烂外敷。

上品药膳房

鲜石菖蒲饮

【材料】鲜石菖蒲（全株）1000克。

【制法】石菖蒲洗净，切成5厘米长的段，加水1500克，煎取药汁500毫升。

【用法用量】代茶饮；每日1剂，15天为1个疗程。

【功用】可改善心胸烦闷，对眩晕有较好疗效。

人参

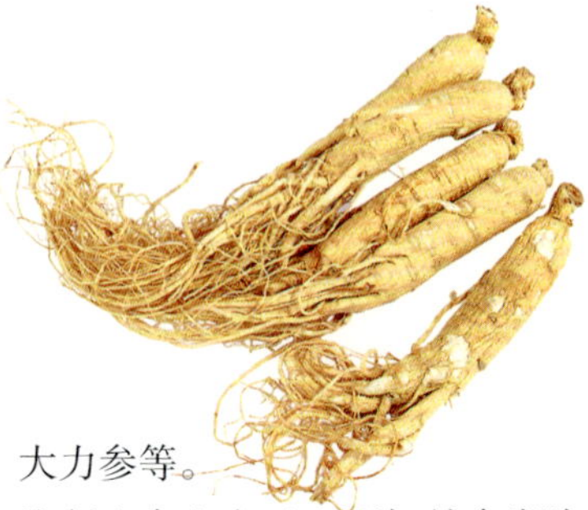

【别名】

人衔*、鬼盖*、地精、神草、孩儿参、棒棰。

【药材本源】

为五加科植物人参的根。生于茂密的森林中，其主根肥大、肉质、圆柱状，常分歧。野生的称“野山参”，栽培的称“园参”，将幼小野山参移于田间或将幼小的园参移植于山野而长成的人参称为“移山参”。园参多于9~10月间采挖，药材以身长、支大、芦（根茎）长者为佳，支瘦小、芦短、糖重者为次；野山参则多在5~9月间采挖，药材以支大、浆足、纹细、芦长、碗密、有圆芦及珍珠点者为佳。另外，日本栽培的人参称为东洋参，因加工方法不同分为白参与红参两种。

人参成品药材易受潮返糖，故应置于干燥阴凉处密闭保存，同时要防虫蛀。

【产地】

人参多分布在黑龙江、吉林、辽宁、河北北部的深山中，现辽宁、吉林有大量人工栽培的人参。

【炮制】

人参加工主要分蒸制（如红参、边条参等）、糖渍（如白人参、糖参等）、生晒（如生晒参、全须生晒参、白干参等）。另外加工人参的方法还有掐皮参、大力参等。

炮制人参也有区别：糖参类除去芦头，切段即可；红参可除去芦头后切段，或以湿布包裹，待软润后切片，晾干即可。

【主要成分】

主要含人参皂甙、挥发油等成分，另外还含人参酸、植物甾醇、胆碱及各种氨基酸，还含有葡萄糖、果糖、麦芽糖、人参三糖、果胶等糖类以及维生素 B_1、B_2 及烟酸、泛酸等。

【药理分析】

人参可提高人的脑力和体力，抗疲劳功能显著；而使用较大剂量的人参则有镇静作用。人参可使降至低水平的血压稳固回升，促使机体回复健康。人参可促进性腺激素分泌，增强甲状腺功能，人参皂甙有一定的抗利尿作用；可平衡、调节人体内糖的代谢，可强心、调整心率，小剂量可使血压轻度上升，大剂量则可使血压下降。

【性味归经】

味甘微苦，性温，入脾、肺经。

【功效主治】

属补气药，功能大补元气、固脱生津、安神。

中医认为人参可治劳伤虚损、食

少、倦怠、反胃吐食、大便滑泄、虚咳喘促、自汗、惊悸、健忘、眩晕头痛、阳痿、尿频、消渴、妇女崩漏、小儿慢惊以及久虚不复、一切气血津液不足之症。

现代研究认为人参可调节中枢神经，提高机体适应性，增强免疫力、促进造血功能、促进性功能，有抗衰老、抗过敏、健胃促消化的作用，临床常用于贫血、低血压、高血压、心律失常、糖尿病、传染性肝炎、胃肠癌、慢性胃肠炎、胃溃疡、便秘、直肠脱垂及感染性疾病、神经衰弱等的治疗。

【使用禁忌】

实证、热症忌服人参；

不宜与藜芦、五灵脂、皂荚、黑豆等同用同服；

服食人参时忌食过咸的食物；

加工、煎煮人参忌用铁质器具。

【治方举例】

可煎汤内服，常用量为3~10克，大剂量为10~30克。亦可熬膏或入丸、散。

治糖尿病：人参3克，研为末，用鸡蛋清调匀，每日3~4次。坚持服用，轻度糖尿病有明显好转，中度糖尿病血糖无明显降低，但渴感、虚弱等不适可减轻甚至消失。

【上品药膳房】

人参莲肉汤

【材料】白人参15克，莲子肉30克，冰糖适量。

【制法】莲子肉洗净，与人参一起入碗中，加清水适量浸泡至软，加入冰糖后入锅中隔水蒸1小时即可服用。

【功用】补益心脾。对低血压属心脾两虚及大便不实者有较好的治疗效果。

人参炖鸡

【材料】鸡1只，人参10克，葱10克，生姜5克，盐、味精适量。

【制法】鸡宰杀后去毛、去内脏、去爪，洗净；人参洗净放入鸡腹内，缝好，置瓦煲内，加清水适量，放入盐、葱、生姜，再入锅内隔水蒸至熟烂，加少许味精调味即可。

【功用】 大补元气、补益脾肺、补血生津、安神定志，适用于自汗体虚、口渴、失眠多梦、健忘、早泄、崩漏、白带过多等症。对心源性休克、心肌炎、糖尿病、贫血、胃溃疡、胃功能紊乱、性功能障碍等有辅疗作用。

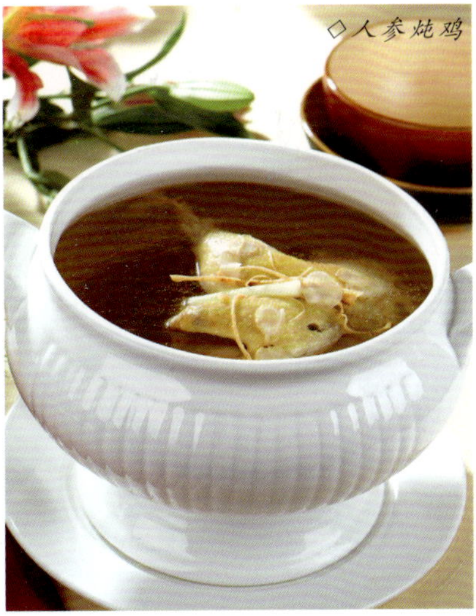
◇人参炖鸡

天门冬*

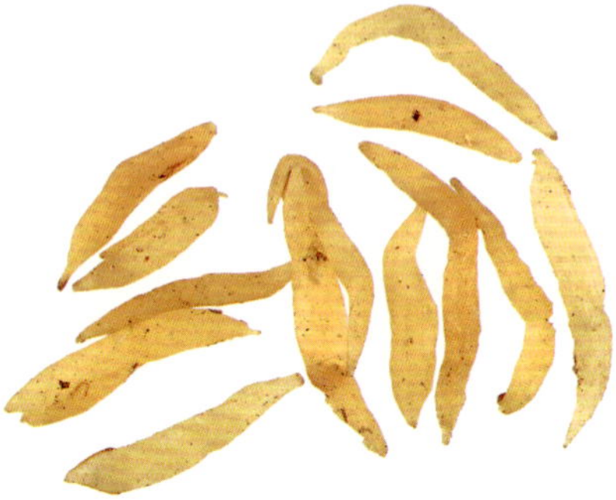

【别名】

天冬、大当门根。

【药材本源】

为百合科植物天门冬的块根。生于山野，现亦栽培于庭园，分布于我国中部、西北、长江流域及南方各省，一般秋冬采挖（但以冬季采者质量较好），洗净，去根须，按大小分开，入沸水中煮（或蒸）至外皮易于剥落，取出浸于清水中，趁热去其外皮，洗净，微火烧干（或经硫黄熏后烘干）。

本品以条大、肥满、致密、色黄白、半透明者为佳；条瘦长、色黄褐、不明亮者为质次。

【产地】

主产于贵州、四川、广西；浙江、云南、陕西、甘肃、安徽、湖北、河南、江西等地亦有出产，但以贵州出产量多，且以贵州、四川所产者质优。

【炮制】

拣去杂质，洗净，闷润至内外湿度均匀一致，切段，干燥即可。

【主要成分】

含天门冬素（天冬酰氨）、粘液质、β－谷甾醇等，其苦味成分为甾体皂甙，是由菝葜皂甙元鼠、李糖、木糖、葡萄糖构成的。

【药理分析】

天门冬煎剂对炭疽杆菌、白喉杆菌、肺炎双球菌、枯草杆菌及多种葡萄球菌有抑制作用；对急性淋巴细胞型白血病、慢性粒细胞性白血病患者白细胞的脱氢酶有一定的抑制作用，并能抑制急性淋巴细胞型白轿病患者白细胞的呼吸，故具有一定的抗肿瘤作用。另外天门冬所含成分有杀灭蚊、蝇幼虫的作用。

【性味归经】

味甘苦，性寒，入肺、肾经。

【功效主治】

天门冬为养阴的药材，具有滋阴、润燥、清肺、降火的功效。

中医认为天门冬可治阴虚发热、咳嗽吐血、肺痿、咽喉肿痛、消渴、便秘等证。

现代研究认为天门冬有增强免疫功能、抗白血病、通便、抗菌镇咳祛痰、降血糖等作用，临床用于治疗乳腺小叶增生、肺结核、子宫出血以及引产等均有良好的效果。

【使用禁忌】

虚寒泄泻及因外感风寒而咳嗽的人忌服天门冬。

【治方举例】

常用量6~20克。可煎汤内服，也可熬膏或入丸、散。

① 治子宫出血：生天冬（带皮）15~30克，水煎取汁，兑红糖饮服。对功能性子宫出血及其他子宫出血有较好疗效，一般1~3剂即可治愈。

② 催乳：取天冬60克，与猪肉适量同炖至肉烂熟，吃肉饮汤即可。

③ 引产：人工流产前12小时，将天冬插入子宫颈管，能使子宫颈自然扩张和松弛；用于先兆流产，则能自行发动宫缩，排出宫腔内容物。（此方应征询专业医生意见后再使用。）

【上品药膳房】

天冬烧乳鸽

【材料】乳鸽1只，天门冬20克，胡萝卜30克，番茄汁20毫升，素油35毫升，料酒10毫升，酱油10毫升，白糖15克，姜片、葱段、盐、味精、鸡精、胡椒粉、蜂蜜各适量。

【制法】① 天门冬用清水浸泡1夜，取出，切薄片，再用蜂蜜浸泡2小时；胡萝卜去皮，洗净，切成块；乳鸽用清水溺死，去毛、内脏及爪，切块备用。

② 素油入炒锅烧至六成热，下入姜、葱爆香，再下入乳鸽、料酒，炒至变色，加入天冬、胡萝卜、白糖、酱油，淋少许清汤，烧至熟，加入盐、味精、鸡精、胡椒粉调味，装碟，淋上番茄汁即可。

【功用】适用于阴虚发热、咳嗽咯血、肺痿、消渴、便秘、咽喉肿痛等症。对肺结核、糖尿病、咽喉炎、肺气肿、支气管扩张等有良好的食疗效果。

天冬茯苓羹

【材料】天门冬20克，冰糖30克，茯苓50克，蜂蜜30毫升，鸡蛋2个。

【制法】① 天门冬清水浸泡12小时，取出，切薄片，入蜂蜜内浸2小时。

② 茯苓去黑皮后切成小块，烘干，再碾成粉状物。

③ 冰糖捣为碎屑，放入锅内，加清水500毫升，猛火烧沸后改文火煮25分钟；加入鸡蛋清。

④ 茯苓粉加入适量清水搅匀，放入天门冬片，用中火将其烧沸，再用文火煮10分钟左右，再加入③所得冰糖溶液搅拌均匀即可。

【功用】功能滋阴清热、润肺生津、渗湿利水、益脾和胃、宁心安神，用于肺结核、咽喉炎、肺气肿、支气管扩张、便秘、肾病综合征、肾小球肾炎、习惯性腹泻、泌尿系感染、更年期综合征等

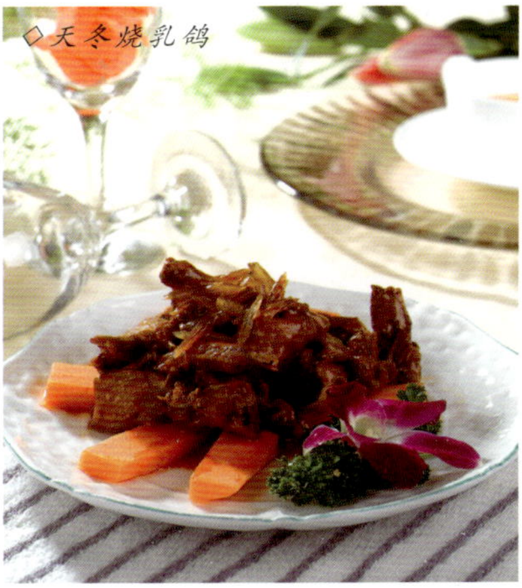

◇天冬烧乳鸽

甘草

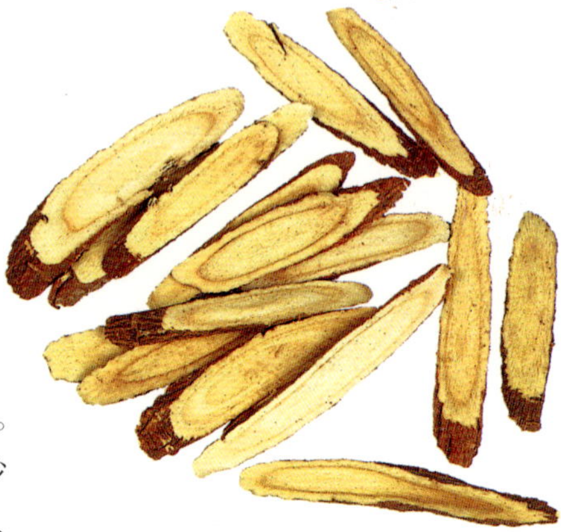

【别名】

美草*、蜜甘*、蜜草、甜草、国老、甜根子。

【药材本源】

为豆科植物甘草的根及根状茎。多生于向阳干燥的钙质草原、河岸砂质土地等。秋季采挖，除去茎基、枝叉、须根等，截成长短适中的段，晒至半干，打成小捆再晒至全干（将栓皮削去的甘草称为“粉草”）。

带皮甘草以外皮细紧，有皱沟、红棕色、质坚实、粉性足、断面黄白色者为佳；外皮粗糙、灰棕色、质松、粉性小、断面深黄色者为次；外皮棕黑色、质坚硬、断面棕黄色、味苦者不可入药。本品宜置干燥通风处保存，要注意防潮防虫蛀。

【产地】

主产内蒙古（质量最优）、甘肃；陕西、山西、辽宁、吉林、黑龙江、河北、青海、新疆等地也多有生产。

【炮制】

甘草：去净杂质，洗净，于水中浸至八成透，捞出，切片，晾干。

蜜炙甘草：取甘草片，加炼熟的蜂蜜及少许开水，拌匀，稍闷，置锅内用文火炒至不粘手、色深黄，取出待凉即可。（甘草与炼蜂蜜之比为100:25~30）

【主要成分】

主要含甘草酸、乌热酸、黄酮、还原糖、淀粉、胶质及灰分，其中甘草酸中的三萜皂甙（即甘草甜素）是甘草的甜味成分。

【药理分析】

所含甘草甜素、甘草次酸可使急性肝炎的肝细胞坏死和气球样变明显减轻，甘草甜素还能增加胆汁分泌，促进胆红素排泄；甘草酸能抑制结核菌的生长，还具一定的抗原虫作用；甘草甜素能降低血清胆甾醇，缓解动脉粥样硬化；甘草所含黄酮类物质有镇痛、抗惊厥作用，甘草煎剂有解毒作用，其高浓度浸液还能缓解胃肠平滑肌痉挛，抑制组氨引起的胃酸分泌并吸附胃酸，对胃粘膜有收敛保护作用。另外，甘草甜素有一定的抗肿瘤作用。

【性味归经】

味甘，性平（炙甘草为温性），入脾、胃、肺经。

【功效主治】

为补气药材，具和中缓急、润肺、解毒、调和诸药的功效。

中医认为炙甘草可治脾胃虚弱、食少、腹痛便溏、劳倦发热、肺痿咳嗽、心悸、惊痫等证；生用则可治咽喉肿痛、消化性溃疡及痈疽疮疡，还可解药毒及食物中毒。

现代研究认为甘草可调节免疫系统机能，具抗凝血、抗利尿、抗病原体、抗溃疡病等功效，常用于保肝、抗炎、抗过敏等，对紫癜、心律失常及角膜炎、结膜炎等眼科疾病亦具疗效。

【使用禁忌】

实证中满腹胀者忌服；

忌与远志、大戟、芫花、甘遂、海藻等同用；

甘草虽然平和，但不可长期服用，否则会引起水肿以及导致血压升高。

【治方举例】

常用量2~10克。可煎汤内服，或入丸、散；外用则研末煎水洗。

①治铅中毒：生甘草10克，杏仁（去皮、去尖）15克。二味煎服，一日两次，可连服3~5天。

②治疗病毒性肝炎：将甘草煎为浓度为100%的煎剂，一次服用15~20毫升（小儿减半），日服三次，连服10~20天。可加强肝脏解毒能力和护肝作用。

【上品药膳房】

甘草枣米糊

【材料】甘草、大枣、蜂蜜各30克，米粉60克。

【制法】①甘草洗净；大枣洗净，去核，掰碎。

②上物加1000克清水煎至半，去掉甘草渣，留汁待用。

③蜂蜜、米粉入煎液中搅匀，煮沸后改文火煮至浓稠适度即可。

【服法】温热饮服。每日1剂，分2次服完。脾胃虚弱，大便稀薄的人不宜服。

【功用】清热解毒，消炎去肿，润肠通便。轻微的食物中毒饮服效果颇佳。

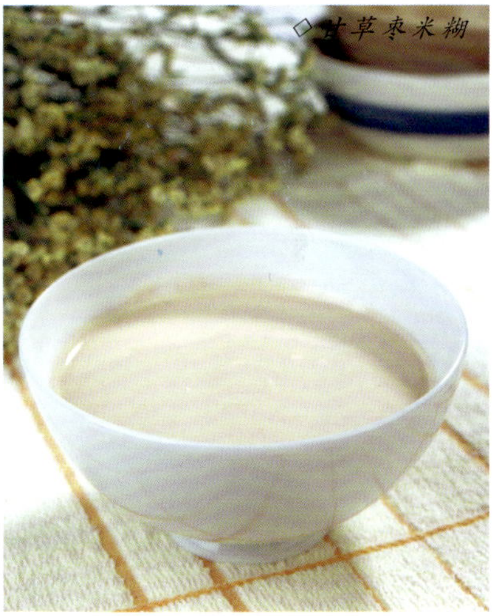
◇甘草枣米糊

干地黄

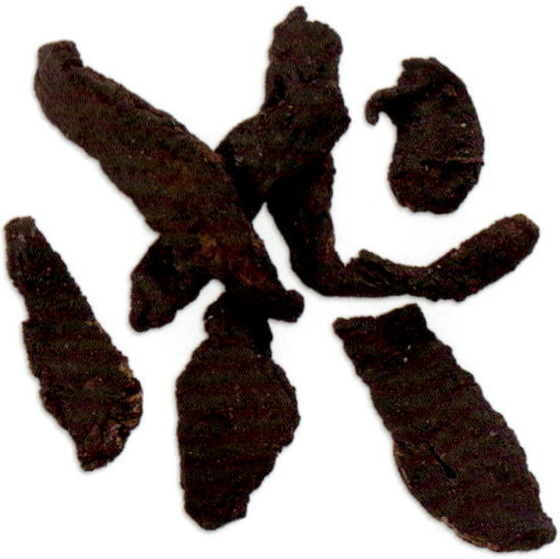

【别名】

地髓*、生地、生地黄、原生地、干生地。

【药材本源】

为玄参科植物地黄的根茎。今多有栽培，每年10~11月间采挖根茎，除去茎叶、根须，洗净泥土，即为鲜地黄。干地黄（不宜用水久洗）可经烘焙至干或晒干，在此过程中须经常翻动，当其内部逐渐干燥而颜色变黑、全身柔软而外皮变硬时即可。

本品以肥大、体重、断面乌黑油润者为佳。

【产地】

主要产自河南、浙江；河北、山西、陕西、甘肃、湖南、湖北、四川等地亦有出产。药材以河南怀庆所产最为有名，故又称为“怀生地”。

【炮制】

干地黄：用水稍泡，洗净泥沙杂质，焖润，切片晒干或烘干。

生地黄炭：将干地黄置锅内以文火炒至炭化存性即可；亦可用煅锅以文武火将其炭化。

【主要成分】

干地黄主要含有β-谷甾醇、甘露醇，以及少量豆甾醇，微量的菜油甾醇，另外还含有地黄素、生物碱、脂肪酸、梓醇、葡萄糖及维生素A类物质。其中根还含有水苏糖、精氨酸、丁氨酸。怀庆地黄还含有少量蔗糖。

【药理分析】

可保护肝脏、促进肝细胞再生；对白喉杆菌、皮肤真菌有抑制作用；有促进血液凝固的作用（炒炭后止血作用明显增强）；有一定的降血糖作用；另外还具有调节血压、强心的作用。

【性味归经】

味甘苦，性凉，入心、肝、肾经。

【功效主治】

为清热凉血的药材，有清热凉血、养阴、增液的功效。

中医认为干地黄可治血分热阴虚发热、消渴、吐血、衄血、血崩、月经不调、阴伤便秘等证。

现代研究认为生地黄具有强心利尿、保肝止血、缓泻、抗菌、抗炎、清热、降血糖等作用，临床用于荨麻疹、白喉及腭扁桃体炎的治疗，效果不错。

【使用禁忌】

脾虚泄泻、胃虚食少、胸膈多痰者慎用；

不宜与贝母、芜荑、萝卜、葱白、

韭白、薤白同用同服。

【治方举例】

常用量9~30克。可煎服、熬膏或入丸、散；亦可捣后外敷。

①治湿疹：生地90克，水煎服，每日一剂。除可治湿疹外，对神经性皮炎亦有较好疗效。

②治荨麻疹：生地100克，水煎，分2次服，每日一剂。

【上品药膳房】

生地黄鸡

【材料】生地黄250克，饴糖150克，龙眼肉30克，大枣5枚，母鸡1只。

【制法】①母鸡去毛、洗净，从背部颈骨剖至尾部，掏去内脏，剁去爪、翅尖，洗净血水后入沸水锅内焯片刻，捞出待用。

②生地洗净，切成0.5厘米见方的小粒；龙眼肉撕碎后与生地混合，再加入饴糖拌匀，塞入鸡腹腔内。

③鸡腹部向下，置砂钵中，放入大枣（去核洗净），灌入米汤，封口，上蒸笼旺火蒸约2~3小时至其熟烂，取出。食用时可加白糖调味。

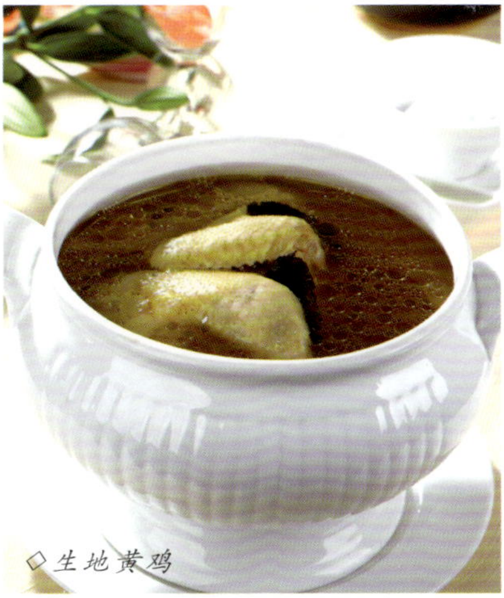

◇生地黄鸡

【功用】益气养血，养阴益肾。对白细胞减少症气血两虚、面色无华、头晕眼花、神疲乏力等有较好的食疗效果。

生地煲鸭蛋

【材料】生地黄30~50克，鸭蛋2个，冰糖适量。

【制法】①生地黄、鸭蛋同入煲内，加清水适量煲至蛋熟。

②取出鸭蛋，去壳，再放入煲内，以文火煲约5~8分钟。

③加冰糖调味后，食蛋饮汤。

【功用】清热凉血、养阴生津，适用于牙周炎属阴虚火旺型之牙痛、牙龈稍红肿、牙齿松动以及心烦、手足心热、形体消瘦等证。

生地明目汤

【材料】生地黄20克，玄参10克，猪肝100克，生姜、葱、盐各适量。

【制法】将猪肝洗净，切成薄片，同生地黄、玄参同入锅中，放入生姜和葱，加清水适量，以文火炖汤约30分钟，熟时加盐调味即可食用。

【功用】滋阴，清热，补肝，明目。对肝阴亏虚引起的两目干涩、眼花发胀、迎风流泪、视物模糊、视力减退及夜盲症等有良好的食疗效果，而口干舌燥、咽喉干痛者也宜食用。

白术

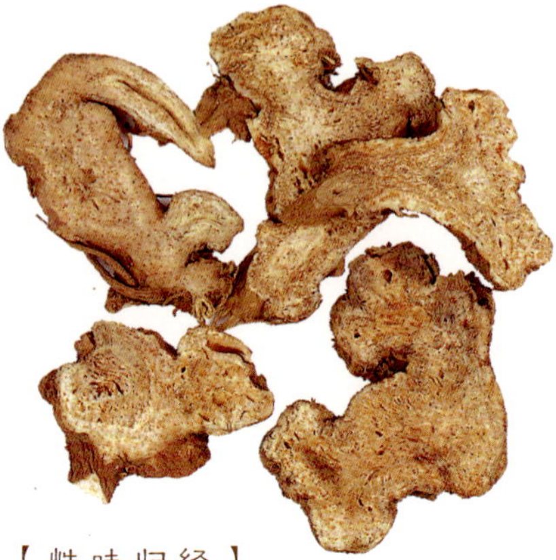

【别名】

术*、山蓟、山芥、山姜、冬白术。

【药材本源】

为菊科植物白术的根茎。原生于山区丘陵地带，今野生种几近绝迹，而长江流域多有栽培，其中以浙江栽培数量最大。一般于霜降至立冬期间采挖，除去茎叶和泥土，烘干或晒干即可；烘干者称“烘术”；晒干者称“生晒术”，也称“冬术”。本品呈拳状团块，有不规则的瘤状突起，通常长5~8厘米，直径为2~5厘米。

本品以个大、表面灰黄色、断面黄白色、有云头、质坚实、无空心者为佳。

【产地】

主产浙江、安徽；湖南、湖北、江西、福建等地也有出产。

白术以浙江新昌地区产量最大，而浙江于潜所产品质最佳(故特称“于术”)。

【主要成分】

含挥发油（主要由苍术醇、苍术酮等组成）及维生素A。

【药理分析】

实验证明，白术具有明显而持久的利尿作用；有一定的降血糖作用；其煎剂有抗血凝作用，另外白术有较好的强肌健体的功效，其水浸剂对皮癣菌有抑制作用，而煎剂则可抑制脑膜炎球菌。

【性味归经】

味苦甘，性温，入脾、胃经。

【功效主治】

为补气药材，功能补脾、益胃、燥湿和中。

中医认为白术可治脾胃虚弱，不思饮食、倦怠少气、虚胀、泻泄、痰饮、水肿、黄疸、湿痹、小便不利、头晕、自汗、胎气不安等证。

现代研究认为白术有强壮、利尿、保肝的作用，临床用于肾性水肿、肝性水肿、营养不良性水肿、妊娠性水肿、急性肾炎等胃肠疾患、慢性肝炎、肝硬化腹水、先兆流产、自汗、流涎以及白细胞减少症等，均有明显的疗效。

【使用禁忌】

热证及阴虚火旺者忌用；

食积腹胀者不可用。

【治方举例】

常用量3~12克。可煎汤内服，或熬膏，入丸、散。

①治疗便秘：白术60克，生地30克，升麻3克，水煎服，每日1剂。

②治儿童流涎：每日以生白术

（10克）捣碎，加适量水和白砂糖，放锅内隔水蒸汁，分3次口服。

【上品药膳房】

白术鲈鱼汤

【材料】鲈鱼500克，白术15克，陈皮6克，料酒10毫升，姜片、葱、盐、鸡精、味精各适量。

【制法】①鲈鱼宰杀去内脏，洗净；白术、陈皮洗净。

②白术、陈皮入砂锅内加清水煎煮约50分钟，去渣留汁。

③将鲈鱼放入留有药汁的砂锅中，放入姜片、葱花，将熟时加入盐、鸡精使其入味，鱼肉熟透起锅时以味精调味即可。

【功用】补益脾胃，对脾虚泄泻、慢性胃痛、习惯性腹泻、消化不良、胃溃疡等有较好的食疗效果。

白术枣饼

【材料】白术30克，大枣20克，鸡内金15克，面粉500克。

【制法】①鸡内金烤至干脆，研为粉末，待用。

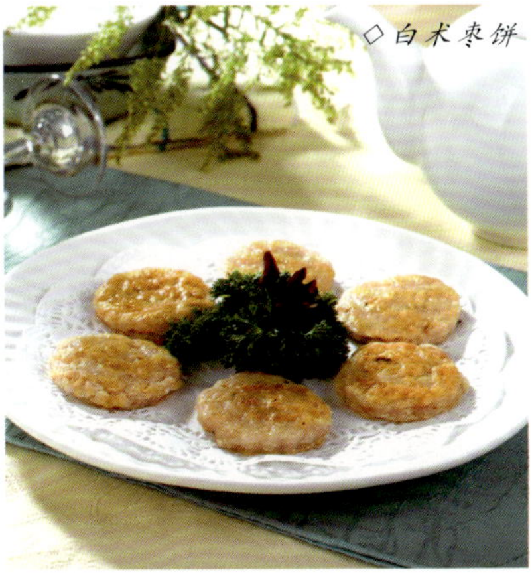
◇白术枣饼

②白术用纱布袋装好，与大枣同煮1小时，去布袋，大枣捞出去核后压为枣泥。

③待药汁冷却后，加入鸡内金粉、枣泥、面粉，混匀，加适量水和成面团，再擀成薄饼，以文火煎烙即得。

【功用】健脾益气，助消化。不时食用可改善各种慢性胃炎以及消化不良等证。

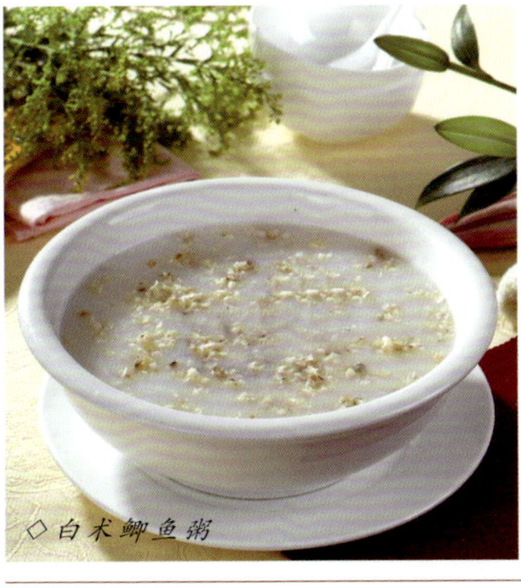
◇白术鲫鱼粥

白术鲫鱼粥

【材料】白术10克，鲫鱼肉60克，粳米100克。

【制法】①白术洗净，煎取汁液约100毫升，去渣留汁，备用。

②粳米洗净，与鲫鱼肉如常法同煮成粥，粥成时加入药汁，和匀即可。

【服法】根据个人喜好加入盐或糖调味。每日1次，连服3~5天。

【功用】健脾和胃，降逆止呕。很适合怀孕妇女呕吐、脾胃虚弱、饮食不进或食逆吐，以及头晕乏力、疲倦思睡等情况下食用。

菟丝子*

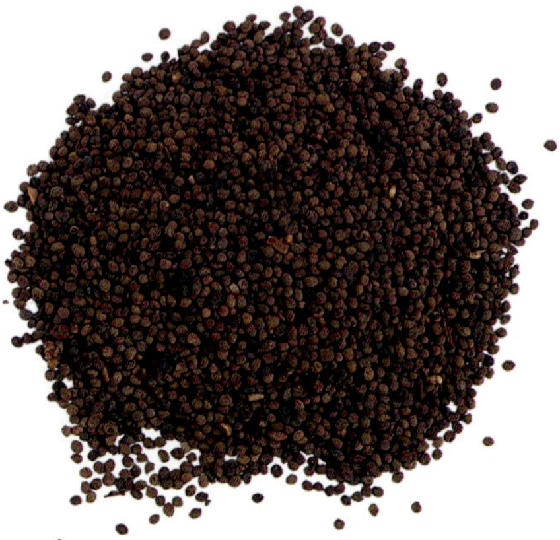

【别名】

菟丝实、吐丝子、龙须子、豆须子、缠龙子。

【药材本源】

为旋花科植物菟丝子或大菟丝子的种子。菟丝子的干燥种子呈扁球形或卵圆形，两侧常凹陷，种皮红棕色或棕黄色，长径约1.5毫米，短径约1毫米；大菟丝子性状与菟丝子相似，但较大：长径约3毫米，短径约2~3毫米。

本品以颗粒饱满、无尘土及杂质者为佳。

【产地】

菟丝子：主产辽宁、吉林、河北、河南、山东、山西、江苏等地。

大菟丝子：主产陕西、贵州、云南、四川等地。

【炮制】

菟丝子：用箩筛隔去杂质，洗净，晒干。

菟丝饼：取净菟丝子置锅内加水煮至爆花、呈灰褐色稠粥状时，捣烂作饼或加黄酒、面粉制为饼，切块，晒干。

【性味归经】

味辛甘，性平，入肝、肾经。

【功效主治】

为温补助阳的药材，具有补肝肾、益精髓、明目的功效。

中医认为菟丝子可治腰膝酸痛、遗精、消渴、尿有余沥、目暗等证。

现代研究认为菟丝子有强心、扩张冠状动脉、增加冠脉血流量、降压、恢复肾功能、消除蛋白尿的作用；还能松弛肠道平滑肌；对伤寒杆菌等有抑制作用，亦可治白癜风；治疗不孕不育及先兆流产也有明显的效果。

【使用禁忌】

孕妇及血崩、阳亢、便结、肾脏有火、阴虚火动者忌用；

菟丝子不可与藿菌一同使用。

【治方举例】

常用量9~16克。可煎汤内服或入丸、散；外用则可炒后研为末然后敷用。

① 治白癜风：菟丝子25克，95%乙醇100毫升，浸泡48小时后，可外用涂擦患处，每日2~3次。

② 治先兆流产：菟丝子、桑寄生各15克，白术12克，续断9克，水煎服。

③ 治腰膝风冷：菟丝子500克，米酒2000克。菟丝子用酒浸透，取出晒干，再浸、再晒，直到米酒全部被吸干。

将浸好的菟丝子晒干后研为末。温酒调服，每次6~8克，日服3次；服后宜进食少量米饭，约20天后，可增加到每次10克。除治腰膝风冷外，还具有明目养颜的效用。

【上品药膳房】

菟丝子饮

【材料】菟丝子50克，红糖60克。

【制法】将菟丝子捣碎，与红糖入锅内加适量水煎煮，去渣，取汁代茶饮。

【功用】温阳补肾。常服对不育症属肾阳不足、肾精亏损，表现为精液异常，畏寒喜暖，头晕疲倦，腰膝酸痛等颇多助益。

菟丝子牛鞭汤

【材料】自然风干的牛鞭1条，菟丝子15克，料酒10克，葱段、盐、鸡精、味精各适量。

【制法】① 牛鞭用凉水浸泡24小时，取出，切片或切小段，备用。

② 菟丝子洗净，与牛鞭同入砂锅

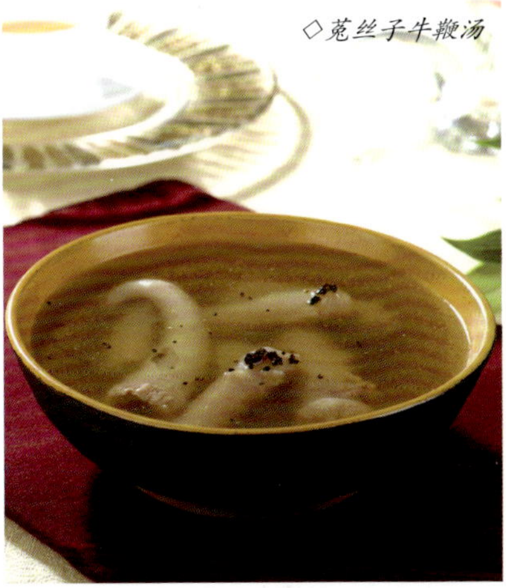

◇菟丝子牛鞭汤

内，加清水适量，放入料酒、葱、鸡精，武火煮沸后改文火煮至肉熟烂，起锅前加盐、味精调味即可。

【服法】趁热时食肉饮汤。孕妇及月经过多者不宜食。

【功用】补肝肾、强筋骨、壮阳，不时食用对肾虚阳痿有较好的助益。

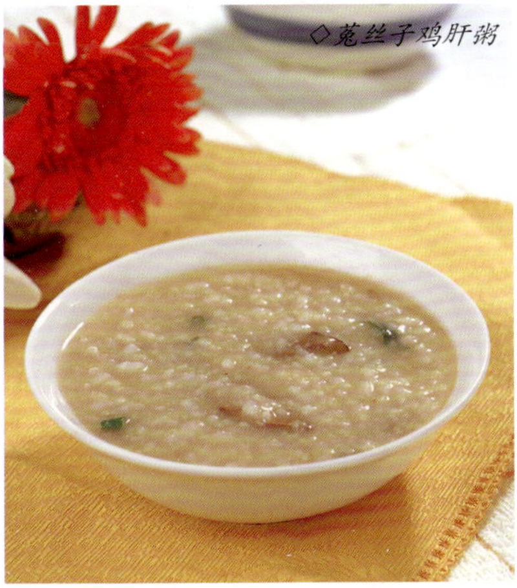

◇菟丝子鸡肝粥

菟丝子鸡肝粥

【材料】雄鸡肝2副，菟丝子15克，粳米50克，葱、盐适量。

【制法】① 菟丝子洗净，煎取汁，备用。

② 大米、雄鸡肝洗净，加适量清水以文火熬为稠粥。

③ 粥将成，加入药汁、葱花，待粥再稠，加盐调味即可。

【服法】温服，每日1~2次。阴虚火旺、性欲亢进、大便干结者忌食。

【功用】养肝肾，温补壮阳。对阳痿早泄、小便清长、女子宫冷不孕有辅疗作用。常服食可强筋健骨。

益母草

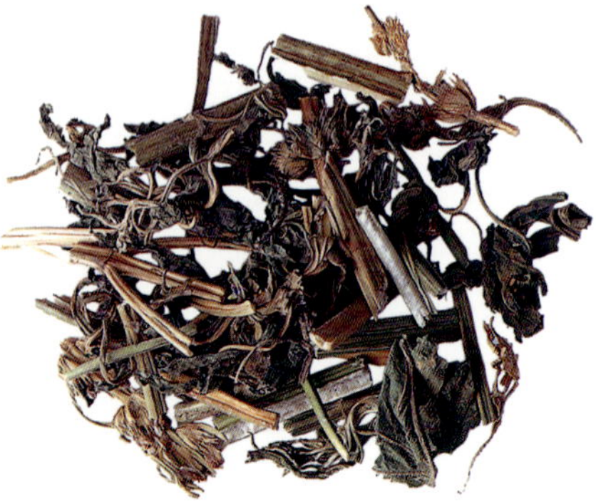

【别名】

益母*、茺蔚*、益明*、大札*、坤草、红花益母草、月母草、野油麻。

【药材本源】

为唇形科植物益母草的全草。夏季生长茂盛而花未全开时，割取地上部分，晒干即得（在花盛开或果实成熟时采收者品质较次）。

干燥全草呈黄绿色，茎方而直，上端多分枝，有纵沟、多茸毛，质轻而韧，有青草气。本品以茎细、质嫩、色绿、无杂质者为佳。

【产地】

全国大部分地区均有出产。

【炮制】

去杂质，洗净，润透，切段，晒干。

【主要成分】

含益母草碱、水草碱、益母草定、益母草宁等多种生物碱以及苯甲酸、多量氯化钾、月桂酸、亚麻酸、油酸、甾醇、维生素A、芸香甙等，还含有精氨酸、水苏糖等成分。

【药理分析】

益母草水溶性成分对子宫有兴奋作用；水浸剂具有抗肾上腺作用；益母草碱能兴奋呼吸中枢。浓度为1:4的水浸剂对皮肤真菌的生长有抑制作用。

【性味归经】

味辛苦，性凉，入心包、肝经。

【功效主治】

为活血化瘀药材，功能活血、祛瘀、调经、消水。

中医认为可治月经不调、胎漏难产、胞衣不下、产后血晕、瘀血腹痛、崩中漏下、尿血、泻血、痈肿疮疡等证。

现代研究认为本品有兴奋呼吸中枢、兴奋子宫、利尿消水肿、降血压、抗感染等效用。临床用于月经不调、月经过多、闭经、痛经、子宫出血、宫颈炎、阴道炎、输卵管炎等多种妇科病及妇科炎症的治疗；对急慢性肾炎、各种原因引起的水肿以及高血压、静脉炎、缺血性中风等心血管疾病也颇有疗效，另外，本品对前列腺肥大、尿路结石等疗效也比较理想。

【使用禁忌】

阴虚血少者忌服；

孕妇慎用。

【治方举例】

常用量10~30克（单用可达60克）。内服可煎汤、熬膏或入丸、散；外用可煎水洗或捣烂敷用。

①治肾炎水肿：益母草30克，水煎服。

②治尿路结石：益母草100克，枳壳12克，泽泻12克，大黄6克，水煎服。每日1剂，2周为一个疗程，间隔3~5天，可继续第2个疗程。

③治产后不适：益母草30克，水煎服；或益母草、红花、桃仁各15克，水煎服。对产后子宫复归不全、腹痛、子宫出血、恶露不净有疗效。

【上品药膳房】

益母草茶

【材料】益母草50克。

【制法】益母草洗净，切碎，放入保温杯中，注入沸水，加盖密封约15分钟。

【服法】温热服用。代茶频饮。阴虚血少或妇女经期忌用。

【功用】活血祛瘀，调经利水。对急性肾小球肾炎、眼睑水肿、神疲乏力、食欲不振等有一定疗效。

益母草鸡蛋

【材料】鲜益母草60克（或干品益母草20克），鸡蛋2个。

【制法】①益母草、鸡蛋洗净，加清水适量一同煎煮至蛋熟。

②鸡蛋取出剥去壳，再与益母草同煮片刻即可。

【服法】温热服用，吃蛋饮汤。每日一剂，分2次服。

【功用】常服有活血、止血、调经之用，非常适合功能失调性子宫出血属瘀血阻滞证、经期不定或淋漓不止、经血色暗紫有块以及小腹刺痛等情形食用。

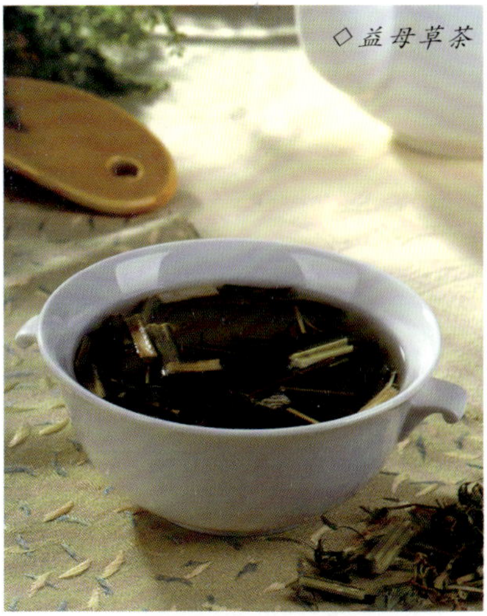

◇益母草茶

益母当归酒

【材料】益母草200克，当归100克，白酒1000克。

【制法】益母草、当归洗净，沥干水分，置容器中，加入白酒，密封，浸泡七日即成。

【服法】日服1次，每次20毫升。

【功用】适合血虚闭经者用于养血调经。

茺蔚子

茺蔚子即益母草子，功效与益母草相似，临床多用于治疗高血压及月经不调、子宫脱垂等。常用量为4~10克。

必须注意的是，一次服用茺蔚子30克以上会在4~6小时内出现中毒现象：周身无力、酸痛、胸闷；重者出汗，甚至虚脱。

牛膝

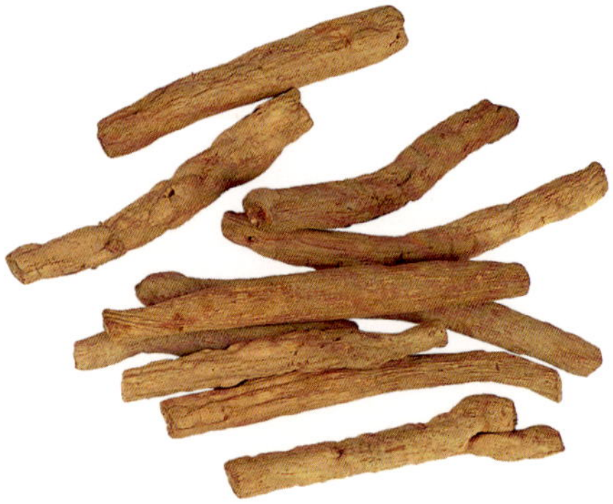

【别名】

百倍*、鸡胶骨、怀牛膝。

【药材本源】

为苋科植物牛膝的根。多生长于山野路旁，于冬季茎叶枯萎时采挖，去净须根、泥土，晒至干皱后，用硫磺熏数次，然后将顶端切齐，晒干。干燥根呈细长圆柱形，有时稍弯曲，上粗下细，表面呈土黄色或淡棕色，味微甜而涩，有特殊的气味。

本品以根粗长、皮细坚实、色淡黄者为佳。

【产地】

主产于河南怀庆（故又称怀牛膝）；长江流域诸省亦有出产，如四川的川牛膝等。

【炮制】

牛膝：拣去杂质，洗净，润软，去芦，切段，晒干。

酒牛漆：将牛膝段用黄酒喷淋拌匀，闷润后，置锅内炒至微干，取出放凉。（每50千克牛膝用黄酒5千克）

【主要成分】

含三萜皂甙（水解后生成齐墩果酸），并含有多量钾盐。

【药理分析】

有兴奋子宫的作用；对未孕子宫有弛缓作用，对已孕子宫则有收缩作用。其煎剂对肠管表现出某种程度的抑制作用，有一定的止痛作用；其煎剂或酒浸剂具有一定的降压作用。另外，可能因为含有钾，故本品有轻度的利尿作用。

【性味归经】

味甘苦酸，性平，入肝、肾经。

【功效主治】

为活血化瘀药材。生用具有散瘀血、消痈肿的功效，可治尿血、淋痛、经闭、难产、胞衣不下、产后瘀血腹痛、跌打损伤；熟用则能补肝肾、强筋骨，可治腰膝骨痛、四肢拘挛等。

现代研究发现，本品有镇痛、兴奋子宫、降血压、利尿、抗炎等功用，临床用于高血压、血瘀经闭、小儿麻痹后遗症、中风后遗症、风湿性关节炎、尿路结石以及终止早孕等均有良好的效果。

【使用禁忌】

凡中气下陷、脾虚泄泻、下元不固、梦遗失精、月经过多者忌服；

孕妇忌用；

牛膝忌与龟甲、陆英、白前等一同使用。

【治方举例】

常用量6~15克。可煎汤内服、浸酒、熬膏或入丸、散等；外用可捣烂后敷用。

①治尿路结石：用牛膝30克，配乳香9克，水煎服。重症每6小时1剂，轻症每日1~2剂。

②治高血压：丹参、牛膝各30克，酒大黄6克，水煎服，每日1剂。本方有较好的降血压作用。

上品药膳房

牛膝大豆酒

【材料】牛膝、大豆、生地各500克。

【制法】以上三味拌匀，一同上蒸笼蒸透，以绢囊贮存，用酒15公斤浸泡1晚上。

【服法】空腹温服。每次30~50毫升。

【功用】可缓解、改善风湿或类风湿性关节炎的不适症状。

玉竹

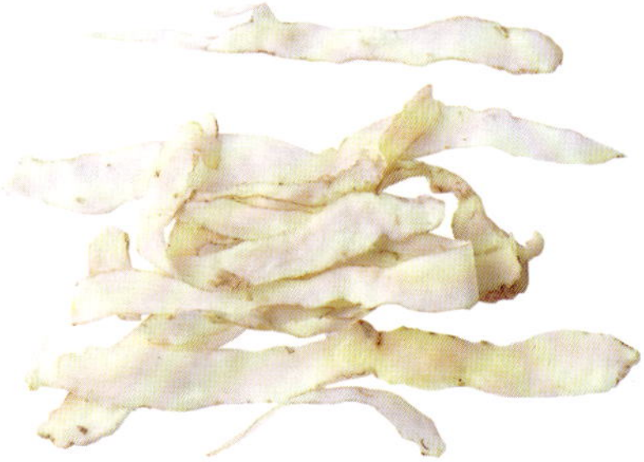

【别名】

女萎*、葳蕤、玉术、萎香、山玉竹、竹七根、西竹。

【药材本源】

为百合科植物玉竹的根茎。玉竹喜阴湿，多生于山野林下或石隙间，春秋二季都可采挖。本品呈细长圆柱形（或扁平），一般无分枝，表面淡黄色或淡黄棕色，半透明；折断面带颗粒性，黄白色，气味微弱，有粘性。

药材以条长、肉肥、黄白色、光泽柔润者为佳；宜置干燥通风处贮存，须防霉蛀走油。

【产地】

主产河南、江苏、湖南、浙江；安徽、江西、山东、陕西、广西、广东等地亦有出产。

【炮制】

玉竹：除去杂质，洗净闷润至内外湿度均匀后切片，晒干。

蒸玉竹：玉竹洗净，置蒸笼内蒸2~3次，使其内外均呈黑色，取出晒至半干，切片后再晒至干透。

【主要成分】

含有铃兰苦甙、铃兰甙、山柰酚甙、槲皮醇甙及维生素A，还含有淀粉和黏液质。

【药理分析】

所含铃兰甙、铃兰苦甙有强心作用；煎剂、酊剂有一定的降血压作用；对高血糖有某种抑制作用；煎剂外用可治皮下出血及斑疹。

【性味归经】

味甘，性平，入肺、胃经。

【功效主治】

为养阴药材，具有养阴、润燥、除烦、止渴的功效。

中医认为本品可治热病阴伤、咳嗽烦渴、虚劳发热、消谷易饥、小便频数等。

现代临床用于高脂血症、萎缩性胃炎、阴虚感冒、高血压、中风、糖尿病、冠心病、心绞痛、心力衰竭等的治疗，均有较好的效果。

【使用禁忌】

胃有痰湿气滞、大便稀薄者忌服；

饮服玉竹时忌食过咸的食品。

【治方举例】

常用量9~30克。可煎汤内服、熬膏或入丸、散等。

①糖尿病：玉竹12克，生地9克，枸杞子15克，水煎服，每日1剂。有降血糖之用。

②治末梢神经麻痹：玉竹、麦门冬、石斛各10克，水煎服，每日1剂至病愈。

③治虚咳：玉竹15~30克，与猪肉同煮。食肉饮汤。

【上品药膳房】

玉竹猪心

【材料】玉竹50克，猪心500克，卤汁适量。

【制法】①玉竹洗净，切成节，用水稍润，煎熬三次，得煎液1500毫升备用。

②猪心剖开，洗净血水，入玉竹药液中煮至六成熟，取出。

③取卤水适量，煮沸，加猪心，改文火煮至猪心入味熟透。

④猪心取出，待凉，切片。

【服法】可单独食用或佐餐食。

【功用】养阴生津，宁心安神。对甲亢、神经衰弱、神经官能症等引起的失眠，以及冠心病、肺心病等引起的心力衰竭有辅疗作用。

银耳玉竹汤

【材料】银耳15克，玉竹25克，冰糖25克。

【制法】银耳用清水浸泡至软，洗净，与玉竹、冰糖同入砂锅内加适量清水煮汤。

【服法】温服。日服2次。

【功用】滋阴、消热，很适合胃阴不足而口干、口渴者服用。

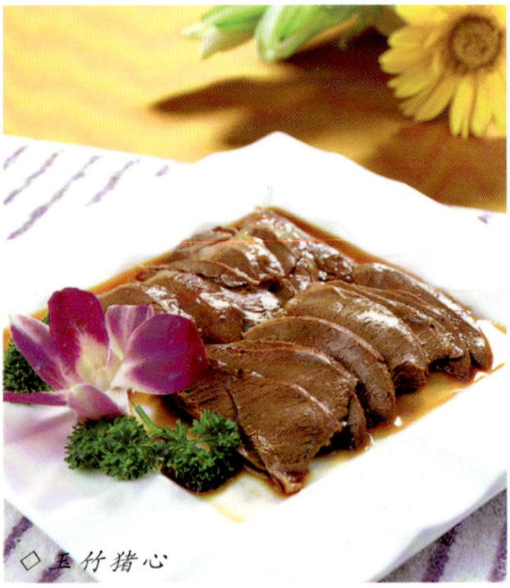

◇玉竹猪心

卷柏*

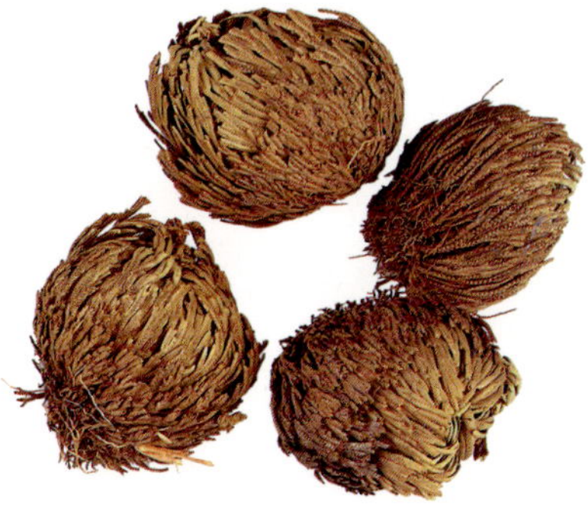

【别名】

豹足、神投时、不死草、还魂草、万年松、见水还阳草、打不死、铁拳头、老虎爪。

【药材本源】

为卷柏科多年生草本植物卷柏的全草。采后剪去须根，酌留少许根茎，去净泥土，晒干。干燥全草卷缩成团，似拳形或扁球形，质脆，易折断，无臭无味。

本品以绿色、叶多、完整不碎者为佳。

【产地】

全国大部分地区有产，以山东、辽宁、河北为盛。

【炮制】

卷柏炭：取洗净的卷柏，置锅内用武火炒至外表呈焦黑色、内呈焦黄色时，喷淋清水，取出，晒干。

【主要成分】

含黄酮（主要为芹菜素、穗花杉双黄酮、扁柏黄酮、异柳杉素）、酸性成分、氨基酸、海藻糖等多糖类。

【药理分析】

本品有良好的止血作用，还具有消炎及收敛的作用。

【性味归经】

味辛，性平，入足厥阴、少阴血分。

【功效主治】

为活血药材，生用破血，炒用止血。

中医认为卷柏生用可治经闭、跌打损伤、腹痛、哮喘；炒炭用则可治吐血、便血、尿血、脱肛等证。

现代研究认为本品有良好的止血作用，用于婴儿断脐止血有良好的效果。

【使用禁忌】

孕妇忌用。

【治方举例】

常用量2~10克。内服可煎汤、浸酒或入丸、散；外用则捣敷或研末撒。

①治烫伤：鲜卷柏捣烂敷用。

②治血崩：卷柏15克。水煎服。（对白带过多亦有效）

上品药膳房

卷柏芹菜鸡蛋汤

【材料】鲜卷柏30克，鲜芹菜30克，鸡蛋3个。

【制法】鸡蛋煮熟后去壳，与卷柏、芹菜加水同煮15分钟，去渣，加盐调味。

【服法】温热时食蛋饮汤。

【功用】养阴清热止血。功能失调性子宫出血属阴虚血热而见头晕失眠者宜食。

柴胡

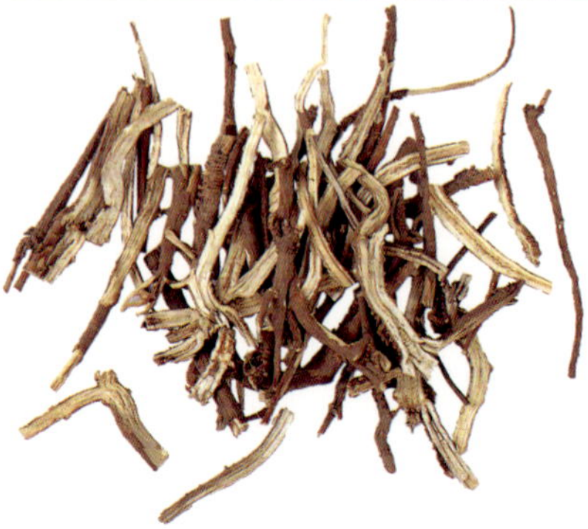

另名：茈胡*、地熏*、山菜、茹草、柴草。

【药材本源】

为伞形科多年生草本植物北柴胡、狭叶柴胡等的根。北柴胡（又名硬柴胡）根呈圆锥形、主根顺直或稍弯曲，下部有分歧，根头膨大，呈疙瘩状，论品质以根条粗长、皮细、支根少者为佳；南柴胡（又名软柴胡、香柴胡）根较细，分歧少，多弯曲不直，顶部无疙瘩头，论品质以根条粗长、无须根者为佳。

【产地】

北柴胡：主产于辽宁、甘肃、河北、河南；陕西、内蒙古、山东等地亦有产。

南柴胡：主产于江苏、湖北、四川；安徽、吉林、黑龙江等地亦有出产。

狭叶柴胡：分为“竹叶柴胡”、“春柴胡”，产于江苏、安徽、山东。

【炮制】

柴胡：拣去杂质，除去残茎，洗净泥沙，润透后及时切片，随即晒干。

醋柴胡：取柴胡片以醋拌匀，于锅内文火炒至醋吸尽而微干，取出，晒干。（每50千克柴胡用醋6千克）

鳖鱼柴胡：柴胡片置大盆内，淋入用少许温水稀释过的鳖血，拌匀，闷润，置锅内用文火微炒，取出，放凉。（每50千克柴胡用活鳖200只取血）

【主要成分】

北柴胡：含挥发油、柴胡醇、油酸、亚麻酸、棕榈酸、硬脂酸、廿四酸、葡萄糖及皂甙等。

大叶柴胡：柴胡甙、蔗糖、多炔类化合物等。

狭叶柴胡：皂甙、脂肪油、挥发油、柴胡醇等。

【药理分析】

大剂量的柴胡煎剂或醇浸膏有一定的解热作用；所含柴胡甙有镇静、镇痛作用，还有不太确定的抗炎作用；有一定的抗病原体作用；具有一定的保肝、利胆作用；有轻度降低血压的功效。

【性味归经】

味苦，性凉，入肝、胆经。

【功效主治】

为发散风热解表药，功能和解表里、疏肝、升阳。

中医认为可治胸满肋痛、口苦耳聋、头痛目眩、疟疾、下利脱肛、月经不调、子宫下垂等证。

现代研究证实本品有镇痛、抑菌、抗炎、抗溃疡、解热、镇咳、保肝、利胆、镇静催眠以及增强免疫力的功能，临床用于肋间神经痛、胃及十二指肠溃疡以及急、慢性肝炎、耳聋、血管神经性头痛等，均有良好的疗效。

【使用禁忌】

真阴亏损、肝阳上升者忌服；

不宜与皂荚、女菀、藜芦同用。

【治方举例】

常用量3~10克。可煎汤内服、熬膏或入丸、散。

①治胃及十二指肠溃疡：柴胡6克，百合30克，丹参、海藻、白芍各10克，蒲公英15克，陈皮6克，大枣5枚。水煎服，每日1剂。

②治血管神经性头痛：柴胡、五味子各30克，川芎、白芍各20克，细辛6克，白芷、羌活、僵蚕各12克。水煎服，每日1剂。

【上品药膳房】

柴胡炖甲鱼

【材料】甲鱼1只，柴胡9克，生地、地骨皮各15克，料酒、生姜、葱、盐、鸡精、味精各适量。

【制法】①将甲鱼置锅内，加清水以文火慢慢加热将其烫杀，去内脏，洗净。

②柴胡、生地、地骨皮与甲鱼同入瓦煲内，加清水适量，武火煮沸后加入料酒、姜、葱，改文火炖至肉熟透，加盐、味精、鸡精调味即可。

【功用】滋阴退热。可用于肺结核、低热、肺气肿、糖尿病、肝炎、肝硬化的辅助治疗。

柴归陈皮蛋

【材料】柴胡15克，当归9克，陈皮9克，鸡蛋1个。

【制法】①以上四味洗净，入砂锅中加清水适量煮至蛋熟。

②蛋取出，剥去壳，再入砂锅煮5~8分钟即可。

【服法】温热时吃蛋饮汤。每日1剂，连用1周。

【功用】行气活血，健脾和胃。可缓解带状疱疹属气滞血瘀，水疱红斑已退，局部针刺样疼痛等症状。

柴葛瘦肉汤

【材料】猪瘦肉120克，鲜葛根60克，柴胡12克。

【制法】①柴胡洗净，以纱布包裹；葛根洗净，去皮，切片，备用。

②猪肉洗净，切片或切小块，置锅内，加清水适量，放入柴胡包、葛根片，武火煮沸后，改文火煮2小时至肉熟烂。

【服法】依个人喜好调味后随量食肉饮汤。

【功用】解肌透表，清热生津。对风热型上呼吸道感染、颈项强痛、头痛口渴、周身疼痛、汗出不畅、小便短黄等有较好的食疗效果。

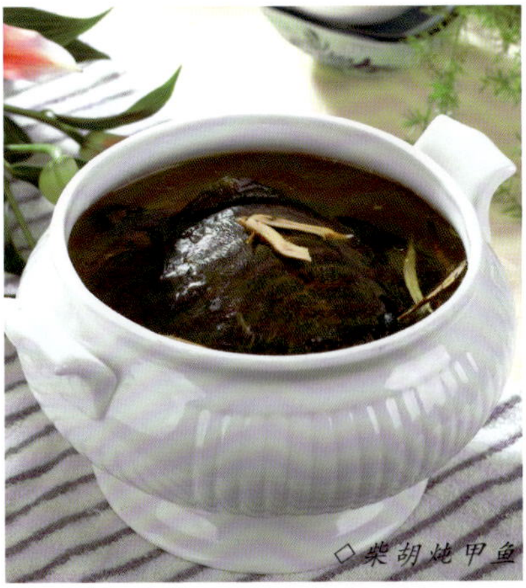

◇柴胡炖甲鱼

麦门冬*

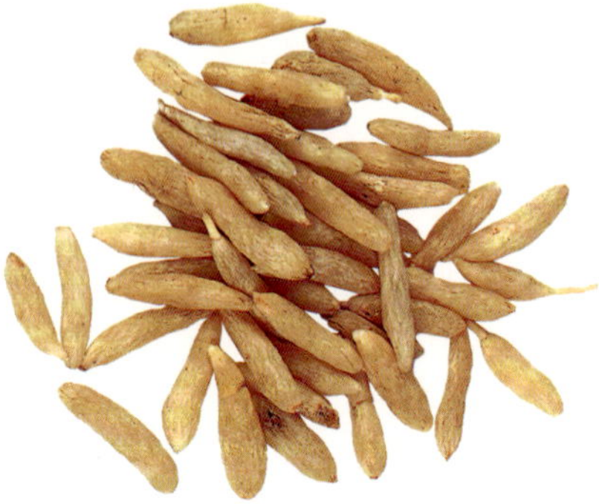

【别名】

麦冬、杭麦冬、川麦冬、土麦冬。

【药材本源】

为百合科多年生草本植物沿阶草的块根，多为栽培品。浙江栽培后第三年夏季采挖，称为“杭麦冬”；四川于栽培后第二年清明后采挖，称为“川麦冬”；野麦冬多在清明后采挖，称为“土麦冬”。

本品以表面黄色、肥大、质柔、气香、味甜、嚼之发黏者为佳。

【产地】

主产于浙江、四川（多为栽培）；江苏、贵州、云南、广西、安徽、湖北、湖南等地亦有出产，通常为野生品种。

【炮制】

麦冬：拣净杂质，用水浸泡后捞出，润透后抽去心，再洗净晒干。

朱麦冬：去心麦冬置盆内，喷水少许，待微润，均匀撒上朱砂细粉，翻搅至朱砂均匀分布于麦冬表面，取出，晾干。（5千克麦冬用朱砂150克）

【主要成分】

含有多种甾体皂甙，还含有β-谷甾醇、豆甾醇等。大叶麦冬块根含β-谷甾醇、氨基酸、维生素A、葡萄糖、甾体皂甙等。

【药理分析】

麦冬有降血糖作用，并促使胰岛细胞恢复；对白色葡萄球菌、大肠杆菌、枯草杆菌、伤寒杆菌等有较强的抑制作用，对某些流感病毒及单纯疱疹病毒也有一定抑制作用。

【性味归经】

味甘微苦，性寒，入肺、胃、心经。

【功效主治】

为养阴补益药材，具有养阴润肺、清心除烦、益胃生津等功效。

中医认为可治肺燥干咳、吐血、咯血、肺痿、肺痈、虚劳烦热、消渴、热病津伤、咽干口燥、便秘等证。

现代研究认为本品可强心、扩冠、抗心律失常、升压、抗休克、降血糖、退热、抗菌以及增强免疫力，临床用于心肌梗死、心源性休克、低血压、糖尿病、便秘、萎缩性胃炎、咯血、鼻出血及呼吸系统疾病的治疗，颇有效。

【使用禁忌】

脾胃虚寒泄泻、胃有痰饮湿浊及暴感风寒咳嗽者忌用；

本品不宜与苦瓠、苦参、青蘘、木耳等一同使用。

【治方举例】

常用量9~18克。可煎汤内服，或

入丸、散。

①治疗低血压：麦冬15克，五味子12克，甘草15~30克。水煎服，每日一剂，头煎、二煎混合后分2次服。

②治糖尿病：去心麦冬（焙至干脆）、乌梅（去核取肉，炒至干脆）各60克，捣烂混匀。取10克，用水100毫升煎至半，去渣。饭后温服，每日3次。

【上品药膳房】

麦冬蒸南瓜

【材料】去心麦冬20克，南瓜500克，鸡油25克，料酒10毫升，生姜、葱、盐、鸡精、味精各适量。

【制法】①麦冬洗净；南瓜洗净，去皮，切条；生姜切片，葱切段。

②南瓜条置盆内，加入鸡油、料酒、生姜、葱、盐、味精、鸡精及麦冬，拌匀，腌约30分钟，使南瓜条入味。

③将南瓜条、麦冬码放蒸盘内，入蒸笼武火蒸25分钟即成。

【功用】养阴润肺，清心除烦，益胃生津。对肺结核、肺气肿、支气管扩张感染性疾病后期、更年期综合征及便秘患者很适合食用。

麦冬鸡腿菇

【材料】麦冬20克，鲜鸡腿菇150克，素油35毫升，料酒、生姜片、葱段、盐、味精各适量。

【制法】①麦冬洗净，润透；鸡腿菇洗去泥沙，剖开。

②素油入锅中，烧至六成热，下入姜片、葱段爆香，放入鸡腿菇、麦冬炒熟，调入盐、味精、料酒，翻炒入味即可。

【功用】滋阴，减肥。肥胖之人可作为保健食谱。

麦冬猪肉炖萝卜

【材料】去心麦冬30克，猪瘦肉50克，薏苡仁30克，白萝卜150克，生姜片、盐、味精、胡椒粉、料酒各适量。

【制法】①白萝卜洗净，去皮，切日字形的块；薏苡仁淘洗干净，净泡至透；麦冬洗净；猪瘦肉洗净，切块。

②麦冬、薏苡仁、萝卜块、瘦肉块、料酒、生姜同放炖锅内，加适量清水，武火煮沸，改文火炖至肉熟烂，加入盐、味精、胡椒粉调味即可。

【功用】消积，减肥。消化不良或欲减肥健身者食用很合适。

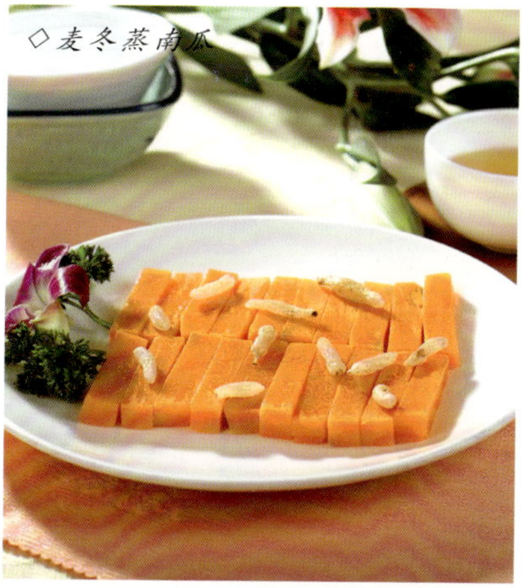
◇麦冬蒸南瓜

独活

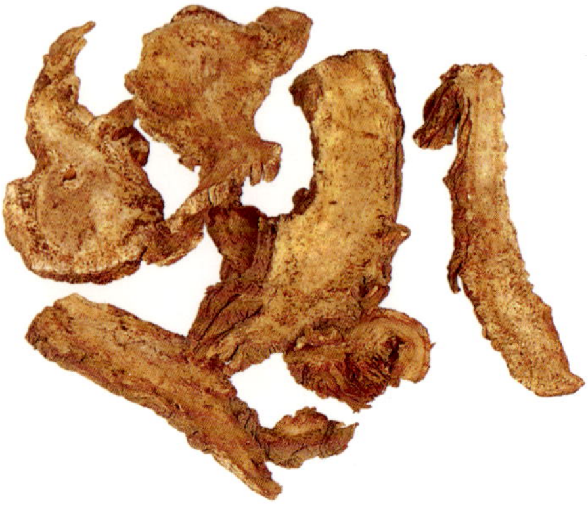

【别名】

独摇草、独滑、长生草、香独活、肉独活、川独活、大活。

【药材本源】

为伞形科多年生草本植物毛当归、重齿毛当归、兴安白芷、紫茎独活、牛尾独活、软毛独活以及五加科植物食用楤木等的根及根茎。4~10月挖取根部，除去泥土及地上茎，晒干即得。

【产地】

资丘独活又名肉独活、巴东独活，以根条粗肥、香气浓郁者为佳，主产于湖北（恩施、资丘、巴东）、四川（巫山）、江西等地。

香独活（又名浙独活、绩独活）以根粗壮、质软、气香者为佳，主产浙江、安徽。

香大活：吉林、辽宁、黑龙江。

紫茎独活：河北。

牛尾独活：四川。

山独活：四川、安徽。

九眼独活：四川。

【炮制】

拣去杂质，大小分开，洗净，润透后切片，干燥。

【主要成分】

毛当归根含当归醇、当归素、佛手柑内酯、欧芹酚甲醚、伞形花内酯、当归酸、巴豆酸、棕榈酸、硬脂酸、油酸、亚麻酸、植物甾醇、葡萄糖和少量挥发油。

【药理分析】

独活煎剂或流浸膏有镇静、催眠、镇痛、抗炎的作用；精制剂有不太明确的降压作用；煎剂对人型结核杆菌有某些抗菌作用。

【性味归经】

味辛苦，性温，入肾、膀胱经。

【功效主治】

为祛风湿药，有祛风、胜湿、散寒、止痛的功效。

中医认为独活可治风寒湿痹、腰膝酸痛、手脚挛痛、慢性头痛、齿痛等。

现代研究认为本品有镇痛、解痉、消炎、降压、抗组胺、镇静、催眠等作用，对偏头痛、肝炎后肋痛、风湿性坐骨神经痛、慢性类风湿性关节炎、风湿性肌炎、失眠等有较好的临床效果。

【使用禁忌】

辛香苦燥，易耗伤阴液，故阴虚体质及血燥者慎用。

【治方举例】

常用量3~10克。内服可煎汤、浸酒或入丸、散；外用则煎水洗。

治疗下肢风湿性肌炎：独活、防己各9克，牛膝、木瓜各12克，薏苡仁15克。水煎服。

【上品药膳房】

独活乌豆汤

【材料】独活9~12克，乌豆（黑豆）60克，米酒100毫升。

【制法】独活、乌豆加清水2000毫升，武火烧沸，改文火煎煮至半，去渣取汁，况入米酒即可。

【服法】温服。每日分2次服完。

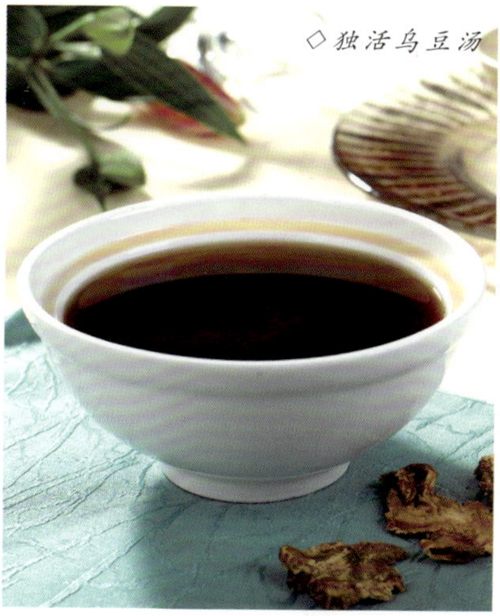

◇独活乌豆汤

【功用】祛风胜湿，通络止痛。风湿或类风湿性关节炎或中风后遗症者宜服。

车前子*

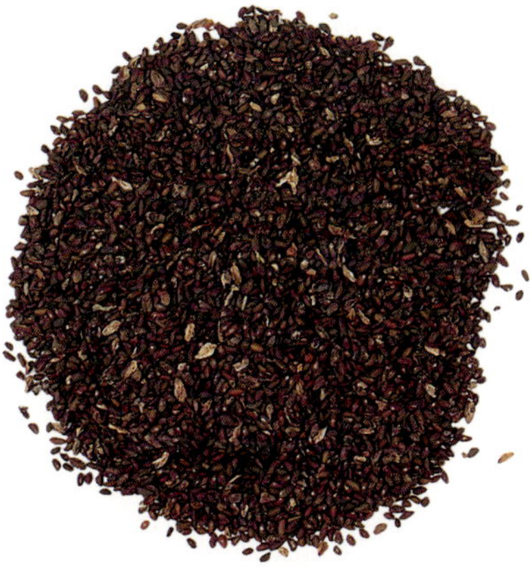

【别名】

车前*、车前实、虾蟆衣子、猪耳朵穗子、凤眼前仁。

【药材本源】

为车前草科多年生草本植物车前或平车前的种子。多生长于山野、路旁、花圃、菜圃、池塘、河边等地，秋季果实成熟时，割取果穗，晒干后搓出种子，簸去果壳杂质即得。

本品以粒大、色黑、饱满者为佳。

【产地】

大粒车前：主产江西、河南；东北、华北、西南及华东地区亦有出产。

小粒车前：主产黑龙江、辽宁、河北；山西、内蒙古、吉林、陕西、甘肃、青海、山东等地亦产。

【炮制】

车前子：拣去杂质，筛去泥屑、空粒。

盐车前子：净车前子置锅内，文火炒至鼓起，喷淋盐水，再略炒，取出，晒干。（50千克车前子用盐1.4千克，盐以适量水化开澄清即可）

【主要成分】

含多量粘液、琥珀酸、腺嘌呤、胆碱等。所含脂肪酸中主要为棕榈酸、硬脂酸、花生酸、油酸、亚油酸、亚麻酸等；所含粘液则为酸性粘多糖车前聚糖。

【药理分析】

内服车前子煎剂10克有利尿作用；有降血压的作用；煎剂对痢疾杆菌、伤寒杆菌、白喉杆菌、链球菌、大肠杆菌及某些皮肤真菌有抑制作用。

【性味归经】

味甘，性寒，入肾、膀胱经。

【功效主治】

为利水渗湿药，具有利水、清热、明目、祛痰等功效。

中医认为可治小便不通、淋浊、带下、尿血、暑湿泻痢、咳嗽多痰、湿痹、目赤障翳等证。

现代研究证实本品有抗病原微生物、利尿、祛痰、止泻、降压抗炎、抗感染等功用，临床用于急性肾炎、急性前列腺炎、呼吸系统疾病、高血压、痛风病、泌尿系感染、尿道结石、胃炎、胃溃疡、皮肤化脓性感染、支气管炎、急性结膜炎的治疗，均有明显效果。

【使用禁忌】

内伤劳倦、阳气下陷、肾虚精滑及内无湿热者慎用。

【治方举例】

常用量3~12克。内服可煎汤，或入丸、散；外用可煎水洗，或研末撒于患处。

治小儿腹泻：车前子30克，纱布包煎，得药汁400毫升，稍加白糖频频饮用。每日1剂，连用1~3天。

【上品药膳房】

车前子粥

【材料】车前子30克，粳米100克。

【制法】①车前子洗净，浸泡后加水600毫升煎取药汁300毫升（渣弃用）。

②粳米洗净，加水如常法煮粥，粥将成，加入药汁，再煮至粥稠即可。

【服法】每日分2~3次温热服食。

【功用】清肝，利湿，明目。急性结膜炎而见目赤肿痛、小便黄赤、及青光眼患者宜食。

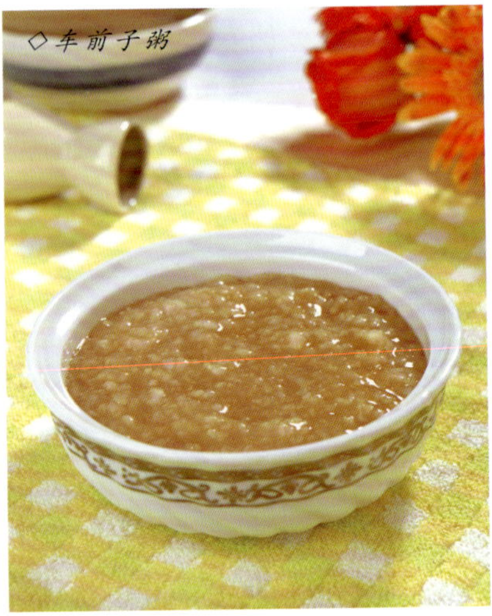

◇车前子粥

云实*

【别名】

马豆、员实、草云母、水皂角。

【药材本源】

为豆科攀援灌木植物云实的种子。多生长于平原、丘陵地、山谷及河边。10月果实成熟时采集，晒干，打出种子，簸去果荚，去净杂质，再将种子晒至干透。干燥种子呈长圆形，褐色。

本品以粒饱满、均匀者为佳。

【产地】

广东、广西、湖南、湖北、云南、贵州、四川、浙江、福建、江苏、江西、安徽等地。

【炮制】

拣净杂质，捣为粗颗粒，稍拌，入蒸笼蒸12小时，取出晾晒干。

【主要成分】

种子含油约35%，油色金黄；果实含鞣质30%~40%。

【药理分析】

本品水煎液有良好的止咳祛痰与平喘的作用；水煎液对金黄色葡萄球菌有抑菌作用；同属植物大托叶云实有一定的降压作用，并对化脓性球菌、大肠杆菌及部分痢疾杆菌有抗菌作用。

【性味归经】

味辛，性温，入肺、肠经。

【功效主治】

为止咳平喘药材，具有清热、平喘、除湿、杀虫等功效。

中医认为可治痢疾、疟疾、消渴、小儿疳积等证，认为有去邪恶结气、止痛、除寒热的作用。

现代研究认为本品有较好的平喘、除湿、杀虫的功用，用于疟疾、糖尿病的治疗有较好的效果。

【使用禁忌】

阴虚火旺燥热者慎服，尤不宜多服久服。

【治方举例】

常用量9~15克。可煎汤内服，或入丸剂。

治疟疾：云实3钱，捣碎，布包好，加水煎服。

【上品药膳房】

云实红糖饮

【材料】云实9克，红糖15克。

【制法】云实炒至焦香，碾碎，以纱布包好，入瓦煲中加适量水煎汤，去包得汁约300毫升，入红糖再煮5分钟即可。

【服法】温热频服。

【功用】清热除秽。痢疾患者服用非

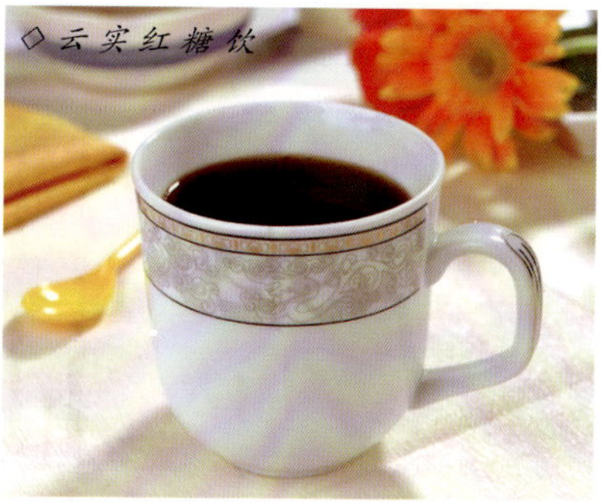

◇云实红糖饮

木香*

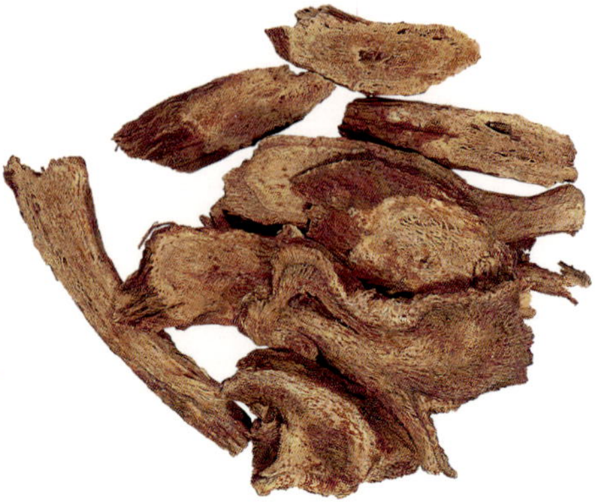

【别名】

蜜香、青木香、五木香、南木香、广木香、云木香、川木香。

【药材本源】

为菊科多年生草本植物云木香、越西木香、川木香等的根。10月至次年1月间采挖，除去残茎，洗净，晒干或烘干（不可久烘久晒），置阴凉干燥处密封保存，谨防香气散失。

本品中的云木香以色黄白、质坚实、香浓者为佳；越西木香以根条匀大、色褐黄、质坚实、体嫩、香味浓厚者为佳；川木香则以枝条粗大、坚实、香味浓者为佳。

【产地】

云木香：主产云南；越西木香：主产于四川昌都、凉山州；川木香：主产于四川阿坝、雅安地区；广木香：出自印度、缅甸。

【炮制】

木香片：原生药放清水内洗净，捞出，闷润12~24小时使之软，切片，晒干。

煨木香：木香片置铁丝匾上，铺一层草纸、铺一层木香，平铺数层，慢火烘烤至木香中所含的挥发油渗透至纸上，取出放凉，密封保存即可。

【主要成分】

以云木香为例，木香含有挥发油、喜甾醇、白桦脂醇、树脂、菊糖、木香碱等。其中挥发油中含有多种烯、酮、醇、酸、烃类物质。

【药理分析】

云木香生物碱对组织胺引起的痉挛有明显的解痉作用；有一定的降压作用和轻微的利尿作用；云木香煎剂对副伤寒杆菌及某些致病真菌有抑制作用，对阴道毛滴虫也有微弱的抑制作用。

【性味归经】

味辛苦，性温，入肺、肝、脾经。

【功效主治】

木香为行气药，具有行气止痛、温中和胃的功效。

中医认为可治中寒气滞、胸腹胀痛、呕吐、泄泻、下痢里急寒重、寒疝等证。

现代研究有健胃助消化、抗菌、抗溃疡、抑制子宫收缩、催吐等功效，临床用于胆石症、胆绞痛、痢疾及消化不良等的治疗，颇见效用。

【使用禁忌】

阴虚津液不足者慎用。

【治方举例】

常用量3~9克（胆绞痛可用9~15克）。内服可煎汤、磨汁或入丸、散；外用可研末调敷或磨汁涂擦。

①治气痛：取广木香，用温水磨浓汁，用热酒调服。

②治腹痛：木香、乳香、没药各1.5~2克，水煎服。

③治腋臭：青木香以上好的米醋浸透，睡觉时夹于腋下。

【上品药膳房】

香参猪瘦肉

【材料】木香10克，党参20克，白术10克，砂仁10克，淮山30克，猪瘦肉150克，盐少许。

【制法】①猪瘦肉洗净，切块，置瓦煲中，加适量清水。

②诸药洗净，淮山、党参直接入煲中，木香、白术、砂仁经纱布包裹后亦入煲中。

③武火煮沸，改文火煲煮至肉熟烂，去纱布袋加少许盐调味即可。

【功用】可改善脾胃气虚、食积不化、消化力弱及食欲不振等状况，常食可收健胃消食之功。

木香黄连炖大肠

【材料】木香10克，黄连5克，猪大肠30克。

【制法】木香、黄连研末，装入洗净的猪大肠内，两头以麻绳扎紧，入煲中加清水适量，文火炖至大肠熟烂，依个人喜好调味即可。

【服法】去药饮汤食肠。

【功用】清热和胃，行气止痛。气滞不行、腹胀腹痛、大便不畅且气味臭秽者宜食，也是大肠癌患者的辅疗保健膳食。

木香粥

【材料】木香3克，炒白术9克，鸡内金60克，糯米100克，盐（或糖）适量。

【制法】①木香、白术、鸡内金洗净，装入纱布袋内，入砂锅加清水适量，文火煎煮1小时，去药留汁，待用。

②糯米洗净，加适量清水如常法煮粥，待粥稠时加入药汁，煮至粥再稠，加盐或白糖调味即可。

【服法】温热随量服食。

【功用】健脾益气，消食止痛。经常食用可改善慢性肠炎、习惯性腹泻、消化不良、胃炎等症状。

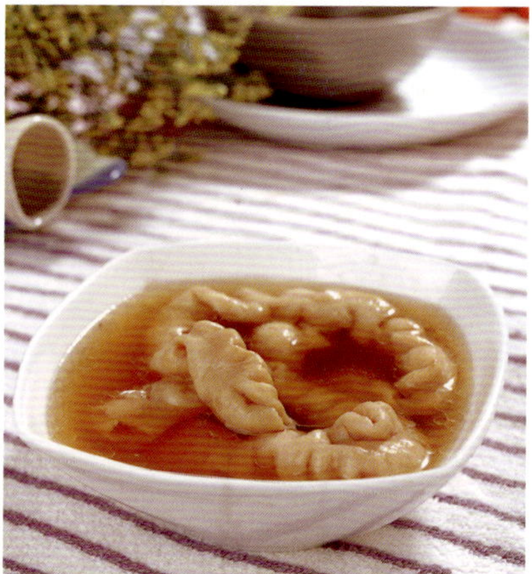

◇木香黄连炖大肠

山药

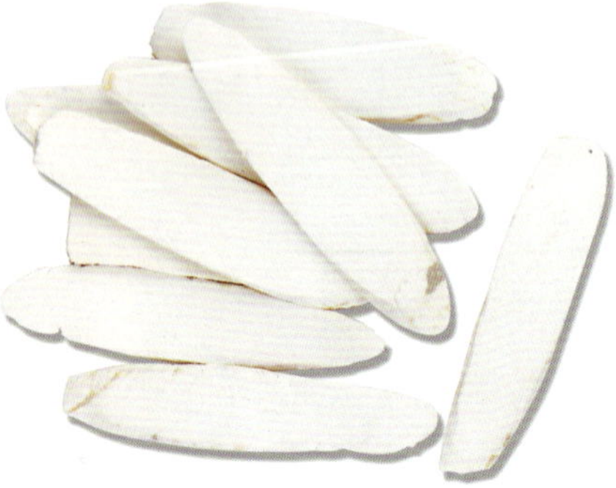

【别名】

薯蓣*、山芋*、淮山药、白苕、怀山药。

【药材本源】

为薯蓣科多年生缠绕草本植物薯蓣的块茎。生于山野向阳处(今多有栽培),11~12月采挖,切去根头,洗净泥土,用竹刀刮去外皮,晒干或烘干得毛山药。选择粗大的毛山药,用清水浸匀,微微加热,用棉被盖好,保持湿润,闷透后于木板上揉搓成圆柱状,将两头切齐,晒干打光,即为光山药。

本品以质坚实、粉性足、色洁白者为佳。

【产地】

主产河南(以怀庆所产质量最佳,故又称"怀山药");湖南、湖北、山西、云南、河北、陕西、江苏、浙江、江西、贵州、四川等地亦有出产。

【炮制】

山药:拣去杂质,以水浸至中心部位软化,捞出稍晾,切片晒干或烘干。

炒山药:麸皮均匀撒于热锅,待冒烟时加入山药片拌炒至色淡黄,取出,筛去麸皮,放凉。(50千克山药约用麸皮5千克)

【主要成分】

含皂甙、黏液质(主要为甘露聚糖和植酸)、胆碱、淀粉、糖蛋白、自由氨基酸、止杈素、多酚氧化酶、维生素C等。

【药理分析】

临床观察有强壮滋补作用,有类激素作用,并有镇静作用。

【性味归经】

味甘,性平,入肺、脾、肾经。

【功效主治】

为补气药材,具有健脾、补肺、固肾、益精的功效。

中医认为可治脾虚泄泻、久痢、虚劳咳嗽、消渴、遗精、带下、小便频数等。

现代研究认为本品有强壮身体、降血糖、抗炎、健胃、强精等效用,临床用于糖尿病、慢性肾炎、消化不良、慢性肠炎、口腔炎、尿频、遗精等的治疗均有一定效果。

【使用禁忌】

有实邪者忌用;

不宜与甘遂同用。

【治方举例】

常用量9~30克(大剂量可用至60~250克)。内服可煎汤或入丸、散;可捣敷外用。

①治口腔炎：怀山药20克，冰糖30克，煎服。每日1剂，分早晚2次服，连服2~3日。

②治消化不良：山药30克，鸡内金12克，炒黄研粉，入面粉、红糖、芝麻，以水和之，烙而为饼。每日2~3次，每次用药2~6克。此方对小儿疳积也有疗效。

【上品药膳房】

山药鸡肉卷

【材料】新鲜山药250克，鸡肉100克，韭黄200克，香菇30克，鸡蛋6个，面粉300克，白糖、盐、素油适量。

【制法】①山药去皮、洗净，捣成泥；鸡肉洗净剁成肉泥；韭黄洗净、切碎；香菇泡发后，洗净剁成末。

②上物加适量盐拌匀，武火蒸熟。作馅料备用。

③面粉内打入鸡蛋，以溶有盐、白糖的水适量和为面糊。

④平底锅加素油适量，烧热，舀入面糊，加馅料平铺其上，面糊将干熟时连同馅一同卷起，稍煎烙即可。

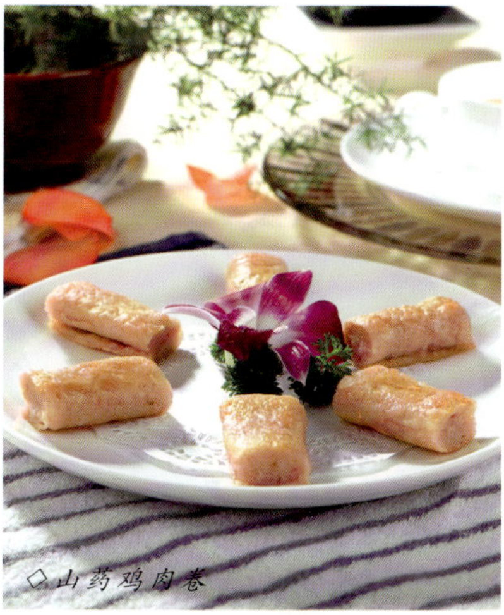

◇山药鸡肉卷

【功用】益气温中，补脾肾。食欲不振、消化不良、遗精、尿频、带下等症及胃下垂、胃炎、胃癌术后之人都宜用。

山药拌苦瓜

【材料】山药20克，苦瓜400克，芝麻油25毫升、白糖15克，姜片、葱段、料酒、酱油、盐、味精、鸡精各适量。

【制法】①山药润透，切薄片；苦瓜去瓤、洗净，切片。

②山药、苦瓜、料酒、姜片、葱段同放锅内，加水800毫升，中火煮沸至苦瓜熟。

③苦瓜捞出，沥水，待稍凉，置于拌盆内，加入盐、味精、鸡精、白糖、酱油、芝麻油、山药片，拌匀即可。

【功用】健脾，补肺，固肾，益精，清热，解毒。习惯性腹泻、痢疾、肺结核、糖尿病、盆腔炎、泌尿系统感染等情形宜不时食用。

山药保健茶

【材料】山药100克。

【制法】山药切为薄片，入砂锅中加清水适量煎30分钟即可。

【服法】取汁代茶频频温服。

【功用】补脾益肺，固肾益精。脾胃虚弱，体倦食少，大便稀薄。肺脾气虚，久咳不愈，食少消瘦者宜服。

薏苡仁

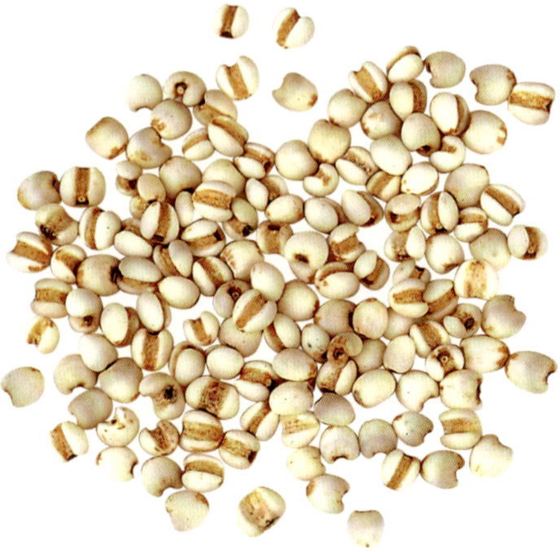

【别名】

解蠡*、薏米、苡仁、六谷子、薏仁、益米。

【药材本源】

为禾本科一年或多年生草本植物薏苡的种仁，多为栽培品。秋季果实成熟后割取全株，晒干，打下果实、除去外壳及黄褐色外皮，去净杂质，收集种仁，晒干。

本品以粒大、饱满、色白、完整者为佳。

【产地】

我国大部分地区均有出产，主产于福建、河北、辽宁。

【炮制】

炒薏苡仁：薏苡仁置锅内，文火炒至色微黄，取出，放凉即可。（也可用麸皮同炒：50千克薏苡仁用麸皮5千克。）

【主要成分】

种子含薏苡素、薏苡酯、三萜化合物及多种氨基酸；种仁含蛋白质、脂肪、碳水化合物及少量微生素 B_1 等。

【药理分析】

薏苡仁油对横纹肌及运动神经末稍以及呼吸有双向的作用：小剂量兴奋，大剂量则麻痹；能使肺血管显著扩张。薏苡素对横纹肌有抑制作用；还有解热作用。

有研究指出薏苡仁对癌细胞有阻止其成长的作用，还可杀伤癌细胞。

【性味归经】

味甘淡，性凉，入脾、肺、肾经。

【功效主治】

为利水渗湿药材，具有健脾、补肺、清热、利湿的功效。

中医认为可治泄泻、湿痹、筋脉拘挛、屈伸不利、水肿、脚气、肺痿、肺痈、肠痈、淋浊、白带等证。

现代研究认为本品具有利尿、消除脂肪、降血脂、抗癌、镇痛、镇静、治疣、解热、抑制肌肉收缩等效用，临床用于肥胖症、慢性肾炎、心源性水肿、慢性肠炎、胃癌、子宫颈癌、尿路结石、扁平疣、尖锐湿疣、消化道息肉等，均有较为理想的疗效。

【使用禁忌】

大便干燥及脾虚无湿者慎用；孕妇慎服。

【治方举例】

常用量9~30克。内服：可煎汤或入散剂。

①治尿路结石：薏苡仁30克，研末，加白糖少许，拌匀。每日服2次，服后大量饮水，配以跳跃运动。

②治扁平疣：薏苡仁10~30克。水煎或煮粥食，每天1次，连服2~4周。

③治慢性肾炎：生、熟薏苡仁各30克，黑豆30克，赤小豆15克，荷叶6克，加水1000毫升，煮至熟烂。随量服食。长期服食，效果颇佳。

【上品药膳房】

苡仁炖猪手

【材料】薏苡仁50克，猪手（猪前脚）1只，冬菇50克，猪瘦肉100克，料酒、姜片、盐、味精、胡椒粉各适量。

【制法】①薏苡仁浸泡一夜，洗净，沥干水分；猪手去毛，洗净，切块或一切两半；冬菇发透，去柄，切两半；瘦肉洗净，切块。

②薏苡仁、猪手、冬菇、瘦肉、料酒、姜片同入炖锅内，加水适量，武火煮沸，改文火炖至肉熟烂，加入盐、味精，撒上胡椒粉即成。

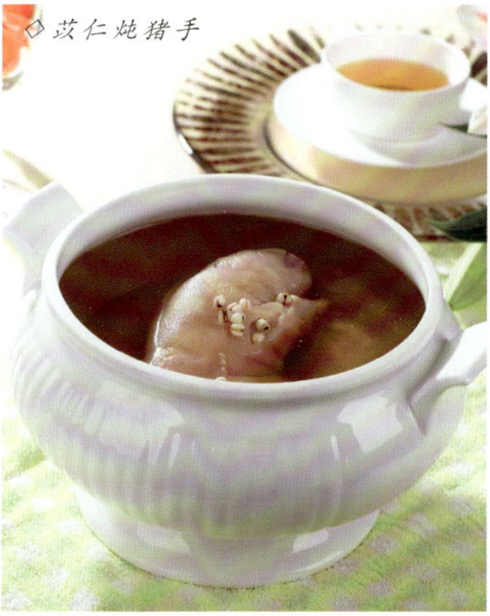
◇苡仁炖猪手

【功用】调经养血，祛湿去疣。精血两虚，肌肤不润者以及疣病患者宜食。

薏苡仁瘦身汤

【材料】薏苡仁20克，冬瓜200克，麦冬20克，猪瘦肉50克，胡萝卜50克，生姜片、盐、味精、胡椒粉各适量。

【制法】①薏苡仁洗净，浸泡一晚；麦冬泡透去心；冬瓜去皮、洗净，切块；瘦肉洗净，切块。

②蒸苡仁、麦冬、冬瓜、瘦肉、生姜片同入炖锅，加清水适量，武火煮沸，改文火炖至肉熟烂，以盐、味精、胡椒粉调味即可。

【功用】利水，消肿，减肥。尤其适合肥胖者作为瘦身食谱。（风寒感冒及肾功能严重不良者忌食）

苡仁香蕉粥

【材料】薏苡仁60克，香蕉3只，白糖适量。

【制法】①薏苡仁洗净，泡发2~4小时，取出，放入砂锅中，加清水适量，中火煮成粥状。

②香蕉去皮切成片，入粥中略煮沸，加入白糖，搅匀，再沸即可。

【功用】清热利湿，润肠解毒。对小儿扁桃体肿大、慢性咽喉肿痛有良好的辅疗效果。

泽泻

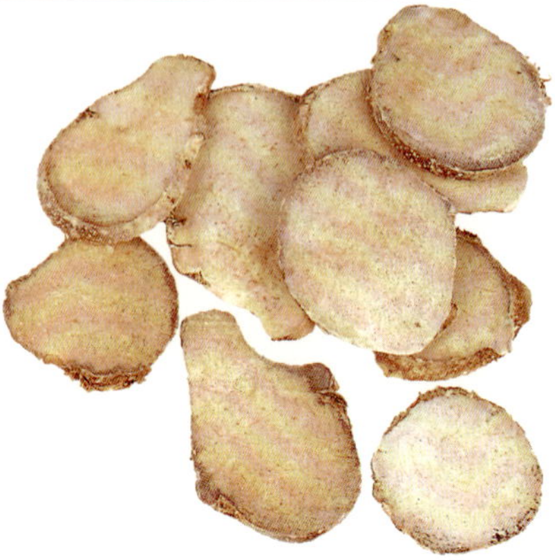

【别名】

水泻*、芒芋*、鹄泻*、天鹅蛋、及泻、泽芝。

【药材本源】

为泽泻科多年生沼泽植物泽泻的块茎。生于沼泽边缘，冬季叶子枯萎时采挖块茎，除去茎叶及须根，洗净，微火烘干，再撞去须根及粗皮。

本品以个大、质坚、色黄白、粉性足者为佳。其中福建、江西所产者称“建泽泻”，个大，圆形而光滑；产于四川、云南、贵州者称“川泽泻”，个较小，皮较粗糙。

【产地】

福建、江西、四川、云南、贵州。

【炮制】

泽泻：拣去杂质，大小分档，用水浸至八成透；捞出，晾晒，闷润至内外湿度均匀，切片，晒干。

盐泽泻：泽泻片用盐水喷洒均匀（50千克泽泻片用盐1.4千克，开水化开），稍闷润，置锅内用文火微炒至表面略黄，晾干。

【主要成分】

含多种三萜类化合物、挥发油、少量生物碱、天门冬素、植物甾醇、植物甾醇甙、脂肪酸、树脂、蛋白质及多量淀粉。

【药理分析】

冬产正品泽泻有良好的利尿效力，春泽泻稍逊，盐泽泻无明显利尿作用。泽泻可降低血中滞留的尿素及胆甾醇；缓解动脉粥样硬化；具有轻度的降血糖作用，还能抑制结核杆菌的生长。

【性味归经】

味甘，性寒，入肾、膀胱经。

【功效主治】

为利水渗湿药材，具有利水、渗湿、泄热的功效。

中医认为可治小便不利、水肿胀满、呕吐、泻痢、痰饮、脚气、淋病、尿血等证。

临床用于多种水肿病、寒湿脚气等有较好疗效。

【使用禁忌】

肾虚精滑者忌用；

不宜与海蛤、文蛤同用。

【治方举例】

常用量6~15克。可煎汤内服或入丸、散。

①治寒湿脚气：泽泻、木瓜、柴胡、苍术、猪苓、木通、萆薢各15克，水煎服。

②治湿热黄疸：泽泻、茵陈各30克，滑石10克。水煎服。

【上品药膳房】

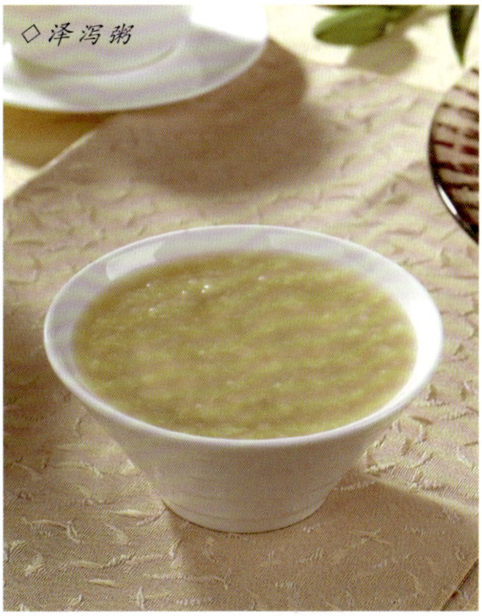
◇泽泻粥

泽泻粥

【材料】泽泻粉10~15克，粳米50~100克。

【制法】粳米洗净如常法煮粥，待米化时，调入泽泻粉，改用文火煮至粥稠。食时可加糖调味。

【功用】清热利湿，化浊降脂。高脂血症、肥胖症以及小儿急性肾炎属水湿偏盛水肿等情形宜用。

龙胆草

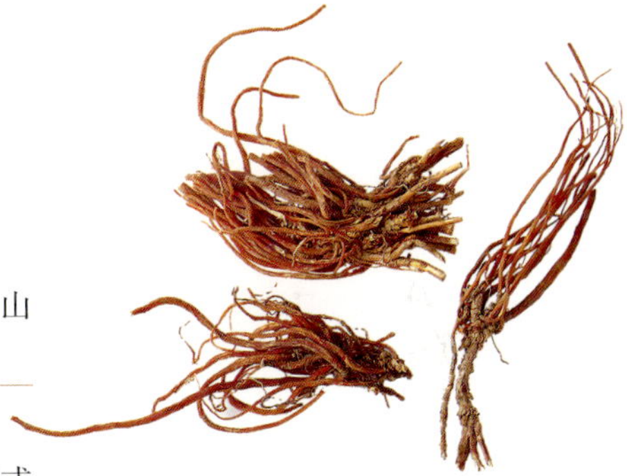

【别名】

陵游*、龙胆、草龙胆、地胆草、山龙胆、水龙胆。

【药材本源】

为龙胆科多年生草本植物龙胆或三花龙胆的根及根茎。春秋采收（秋季采收者质量较好），采挖后，除去茎叶，洗净，晒干。

本品以根条粗长、黄色或黄棕色、无碎断者为佳；根条细短及根条少、色红黄者质次。

【产地】

黑龙江、辽宁、吉林（东北三省产量最大，习称“关龙胆”）；江苏、浙江。

【炮制】

拣去杂质，除去残茎，洗净，润透后切段，晒干。

【主要成分】

含龙胆宁碱（一种变种龙胆草中则含龙胆苦甙、龙胆三糖等）。

【药理分析】

龙胆草味苦，有健胃作用，但大量使用，会妨碍消化；对大肠杆菌、枯草杆菌等及一些皮肤真菌有抑制作用；有抗肿瘤作用；龙胆酊有降压作用，并能抑制心脏，使心率减慢。

【性味归经】

味苦，性寒，入肝、胆经。

【功效主治】

为清热燥湿药，具有泻肝胆实火、除下焦湿热的功效。

可治肝经热湿、惊痫狂燥、乙型脑炎、头痛、目赤、咽痛、黄疸、热痢、痈肿疮疡、阴部湿痒、阴囊肿痛等证。

现代临床用于消化不良、高血压、膀胱炎、尿道炎、急性睾丸炎、阴囊湿疹、白带病、咽喉炎、肝炎、口苦、小儿惊痫等的治疗，疗效颇为明显。

【使用禁忌】

脾胃虚弱泄泻及无湿热实火者忌服；

不宜与防葵同用；

用量不可过大或饭后服用，否则会使消化功能减退及出现头痛、眩晕等其他副作用。

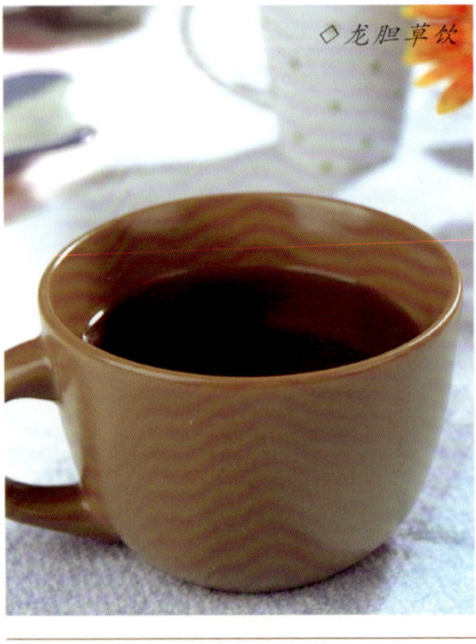
◇龙胆草饮

【治方举例】

常用量3~9克。内服：可煎汤或入丸、散；外用，研末捣敷。

①治疗足癣：龙胆草30克，上好米醋300克，浸泡4个小时后以龙胆草蘸醋汁涂擦患处。

②治咽喉肿痛：鲜龙胆草1把，捣汁。取汁含于咽部，继而以之漱口。

【上品药膳房】

龙胆草饮

【材料】龙胆草12克，车前草、茵陈、银花各20克，木通、菊花、甘草各10克，白茅根30克，白砂糖适量。

【制法】上药水煎取汁，以白砂糖调服。

【功用】清肝泻火。对肝火上炎、口苦口干、头痛、尿黄、便秘等有缓解、改善之用。

龙胆黄连拌羊肝

【材料】羊肝100克，龙胆草、黄连各30克。

【制法】①羊肝洗净，切薄片；龙胆草、黄连干燥后共制为细末，混匀。

②羊肝片入沸水中烫热，取出，与龙胆草、黄连粉末拌匀即可。

【服法】饭后温热服用。

【功用】因肝胆疾病导致视力衰退者宜食，适当食用可改善夜盲症；眼睛干涩者食用也多有助益。

远志

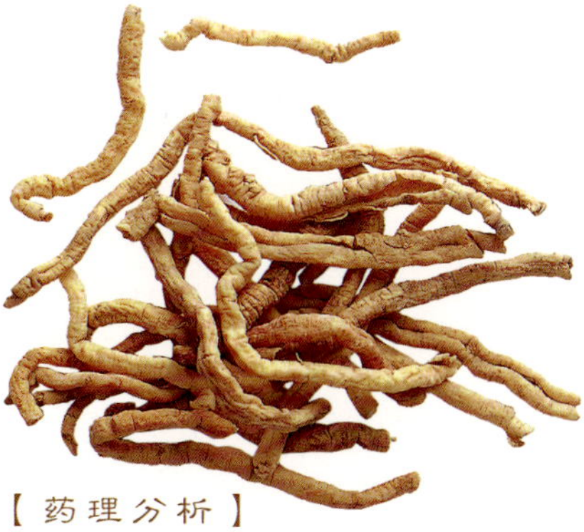

【别名】

棘菀*、苦远志、细草、小草、细叶远志。

【药材本源】

为远志科多年生草本植物远志的根。春季出苗前或秋季地上部分枯萎后挖取根部，除去残基及泥土，阴干或晒干。

本品又分为远志筒、远志肉、远志棍。远志筒呈筒状，中空，拘挛不直，质脆易断，断面黄白色，微有青草气；远志肉（多已破碎）肉薄，横皱纹较少；远志棒又名远志梗、远志骨，细小，中间有较硬的淡黄色木心。

【产地】

主产山西、陕西、河北、河南；山东、内蒙古、安徽、湖北、吉林、辽宁等地亦有出产。

【炮制】

远志：拣去杂质，切段，筛去灰屑。

炙远志：先取甘草煎汤（每50千克远志用甘草3.2千克），去甘草，加入已去木心的远志，文火煮至甘草水吸尽，取出，晒干。

蜜远志：以炼蜂蜜（每50千克远志用蜜10千克）加入适量开水和匀，拌入炙远志，稍闷，微炒至不粘手，取出放凉。

【主要成分】

含皂甙、远志醇、酰氨基葡萄糖、生物碱细叶远志定碱、脂肪油、树脂等。

【药理分析】

所含植物皂甙可增加气管分泌而有祛痰作用；有兴奋子宫的作用；远志有溶解红细胞的作用（即溶血），远志肉（皮部）的溶血作用强于远志木；远志乙醇浸剂对多种病菌有良好的抑制作用。

【性味归经】

味苦辛，性温，入心、肾经。

【功效主治】

为养心安神药，具有安神益智、祛痰、解郁的功效。

中医认为可治惊悸、健忘、梦遗、失眠、咳嗽多痰、痈疽疮肿等证。

现代研究认为本品有镇静、催眠、抗惊厥、抗炎、止咳以及降压、收缩子宫等效用。临床用于精神病、神经衰弱、慢性气管炎、急性乳腺炎、百日咳、小儿多动症、高血压等症的治疗。

【使用禁忌】

心肾有火、阴虚阳亢者忌服；

不宜与珍珠、藜芦等一同使用。

【治方举例】

常用量3~9克。可煎汤内服、浸酒或入丸、散。

①治百日咳：远志5克，杏仁6克，侧柏叶15克。水煎服。

②治急性乳腺炎：远志12克，白酒15克，浸泡片刻，煎沸20分钟。温服。每日1剂。

【上品药膳房】

远志枣仁粥

【材料】远志、炒枣仁各10克，粳米100克。

【制法】粳米加适量水，煮沸时加入远志、枣仁，文火煮至粥稠。

【服法】每日1次，睡前1小时当夜宵食用。

【功用】安神解郁。尤其适合老年性痴呆者而见头昏失眠、消化吸收能力差的人食用。

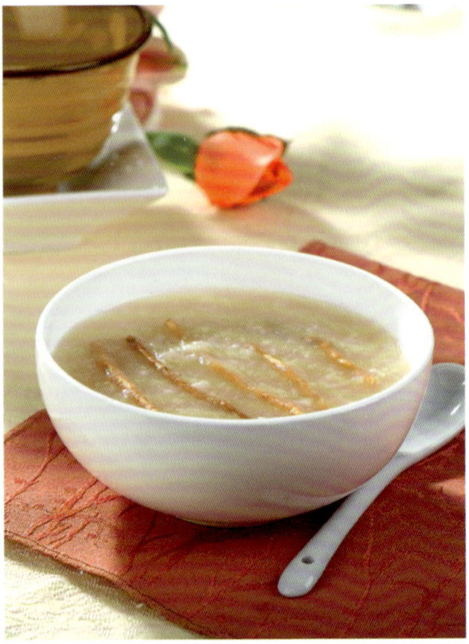

◇远志枣仁粥

细辛

【别名】

小辛*、少辛、细草、独叶草、山人参。

【药材本源】

为马兜铃科多年生草本植物辽细辛或华细辛的带根全草。多生于山谷溪边、林下，岩石旁等阴湿处，5~7月间连根挖取，除净泥土，及时阴干。不宜水洗或晒干，以免香气逸失。

本品宜于干燥通风处密封保存，要防潮防霉。其中辽细辛药材以根灰黄色、叶绿色、味辛辣而麻舌者为佳。

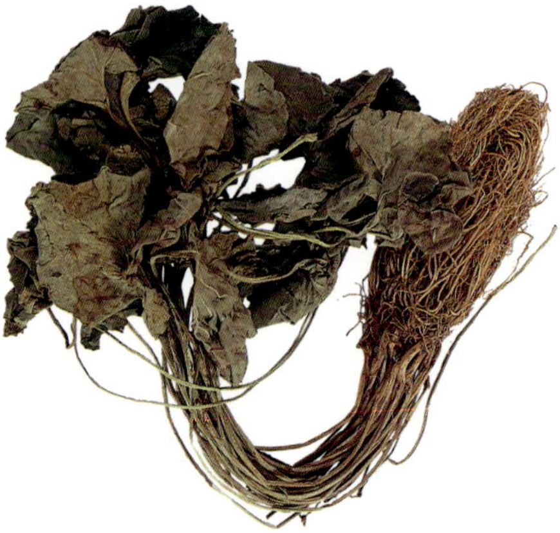

华细辛外形与辽细辛相似，但根茎较长，而香气及辛辣味较弱。

【产地】

辽细辛：辽宁、吉林、黑龙江等地。

华细辛：主产于陕西。

【炮制】

除净杂质，用水喷润，及时切段，晾干。

【主要成分】

辽细辛所含挥发油主要是甲基丁香油酚，还有黄樟醚、β－蒎烯、酚性物质等。华细辛所含挥发油主要为甲基丁香油酚，还有细辛酮、蒎烯、黄樟醚、桉叶素、细辛素等。

【药理分析】

水浸剂、醇浸剂有麻醉作用（煎剂无），但刺激性强，不宜单独用作表面麻醉剂；具有解热、镇痛作用；对溶血性链球菌、痢疾杆菌、伤寒杆菌及结核杆菌有某些抑制作用；醇浸剂有降压作用，而煎剂则有升压作用。

【性味归经】

味辛，性温，入肺、肾经。

【功效主治】

为祛风药，具有祛风、散寒、行水、开窍的功效。

中医认为可治风冷头痛、齿痛、痰饮咳逆、风湿痹痛等证。

现代研究认为本品有镇痛、镇静、兴奋呼吸、强心、解热、局部麻醉、抗炎、抑菌、利尿、促进新陈代谢等作用。用于临床对神经痛、荨麻疹、过敏性鼻炎、急慢性支气管炎、肺气肿、肺心病、冠心病心绞痛、类风湿性关节炎、口腔炎、神经性皮炎、肩周炎等症颇为见效。

【使用禁忌】

气虚多汗、血虚头痛、阴虚咳嗽者忌服；

不宜与藜芦、滑石、消石、狼毒、山茱萸、黄芪等同用；

细辛对肾脏有一定毒性，肾功能不全者慎用。

【治方举例】

常用量2~5克（有人认为细辛有一定毒性，而煎剂几乎无毒性，但具体用量请遵医嘱）。可煎汤内服；外用则研末撒、吹鼻或煎水含漱。

①治肩周炎：细辛80克研为末，生姜300克捣为泥，同入铁锅内炒热，加入60度的高粱酒100克，调匀，再微炒，将药铺于纱布上，热敷肩痛处。每晚1次。

②治牙痛：细辛、黄柏各3克。煎水漱口（不可咽下）。

上品药膳房

细辛天麻猪肉汤

【材料】细辛3克，天麻24克，熟地30克，砂仁6克，猪瘦肉120克，盐适量。

【制法】①各种药材洗净，砂仁打碎；猪瘦肉洗净，切块。

②猪瘦肉与细辛、天麻、熟地入锅内，加适量清水，文火煮90分钟，加入砂仁，再煮半小时后以盐调味食用。

【功用】熄风止痛，补肾填精。适用于肾虚肝风之头痛、眩晕。

石斛

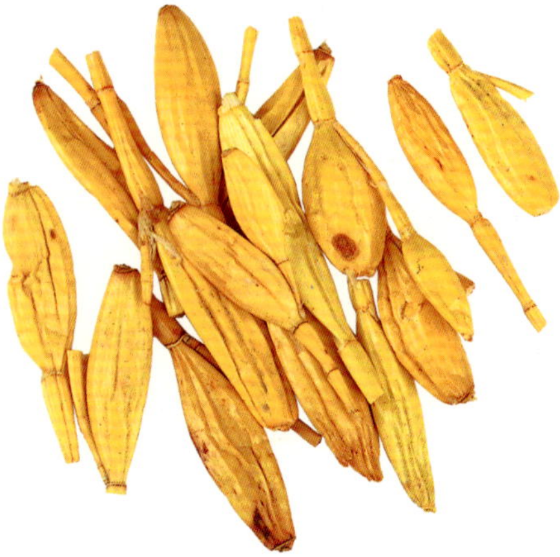

【别名】

林兰*、禁生*、杜兰、千年润、黄草、吊兰花。

【药材本源】

为兰科金钗石斛或多种同属植物的茎。生长于阴凉、湿润环境，全年均可采挖，但以秋后采挖者质佳。

本品因品种及加工方法不同而分为金钗石斛、黄草石斛、小黄草石斛、耳环石斛及鲜石斛等。金钗石斛以身长、色金黄、质致密、有光泽者为佳；黄草石斛以条匀、金黄色、致密者为佳；小黄草石斛以卷曲、节密、金黄色、粉质足、嚼之有甘凉味及黏性者为佳；耳环石斛以条粗肥、旋纹少、有头尾、富粉质者为佳；鲜石斛以青绿色或黄绿色、肥满多汁、嚼之发黏者为佳。

【产地】

主产于四川、贵州、广西、广东、云南、湖北；安徽、湖南、江西、福建、浙江、陕西、河南等地亦有出产。

【炮制】

干石斛：取干燥的石斛，用水浸至八成透，焖润，除去残根及黑枝，切段，撞去薄膜，晒干。

鲜石斛：临用时剪下，搓去膜质叶鞘，洗净，剪段。

【主要成分】

金钗石斛含石斛碱、石斛胺、石斛次碱、石斛因碱、黏液质、淀粉等成分。

【药理分析】

石斛碱有退热作用；煎剂可促进胃液分泌，有助消化作用；大剂量能抑制心脏降低血压、抑制呼吸等；能引起中度的血糖升高；有抑制肺炎双球菌、流感病毒、金黄色葡萄球菌的作用。

【性味归经】

味甘淡微咸，性平凉，入肺、胃、肾经。

【功效主治】

为养阴的补益药，具有生津益胃、清热养阴的功效。

中医认为可治热病津伤、口干烦渴、病后虚热、阴伤目暗等。

现代研究证实本品具有解热、镇痛、助消化、抑菌、抗炎、降压等作用，用于退热、防治流感、治疗慢性萎缩性胃炎及咽喉炎等有可靠的疗效。

【使用禁忌】

脾肾阳虚的人慎用；

不宜与巴豆、僵蚕、雷丸等同用。

【治方举例】

常用量9~20克。内服可煎汤、熬膏或入丸、散。

治疗咽喉炎：石斛35克，玄参30克，青果20克，山豆根16克，黄芩、银花、菊花、麦冬各15克，甘草16克，共研细末，每包6克。每次1包，放入保温杯中，加蜂蜜2汤匙，饮时含在咽部，徐徐咽下；每包药可冲水3次（后2杯不加蜂蜜），早、中、晚各服1包。

【上品药膳房】

石斛猪瘦肉汤

【材料】石斛15克，沙参20克，麦冬10克，枸杞子15克，猪瘦肉150克，盐适量。

【制法】①所有药材洗净；猪瘦肉洗净，切块。

②猪瘦肉与药材同入瓦煲中，加清水适量，以文火煲至肉熟烂，以盐调味即可。

【服法】温热服食，食肉饮汤。

【功用】养阴，益胃，生津。胃疼、口干咽燥、大便干结、尿黄者宜多食用。

玉石枣粥

【材料】石斛、玉竹各10克，大枣10枚，粳米50克，白砂糖适量。

【制法】①石斛、玉竹洗净；大枣洗净去核、压碎 。

②石斛、玉竹先煎，去渣取汁，备用。

③粳米洗净，加红枣如常法煮粥，煮至米烂时加入药汁，中火煮沸，改文火煮至粥稠。

【服法】温热时以白砂糖调味服食。每日1次。

【功用】养胃阴，清虚热，补气和中。食欲不振、干呕呃逆、口燥咽干、大便干结、小便短少、舌红少津者宜常食。

石斛清热茶

【材料】石斛15克，冰糖适量。

【制法】石斛剪碎，置保温杯中，加入适量冰糖，以沸水冲泡，盖闷15分钟即可饮用。

【服法】每日1剂，代茶频饮。

【功用】清热养阴，益胃生津。温热病后期低热不退、口干渴以及虚劳烦热、梦遗滑精者宜用；妇女不明原因的低热、心烦也颇为适用。

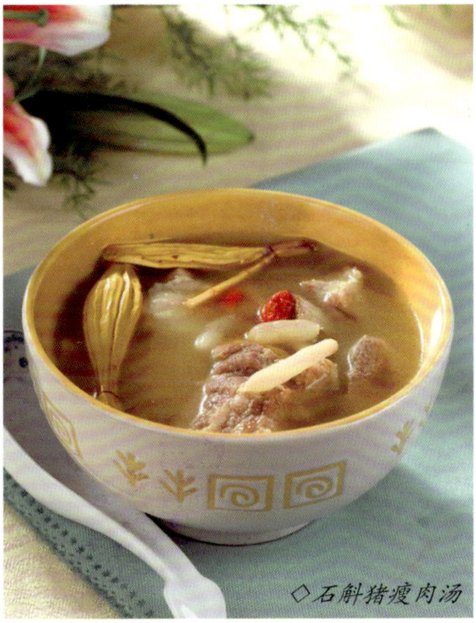

◇石斛猪瘦肉汤

巴戟天*

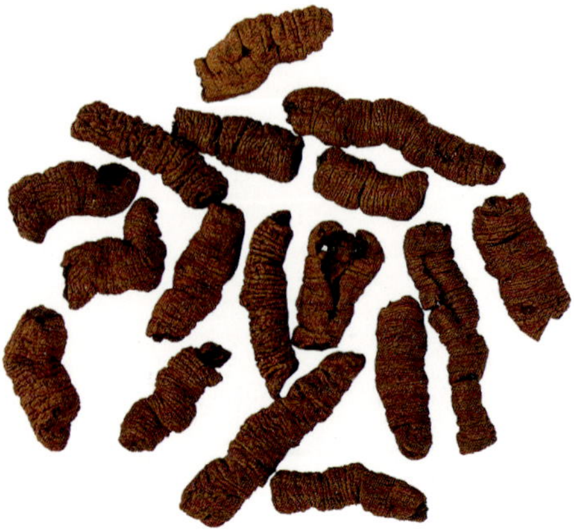

【别名】

巴戟、兔子肠、鸡肠风。

【药材本源】

为茜草科缠绕或攀缘藤本植物巴戟天的根。冬、春季采挖，洗净泥土，除去须根，晒至六七成干，用木槌轻轻捶扁，晒干；或先蒸过，晒至半干，捶扁，再晒干。干燥的根呈弯曲扁圆柱形或圆柱形，表面灰黄色，有粗而不深的纵皱及深陷的横纹，有时皮部断裂而木部外露，形如鸡肠，故又名“鸡肠风”。

本品以条大、肥状、连珠状、肉厚、色紫者为佳；条细瘦、肉薄、色灰者质次。

【产地】

广东、广西。

【炮制】

巴戟天：拣去杂质，热水泡透，趁热抽去木心，切段，晒干。

炙巴戟：甘草捣碎，煎汤去渣；巴戟天入甘草汁中煮至松软，取出，趁热抽去木心，晒干。（每50千克巴戟天用甘草3.2千克）

盐巴戟：巴戟天用盐水拌匀，入笼蒸透后抽去木心，晒干。（每50千克巴戟天用盐1千克，盐以适量开水化开）

【主要成分】

含维生素C、糖类等。

【药理分析】

能刺激造血系统，增加红细胞和血红蛋白；浸出物有镇静催眠作用；可降低胆固醇；还能促进男女性腺功能。

【性味归经】

味辛甘，性温，入肝、肾经。

【功效主治】

为补阳药材，具有补肾阳、壮筋骨、祛风湿的功效。

中医认为可治阳痿、脘腹冷痛、小便清长、子宫虚冷、风寒湿痹、腰膝酸痛等。

现代临床用于性功能减退、冠心病、肾病综合征的治疗，疗效可观。

【使用禁忌】

阴虚火旺、感冒发热者忌服；

不宜与雷丸同用。

【治方举例】

常用量6~16克。可煎汤内服、浸酒、熬膏，或入丸、散。

①治儿童肾病综合征：巴戟天、山茱萸各30克。水煎服。

②治阳痿：巴戟天、生牛膝各900

克，以米酒5千克浸泡3~7天。随量温服，不醉为宜。

【上品药膳房】

巴戟牛肉

【材料】巴戟20克，山楂15克，牛肉400克，素油60毫升，生粉、料酒、葱段、酱油、盐、味精、胡椒粉、白砂糖各适量。

【制法】① 去心巴戟天温水泡透，切段，用盐水浸匀，入笼蒸透；牛肉洗净，切薄片，与生粉、山楂加适量水拌匀。

② 油入炒锅，旺火烧至六成热，下葱段爆香，随即下入牛肉、巴戟，浇入料酒、酱油，加白砂糖，翻炒至熟，加入盐、味精、鸡精、胡椒粉，炒匀，装盘即可。

【功用】温肾壮阳，祛风除湿。阳痿、遗精、尿频，宫冷不孕及月经不调、下腹冷痛者可适时食用。

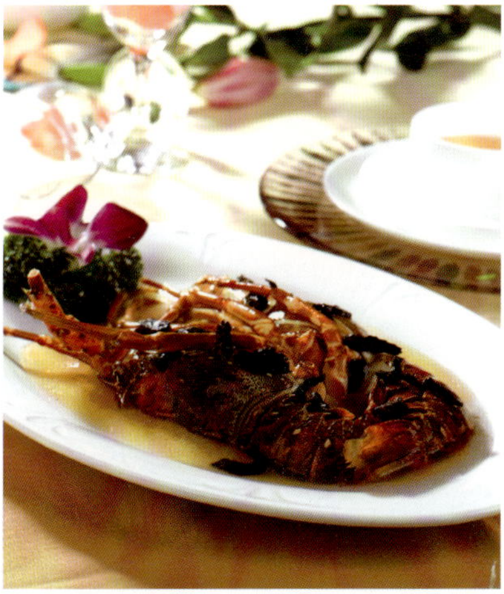

◇巴戟炒小龙虾

巴戟羊肉汤

【材料】巴戟天、枸杞子各50克，肉苁蓉100克，羊肉750克，蒜瓣50克，料酒、生姜片、葱、盐、味精、鸡精各适量。

【制法】① 羊肉洗净，切块，入沸水中焯去膻味；巴戟天、肉苁蓉洗净，切片；枸杞子洗净；蒜瓣洗净。

② 以上材料同入瓦煲内，加适量清水，加姜片，浇入料酒，武火煮沸，改文火煮至羊肉熟烂（约2小时），以盐、味精、鸡精调味，撒上葱花即可。

【功用】补肝益肾，益智强志。阳痿、性功能减退、胃溃疡、萎缩性胃炎、宫冷不孕、月经不调、下腹冷痛者不时食用颇多助益。

巴戟炒小龙虾

【材料】巴戟天20克，小龙虾300克，素油35毫升，生姜片、葱段、料酒、盐、味精、鸡精、白砂糖适量。

【制法】① 巴戟天去心，切成2厘米的段，用盐水炒后，冷却；小龙虾去头，洗净。

② 炒锅置旺火上，素油烧至6成热，下姜片、葱段爆香，下小龙虾，淋料酒，炒至虾变色，加入巴戟天，炒匀，淋入清汤，焖片刻，加入盐、白砂糖、鸡精、味精翻炒均匀即可。

【功用】补肾阳，壮筋骨。阳痿、遗精、疝气、肾功能不全、尿毒症等情形可用作辅疗饮食。

天麻

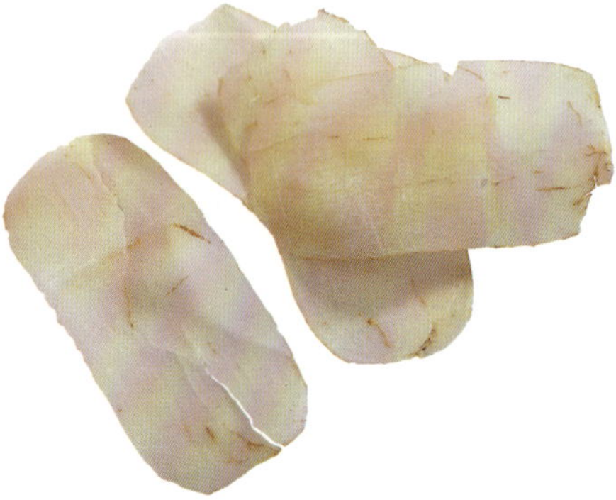

【别名】

鬼督邮*、明天麻、水洋芋。

【药材本源】

为兰科多年生寄生草本植物天麻的根茎。冬、春两季采挖，冬采者习称“冬麻”，质量优于“春麻”。干燥根茎为长椭圆形，略扁，皱缩而弯曲，表面黄白色或淡黄棕色、半透明、多皱纹（冬麻皱纹细而少，春麻皱纹粗大）。

本品以色黄白、半透明、肥大坚实者为佳；色灰褐、外皮未去净、体轻、断面中空者为次品。

【产地】

云南、四川、贵州等地。

【炮制】

天麻：拣去杂质，大小分档，入水中浸至七成透，捞出，稍晾，再润至内外湿度均匀，切片，晒干。

炒天麻：文火将锅烧热，将净天麻片倒入，炒至色微黄即可。

煨天麻：表芯纸喷水，天麻片平铺其上，置锅内，用文火烧至纸色焦黄，不断翻动药片至两面呈老黄色。

【主要成分】

含香荚兰醇、香荚兰醛、维生素A类物质、甙、结晶性中性物质及微量生物碱、黏液质。

【药理分析】

所含香荚兰醛及天麻水煎剂有抗惊厥、止癫痫的作用；香荚兰醇能促进胆汁分泌；天麻有镇痛作用。

【性味归经】

味甘，性平，入肝经。

【功效主治】

为平肝熄风药材，具有熄风、定惊的功效。

中医认为可治眩晕眼黑、头风头痛、肢体麻木、半身不遂、语言蹇涩及小儿惊痫动风等。

现代临床用于血管性头痛、三叉神经痛、偏头痛、坐骨神经痛、枕大神经痛、神经衰弱、面肌痉挛、耳聋、耳鸣、心绞痛、癫痫等，疗效颇佳。

【使用禁忌】

勿与御风草根同用，否则会令人肠结。

【治方举例】

常用量3~9克。可煎汤，或入丸、散。

治癫痫：天麻40克，神曲100克，赭石100克，马蹄香30克，甘松30克，法半夏20克，胆南星30克，天竺黄40克，琥珀30克，共研细末。成人每次16~30克（小儿酌减），日服3次，饭后温开水调服。

【上品药膳房】

天麻甲鱼

【材料】甲鱼1只，天麻10克，火腿片20克，生姜片、葱花、鲜汤、料酒、盐、味精各适量。

【制法】① 甲鱼入锅中，加清水，文火加热将其宰杀。

② 甲鱼斩为块，入汤锅中，加清水适量，武火煮沸，撇去浮沫，再稍煮片刻，捞出沥干，放大碗中，加料酒、天麻、葱、姜，上笼蒸至肉熟烂。

③ 食用前将蒸熟的甲鱼及天麻置大汤盆中，加料酒、火腿片、盐、味精，淋适量鲜汤，上笼蒸10分钟即可。

【功用】滋阴填精，益肾补元，平肝定眩。偏头痛、癫痫、肝硬化、肺结核等宜用作辅疗食品。

◇天麻甲鱼

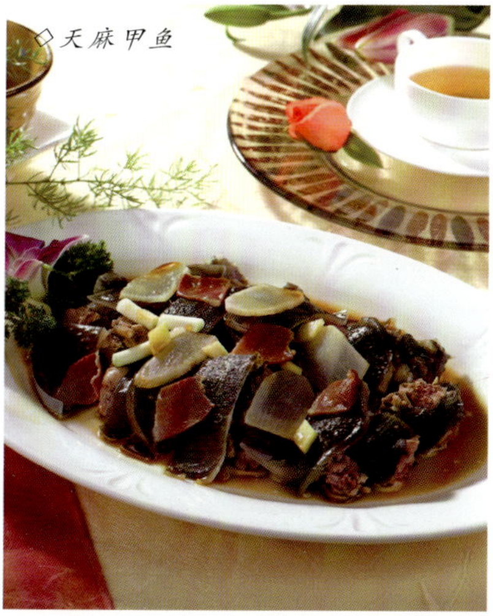

天麻蒸鱼头

【材料】鲜鲤鱼头1个（约500克），天麻20克，川芎10克，茯苓10克，芝麻油、料酒、生姜片、葱段、盐、味精、胡椒粉、白砂糖各适量。

制作：① 鲤鱼头去鳞、鳃，劈成两半，冲洗干净，盛于大碗内。

② 川芎、茯苓切片，连同天麻用米泔水浸泡2小时，天麻于煮米饭时蒸透，趁热切片。

③ 将天麻、川芎、茯苓置鱼头内，加料酒、姜片、葱段，兑入适量清汤，上笼蒸至鱼头熟透，拣去葱、姜等，将鱼头、天麻扣入碗中，原汤加芝麻油、盐、味精、胡椒粉及白砂糖烧沸，去掉浮沫，浇淋于鱼头即可。

【功用】平肝熄风，定惊止痛，行气活血。偏头痛、神经官能症、白内障、末梢神经炎、肾功能衰竭者很适合食用。

天麻猪脑羹

【材料】猪脑髓1副，天麻10克。

【制法】猪脑髓、天麻洗净，置瓦煲内，加清水适量，以文火炖1小时，调味即可。

【服法】温热服食，饮汤吃脑髓。

【功用】补骨髓，平肝阳，止头痛。常用于肝阳上亢、眩晕、头痛、高血压、偏头痛、智力下降、小儿惊风、癫痫等的辅助治疗。

灵芝

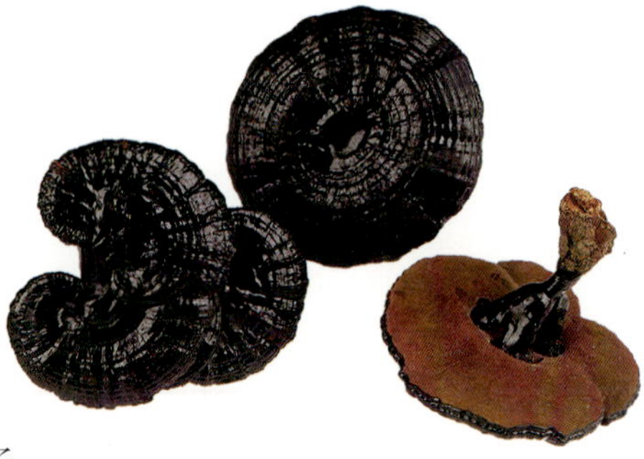

【别名】

紫芝*、木芝*、赤芝、芝、三秀。

【药材本源】

为多孔菌科植物紫芝或赤芝的子实体或全株。《神农本草经》记载，芝有紫、赤、青、黄、白、黑6色，但据文献及标本多为紫芝和赤芝两种。紫芝又名木芝，多生于腐朽的木桩旁；赤芝则多见于栎树及其他阔叶树的木桩旁。每年秋季采取。选购本品宜记住“菌盖半圆形，赤褐如漆、环棱纹、边缘内卷、侧生柄”的特点来辨析。

【产地】

紫芝产于浙江、江西、湖南、广西、福建、广东等地；

赤芝产于河北、山东、山西、四川、安徽、江苏、浙江、江西、贵州、云南、广西、福建、广东等地。

【炮制】

采集后整株阴干即可。

【主要成分】

紫芝含麦角甾醇、有机酸、氨基葡萄糖、多糖类、树脂、甘露醇等；赤芝含麦角甾醇、树脂、脂肪酸、甘露醇和多糖类，还含有生物碱、内酯、香豆精、水溶性蛋白质和多种酶类。

【性味归经】

味甘，性平（或性温），入肺、脾、心、肝、肾经。

【功效主治】

为气血双补的补益类药材，具有养心安神、补气益血、止咳平喘的功效。

中医认为可治虚劳、咳嗽、气喘、失眠、消化不良等。

现代研究认为本品含有多种生理活性物质，能够调节、增强人体免疫力，对神经衰弱、风湿性关节炎、冠心病、高血压、肝炎、糖尿病、肿瘤等有良好的协同治疗的作用，另外本品还具有抗疲劳、美容养颜、延缓衰老、防治艾滋病等效用。

【使用禁忌】

忌与恒山、扁青一同使用。

【治方举例】

常用量3~15克。可研末内服或浸酒服用。

①治功能性子宫出血：赤灵芝25~30克，水煎服。每天1剂，日服3次。

②治支气管哮喘：灵芝50克，粉碎后加60度白酒500克，浸泡1个月。每次饭后服10毫升。

【上品药膳房】

灵芝炖乳鸽

【材料】乳鸽2只，灵芝10克，料酒10毫升，生姜片、葱段、盐、味精各适量。

【制法】① 乳鸽溺杀后去毛、肠杂，洗净。

② 将乳鸽放入沸水中焯去血水，再将头、爪折放于鸽腹，放入汤碗内，加入灵芝、料酒、盐、葱段、生姜片，盖好，棉纸（打湿）封口，上蒸笼武火蒸1小时，取出，加味精调味即可。

【功用】可用于肿瘤、贫血、冠心病、失眠、气喘等症的辅助治疗。不时食用有补中益气、补血养心、调节免疫功能、延缓衰老的功效。

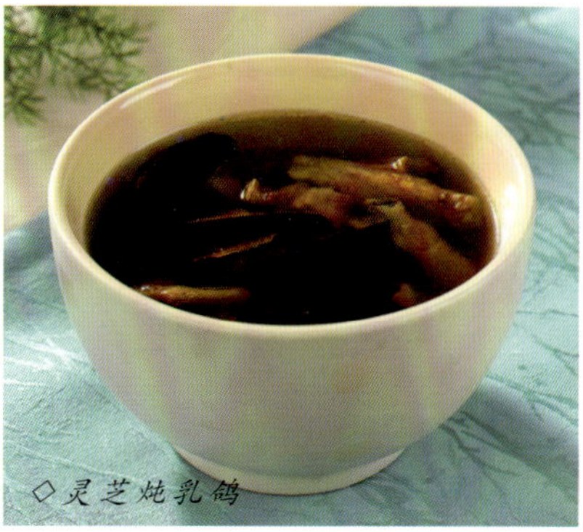

◇灵芝炖乳鸽

灵芝烧鸡块

【材料】鸡肉500克，灵芝20克，番茄酱20毫升，素油50毫升，白砂糖15克，生姜片、葱段、酱油、料酒、盐、味精、鸡精、胡椒粉各适量。

【制法】① 灵芝切块，洒鳖血炒成褐色；鸡肉洗净，入沸水中汆去血水，切块。

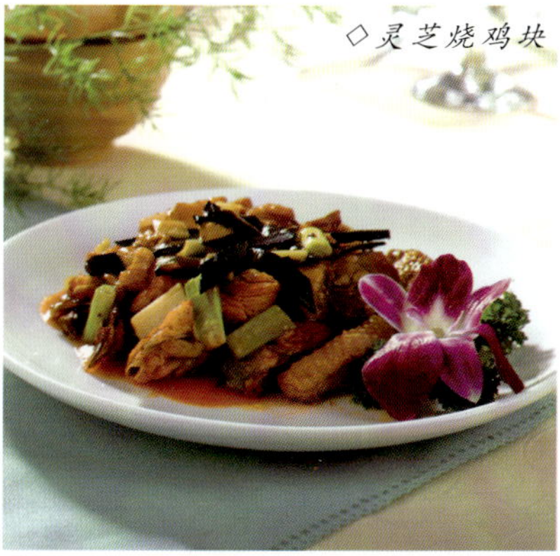

◇灵芝烧鸡块

② 素油入炒锅，旺火烧至六成热，下姜、葱爆香，随即下入鸡块、料酒、灵芝、白砂糖、酱油，炒至变色，加入适量上汤，烧熟，加入盐、味精、鸡精、胡椒粉，拌匀，淋上番茄汁即可。

【功用】患有老年慢性气管炎、支气管哮喘、白细胞减少症、冠心病、心律失常、急性传染性肝炎、糖尿病及各种癌症的人宜食，有益精气、止喘咳、利关节、安心神、降血糖的作用。

安神益智灵芝茶

【材料】灵芝5克，银耳10克，冰糖15克。

【制法】① 灵芝洗净，制为末；银耳泡发浸透，漂洗干净，切碎。

② 灵芝、银耳入热水瓶中，冲入适量沸水，盖闷1夜。

③ 冰糖研碎，投入热水瓶中，加盖，摇匀，完全溶化后即可饮服。

【服法】分早、中、晚三次温服。

【功用】安神益智，润肺，止咳祛痰。失眠、头昏、口干而燥、食欲不佳及神经衰弱者宜饮服，慢性咳嗽或大便干结之人也宜用 。

川芎

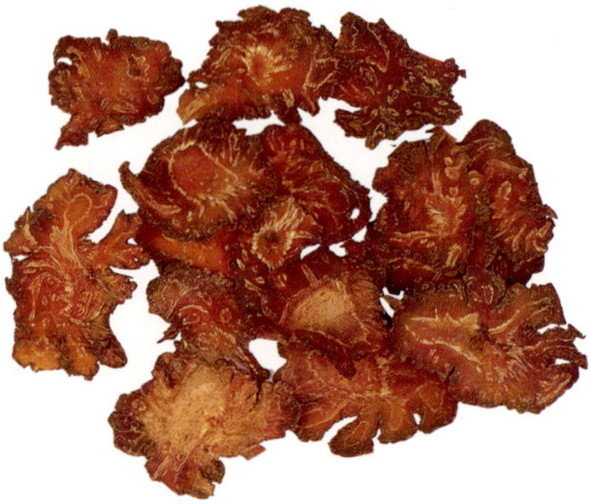

【别名】

芎䓖*、台芎、西芎、小叶川芎。

【药材本源】

为伞形科多年生草本植物川芎的根茎，其苗叶（蘼芜*）亦供药用。根茎挖出后，除净茎叶及须根，洗净，晒干（或烘干），撞去须根。干燥根茎呈不整齐细节状拳形团块，表面深黄棕色，质坚实，断面类黄色、呈明显环状，散有黄色小油点，气清香。

【产地】

主产于四川灌县、崇庆；云南亦有产，称“云芎”。

【炮制】

川芎：拣去杂质，大小分拣，以水浸泡，晾晒，闷润后切片，干燥。

酒川芎：川芎片以黄酒（每50千克川芎片用黄酒6.4千克）喷洒均匀，稍闷，置锅内炒至微焦，取出放凉。

【主要成分】

含挥发油、生物碱、酚性成分、内酯类、阿魏酸。

【药理分析】

川芎对中枢神经系统有镇静作用；水浸剂有一定的降血压作用；浸膏可促使子宫收缩；所含阿魏酸与中性成分对平滑肌有抗痉挛作用；对大肠、痢疾、变形、绿脓、伤寒、副伤寒杆菌及霍乱弧菌等有抑制作用，水浸剂对一些致病性皮肤真菌有抑制作用。

【性味归经】

味辛，性温，入肝、胆经。

【功效主治】

为活血化瘀、行气药材，具有行气开郁、祛风燥湿、活血止痛等功效。

中医认为可治风冷头痛眩晕、胁腹疼痛、寒痹筋挛、经闭、难产、产后瘀阻疼痛、痈疽疮疡等。

现代临床多用于扩张冠状动脉、预防血栓、治神经性头痛及三叉神经痛，也常用于非菌性炎症、妇科疾病、缺血性脑血管疾病、冠心病及心绞痛、高血压等的治疗。

【使用禁忌】

阴虚火旺、上盛下虚及气弱之人忌服；

不宜与黄连、狼毒、硝石、滑石、藜芦等同用。

【治方举例】

常用量3~9克。内服可煎汤或入丸、散；外用可研末撒或调敷。

①治产后血晕：当归30克，川芎15克，荆芥穗（炒黑）6克。水煎服。

②治高血压：川芎3~10克，水煎服（或作浸膏、酊剂使用。）。

③治产后恶露不净：川芎3~9克，水煎服。每日1剂。

【上品药膳房】

川芎三七鸡肉汤

【材料】川芎15克，三七6克，当归12克，枸杞子12克，鸡肉100克，调味品适量。

【制法】①三七洗净，打碎；川芎、当归、枸杞子洗净；鸡肉洗净，切块。

②上物同入砂锅中，加水适量，武火煮沸，改文火煮约90分钟至鸡肉熟烂、药材出味，调味即可。

【服法】温热饮服。食肉饮汤。

【功用】祛风活血，止头痛。不时食用可改善三叉神经痛、血瘀血虚而见头晕眼花、失眠、健忘等症状。

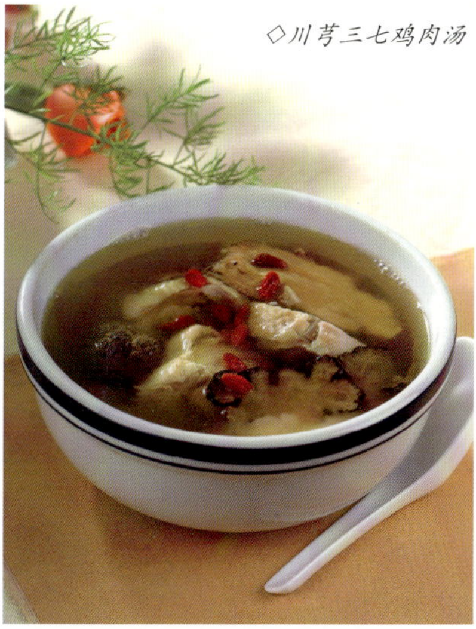

◇川芎三七鸡肉汤

川芎黄芪粥

【材料】川芎6克，黄芪15克，糯米100克。

【制法】①川芎、黄芪洗净，加水煎煮30分钟，去渣取汁，备用。

②糯米淘洗后如常法煮粥，待米化、粥将成时加入药汁，文火煮至粥浓稠适宜即可。食时依个人喜好加糖或盐调味。

【服法】不拘时随量温热服用。

【功用】活血祛瘀，补气。可作为血栓闭塞性脉管炎属气虚兼气滞血瘀而致肢体麻木、酸胀疼痛以及神疲乏力者的日常饮食。

川芎白芷炖鱼头

【材料】鳙鱼头1个（约500克），川芎6克，白芷10克，生姜片、葱段、料酒、盐、味精、胡椒粉各适量。

【制法】①鱼头去鳃，洗净；川芎、白芷洗净。

②上料同入瓦煲中，加清水适量，放入葱、姜、胡椒粉，武火煮沸，加料酒、盐，改文火煮半小时，加味精提味即可。

【服法】温热时食鱼头饮汤。随量服用。

【功用】补风散寒，活血止痛。外感风寒、头痛、头风、牙龈肿痛、风湿痹痛、瘀血疼痛等宜用，也常用作治疗上呼吸道感染、流感、偏头痛及风湿、类风湿性关节炎、跌打损伤的辅疗饮食。

黄连

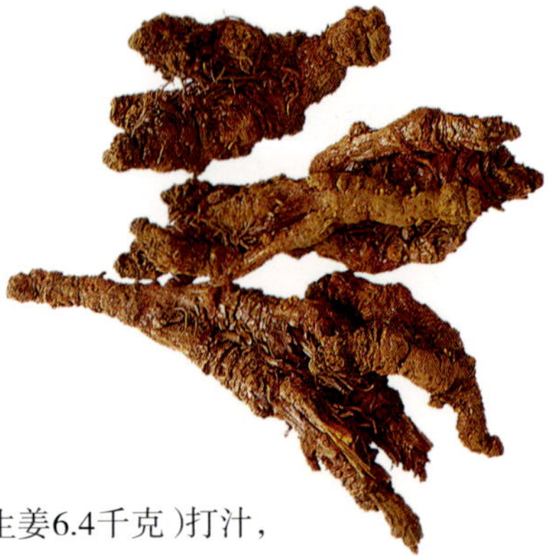

【别名】

王连*、支连、川连、鸡爪连。

【药材本源】

为毛茛科长多年生草本植物黄连、三角叶黄连、峨嵋野连或云南黄连的根茎。采挖后除去茎叶、须根及泥土，晒干（或烘干），撞去粗皮。因产地、植物种属不同，本品可分为味连（又名川连、鸡爪连、鸡爪黄连、光连）、雅连（又名峨嵋连、嘉定连、刺盖连）、野黄连（又名凤尾连）以及云连等。

【产地】

味连（川连）：为栽培品，产于四川、湖北，陕西亦有出产。以条肥壮、连珠形、质坚实、断面红黄色、无残茎须根者为佳。

雅连：为栽培品，产于四川峨嵋、洪雅地区。以条肥壮、质坚实、连珠形、断面黄色、无残茎须根者为佳。

野黄连（凤尾连）：为野生品种，主产四川峨嵋、洪雅、峨边等地，产量极小，但品质最优。

云黄连：野生或栽培，主产云南德钦、维西、滕冲、碧江等地。

【炮制】

黄连：拣去杂质，洗净泥沙，润透，切片，阴干。

炒黄连：黄连片置锅内炒至表面色深黄，取出放凉。

姜黄连：鲜生姜（50千克黄连片用生姜6.4千克）打汁，加适量开水调匀，均匀喷于黄连片上，待吸收后，再用文火炒至表面呈深黄色，取出放凉。

酒黄连：黄连片用黄酒（100公斤黄连片用黄酒12.8公斤）拌匀，稍闷，文火炒至表面呈深黄色，取出放凉。

【主要成分】

含小檗碱（即黄连素）、黄连碱、甲基黄连碱、掌叶防己碱、非洲防己碱以及黄柏酮、黄柏内酯等。野黄连中则含小檗碱、甲基黄连碱、药根碱、常叶防己碱，以及两种非酚性生物碱、两种酚性生物碱。

【药理分析】

所含黄连素具有广谱抗菌作用，对金葡菌、葡萄球菌、肺炎双球菌、炭疽杆菌、痢疾杆菌有强大的抗菌作用，对结膜炎病菌有强大的抑制作用；能较强地抑制常见皮肤真菌。黄连对流感病毒有明显的抑制作用；煎剂可抗疟原虫、阴道滴虫；有利胆、抗利尿、止泻、抑制肿瘤细胞等作用。

【性味归经】

味苦，性寒，入心、肝、胃、大肠经。

【功效主治】

为清热燥湿药材，具有泻火、燥湿、解毒、杀虫的功效。

中医认为可治时行热毒，伤寒，热盛心烦，痞满呕逆，菌痢，热泻腹痛，肺结核，吐衄、下血，消渴，疳积，蛔虫病，百日咳，咽喉肿痛，火眼，口疮，痈疽疮毒，湿疹，汤火烫伤等。

现代研究认为本品具解热、解毒、抗炎、利胆、止泻、助消化、镇静、降压、降血糖、增强免疫功能等作用，主要用于消化系统、呼吸系统、五官、皮肤、妇科等感染性疾病及猩红热、败血症等的治疗。

【使用禁忌】

阴虚烦热、胃虚呕恶、脾虚泄泻、五更泄泻者慎服。

不可长期服用。

不宜与芫花、玄参、白鲜皮、款冬、僵蚕、牛膝等同用。

【治方举例】

常用量3~10克。内服可煎汤，或入丸、散；外用研末调服、煎水洗或浸汁点眼。

①治心律失常：黄连20克，苦参20克，丹参30克，大枣6枚。水煎服，每日1剂。6周为1个疗程。

②治萎缩性鼻炎：消毒纱布条（长6厘米、宽0.5厘米）浸于10%黄连液中24小时，取出，填塞于患侧鼻内。每日1次，10次为1个疗程。

③治眼病：黄连、白蒺藜、秦皮、菊花、黄花、当归等煎煮去渣后熏洗，每次20~30分钟，每日3次。

【上品药膳房】

黄连糖水

【材料】黄连15克，葛根25克，黄柏12克，火炭母20克，秦艽10克，白头翁20克，红糖适量。

【制法】上药加适量水煎汁，去渣，入红糖调服。

【服法】分早、晚2次服用。

【功用】清热，解毒，止痛。大肠湿热而见腹痛、腹泻者宜用。

黄连二豆汤

【材料】黄连、半夏各10克，赤小豆、刀豆子各60克。

【制法】黄连、半夏、赤小豆、刀豆洗净，同入煲中加适量水煎汁。

【服法】每日1剂，分2次饮服。

【功用】清热化痰解毒，尤其适合喉癌患者服用。

◇黄连糖水

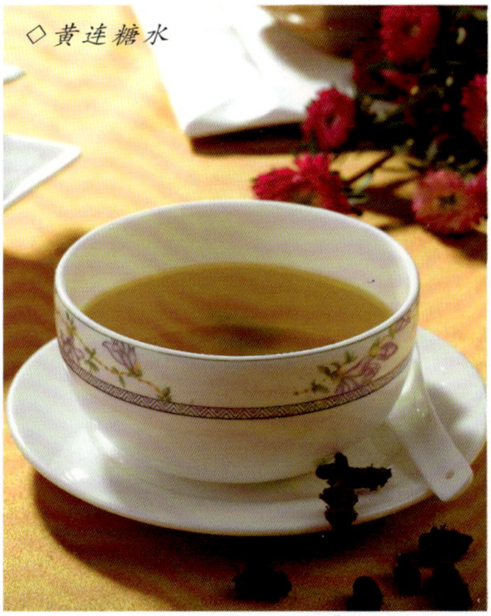

络石藤

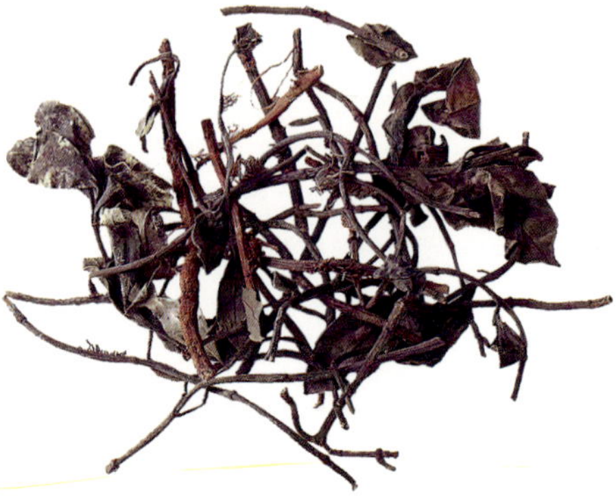

【别名】

络石*、石鲮*、过墙风、爬山虎、沿壁藤。

【药材本源】

为夹竹桃科常绿攀援灌木络石的茎叶。多见于山野荒地，常攀援附生于石头、墙上或其他植物上，秋季落叶前采收，晒干。干燥的茎枝为圆形，表面赤褐色或棕褐色，气味微弱。

本品以茎条均匀，带叶者为佳。

【产地】

主产江苏、安徽、湖北、山东；广东、广西、四川、浙江、湖南等地亦有出产。

【炮制】

用水洗去泥土，拣净杂质，稍浸泡，润透，切断，晒干。

【主要成分】

含牛蒡甙、络石糖甙、罗汉松树脂酚甙、降络石糖甙、橡胶肌醇、β－谷甾醇葡萄糖甙、加拿大麻糖等。

【药理分析】

牛蒡甙可引起血管扩张、血压下降，可引发惊厥，大剂量可引起呼吸衰竭；具有强心作用；煎剂对金葡萄、福氏痢疾杆菌及伤寒杆菌有抑制作用；还具抗风湿性关节炎的作用。

【性味归经】

味苦，性凉，入肝、肾经。

【功效主治】

为祛风湿药，具有祛风通络、止血消瘀的功效。

中医认为可治风湿痹痛、筋脉拘挛、痈肿、喉痹、吐血、跌打损伤、产后恶露不行等证。

现代研究证实本品抗风湿、降压、抗菌、抗过敏、抗炎、止血等效用切实可靠。

【使用禁忌】

寒性体质畏寒易泄者忌服；

忌与菖蒲、贝母、铁精等同用。

【治方举例】

常用量6~15克。内服可煎汤，或浸酒、入散剂；外用则研末调敷或捣汁洗。

①治关节炎：络石藤、五加根皮各30克，牛膝根15克。水煎服，以白酒作引子。

②治外伤出血：络石藤适量。晒干研末。撒敷，外加包扎。

③治筋骨痛：络石藤30~60克。以酒浸之，随量饮服。

【上品药膳房】

络石藤猪脚汤

【材料】络石藤30克，鸡血藤30克，当归10克、赤芍15克，胡椒根20克，猪脚1只（约1000克）。

【制法】①猪脚去毛、洗净，切块；诸药洗净。

②上物入砂锅中加适量水，武火煮沸，改文火煮至猪脚熟烂，去药渣，调味即可。

【服法】食肉饮汤，随量饮服。

【功用】通经络，祛风湿。风寒湿痹而见关节酸痛、四肢麻木者宜不时食用。

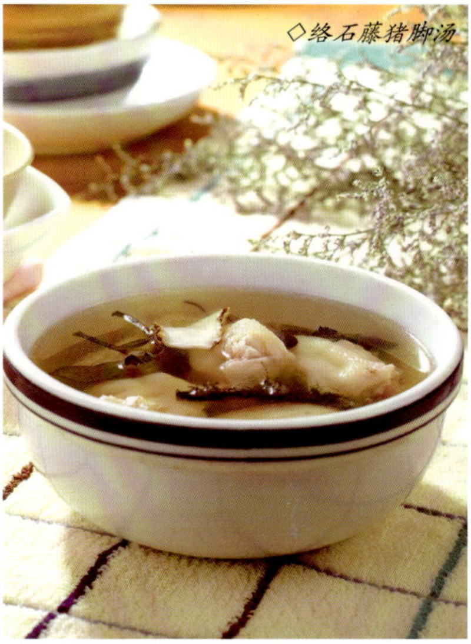

◇络石藤猪脚汤

刺蒺藜

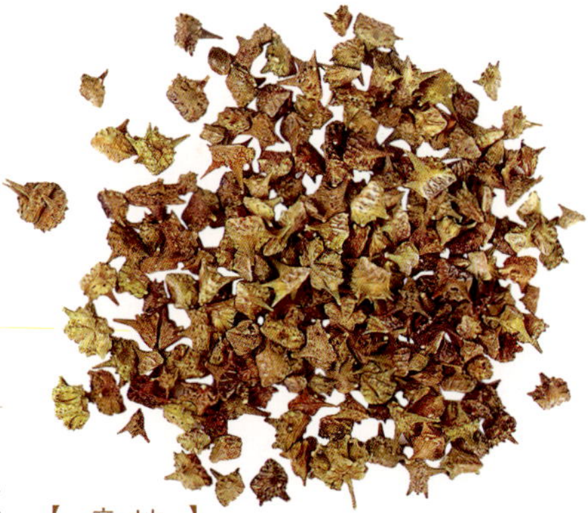

【别名】

蒺藜子*、旁通*、白蒺藜、休羽、三角刺、蒺骨子。

【药材本源】

为蒺藜科一年生或多年生草本植物蒺藜的果实。秋季果实成熟时割下全株，晒干，打下果实，碾去硬刺，簸净杂质。干燥果实由5个小果聚合而成，质坚硬，刺手，切断面可见白色或黄白色有油性的种仁。

本品以颗粒均匀，饱满坚实、色灰白者为佳。

【产地】

主产河北、河南、山东、安徽；四川、江苏、云南、陕西、新疆、青海、吉林、辽宁、山西、内蒙古、黑龙江、湖北、湖南等地亦有出产。

【炮制】

蒺藜：漂去泥沙，除净残留的硬刺。

盐蒺藜：去刺蒺藜用盐水拌匀，置锅内用文火炒至色微黄，取出，晒干。（50千克蒺藜用盐1.4千克，加适量开水化开澄清）

【主要成分】

果实含山柰酚、刺蒺藜甙、过氧化物酶；干果含脂肪油及少量挥发油、鞣质、树脂、甾醇、钾盐、微量生物碱，还含有皂甙；种子含生物碱。

【药理分析】

白蒺藜水浸液、乙醇——水浸出液有降压作用；所含钾盐及生物碱有利尿消肿作用；生物碱及水溶性部分，可抑制胃肠平滑肌；临床观察有止咳、化痰、平喘的作用。

【性味归经】

味苦辛，性温，入肝、肺经。

【功效主治】

为平肝熄风药材，具有散风、明目、疏肝、行血等功效。

中医认为可治头痛、身痒、目赤肿翳、胸满、咳逆、乳难、痈疽等。

现代临床用于高血压、动脉粥样硬化、冠心病、心绞痛、瘙痒的治疗，都有不错的效果。

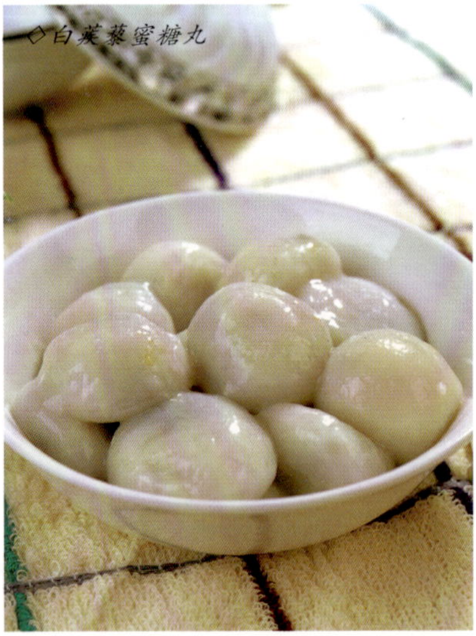

◇白蒺藜蜜糖丸

【使用禁忌】

血虚气弱者及孕妇忌服。

【治方举例】

常用量6~10克。内服可煎汤，或入丸、散；外用可捣敷或研末撒。

治瘙痒：白蒺藜、生甘草各100克，75%乙醇300毫升，浸7天，去渣留汁，存放备用。药液涂于患处，。每日2~3次，一般3~7天可愈。（白蒺藜有良好的抗过敏作用）

【上品药膳房】

白蒺藜蜜糖丸

【材料】白蒺藜250克，炼蜂蜜500克，面粉50克。

【制法】① 白蒺藜晒干，碾成粉，与面粉、蜂蜜于大碗中调匀，加盖。

② 大碗置锅内，加适量清水，隔水武火蒸30分钟，取出，冷却。

③ 将碗中之物分制为丸，每粒约25克，置冰箱中冷藏保存。

【服法】温开水调服。每日2次，每次1粒，2周为1个疗程。

【功用】祛风止痒。坚持服用，对白癜风有较好的疗效。

黄芪

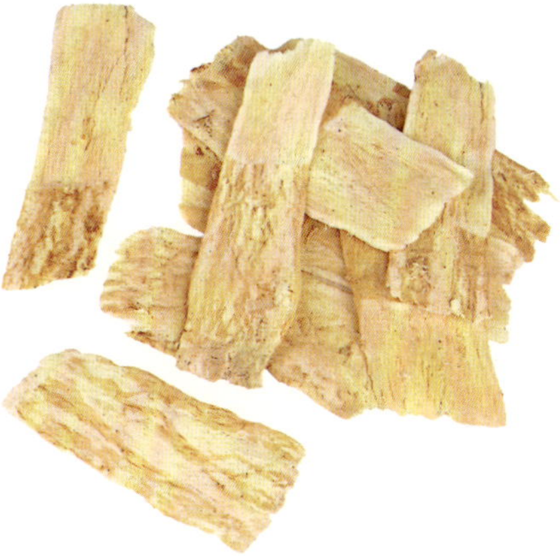

【别名】

黄耆*、戴糁*、百本、王孙、箭芪、绵黄耆、独根。

【药材本源】

为豆科多年生草本植物黄芪或内蒙黄芪的干燥根。秋季采挖，除净泥土，切去根头部及支根，晒干后分别打捆（或晒至六七成干，捆成小捆，再晒干）。

本品以根条粗长、皱纹少、质坚而绵、粉性足、味甜者为佳。

【产地】

主产山西、甘肃、黑龙江、内蒙古；辽宁、吉林、河北等地亦有出产。

【炮制】

黄芪：拣净杂质，除去残留的根头和空心较大者，用水浸泡，捞出，润透后及时切片，晒干。

蜜炙黄芪：黄芪片加炼熟蜂蜜与开水少许，拌匀，稍闷，置锅内用文火炒至色黄、不粘手时取出，放凉。（50千克黄芪片用炼蜜12.5~15千克）

【主要成分】

含蔗糖、葡萄糖醛酸、黏液质、多种氨基酸、苦味素、胆碱、甜菜碱、叶酸。

【药理分析】

能增强心脏的收缩，扩张肾动脉、冠状动脉，扩张毛细血管降低血压；其煎剂有利尿作用；保护肝脏，防止肝糖原下降；对碳疽杆菌、溶血性链球菌、白喉杆菌、肺炎双球菌、葡萄球菌有抑制作用；有消炎作用并促进肌肉生长；有镇静作用，还能抑制胃液的分泌。

【性味归经】

味甘，性微温，入肺、脾经。

【功效主治】

为补气药。生用有益卫固表、利水消肿、托毒、生肌的功效；炙用则尤能补中益气。

中医认为生用可治自汗、盗汗、血痹、浮肿、痈疽不溃或溃久不敛等证；炙用可治内伤劳倦、脾虚泄泻、脱肛、气虚血脱、崩漏及一切气衰血虚之证。

现代研究认为本品具有抗感染、增强免疫功能的功效，对心脑血管疾病、慢性肠炎、肝胆疾病、溃疡、血液病、泌尿系统疾病、癌症等均有不同程度的疗效。

【使用禁忌】

实证及阴虚阳盛者忌服；

忌与龟甲、白鲜皮等同用。

【治方举例】

常用量9~30克（大剂量30~60克）；

剂量在15克以下有升血压的作用，在30克以上有降血压的作用。内服可煎汤、熬膏或入丸、散。

①治前列腺肥大：黄芪100克，滑石30克，琥珀3克。水煎服。

②治慢性肾炎：黄芪、茅根各50克，丹参30克，益母草20克，甘草、茯苓、焦术各15克。水煎3次，取汁300毫升为1日量，分3次服。

【上品药膳房】

黄芪枣肉包

【材料】黄芪、大枣、面粉各300克。

【制法】①黄芪洗净，加水煎煮成汁，去渣，加入大枣再煮，枣熟后取出，去皮核，取肉，捣烂为馅。

②取①中药汁加适量清水和面，以枣肉为馅如常法制作包子，上笼蒸熟即可。

【功用】固卫防风，补气养血。皮肤瘙痒症属气血不足而见皮肤干燥、瘙痒、面色无华、神疲气短之人宜常食。

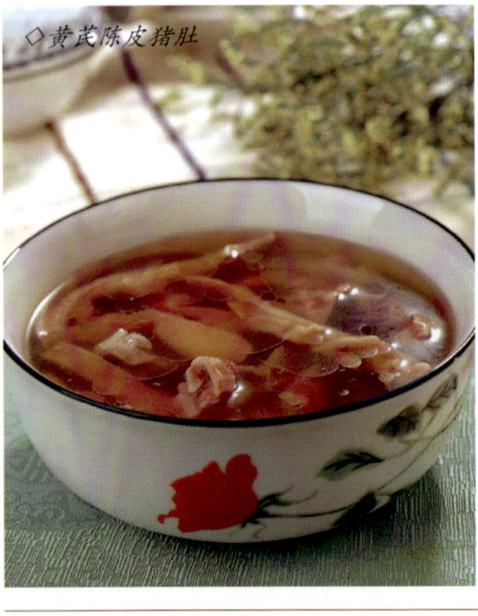
◇黄芪陈皮猪肚

黄芪炖乌骨鸡

【材料】黄芪60克，枸杞子30克，乌骨鸡1只（约1250克），盐、味精适量。

【制法】①乌骨鸡宰杀后，去毛、肠杂，洗净，鸡身内外用少许盐抹匀。

②黄芪、枸杞子洗净，黄芪切片，备用。

③黄芪片、枸杞子塞于鸡腹腔内，用盘盛好，置锅内隔水武火炖至鸡肉熟透，加味精提鲜味即可。

【功用】益气固肾，升提。小腹坠胀、子宫下垂、气短乏力、头昏眼花者均宜食用。

黄芪陈皮猪肚

【材料】黄芪200克，陈皮30克，猪肚1只，生粉、盐、味精适量。

【制法】①猪肚去脂膜，用食盐、生粉大力反复揉搓，漂洗至净。

②黄芪洗净，浸润后切片，与陈皮一同用纱布包好后放入猪肚中，用麻绳将猪肚扎紧。

③猪肚入瓦煲中，加水适量，文火煨至熟透，取出，稍冷却，取出药包，猪肚切成条块，重入汤汁中，加入盐，稍煮，加味精即可。

【服法】趁热食肚饮汤。分4~6次食完。2只猪肚为1疗程。

【功用】益气健脾，升提举陷。胃下垂属脾气下陷而见脘腹胀痛（食后益甚）、腹泄、吸收功能弱、体倦乏力者宜食。

肉苁蓉*

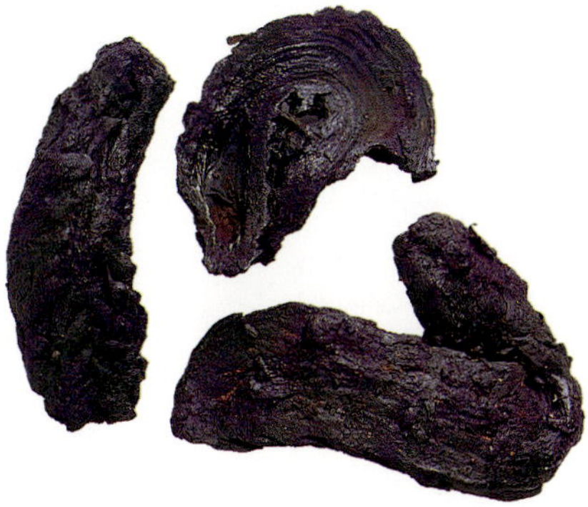

【别名】

肉松蓉、地金、金笋、大芸。

【药材本源】

为列当科多年生草本植物肉苁蓉或苁蓉、迷肉苁容等的肉质茎。春秋均可采收，但以3~5月间所采者为佳（过时则中空）。春季采者为“甜大芸”（亦称“淡大芸”、“淡苁蓉”），秋季所采者则因水分过多而不易晒干，须投入盐湖中1~3年后取出晒干，故称为“盐大芸”（或“咸大芸”、“咸苁蓉”）。

本品以肉质、条粗长、棕褐色、柔嫩滋润者为质优。

【产地】

主产于内蒙古（产量最大）、甘肃、新疆、青海等地。

【炮制】

肉苁蓉：拣净杂质，清水浸泡，每天换水1~2次（咸苁蓉则以泡尽盐分为度），润透，纵向切片，晒干。

酒苁蓉：苁蓉片用黄酒拌匀，置罐内密闭，于锅中隔水加热至酒尽为度，取出，晾干。（50千克肉苁蓉用黄酒15千克）

【主要成分】

肉苁蓉含有微量生物碱及结晶性中性物质；迷肉苁蓉含有生物碱。

【药理分析】

肉苁蓉稀酒精浸出液有强壮作用；水浸剂被证明有降血压作用；有机酸样物质又可促进唾液分泌，使呼吸麻痹；临床观察，肉苁蓉对膀胱炎、膀胱出血及肾出血有止血作用。

【性味归经】

味甘酸咸，性温，入肾、大肠经。

【功效主治】

为助阳补肾药材，具有补肾、益精、润燥、滑肠的功效。

中医认为可治男子阳痿、女子不孕、带下血崩、腰膝冷痛、血枯便秘等证。

现代研究认为本品具有促进性功能、促消化、抗衰老、促进蛋白质合成等作用，临床用于白细胞减少症、老年便秘、老年性多尿症、尿血症、慢性胃炎、慢性胃肠性、乳腺增生、子宫肌瘤、前列腺炎、慢性结肠炎、慢性菌痢等，疗效明显 。

【使用禁忌】

脾胃虚弱、大便稀薄及性功能亢奋者忌用；

本品忌用铁质、铜质器具煎煮。

【治方举例】

常用量9~20克。内服可煎汤，或

入丸剂。

①治白细胞减少症：肉苁蓉肉80克，山萸肉20克，共研为细末。每服5克，每日3次，温开水送服。

②治老年性多尿症：肉苁蓉15克，洗净，与粳米（30克）同煮为粥，加入适量葱、姜、味精调服。傍晚1次服完，每日1次。

【上品药膳房】

肉苁蓉鹌鹑汤

【材料】鹌鹑2只，肉苁蓉30克，五味子18克，枸杞子30克，盐、味精适量。

【制法】①鹌鹑宰杀后，去毛、肠杂，洗净，切块入沸水中略氽，去尽血水；肉苁蓉、五味子、枸杞子洗净。

②上物入瓦煲中，加清水适量，武火煮沸，改文火煮至肉烂汤浓（约需2小时），以盐、味精调味即可。

【服法】随量食肉饮汤。

【功用】补益肾精，填髓益志。老年性痴呆属肝肾精髓不足而见记忆力下降、情绪低落消沉、腰酸乏力、头晕耳鸣、形体瘦弱者宜不时食用。

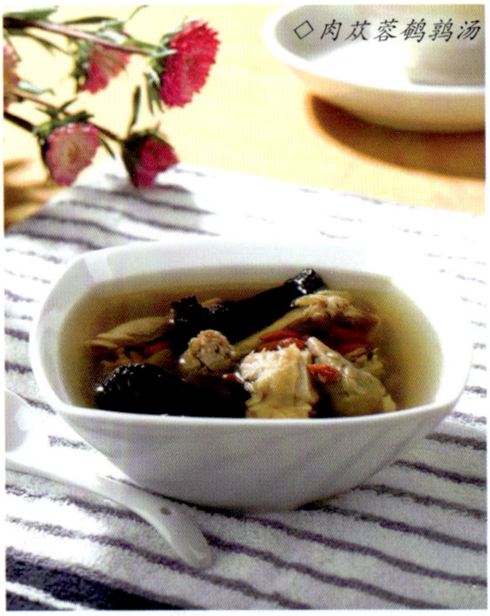
◇肉苁蓉鹌鹑汤

苁蓉猪血羹

【材料】肉苁蓉10克，当归身10克，冬葵菜100克，猪血100克，料酒、生姜、葱白、盐、味精各适量。

【制法】①肉苁蓉、当归身洗净，加水煎煮，取汁，备用。

②冬葵菜撕去筋膜，洗净；猪血煮熟，稍冷却，切成条。

③冬葵菜加入药汁，再加清水适量，煮熟，加入猪血条、料酒、葱白、生姜、盐，搅匀，煮沸，入味精提鲜即可。

【服法】空腹温热服用。

【功用】补血养血，润燥通便。老年人习惯性便秘、产后便秘、冠心病、缺铁性贫血者宜食，老年虚弱、病后产后体虚或产后乳汁不下者也宜服食。

肉苁蓉鹿鞭粥

【材料】肉苁蓉100克，粳米100克，鹿鞭1付，葱白、花椒、盐、味精各适量。

【制法】①鹿鞭去膜，洗净，切细；肉苁蓉用酒浸一夜，刮去皱皮，切细。

②粳米淘洗干净，加清水适量，武火煮至七成熟，下鹿鞭、肉苁蓉，再沸，加入葱白、花椒，改文火炖至鹿鞭熟烂，加盐、味精调味即可。

【服法】温热随量服食。

【功用】补肾阳，益精血。肾虚不育、精液稀少或异常者宜不时食用。

防风

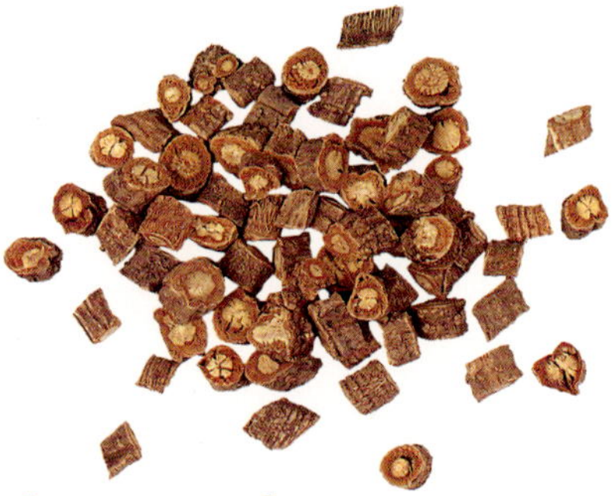

【别名】

铜芸*、茴芸、百枝、屏风、风肉、关防风、青防风。

【药材本源】

为伞形科多年生草本植物防风的根。春秋季均可采挖，将根挖出后，除去茎叶及泥土，晒至八成干，扎为小捆，再晒至足干。干燥根呈圆锥形或纺锤形，稍弯曲，木部淡黄色，皮部黄棕色（有裂隙），质松软，易折断（断面不平坦），微带香气。

本品以条粗壮、皮细而紧、无毛头、断面有棕色环、中心色淡黄者为佳。

【产地】

主产黑龙江（产量最大）、吉林、内蒙古、河北；辽宁、山东、山西、陕西等地亦有出产。

关防风：黑龙江、吉林、辽宁、内蒙古东部，品质最佳；

口防风：内蒙古（西部）、河北（承德、张家口），品质次于关防风；

青防风：河北（保定、唐山）、山东，品质亦较次。

【炮制】

防风：除去残茎，用水浸泡后捞出，润透，切片，晒干。

炒防风：防风片置锅内微炒至色深黄，取出放凉。

【主要成分】

含挥发油、甘露醇、苦味甙等。

【药理分析】

煎剂、浸剂有明显解热作用（煎剂优于浸剂）；对绿脓杆菌、金黄色葡萄球菌、溶血性链球菌、痢疾杆菌等有一定的抗菌作用；有明显的镇痛作用。

【性味归经】

味辛甘，性温，入膀胱、肺、脾经。

【功效主治】

为发散风寒的解表药，具有发表、祛风、胜湿、止痛等功效。

中医认为可治外感风寒、头痛、目眩、项强、风寒湿痹、骨节酸痛、四肢挛急、破伤风等。

现代研究认为本品有解热、镇痛、抗炎、抗过敏、抗溃疡、抗惊厥等功用，能增强机体非特异免疫功能，临床用于哮喘、皮肤瘙痒、扁平疣等，颇见效用。

【使用禁忌】

血虚挛急或非风邪引起的头痛忌服；

忌与干姜、藜芦、白蔹、芫花、萆薢等同用。

【治方举例】

常用量3~10克。内服可煎汤，或入丸、散；外用可研末调服。

① 治哮喘：防风、银柴胡、五味子、乌梅各12克，水煎服，每日1剂。

② 治破伤风：防风、生天南星、白芷、白附子、天麻、羌活各等份，共研为细末，每服6克，热酒5毫升调服。（或外敷伤处）

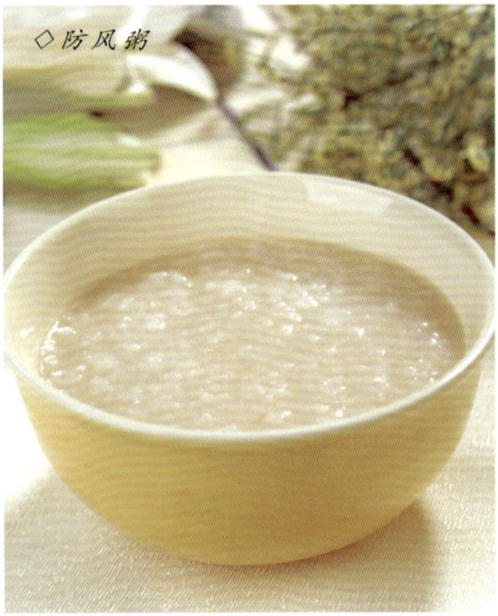

◇防风粥

【上品药膳房】

防风粥

【材料】防风10~15克，葱白2根，粳米30~60克。

【制法】防风、葱白洗净，加水煎汁；粳米洗净，如常法煮粥至将熟，加入药汁，煮至粥成。

【服法】趁热调味，随量服食。

【功用】祛风解表，散寒止痛。风寒型流感而见恶寒发热、头身疼痛、鼻流清涕者宜食。

蒲草黄

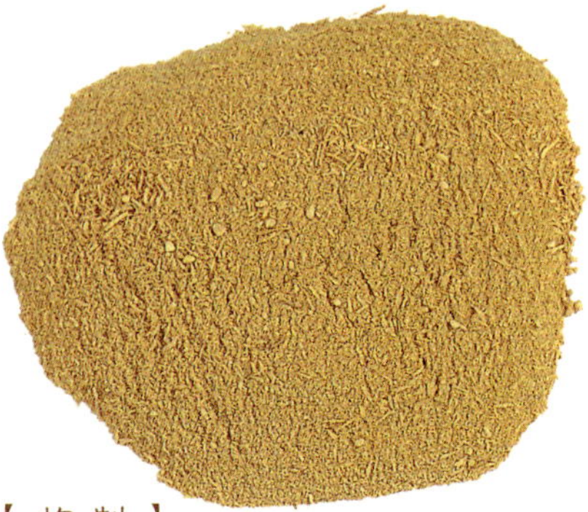

【别名】

蒲黄*、蒲花、蒲棒花粉。

【药材本源】

为香蒲科多年生草本植物长包香蒲（本经曰睢、睢黄者）、狭叶香蒲、宽叶香蒲或其他同属植物的花粉 。夏季花将开放时采收蒲棒上部的黄色雄性花穗，晒干后碾轧，筛取细粉。

本品无臭无味，以色鲜黄、光滑、纯净者为佳。

【产地】

全国大部分地区有产。

【炮制】

生蒲黄：揉碎结块，过筛，除去杂质。

蒲黄炭：净蒲黄末置锅内，武火炒至黑褐色（但须存性），喷淋清水，将结块揉碎，过筛。（为防止其复燃，须放凉1~2日，仔细检查后方可贮存）。

【主要成分】

长苞香蒲：含异鼠李素、挥发油、脂肪油（含游离脂肪油、棕榈酸、硬脂酸，谷甾醇、甘油脂、香蒲甾醇等）。

宽叶香蒲：含水分、粗蛋白、粗淀粉、糖、粗脂肪、灰分等。

【药理分析】

对子宫有兴奋作用；有一定的降压作用；有非常明显的凝血、止血作用；对肠管有解痉作用；可抑制结核菌的生长。

【性味归经】

味甘辛，性凉，入肝、心经。

【功效主治】

为凉血止血药材，具有凉血止血、活血散瘀的功效。

中医认为生用可治经闭腹痛、产后瘀阻作痛、跌扑血瘀、疮疖肿毒等证；炒炭用可治吐血、衄血、崩漏、便血、尿血、血痢、带下诸证；外用可治重舌、口疮、聤耳流脓、耳中出血及下阴湿痒等证。

现代研究认为本品有止血、降低血清胆固醇、收缩子宫（及脾脏）、降血脂等作用，临床用于各种出血症、动脉粥样硬化、宫外孕、舌体肿大、脑血栓、冠心病、心绞痛、溃疡性结肠炎、恶露不尽等症的治疗，均有明显的疗效。

【使用禁忌】

孕妇慎用，切忌生用。

【治方举例】

常用量5~10克。内服可煎汤，或入丸、散；外用研末撒或调敷。

治恶露不尽：生蒲黄60克，醋适量。醋煮沸，入蒲黄搅成稠糊状，待凉，团成丸（每丸9克），用醋化丸服，1次1丸，早晚各1次。

【上品药膳房】

蒲黄羊肉

【材料】生蒲黄25克，川椒末3克，精羊肉250克，盐适量。

【制法】① 羊肉洗净，切块，入砂锅内加水煮至熟烂，以盐调味。

② 羊肉取出，置净盘内，加入生蒲黄、川椒末，拌匀。

【服法】分2次空腹食用。

【功用】补中益气，行血去瘀。产后气虚血瘀而见恶露不尽、脐腹冷痛、身疲乏力者宜食。

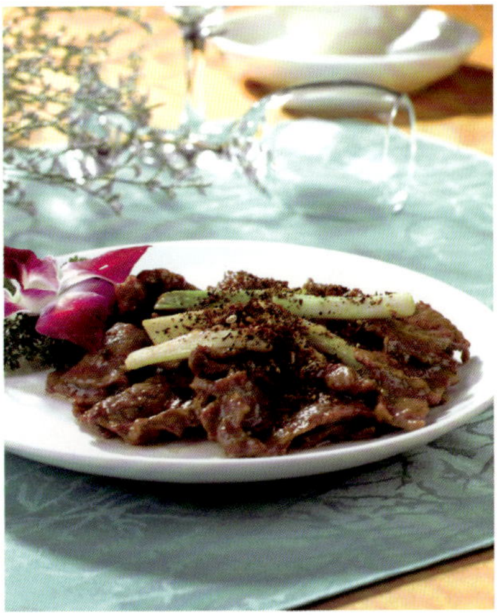

◇蒲黄羊肉

决明子

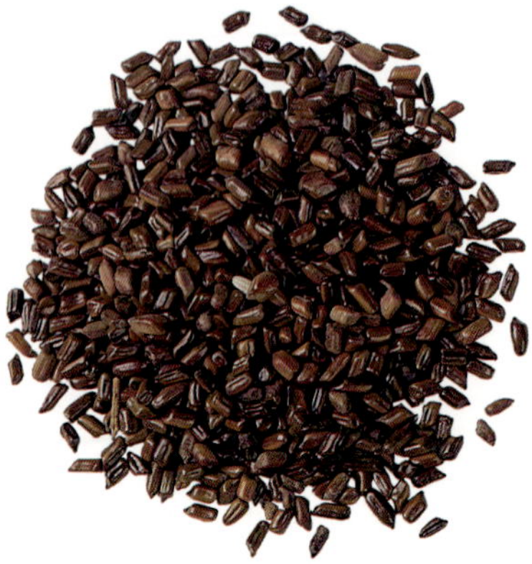

【别名】

草决明、羊角、马蹄决明、千里光、野青豆、假绿豆、羊尾豆。

【药材本源】

为豆科一年生植物决明的成熟种子。秋季果实成熟后采收，将全株割下或摘下果荚，晒干，打出种子，扬净荚壳及杂质，再晒干。干燥种子呈菱方形，状如马蹄，表面黄褐色或绿褐色，质硬不易破碎，横切面皮薄，可见灰白色至淡黄色的胚乳，子叶黄色或暗棕色，多折叠而皱缩。

本品以颗粒均匀、饱满、黄褐色者为佳。

【产地】

全国各地有产，以安徽、广西、四川、浙江、广东等地为盛。

【炮制】

炒决明子：决明子置锅内炒至微香，取出，放凉。

【主要成分】

新鲜种子含大黄酚、大黄素、芦荟大黄素、大黄酸、大黄素葡萄糖甙、大黄素蒽酮、大黄素甲醚、决明素、橙黄决明素、新月孢子菌玫瑰色素、决明松、决明内酯及维生素 A 等。

【药理分析】

水浸液、醇浸液等均有一定降压作用；醇提取物对葡萄球菌、白喉杆菌及伤寒、副伤寒杆菌有抑制作用；水浸剂对某些皮肤真菌有抑制作用；含大黄酚，有轻度的抗菌、泻下作用；可收缩子宫。

【性味归经】

味苦甘，性凉，入肝、肾经。

【功效主治】

为清热泻火药，具有清肝、明目、利水、通便的功效。

中医认为可治风热赤眼、青盲、雀目、高血压、肝炎、肝硬化腹水、习惯性便秘等证。

现代研究认为本品具有抗菌、缓泻、抗炎、降血脂血压、利尿、减肥等效用。临床用于慢性便秘、高脂血、动脉硬化、单纯性肥胖、慢性咽炎、真菌性阴道炎、肝炎、胰腺炎、肾炎及泌尿系感染等，均有较好疗效。

【使用禁忌】

脾虚腹泻者慎用。

【治方举例】

常用量 9~15 克（降血脂每日用 40~60 克）。可煎汤或研末内服；外用研末调服。

① 治急性结膜炎：草决明、菊花各15克，木贼9克，水煎服。症状轻微者可单用本品煎服。

② 治真菌性阴道炎：草决明30克，加水煮沸，冲洗外阴及阴道。每日1次，每次10~20分钟，10日为1疗程。

【上品药膳房】

决明炖茄子

【材料】决明子10克，茄子2只（约300克），素油、生姜、葱、盐、各适量。

【制法】① 决明子洗净，入砂锅中加适量清水，煎取药汁约200毫升。

② 茄子洗净，一切为四；生姜切丝；葱切段。

③ 素油入锅中，文火烧至7成热，放入茄块，煎至茄皮焦黄，淋少许清汤，加入药汁、姜丝、葱段、盐，稍炒匀，加盖焖约10分钟至茄子入味熟透即可。

【服法】佐餐食用。

【功用】清热通便，对肠胃积热引起的便秘尤为适宜。

决明菊花粥

【材料】决明子15克，白菊花10克，粳米100克，盐或白砂糖适量。

【制法】① 决明子、白菊花、粳米分别洗净。

② 决明子入锅中，文火炒至微香，取出；瓦煲内加清水300毫升，放入炒决明子，煎约半小时，再加入洗净的菊花，再煎5~10分钟，煎至100毫升，去渣留汁，备用。

③ 粳米加清水适量煮至粥将成，加入药汁，以文火收汁至粥成，依个人喜好加入盐或白砂糖调味即可。

【服法】温热服食。分2次服，连服5~7天。

【功用】清热，明目，平肝。青光眼属肝经有热而见目赤胀痛、头痛头胀、视物不清、口苦咽干者宜用。

决明子粥

【材料】炒决明子10~15克，粳米100克。

【制法】炒决明子水煎取汁（约100毫升）；粳米如常法煮粥，粥将成加入药汁再煮至粥成即可。

【服法】温热调味服食。

【功用】清肝泻火。急性结膜炎属肝火上炎，目赤肿痛者宜食。

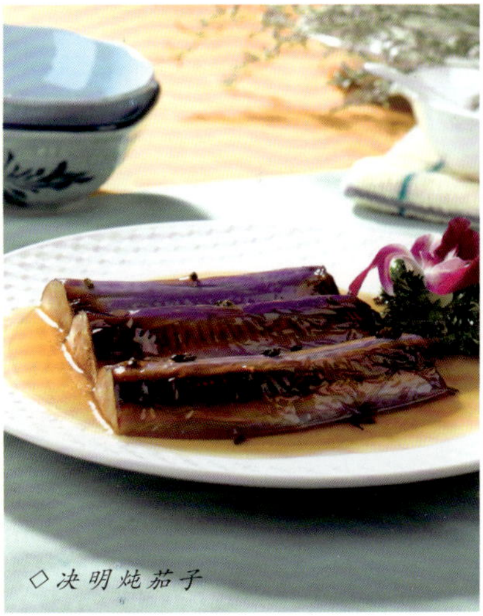

◇决明炖茄子

丹参*

【别名】

赤参、紫丹参、红根、紫党参、山红萝卜、活血根、红参。

【药材本源】

为唇形科多年生草本植物丹参的根。生于山野向阳处（有栽培），自11月上旬至次年3月上旬均可采收（以11月上旬采挖为宜），将根挖出后，除去泥土、根须、晒干。

本品以条粗、内紫黑色、有菊花状白点者为佳。

【产地】

主产于安徽、山西、河北、四川、江苏等地，湖北、甘肃、辽宁、陕西、山东、浙江、河南、江西等地亦有出产。

【炮制】

丹参：拣净杂质，除去根茎，洗净捞出，润透后切片，晒干。

炒丹参：丹参片入锅内，文火炒至微有焦斑，取出，放凉。

【主要成分】

根含有多种丹参酮、异丹参酮、丹参醇，另外还含有维生素E。

【药理分析】

有强心作用和降压作用；有镇静、镇定作用；可使胆甾醇下降；有一定的降血糖作用；对结核菌及某些致病性真菌有抑制作用，有抗炎、抗菌作用。

【性味归经】

味苦，性微温，入心、肝经。

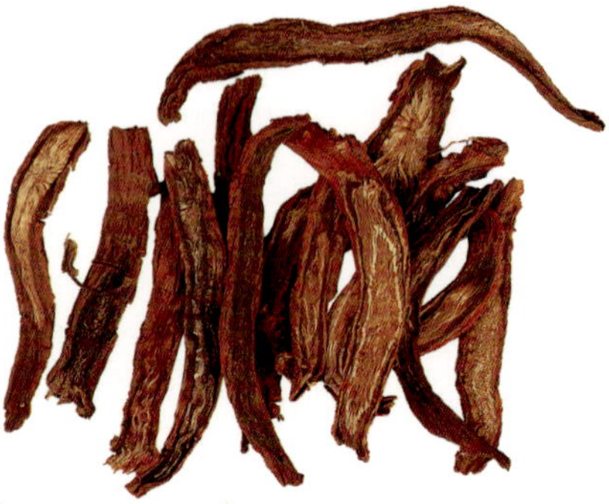

【功效主治】

为活血化瘀药材，具有活血祛瘀、宁心安神、排脓、止痛等功效。

中医认为可治心绞痛、月经不调、痛经、经闭、血崩带下、瘀血腹痛、骨节疼痛、惊悸不眠、恶疮肿毒等。

现代研究认为本品有强心、保肝、抗病毒、抗凝血（抗血栓）、镇静、止痛、安定、抗炎、抗菌等作用，临床用于冠心病、脉管炎、脑血栓、急慢性肝炎，“乙脑”、“流脑”、胃炎及胃溃疡、肾炎、腹泻、结肠炎、神经性皮炎、湿疹、荨麻疹及闭经、再生障碍性贫血、宫外孕、癌症等多种疾病，均有良好的防治效果。

【使用禁忌】

无瘀血者以及孕妇慎服；

不宜与藜芦同用。

【治方举例】

常用量5~15克。内服可煎汤，或入丸、散；外用可熬膏涂或煎水熏洗。

① 治慢性肝炎：丹参15克，板蓝根15克，郁金12克，水煎服。晚期血吸虫病、肝脾肿大也宜用此方，可改善肝功能，软缩肝脾。

② 慢性胃炎：丹参30克，檀香5克，砂仁5克，水煎服。

【上品药膳房】

丹参炒鸡丁

【材料】丹参20克，银杏50克，鸡肉500克，鸡蛋2个（取蛋清），猪油500克，葱段、食盐、芝麻油、料酒、豆粉、味精各适量，清汤少许。

【制法】① 鸡肉切细丁，置大碗内，加入蛋清、食盐、豆粉，拌匀上浆；银杏剥去硬壳；丹参切片。

② 猪油入锅中，烧至六成热，鸡丁下锅，用炒勺划散，放入银杏炒匀至熟，连油倒入密格，沥去油。

③ 原锅加猪油25克，入葱段煸炒出味，烹入料酒，加入汤、食盐、味精，倒入鸡丁和银杏、丹参，炒匀，用豆粉勾芡，和匀。起锅前淋入芝麻油，装盘即可。

【功用】定喘，止带，祛瘀。老年咳嗽气喘、小便频数，崩漏带下、高血脂、脂肪肝等宜食。

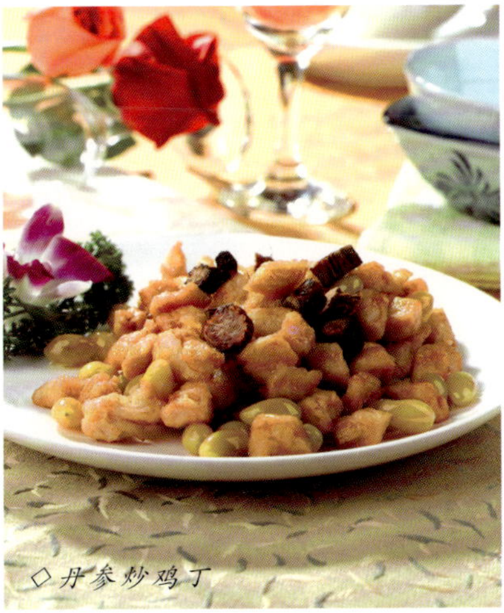

◇丹参炒鸡丁

丹参狗肉汤

【材料】丹参、菟丝子各20克，熟附片15克，狗肉500克，葱段、生姜片、料酒、盐、味精各适量。

【制法】① 狗肉洗净，入沸水煮透，入凉水中浸泡1小时，取出沥干水分，切成1寸见方的块。

② 姜片、狗肉入锅内旺火煸炒，烹入料酒炝锅，随即倒入砂锅内。

③ 菟丝子、丹参、附片扎入纱袋，入砂锅内，加清水、盐、味精、葱段，武火煮沸，打去浮沫，加盖，文火炖约2小时至狗肉熟烂，挑出姜片葱段，调味即可。

【功用】补中益气，温肾助阳，活血化瘀。阳气偏衰、精神不振、腰膝冷痛者皆宜食。

丹参炖仔鸡

【材料】丹参20克，仔鸡1只（约1000克），料酒、葱、姜、胡椒粉、鸡油、盐、味精各适量。

【制法】① 仔鸡宰杀后，去毛、内脏及爪；丹参润透，切片；姜切片；葱切段。

② 丹参、仔鸡、姜、葱入砂锅内，淋入料酒，加水2500毫升，武火烧沸，改文火炖约40分钟，加入盐、味精、胡椒粉、鸡油，稍搅匀，再略炖即可。

【功用】活血祛瘀，养心安神。男性不育者不妨多食用。

茜草根

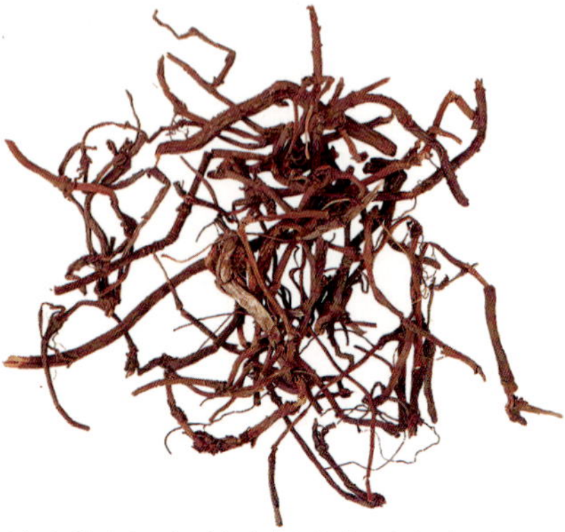

【别名】

茜根*、茜草、生茜草、血见愁、过山龙、活血丹、地苏木、土丹参、红茜根。

【药材本源】

为茜草科多年生攀援草本植物茜草的根及根茎。春秋采挖（以秋采者为佳），除去茎苗，去净泥土及细须根，晒干。根茎呈不规则块状，顶端有地上茎残基及细根残留，其下则有数条或数十条支根。

本品以条粗长，表面棕红色、内深红色，分岐少、无茎苗及细须根少者为佳。

【产地】

陕西、河南、河北、山东；湖北、江苏、浙江、甘肃、辽宁、山西、广东、广西、四川等地亦有出产，然以陕西、河南所产为盛，品质也最好。

【炮制】

茜草：拣净杂质，除去芦苗，洗净，润透后及时切片，晒干。

茜草炭：茜草片置锅内炒至外表呈焦黑色、内部老黄色，喷洒清水，取出放凉。

【主要成分】

含紫茜素、茜素、伪紫茜素、茜草色素等。

【药理分析】

口服茜草根煎剂有明显的止咳、祛痰作用；根的水提取物可兴奋子宫，产妇口服亦有加强子宫收缩的作用；茜草根煎剂有止血作用；对金黄色和白色葡萄菌、肺炎球菌、流感杆菌有一定抑制作用；其制剂有帮助结石排出的作用。

【性味归经】

味苦，性寒，入心、肝经。

【功效主治】

为止血药，具有行血止血、通经活络、止咳祛痰的功效。

中医认为可治吐血、衄血、尿血、便血、血崩、经闭、风湿痹痛、跌打损伤、瘀滞肿痛、黄疸、慢性气管炎等证。

本品用于肺结核咳血、消化道出血、功能性子宫出血、产后出血过多、月经过多、鼻出血、便血、原发性血小板减少性紫癜、外伤出血、拔牙后急性渗血以及慢性气管炎等症，均有良好的临床效果，并发现还具有防治癌症及白细胞减少症的作用。

【使用禁忌】

脾胃虚寒及无瘀滞者忌服；

本品忌用铁质、铅质器物煎制。

【治方举例】

常用量10~15克。可煎汤内服，或入丸、散。

①治产后出血过多：茜草根90克煎汤服。

②治月经不通：茜草根30克，黄酒煎，空腹服。

【上品药膳房】

茜草炖甲鱼

【材料】茜草根10克，甲鱼1只（约300克），盐适量。

【制法】甲鱼入锅中，加清水，以文火加温烫杀，去脂膜，洗净，与茜草根加水同炖至肉熟烂，去药，加少许盐调味。

【服法】温热时饮汤食肉。

◇茜草炖甲鱼

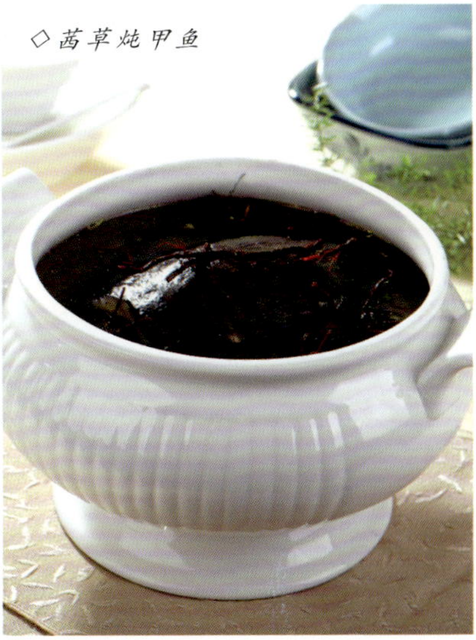

【功用】滋阴清热，凉血止血。血小板减少性紫癜属阴虚血热，口干咽燥，小便赤黄、大便干结者宜食。

续断

【别名】

属折*、龙豆*、接骨、接骨草、川断、川续断。

【药材本源】

为川续断科多年生草本植物川续断或续断的根。8~10月采挖，洗净泥沙，除去根头、尾梢及细根，阴干或炕干。干燥根茎呈长圆柱形，向下渐细，或稍弯曲，表面灰褐色或黄褐色，质硬而脆，易折断，断面皮部褐色、木部淡褐色或灰绿色，略带香气。

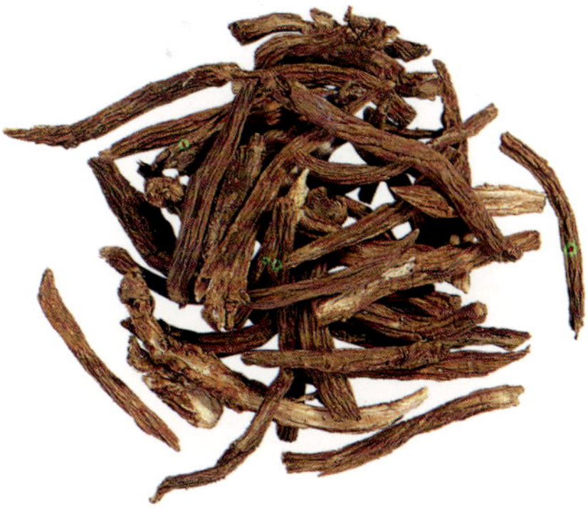

本品以粗肥、质坚、易折断、外色黄褐、内色灰绿者为佳。

【产地】

主产于四川、湖北、湖南、贵州；陕西、云南、江西、广东等地亦有出产。

【炮制】

续断：洗净泥沙，除去残留根头，润透后切片晒干，筛去屑。

炒续断：续断片入锅内，以文火炒至微焦。

盐续断：续断片入锅内，加入盐水拌炒至干透。（每50千克续断片用盐10千克，加适量开水化开）

酒续断：续断片用黄酒拌匀，吸尽，入锅内文火炒干（50千克续断片用黄酒10千克）

【主要成分】

川续断含生物碱、挥发油；续断含续断碱及挥发油。

【药理分析】

有抗维生素E缺乏症作用；对肺炎球菌有抑制作用；临床实践证明具有催乳及止痛作用。

【性味归经】

味苦辛，性微温，入肝、肾经。

【功效主治】

久服益气力、强筋骨，具有补肝肾、续筋骨、调血脉的功效。

中医认为可治腰背酸痛、足膝无力、胎漏、崩漏、带下、遗精、跌打损伤、金疮、痔漏、痈疽疮肿等证。

现代研究发现本品有促进组织再生、促进性征发育的效能，临床用于催乳、阴道出血、遗精、带下、骨折及外伤疼痛、慢性风湿性关节炎、肌炎等情形，疗效明显。

【使用禁忌】

痢疾初期不宜用；

不宜与雷丸同用。

【治方举例】

常用量9~15克。内服可煎汤，或入丸、散；外用捣敷。

治慢性风湿性关节炎：续断、牛膝、秦艽、当归、木瓜各60克，共研末。每次6克，每日2次，温开水送服。对改善肌炎亦有效。

【上品药膳房】

续断桃仁粥

【材料】续断10克，桃仁10克，乳香15克，苏木10克，粳米100克。

【制法】①续断、桃仁、乳香、苏木洗净，入砂锅内加清水适量，武火煮沸后改文火煎取药汁。

②粳米洗净，加水煮粥至粥将成，加入药汁，再煮至粥成即可。

【服法】温热服食。分2次食完。

【功用】补肝肾，舒筋活络，消肿生肌，止血止痛。用作骨折早期的辅助治疗非常适宜。

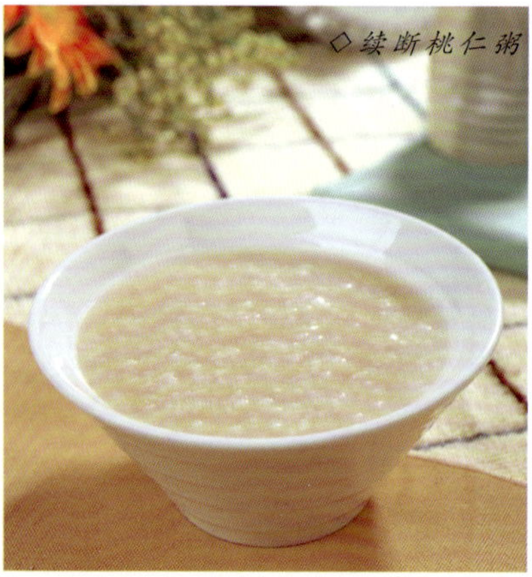

◇续断桃仁粥

五味子*

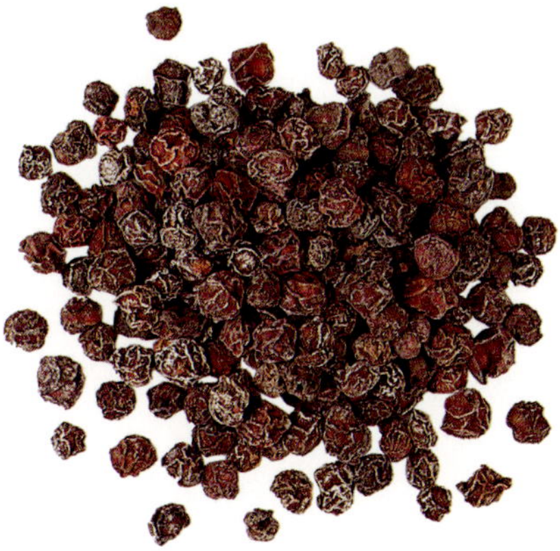

【别名】

五梅子、南味子、北味子。

【药材本源】

为木兰科落叶木质藤本植物五味子的果实。霜降后果实完全成熟时采摘，拣去果枝及杂质，晒干。

本品以紫红色、粒大、肉厚、有油性及光泽者为质优；宜置干燥通风处保存，注意防霉防虫蛀。

【产地】

北五味子：辽宁、吉林、黑龙江、河北。

南五味子：四川、湖北、陕西、山西、云南。

【炮制】

五味子：筛尽灰屑，除去杂质，置蒸笼内蒸透，取出晒干。

酒五味子：五味子加黄酒拌匀，置罐内，密闭，隔水蒸之，待酒吸尽，取出，晒干。

（亦可用蜜蒸、醋蒸，方法同酒味子。每 50 千克五味子用黄酒 10 千克，或用蜂蜜 15 千克，或用米醋 7.5 千克）

【主要成分】

果实含挥发油，干果中含柠檬酸、苹果酸、酒石酸及单糖类、树脂等。

【药理分析】

适当剂量可兴奋、强壮中枢神经系统；还可兴奋呼吸；对不正常的血压有调节作用，对循环衰竭者，升高血压作用颇为显著；对子宫平滑肌有兴奋作用，可用于助产；影响糖代谢，提高机体对糖的利用，还有增强肾上腺皮质功能的作用；可改善视觉与听力；促进胆汁分泌；有一定抗菌作用。

【性味归经】

味酸，性温，入肺、肾经。

【功效主治】

为收涩药材，具有敛肺、滋肾、生津、收汗、涩精的功效。

中医认为可治肺虚喘咳、口干作渴、自汗、盗汗、劳伤羸瘦、梦遗滑精、久泻久痢等证。

现代临床用于慢性气管（支气管）炎、老年肺气肿、肺心病、滞产、神经官能症、肾虚遗精和尿频、脱水、肠道感染、气虚自汗及盗汗、泌尿系感染、慢性肾炎、肾功能衰竭、肾阴亏损以及多种眼疾，均有良好的疗效。

【使用禁忌】

外有表邪，内有实热，或咳嗽初起、痧疹初发者忌服；

不宜与萎蕤（玉竹）一同使用。

【治方举例】

常用量 3~9 克。内服可煎汤或入丸、散；外用则研末掺或煎水洗。

① 治病毒性肝炎：五味子研为末，每次服 3 克，日服 3 次，疗程 1 个月左右，降低谷丙转氨酶作用明显。

② 治气虚自汗及盗汗：以五味子、五倍子各等分研粗末，以 70% 乙醇调为糊敷脐部，24 小时换药 1 次。

【上品药膳房】

五味猪肝

【材料】五味子 15 克，猪肝 250 克，黑木耳 30 克，姜、葱、素油、料酒、盐、味精各适量。

【制法】① 猪肝洗净，切片；黑木耳泡发洗净，切粗条；五味子研成细粉；姜切片、葱切段 。

② 素油入锅中，旺火烧至六成热，放入葱段、姜片，跑油出味，加入猪肝、料酒，爆炒至变色，加入黑木耳，炒熟，撒入五味子粉，翻炒均匀，加入盐、味精略炒即可。

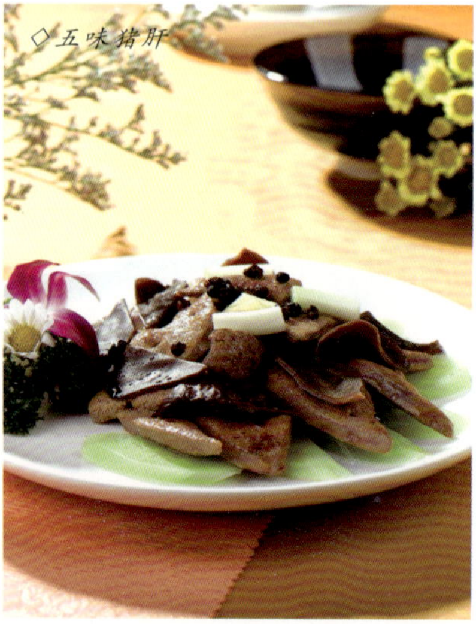
◇五味猪肝

【服法】佐餐食。

【功用】益气，生津，明目。维生素 C、维生素 A 缺乏症宜食。

五味核桃粥

【材料】五味子 10 克，核桃仁 20 克，大米 150 克，冰糖 25 克。

【制法】① 五味子洗净；核桃仁洗净，压碎；冰糖辗为碎屑；大米淘洗干净。

② 大米加清水适量，武火煮沸，加入五味子、核桃仁，煮至粥稠烂，加入冰糖或少许盐调味即成。

【服法】温热随量食用，可分 2 次食。

【功用】补肾、升压，低血压患者可经常食用。

五味补气粥

【材料】五味子 6 克，人参 10 克，黄芪、浮小麦各 30 克，大米 100 克，白砂糖适量。

【制法】① 五味子、人参、黄芪、浮小麦洗净，同入砂锅中煎煮，去渣取汁。

② 大米淘洗干净，加适量清水，武火煮沸，改文火煮至粥将成，加入药汁，再煮 10~15 分钟，加入白砂糖拌匀即可。

【服法】温服，每日 1 次或 2 次服完。（外感病证未去尽不宜食用）

【功用】益气，固涩，止汗。劳倦内伤、五脏虚衰、体虚自汗、心慌气短、神疲乏力者宜食。

旋覆花

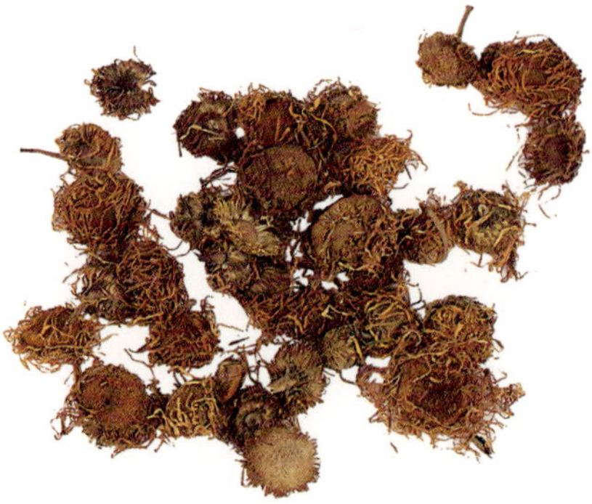

【别名】

戴椹*、金钱花、金钱菊、野油花、金盏花、夏菊、复花。

【药材本源】

为菊科多年生草本植物旋覆花、线叶旋覆花或大花旋覆花等的头状花序。夏、秋采摘即将开放的花序，晒干。干燥头状花序呈扁球形（有时较为散落），质柔软，手捻易散。

本品以朵大、金黄色、有白绒毛、无枝梗者为佳。

另《神农本草经》中有称“筋根花”者，今称旋花，为旋花科多年生草本植物篱天剑的花朵，“主益气，去面皯黑色”，二者名称相近，而外形相殊，要注意区分。

【产地】

主产河南、江苏、河北、浙江、安徽、黑龙江、吉林、辽宁等地。

【炮制】

旋覆花：拣去杂质，除去梗叶，筛去泥土。

蜜炙旋覆花：旋覆花加炼熟蜂蜜（每50千克旋覆花用炼熟蜂蜜12.5千克）与开水化开，拌匀，稍焖，用文火炒至色黄、不粘手，取出凉透。

【主要成分】

花含槲皮素、异槲皮素、咖啡酸、绿原酸、菊糖以及蒲公英甾醇等多种甾醇。

【药理分析】

旋覆花可缓解组织胺引起的支气管痉挛，有平喘作用；有利尿作用，但并不十分明显；大花旋覆花全草浸液及旋覆花煎剂有一定的抑菌作用；临床应用证明旋覆花有止呕作用。

【性味归经】

味咸，性温，入肺、肝、胃经。

【功效主治】

为止咳平喘药材，具有消痰、下气、软坚、行水的功效。

中医认为可治胸中痰结、胁下胀满、咳喘、呃逆、唾如胶丝、心下痞梗、噫气不除、大腹水肿等。

现代研究证实本品有镇咳平喘的功用，临床可用于感冒、呕吐、急性支气管炎及支气管肺炎等。

【使用禁忌】

阴虚劳嗽、风热燥咳者忌服；

病人涉虚者不宜多服、久服。

【治方举例】

常用量5~10克。内服可煎汤，或入丸、散；外用可煎水洗、研末干撒或调敷。

① 治小便不利：鲜旋覆花（及苗）一小把，捣汁，和生白酒服。

② 治乳痈（结块）：旋覆花6克，蒲公英3克，甘草节2克，白芷3克，青皮3克。水煎服，以米酒为引。

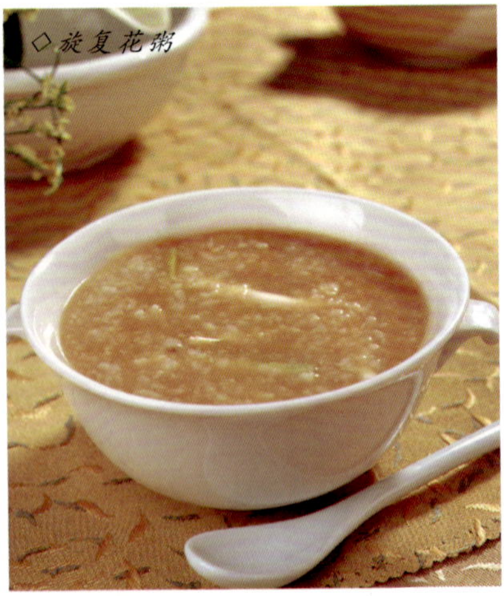
◇旋复花粥

【上品药膳房】

旋覆花粥

【材料】旋覆花10克，郁金10克，丹参15克，葱白5根，粳米100克。

【制法】旋覆花用纱布包好，与丹参、郁金入砂锅同煎，取汁约1000毫升；粳米洗净，用药汁煮为粥，粥熟，加入葱白，稍拌匀即可。

【服法】早晚空腹温热服食。

【功用】活血通络，下气散结。慢性肝炎有胁肋不适者宜用。

佩兰

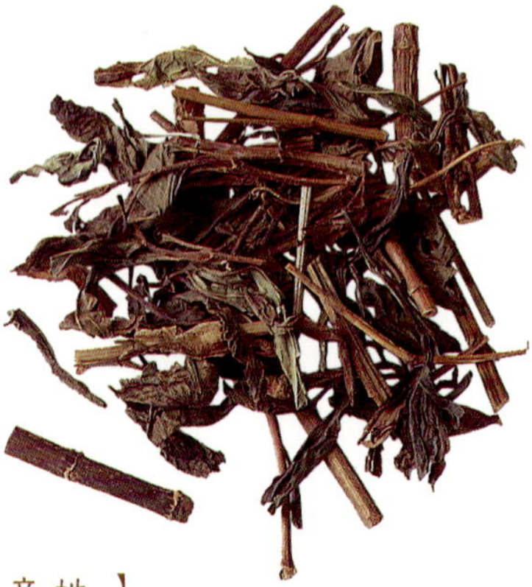

【别名】

兰草*、水香*、大泽兰、孩儿菊、女兰、香草。

【药材本源】

为菊科多年生草本植物兰草的茎叶。夏季当茎叶茂盛而花未开放时，割取地上部分，除净泥沙，晒干或阴干。干燥的全草，茎多平直，少分枝，呈圆柱形或扁压状。质脆，易折断，折断面类白色，气微香。

本品以干燥、叶多、色绿、茎少、未开花、香气浓者为佳。

另外，西藏地区使用的佩兰，为菊科植物大麻叶泽兰的全草，与本品有异。

【产地】

江苏、浙江、河北、山东等地。

【炮制】

拣净杂质，用水洗净，捞出，稍润后，除去残根，切段，晒干。

【主要成分】

根含兰草素；全草含挥发油，主要为对—异丙基甲苯、乙酸橙花醇酯、5-

甲基麝香草醚。叶含香豆精、邻-香豆酸、麝香草氢醌。

大麻叶泽兰的叶、花中含兰苦素、一倍半萜内酯，叶中还含泽兰甙。

【药理分析】

兰草所含对一异丙基甲苯、乙酸橙花醇酯对流感病毒有直接抑制作用；煎剂有广谱抑菌作用；可抑制性功能；鲜叶或干叶的醇浸液具有急性毒性，用于家兔，有麻醉作用，甚至抑制呼吸，使心搏变慢、体温下降等。

【性味归经】

味辛，性平，入脾、胃经。

【功效主治】

为芳香化湿药材，具有清暑、辟秽、化湿、调经的功效。

中医认为可治感冒暑湿、寒热头痛、湿邪内蕴、脘痞不饥、口甘苔腻、月经不调诸证。

现代临床用于中暑、消化不良、牙疼及毒蛇咬伤等，均有良好的疗效。

【使用禁忌】

阴虚、气虚者忌服。

【治方举例】

常用量3~10克，鲜品加倍。可煎汤内服或捣烂外敷。

①治牙疼：佩兰9克，煎汁含漱。

②治中暑：佩兰3克，藿香叶5克，薄荷叶3克，鲜荷叶10克，水煎服。

上品药膳房

藿香佩兰茶

【材料】藿香5克，佩兰5克。

【制法】上药入砂锅中，加适量水，武火煮沸，改文火煮5分钟，去渣取汁。

【服法】代茶频饮。

【功用】芳香化湿。在潮湿的气候或环境等情况下出现体倦身重、头胀头痛者宜用，对夏季湿热、暑湿也有疗效。

蛇床子

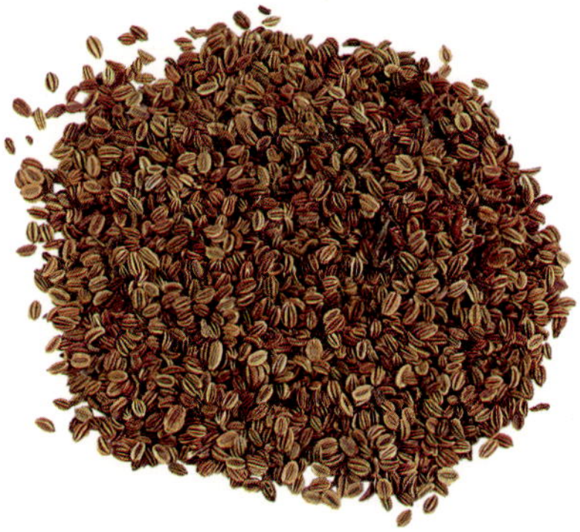

【别名】

蛇米*、蛇珠、蛇粟、蛇床实、双肾子、野茴香。

【药材本源】

为伞形科一年生草本植物蛇床的果实。果实成熟（呈黄色）时采收，割取全株，打落果实，晒干。

本品以颗粒饱满、灰黄色、气味浓厚者为佳。

【产地】

主产于河北、山东、江苏、浙江等地；广西、四川、陕西、山西亦有出产。

【炮制】

拣去杂质，筛去泥砂，洗净，晒干。

【主要成分】

果实含挥发油、甲氧基欧芹酚、蛇床明素、异虎耳草素、佛手柑内酯、二氢山芹醇、当归酸酯、异戊酸酯、蛇床定、异丁酰氧基二氢山芹醇乙酸酯。其中挥发油的成分为蒎烯、莰稀、异戊酸龙脑酯、异龙脑等。

【药理分析】

煎剂对阴道滴虫有一定杀灭功用，浸膏在体外对阴道滴虫的杀灭作用尤为明显；乙醇提取物在动物实验中有性激素样作用；有抗真菌及抗流感病毒的作用；临床观察证实本品还具有祛痰平喘作用，并有抗变态反应、局部麻醉和催眠作用。

【性味归经】

味辛苦，性温，入肾、脾经。

【功效主治】

为助阳的补益药材，具有温肾助阳、祛风、燥湿、杀虫的功效。

中医认为可治男子阳痿、阴囊湿痒、女子下阴痒、子宫寒冷不孕、风湿痹痛、疥癣湿疮。

现代研究认为本品还有升高血小板及白细胞的作用；临床用于促进性功能、皮肤疾病、阴部疾病均有明显疗效。

【使用禁忌】

下焦有湿热，肾阴不足，阳亢早泄及精关不固者忌服；

不宜与巴豆、贝母、牡丹同用。

【治方举例】

常用量6~15克。可煎汤内服或入丸剂；外用可煎水洗或研末撒、调敷。

①治阳痿：蛇床子、五味子、菟丝子、枸杞子各等分，研末服用，每服6克，日服3次。

②治阴道炎：蛇床子30克，苦参30克，煎汤熏洗。每日1次，7日为一个疗程。对滴虫性及真菌性阴道炎疗效颇佳。也可单用蛇床子。

【上品药膳房】

蛇床子泡鸡蛋

【材料】蛇床子150克，鸡蛋14个。

【制法】蛇床子洗净，入瓦煲内加水文火煎取汁液；鸡蛋洗净，拭干水分，入药汁中浸泡7天。

【服法】食用时将鸡蛋煮熟即可，早晚各吃1个。

【功用】温补助阳，平喘化痰。性功能轻度障碍、哮喘及喘息性支气管炎患者宜食。

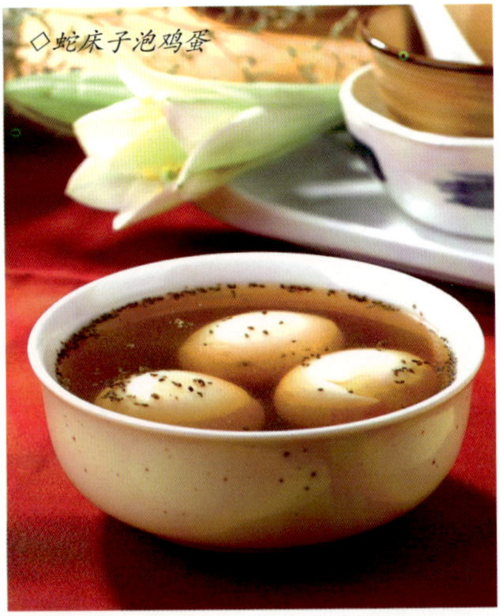
◇蛇床子泡鸡蛋

景天

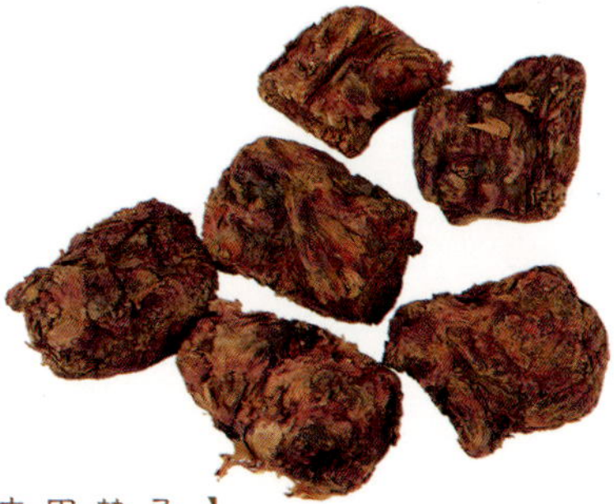

【别名】

戒火*、慎火*、火母、护花菜、护火、佛指甲、土三七、美人草。

【药材本源】

为景天科多年生草本植物景天的全草。7~8月间采收，割取花枝及花，阴干。栽培品种每年可收割，但3~4年后须翻栽。

本品以身干、无杂质者为佳。

【产地】

云南、贵州、四川、湖北、陕西、山西、河北、辽宁、吉林、浙江。

【炮制】

去净杂质，阴干即可。

【主要成分】

叶中含景天庚糖等。

【药理分析】

临床观察景天具有良好的抗炎、抗菌、退热、解毒、止血的作用。

【性味归经】

味苦酸，性寒，入心、肝经。

【功效主治】

为清热解毒药材，具有良好的清热、解毒、止血效用。

中医认为可治丹毒、游风、烦热惊狂、咯血、吐血、疔疮、肿毒、风疹、漆疮、目赤涩痛、外伤出血等。

现代临床用于感染性疾病高热、蛇虫咬伤及多种炎症的治疗，效果颇佳。

【使用禁忌】

脾胃虚寒、大便溏薄者忌服；

本品忌用铁质器具加工或煎煮。

【治方举例】

常用量2~30克，外用酌情而定。内服可煎汤、捣汁或入散剂；外用可捣汁涂或煎水洗。

① 治肺炎：鲜景天叶一把，捣烂绞汁服。

② 治产后子宫下垂：慎火草（景天）500克，米酒5千克，煎煮为汁。温服，日服4次。

③ 治疔疮：取鲜景天一把，捣烂，以烧酒调敷患处。

上品药膳房

景天冰糖茶

【材料】鲜景天叶30克，冰糖30克。

【制法】① 鲜景天叶洗净，手撕碎，用纱袋包好；冰糖打碎。

② 上物入杯中，沸水冲泡，加盖，闷10分钟即可。（亦可将上物同炖取汁饮，或以干景天叶15克加冰糖15克炖服）

【服法】代茶频饮。

【功用】清热，止血。对吐血、咳血、咯血者颇为适宜。

茵陈

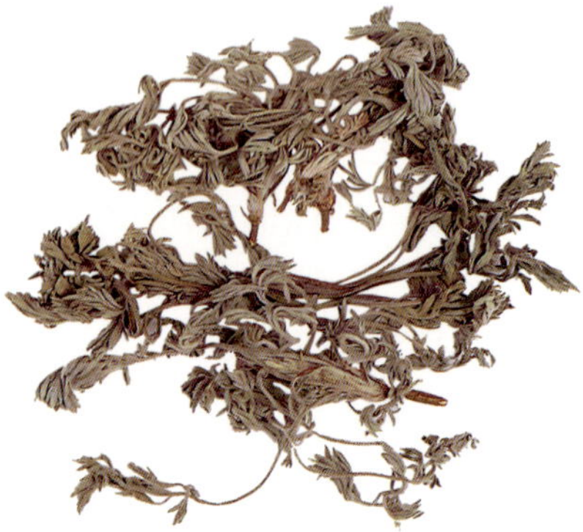

【别名】

茵陈蒿*、绵茵陈、野兰蒿。

【药材本源】

为菊科多年生草本植物茵陈蒿的幼嫩茎叶。春季幼苗高约三寸时采收，除去杂质，去净泥土，晒干。干燥的幼苗多揉为团状，灰绿色，全体密被白毛，绵软如绒（故又称绵茵陈）。

本品以质嫩、绵软、灰绿色、香气浓者为佳。

【产地】

主产于陕西、山西、安徽；山东、江苏、湖北、河南等地亦有出产。

【炮制】

过筛，拣去杂质、陈去残根，碾碎，再过箩筛去净泥屑。

【主要成分】

含蒿属香豆精、绿原酸、咖啡酸等；全草含精油和脂肪油、灰分等，其中精油成分主要为β－蒎烯、茵陈炔酮、茵陈烯酮、茵陈炔、茵陈素等。

【药理分析】

所含蒿属香豆精有良好的利胆作用；煎剂有保肝、促进肝细胞再生的作用；挥发油对金葡萄有明显抑制作用，对痢疾杆菌、溶血性链球菌、肺炎双球菌、白喉杆菌、结核杆菌有一定抑制作用；水浸剂等有降压作用以及良好的利尿作用等。

【性味归经】

味苦辛，性凉，入肝、脾、膀胱经。

【功效主治】

为利水渗湿药材，具有清热利湿、退黄的功效。

中医认为可治湿热黄疸、小便不利、风痒疮疥等证。

现代研究认为本品有解热、降压、利尿、平喘、保肝、降血脂、扩张血管、增加冠脉血流量、抗凝血及促进纤维蛋白溶解等作用，临床可用于治疗肝胆病、冠心病以及预防感冒、流感等。

【使用禁忌】

非因湿热引起的发黄忌服。

【治方举例】

常用量9~15克。内服可煎汤；外用则煎水洗。

①治黄疸型传染性肝炎：茵陈30~60克，水煎浓汁分3次服，小儿酌减，7天为1个疗程。

②治胆囊炎：茵陈、公英、郁金各30克，姜黄12克，水煎服。

③预防感冒（或流感）：茵陈6~10克，水煎服。每日1次，连用3~5天。

【上品药膳房】

茵陈煮鸡蛋

【材料】茵陈蒿30克，扁竹根6克，青蒿30克，木贼30克，鸡蛋2~3个，红糖适量。

制作：① 茵陈蒿、扁竹根、青蒿、木贼稍水洗，入瓦煲中加适量水武火煮沸，改文火煎汁。

② 鸡蛋洗净外壳，入瓦煲中同煮至熟，取出、去壳，再入煲中煮10分钟，去药渣，入红糖调味。

【服法】食蛋饮汤。分早、晚2次空腹温服。

【功用】清热解毒，消肿止痛。脘腹胀满、大便秘结者食用，可改善症状。

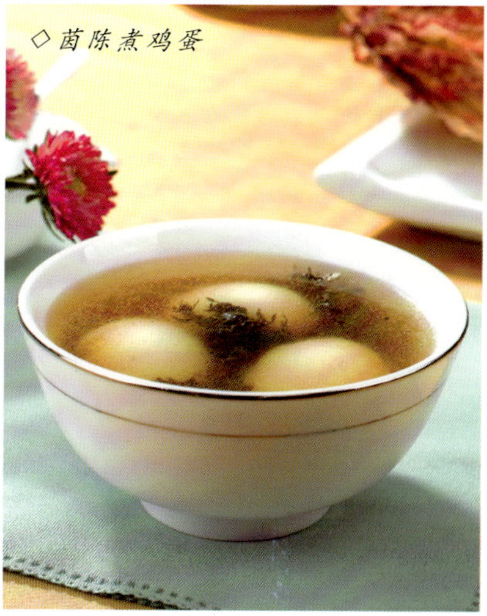

◇茵陈煮鸡蛋

茵陈瘦身饮

【材料】茵陈、金樱子、草决明、山楂、荷叶各10克。

【制法】① 上药各经干燥后，分别制为粗末，于容具中混匀。

② 取混匀后的药末3~6克，装入纱布袋或滤泡纸袋，投入杯中，冲入沸水，加盖闷15分钟即可（可冲泡多次）。

【服法】每日1包，代茶饮服。

【功用】疏肝理气，清热利湿，降脂减肥。肥胖者减肥保健瘦身时饮用。

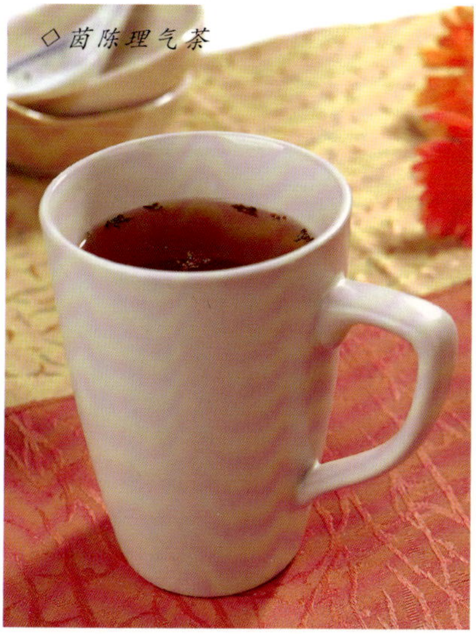

◇茵陈理气茶

茵陈理气茶

【材料】茵陈30克，麦芽15克，陈皮10克。

【制法】上药干燥后研末，混匀，入保温杯中，沸水冲泡，闷15分钟即可。

【服法】代茶频饮。

【功用】疏肝理气，消食退黄。急慢性肝炎恢复期情志不舒、胸闷、食欲不振者宜多饮。阴虚火旺者忌用。

徐长卿

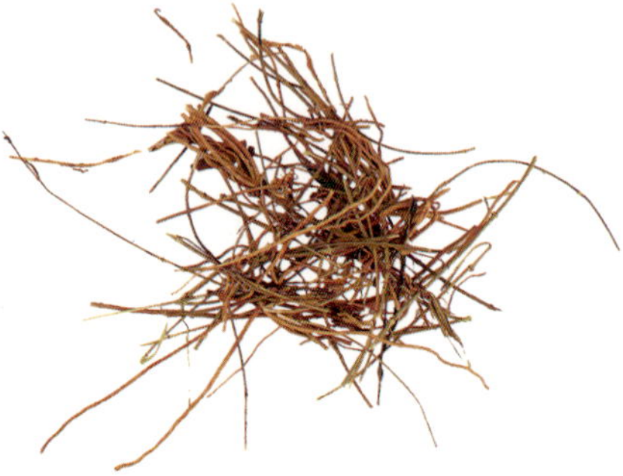

【别名】

石下长卿*、鬼督邮*、竹叶细辛。

【药材本源】

为萝藦科多年生草本植物徐长卿的根及根茎或带根茎的全草。夏季连根掘起，洗净，晒干。干燥的全草，茎呈细圆柱状，表面灰绿色，易折；叶纸质、灰绿色；根茎短而弯曲，根细尖，深灰褐色，易断，断面较平，粉质，有香气。

【产地】

主产于江苏、河北、湖南、安徽、贵州、广西及东北等地。

【炮制】

拣净杂草，洗净，润透，切成1.5厘米的段，晒干。

【主要成分】

全草含牡丹酚、醋酸、桂皮酸等；根含黄酮甙、糖类、氨基酸、牡丹酚。

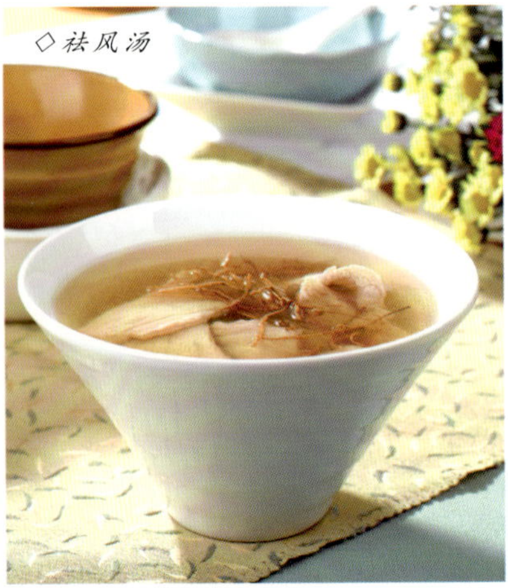

◇祛风汤

【药理分析】

所含牡丹酚有抗风湿性关节炎的作用；提取物有镇痛、降压的作用；在体外，对金葡菌、甲型链球菌、福氏痢疾杆菌、伤寒杆菌、绿脓杆菌、大肠杆菌、枯草杆菌均有抑制作用。

【性味归经】

味辛，性温，入心、肝、胃经。

【功效主治】

为祛风湿药材，具有镇痛、止咳、利水消肿、活血解毒等功效。

中医认为可治风湿、胃痛、牙痛、经期腹痛、慢性气管炎、腹水、水肿、痢疾、肠炎、跌打损伤、湿疹、荨麻疹及毒蛇咬伤诸证 。

现代临床证实徐长卿有抗过敏、抗感染、降血脂及抗动脉粥样性硬化等作用，对神经性皮炎、冠心病、心绞痛、头痛、神经衰弱等有明显疗效。

【使用禁忌】

体弱者慎服。

【治方举例】

常用量：根6~12克；全草15~30

克。内服可煎汤，或浸酒、入丸剂；外用可捣敷或煎水洗。

① 治跌打肿痛：鲜徐长卿适量，捣烂敷患处。

② 治经期腹痛：徐长卿根 9 克，月月红 6 克，川芎 3 克。切细，取 4 两米酒浸泡 2~4 小时，内服。

③ 治痢疾、肠炎：徐长卿全草 3~6 克。水煎服，每日 1 剂。

④ 治牛皮癣：徐长卿 6~12 克。水煎内服，并外洗患处。对带状疱疹、荨麻疹亦有效。

【上品药膳房】

祛风汤

【材料】徐长卿根 24~30 克，猪瘦肉 120 克，陈年米酒 60 毫升。

【制法】猪瘦肉洗净、切片；徐长卿洗净；入瓦煲中，加入米酒及适量清水，加盖，煎至半碗即可。

【服法】饭前服用，每日 2 次。

【功用】祛风活血。可有效缓解风湿、类风湿关节炎引起的疼痛。

地肤子

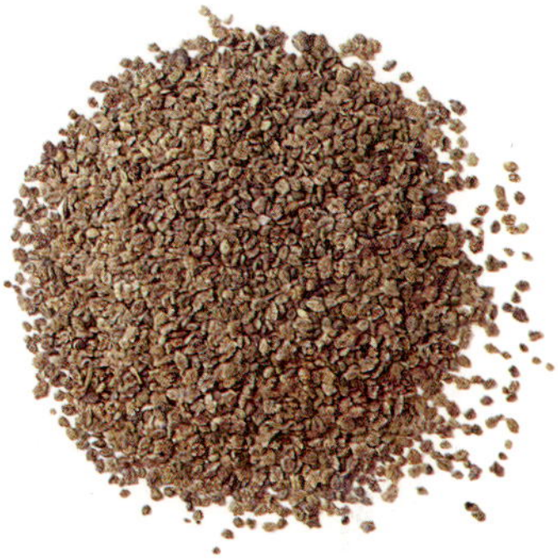

【别名】

地葵*、地麦、益明、帚菜子、铁扫把子。

【药材本源】

为藜科一年生草本植物地肤的果实。秋季果实成熟时割取全草，晒干，打下果实，除净枝、叶及杂质。干燥果实呈扁圆形五角星状，呈土灰绿色或浅棕色。

本品以灰绿、饱满、无枝叶杂质者为佳。

另外，同属植物扫帚菜、碱地肤的胞果亦用同地肤子（外形几无差别）；而湖南、湖北、贵州、山东等地则以“灰菜子”（同科植物藜的胞果）作地肤子用。

【产地】

地肤子主产于河北、山西、山东、河南；辽宁、青海、陕西、甘肃、四川、江苏、安徽等地亦有出产。

【炮制】

拣去枝叶杂质，晒干即可。

【主要成分】

种子含三皂甙、油；绿色部分含生物碱。

【药理分析】

水浸剂对许兰氏黄癣菌、奥杜盎氏小芽胞癣菌等皮肤真菌有抑制作用；临床观察有消炎、镇静、止痛作用。

【性味归经】

味甘苦，性寒，入肾、膀胱经。

【功效主治】

为利水渗湿药材，具有利小便、清湿热的功效。

中医认为可治小便不利、淋病、带下、疝气、风疹、疮毒、疥癣、阴部瘙痒等证。

现代研究认为本品有利尿、抗真菌等作用，临床用于疥癣、湿疹、皮肤瘙痒、荨麻疹、末梢神经炎、急性肾炎、尿路感染等，均有明显疗效。

【使用禁忌】

本品不宜与桑螵蛸一同使用。

【治方举例】

常用量10~15克。内服可煎汤，或入丸、散；外用可煎水洗。

①治荨麻疹：地肤子60克，蝉蜕20克。水煎，每日1剂，分2次服。

②治皮肤瘙痒：地肤子、白鲜皮、苦参各9克，防风、蝉蜕各6克，水煎服。（或煎汤洗浴；对疥癣、湿疹亦颇有效）

③治急性肾炎：地肤子15克，荆芥、苏叶、桑白皮、瞿麦、黄柏、车前子各9克，蝉蜕10克，水煎服。一般3~4天症状消失，可用至痊愈。（血尿明显可重用瞿麦；蛋白尿较多可重用苏叶、蝉蜕；尿中白细胞多则可加用连翘，重用黄柏）

上品药膳房

地肤汤

【材料】地肤子30克，红枣4枚。

【制法】上药洗净，红枣去核、压碎，加水煎煮，去渣取汁。

【服法】温服，分2次服用。

【功用】清利湿热，止痒。尤其适合慢性肾功能衰竭，皮肤瘙痒者服用。

王不留行*

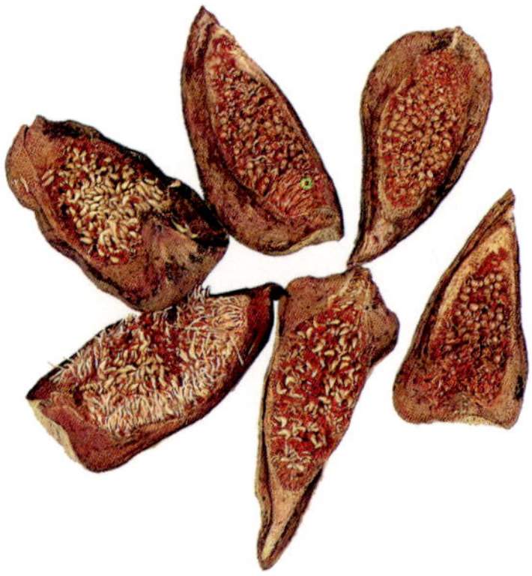

【别名】

不留行、禁宫花、金剪刀草、金盏银台、麦蓝子。

【药材本源】

为石竹科一年生或二年生草本植物麦蓝菜的种子（《本经》中王不留行多指种子与全草）。

4、5月（东北地区秋季）麦熟时采收，割取全草，晒干，使果实自然裂开，打下种子，除去杂质，晒干。

本品以干燥、子粒均匀、饱满、色乌黑、无杂质者为佳。

【产地】

主产于河北（产量最大）、山东、辽宁、黑龙江；山西、湖北、湖南、河南、安徽、陕西、江苏、浙江、江西、吉林及新疆亦有出产。

【炮制】

簸净杂质，置锅内，用文火炒至爆花六七成时取出，放凉。

【主要成分】

种子含淀粉、脂肪、蛋白质、灰分、生物碱、香豆精类物质及多种皂甙，另还含有异肥皂草甙等。

【药理分析】

煎剂对子宫有收缩作用，而乙醇浸出液作用更强；王不留行有促进乳汁分泌及止痛、消炎、利尿等作用；研究发现，本品有抗癌作用。

【性味归经】

味苦辛甘，性平，入肝、胃经。

【功效主治】

为活血化瘀药材，具有行血通经、催生下乳、消肿敛疮的功效。

中医认为可治妇女经闭、乳汁不通、难产、血淋、痈肿、金疮出血诸证。

现代研究发现本品在某些妇科病及前列腺、泌尿系统疾病方面颇具医疗价值，临床用于子宫肌瘤、功能性子宫出血、子宫复位、痛经、闭经、慢性前列腺炎、泌尿系结石等，均有良好的疗效，用于乳腺癌、肝癌亦有辅助作用。

【使用禁忌】

有失血病、崩漏病之人忌服；

有通乳作用，孕妇忌服。

【治方举例】

常用量4~10克。可煎汤内服，或入丸、散；外用则研末调服。

治功能性子宫出血：王不留行30克，血竭6克，丹参15克，莪术9克，茜草炭10克，乌贼骨15克，石榴皮10克，赤芍12克，水煎取汁。三七3克，研细末，以药汁冲服。每日1剂，分早、晚2次空腹服用。

【上品药膳房】

王不留行通乳汤

【材料】王不留行50克，猪脚1只约（750克），盐少许。

【制法】猪脚去毛，洗净，切块，与王不留行同入瓦煲中，加适量水，武火煮沸，改文火炖2小时至猪脚熟烂，加少许盐调味即可。

【服法】温服。食肉饮汤，1~2日服完。

【功用】有补虚通乳作用，产妇乳汁不通或不足者宜食。

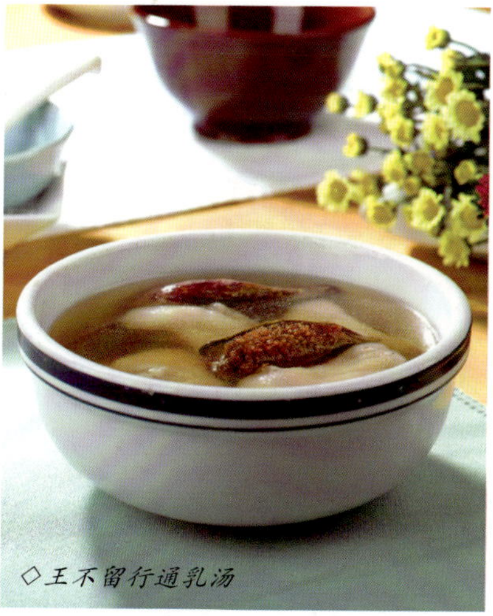

◇王不留行通乳汤

升麻

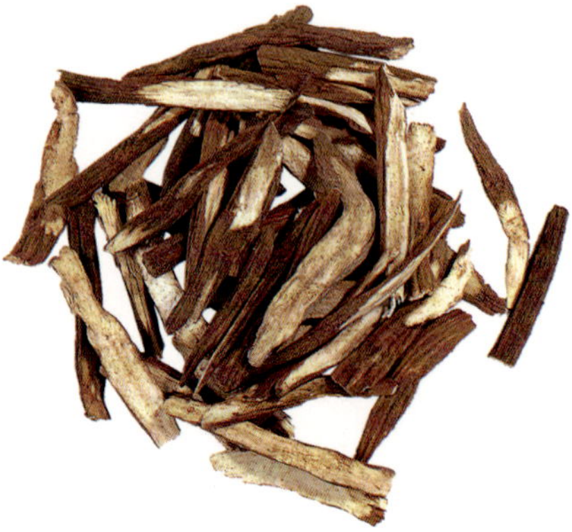

【别名】

周升麻*、绿升麻、兴安升麻、川升麻、北升麻、关升麻。

【药材本源】

为毛莨科多年生草本植物升麻、兴安升麻和大三叶升麻的根状茎。春、秋采挖，除去地上茎苗和泥土，晒至须根干，用火燎或用竹筐撞去须干，晒干。

本品按产地和原植物品种分为西升麻（川生麻）、北升麻、关升麻几种。川升麻为植物升麻的干燥根茎，以个大、外皮黑色、无细根、断面白色或淡绿色者为佳；关升麻为植物大三叶升麻的干燥根茎，以个大、整齐、外皮黑色、无细根、断面灰色者为佳。

【产地】

川升麻：陕西、四川、青海、云南；贵州、河南、新疆亦有出产；

北升麻：辽宁、黑龙江、河北、山西；湖北、内蒙古亦产；

关升麻：主产辽宁、吉林、黑龙江等地。

【主要成分】

升麻根茎含升麻碱、水杨酸、鞣质、树脂、咖啡酸、阿魏酸；

兴安升麻根茎含升麻素、生物碱、糖类、有机酸、树脂、异阿魏酸、阿魏酸、咖啡酸；大三叶升麻含生物碱。

【药理分析】

升麻能抑制结核杆菌的生长，水浸剂对一些皮肤真菌有抑制作用；水提取物有降压、抑制心肌、减慢心率的作用，还有镇静作用等；兴安升麻对子宫有收缩作用，可用于月经不调。

【性味归经】

味甘辛微苦，性凉，入肺、脾、胃经。

【功效主治】

为发散风热的药材，具有升阳、发表、透疹、解毒的功效。

中医认为可治时气疫疠、头痛寒热、喉痛、口疮、斑疹不透，中气下陷之久泻久痢、脱肛、崩漏带下、子宫下坠及痈肿疮毒等。

现代研究认为本品有解热降温、降血压、镇痛、镇静、解毒功用，临床用于牙周病、麻疹、直肠或子宫脱垂、胃下垂等，均有明显疗效。

【使用禁忌】

上盛下虚、阴虚火旺及麻疹已透者忌服；

忌过量使用，以免中毒甚而血压下降、呼吸麻痹而危及生命。

【治方举例】

常用量3~6克。内服可煎汤，或入丸、散；外用可研末调敷、煎水含漱或淋洗。

① 治麻疹：麻疹初期可用升麻、牛蒡子各3克，桔梗1.5克，水煎服。

② 治牙周炎：升麻、骨碎补、生石膏各3克，研末和匀，布包好，水煎。口中含漱，每日3次。

【上品药膳房】

升麻大枣猪肠汤

【材料】升麻10克，大枣30枚，猪大肠500克，生粉、盐适量。

【制法】① 猪大肠加生粉、盐反复大力搓洗，洗净，清水中泡1个小时去掉异味，捞出，沥干水分，切件；大枣洗净，去核，压为枣泥；升麻研为粗末，以纱布包好。

② 上物入砂锅中，加清水适量，武火煮沸，改文火炖至猪肠熟烂，取出纱包，入盐调味。

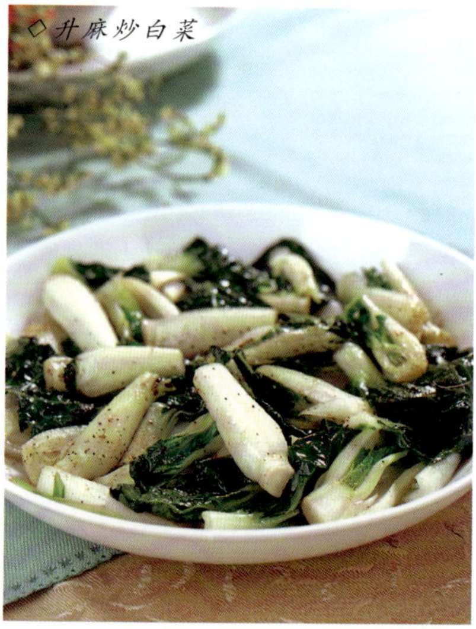
◇升麻炒白菜

【服法】食枣、猪肠，饮汤。分3次服完。

【功用】补益脾胃，益气升提。气虚下陷之脱肛、便后直肠脱垂、食少便溏之人宜食。

升麻炒白菜

【材料】升麻10克，白菜500克；葱、素油、盐、鸡粉各适量。

【制法】① 升麻干燥后研为细粉，过筛。

② 白菜、葱洗净，白菜切条，葱切丝。

③ 素油入锅，烧至七成热，放入葱丝，爆出香味，再放入白菜、升麻粉、鸡精，翻炒均匀至熟，入盐略炒即可。

【功用】升阳，解表，透疹，解毒。风热感冒、头痛、喉痛、口疮等情形宜用。

升麻黄芪炖鸡

【材料】升麻9克，黄芪15克，鸡1只（约1000克），盐适量。

【制法】① 鸡宰杀后去毛、肠杂及爪，洗净，取适量盐抹匀鸡身内外。

② 黄芪洗净；升麻干燥后研为细粉。

③ 上药入鸡腹内，将鸡盛于炖盅，加适量水，炖盅入锅中，武火隔水炖至鸡肉熟透（亦可上蒸笼蒸熟）。

【服法】食肉饮汤，日分2次服完。

【功用】益气升提。子宫脱垂属脾气下陷者可多食用。

半夏

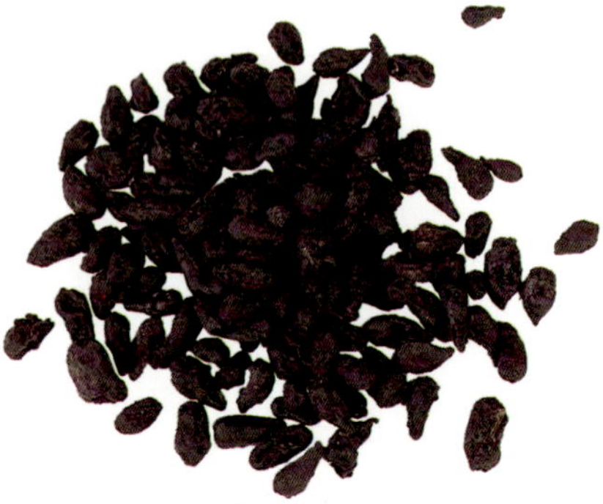

【别名】

地文*、水玉*、和姑、地雷公、蝎子草、珠半夏。

【药材本源】

为天南星科多年生小草本植物半夏的块茎。7~9月间采挖，洗净泥土，除去外皮，晒干或烘干。干燥块茎呈圆球形、半圆球形或偏斜状，表面白色或浅黄色，纵切面呈肾脏形，洁白，粉性充足。

本品以个大、皮净、色白、质坚实、粉性足者为佳。

另有同属植物掌叶半夏的块茎在江苏、河南、河北等地亦作半夏使用。

【产地】

全国大部分地区有产，其中四川产量大且质优。

【炮制】

生半夏：拣去杂质、筛去灰屑。

法半夏：半夏用凉水浸漂（避免日晒），泡至起白沫（约需10天）时，每50千克半夏加白矾1千克，泡1日，换水，泡至稍有麻辣味时取出略晾；甘草碾为粗块，煎汤，以汤泡石灰块，加水混合，除去石灰渣，倒入缸中浸泡半夏，每日搅拌，使其颜色均匀，泡至黄色已浸透、内无白心时，捞出，阴干。（50千克半夏用白矾1千克，甘草0.5千克，石灰块10千克）。

【主要成分】

块茎含挥发油、少量脂肪、淀粉、烟碱、黏液质、天门冬氨酸、谷氨酸、精氨酸、谷甾醇、胆碱等。

【药理分析】

煎剂有明显的镇咳、祛痰、缓和咽喉疼痛的作用；所含生物碱有止吐、催吐作用；有较为良好的解毒作用；对血压、子宫收缩均有一定的调节作用；半夏有毒成分难溶于水，此毒性对局部组织有浓烈的刺激作用，可用明矾消除此毒性。

【性味归经】

味辛，性温，有毒，入脾、胃经。

【功效主治】

为温化寒痰的药材，具有燥湿化痰、降逆止呕、消痞散结的功效。

中医认为可治湿痰冷饮、呕吐、反胃、咳喘痰多、胸膈胀满、痰厥头痛、头晕不眠等；外用则可消痈肿。

现代研究认为本品有镇咳、镇痛、止呕催呕、镇静、抗炎、降压、抗早孕的作用，临床可用于治疗牙痛、上呼吸道感染、急性青光眼、失眠、宫颈癌、冠心病、心动过速及病毒性心肌炎等。

【使用禁忌】

一切血证及阴虚燥咳、津伤口渴者忌服；

孕妇忌用；

不宜与乌头同用。

【治方举例】

常用量5~9克。内服可煎汤，或入丸、散；外用则宜研末调服。

①治病毒性心肌炎：半夏18克，生姜24克，茯苓12克。水煎服，每日1剂。

②治严重失眠：清半夏40克，先煎2小时，后入粟米50克，水煎服。

③治牙痛：生半夏30克，捣碎，置90%乙醇90毫升中浸1日。用时以棉球蘸药液，塞入龋齿中，或涂搽病牙周围。

【上品药膳房】

半夏山药粥

【材料】清半夏、山药各30克，白砂糖适量。

【制法】①以半夏煎取药汁1大碗（约300毫升），渣弃用。

②山药研为粉末，入半夏煎汁中，搅匀，煮数沸，加白砂糖调味。

【服法】空腹温服。

【功用】降逆止呕，燥湿化痰。慢性支气管炎属湿痰阻滞者，症见咳嗽痰多、恶心呕吐者宜用。

半夏米醋蒸蛋清

【材料】姜半夏9克，鸡蛋1枚，米醋适量。

【制法】鸡蛋洗净，在鸡蛋一端开一小孔，取蛋清于碗中，以米醋调匀，加入半夏，入锅内隔水蒸至蛋熟，去半夏即可。

【服法】温热时缓缓咽服。

【功用】化痰开结行瘀。痰瘀阻于咽喉、声音嘶哑、胸闷痰多等情形宜食，喉癌患者可用此方缓解咽部的不适。

半夏川芎豆肉汤

【材料】法半夏、川芎各9克，炒扁豆15克，猪瘦肉60克，盐适量。

【制法】①法半夏、川芎、炒扁豆同入瓦煲中，加适量水，煎约40分钟，去渣留汁。

②猪瘦肉洗净，切片，入药汁中，武火煮沸，改文火炖至肉熟烂，加盐调味即可。

【服法】每日1剂，连服4~5天。

【功用】行气活血，燥湿化痰。可改善痰浊阻滞、气滞血瘀引起的偏头痛、视物不明等症状。

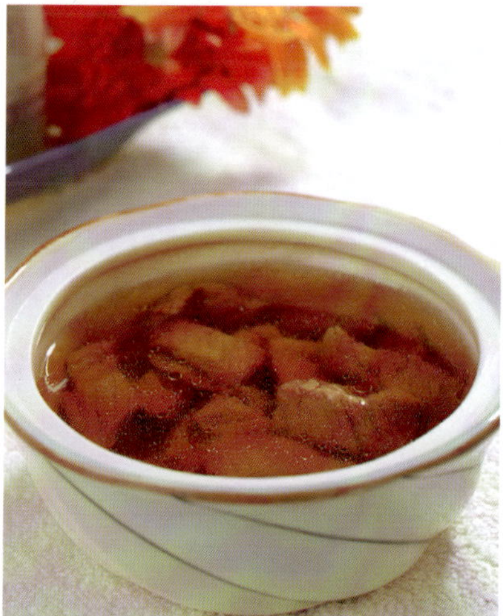

◇半夏川芎豆肉汤

肉桂

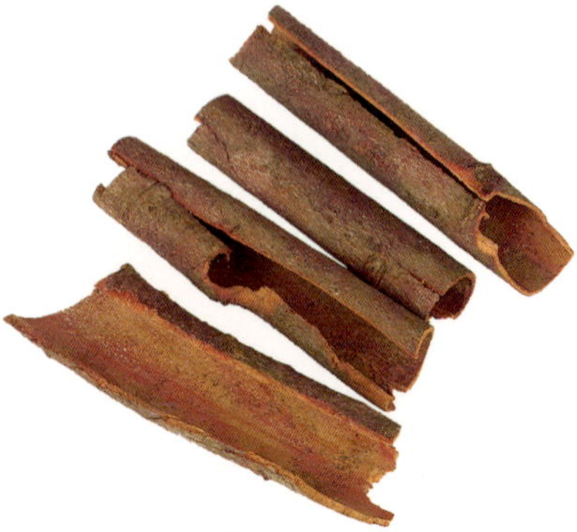

【别名】

牡桂*、紫桂、大桂、桂皮、玉桂。

【药材本源】

为樟科常绿乔木植物肉桂的干皮及枝皮。《本经》中有牡桂、菌桂之分,《本草纲目》认为,肉桂即牡桂;《本草图经》认为菌桂即筒桂,即今之官桂。

8~10月间,选择桂树,按一定阔度剥取树皮,加工成不同规格,如官桂、企边桂、板桂及桂心等,除桂心外,本品以皮细肉厚、断面紫红色、油性大、香气浓、味甜微辛、嚼之无渣者为佳。

【产地】

主产于广西、广东、云南等地。

【炮制】

拣净杂质,刮去粗皮,用时打碎;或刮去粗皮,用温开水浸润片刻,切片,晾干。

【主要成分】

皮含挥发油、黏液、鞣质等,其中挥发油主要成分为桂皮醛及少量乙酸桂皮酯、乙酸苯丙酯等。

【药理分析】

桂皮醛有明显的镇静、镇痛、解热作用;有一定的降压作用;有强大的杀菌作用,外敷可治疗胃痛、胃肠胀气绞痛等,内服可作健胃和驱风剂;另对真菌也有杀灭作用;桂皮醛及肉桂酸钠可使血管扩张、白细胞增加等。

【性味归经】

味辛甘,性热,入肾、脾、膀胱经。

【功效主治】

为温里药材,具有补元阳、暖脾胃、除冷积、通血脉的功效。

中医认为可治命门火衰、脚冷脉微、亡阳虚脱、腹痛泄泻、寒疝奔豚、腰膝冷痛、经闭、阴疽以及虚阳浮越之牙痛。

现代临床用于消化不良、慢性肠炎、冠心病、神经衰弱、失眠、糖尿病、甲状腺功能低下、性功能减退、神经性皮炎及皮肤病、外科局部感染及各种慢性病等,疗效明显。

【使用禁忌】

阴虚火旺者忌服,孕妇慎服;

本品不宜久煎。

【治方举例】

常用量2~5克。内服可煎汤,或入丸、散;外用则研末调敷或浸酒涂擦。

治幼儿腹泻:肉桂2份,干姜、吴茱萸、丁香、胡椒各1份,研成细末。每次取药粉4~5克,加凡士调敷脐部,盖上纱布,胶布固定。每日贴敷1次,3天为1个疗程。

【上品药膳房】

肉桂炖猪肚

【材料】肉桂5克，生姜15克，猪肚1个，生粉、盐各适量。

【制法】① 猪肚用生粉、盐反复揉搓，漂洗干净，于凉水中浸泡1小时，去尽异味，取出，沥干水分，切成条块状。

② 肉桂打碎、生姜切片，与猪肚同入砂锅内，加适量清水，武火煮沸，改文火炖至猪肚熟烂，取出桂皮，入盐调味，再略炖即可。

【服法】吃猪肚饮汤。每日1剂，分2次服完。

【功用】温中，健脾，养胃。脾胃虚寒所致的脘腹冷痛、呕吐清水、不思饮食，以及慢性胃炎属脾胃虚寒者宜食。

肉桂的加工与保存

官桂：剥取栽培5~6年的幼树干皮和粗枝皮，晒1~2天后，卷成圆筒状，阴干。

企边桂：剥取生长十余年的干皮，两端削齐，夹在木制的凸凹板内，晒干。

板桂：剥取老年桂树的干皮，在离地30厘米外作环状割口，将皮剥离，夹在桂夹内晒至九成干时取出，纵横堆叠，加压，约1个月后即完全干燥。

桂心：以上品种加工后的边条，除去栓皮。

肉桂药材宜置干燥阴凉处（或入锡盒内）密闭保存。

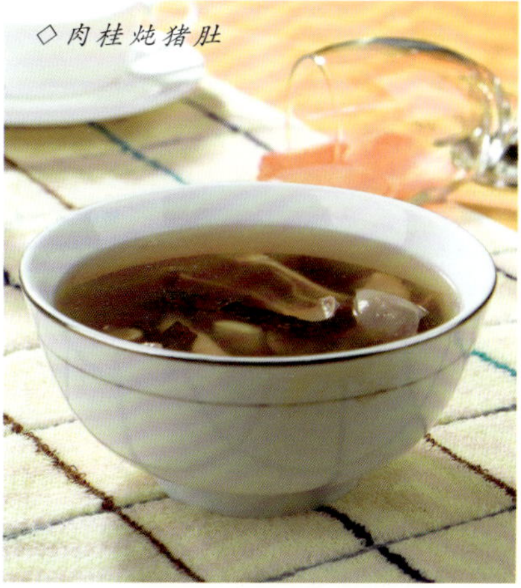
◇肉桂炖猪肚

肉桂鸡肝汤

【材料】肉桂5克，雄鸡肝1副，生姜、葱、盐各适量。

【制法】① 鸡肝洗净；生姜洗净切片；葱切段。

② 鸡肝连同生姜片、肉桂同入砂锅内，加适量清水，文火炖汤熬半小时，放入葱段及盐，再稍炖即可。

【服法】温服。吃鸡肝、饮汤。每日1~2次。

【功用】补肾阳、暖脾胃。脾肾阳虚而致遗尿、夜尿频多、手足不温者宜食。

桂皮山楂糖水

【材料】桂皮6克，山楂肉9克，红糖50克。

【制法】桂皮、山楂同煎浓汁，去渣留汁，红糖调匀即可。

【服法】温服。月经来潮前，每日1次，连服2~3日。

【功用】温经活血止痛。寒瘀痛经者宜用。

枸杞子

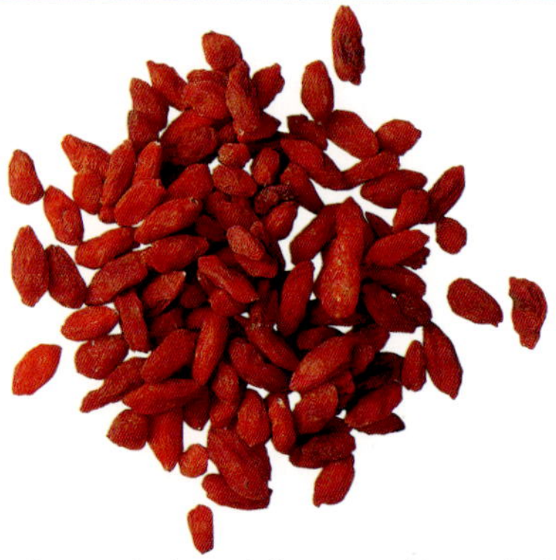

【别名】

枸杞*、杞子、杞果、血枸子、枸杞豆。

【药材本源】

为茄科灌木或小乔木植物枸杞、宁夏枸杞的成熟果实。夏、秋果实成熟时采摘，除去果柄，置阴凉处晾至果皮起皱后，再暴晒至外皮干硬、果肉柔软即得（也可用微火烘干）。

本品主要分为西枸杞、津枸杞两种。西枸杞为宁夏枸杞的干燥果实，以粒大、肉厚、种子少、色红、质柔软者为佳；津枸杞为植物枸杞的干燥果实，亦以粒大、肉厚、种子少、色红、质柔软者为佳。

【产地】

西枸杞：主产宁夏，甘肃有少量出产。

津枸杞：主产河北；河南、陕西、山西、四川、江苏等地亦有出产。

【炮制】

簸净杂质，摘去残留的梗和蒂。

【主要成分】

含胡萝卜素、硫胺素、核黄素、烟酸、抗坏血酸、β-谷甾醇、亚油酸等。

【药理分析】

有抑制肝脏脂肪堆积、促进肝细胞再生的作用；水提取物有降低血压、减缓心跳、兴奋呼吸及肠管的作用；有降低血清胆固醇、预防动脉粥样硬化的作用；有降血糖作用，此外，还能促进乳酸菌的生长。

【性味归经】

味甘，性平，入肝、肾经。

【功效主治】

为养阴补益药材，具有滋肾、润肺、补肝、明目的功效。

中医认为可治肝肾阴亏、腰膝酸软、头晕、目眩、目暗多泪、虚劳咳嗽、消渴、遗精等。

现代研究认为本品有造血、保肝、降血压、降血糖的作用，可整体增强免疫力，临床用于慢性肝胆疾病、动脉硬化、糖尿病、肥胖症及虚胖症等，效果较为理想。

【使用禁忌】

外邪实热、脾虚有湿及泄泻者忌服。

【治方举例】

常用量6~15克。可煎汤内服，或浸膏、浸酒，或入丸、散。

①治性功能低下：枸杞子30克。水煎或泡服，每日1剂。对精子稀少、活力低下者亦颇有效；亦可与淫羊藿、紫河车配伍使用。

②治肥胖症、虚胖症：枸杞子

30克，当茶冲服，每日1剂。

③ 治胃溃疡：枸杞子烘干、压碎。每日20克，分2次空腹时嚼服，2个月为一个疗程。慢性萎缩性胃炎也可用本方。

【上品药膳房】

枸杞瘦肉丁

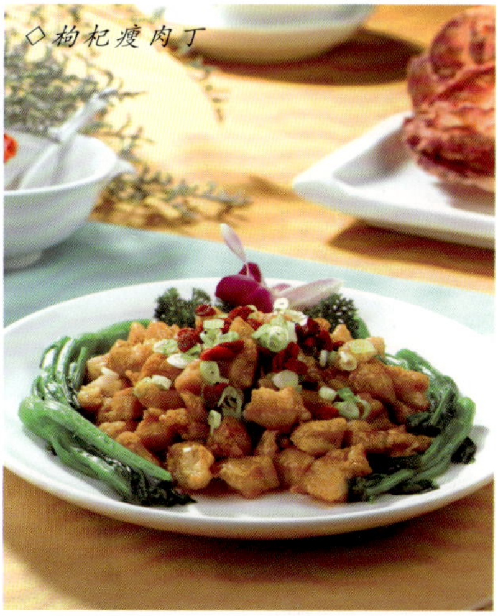
◇枸杞瘦肉丁

【材料】枸杞15克，猪瘦肉250克，素油200毫升，番茄酱50克，姜丝、葱蓉、料酒、白醋、芡粉、白砂糖、盐、味精各适量。

【制法】① 猪瘦肉洗净，切丁，加料酒、盐、湿芡粉拌匀，腌约15分钟，再拌上干芡粉。

② 素油入锅中，烧至七成热，改小火，放入肉丁炸至香酥，捞起，沥油。

③ 枸杞洗净，泡发，磨成浆，加入番茄酱、白砂糖、白醋拌匀，倒入油锅中翻炒至浓稠，投入肉丁，加味精，略炒至均匀起锅，放上姜丝、葱蓉即可。

【功用】补肾益精，滋阴补脾。前列腺肥大患者常食有辅疗之效。

杞子烩龙虾

【材料】枸杞子20克，龙虾300克，上汤、素油、料酒、生姜、葱、盐适量。

【制法】① 龙虾煮熟，去壳，切成段，头留用，生姜切片；葱切丝；枸杞子去杂质，洗净。

② 素油入锅中，旺火烧至六成热，下入枸杞子、龙虾段、姜、盐、料酒，略炒，淋入上汤，武火煮3分钟，改文火收浓汁。

③ 起锅装盘后，龙虾段摆回原形，放上龙虾头即可。

【功用】补肾阳，益精血。孕妇食用，尤其是冬季食用保健功效显著。

枸杞天冬羹

【材料】枸杞子20克，天冬20克，银耳25克，冰糖15克，鸡蛋2只（取蛋清用），蜂蜜、猪油各适量。

【制法】① 枸杞子去杂质，洗净；天冬浸泡1夜，切薄片，浸于蜂蜜；银耳清水泡发至透，洗净；冰糖打成碎屑。

② 锅内加清水1000毫升，放入银耳，武火煮沸，加少许猪油，改文火熬40分钟，加入冰糖煮溶，打入蛋清煮熟，加入天冬片、枸杞子，再沸后，文火煮20分钟即可。

【功用】补肝，益肾，养颜。高血压、糖尿病、肺结核、肝硬化、白内障等可用于辅助治疗。

柏子仁

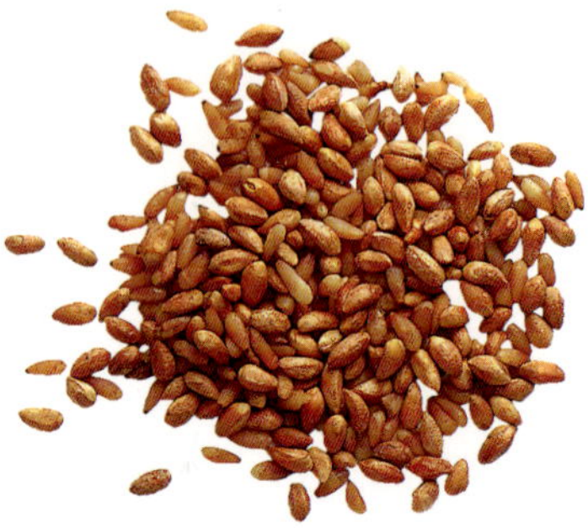

【别名】

柏实*、柏子、柏仁、侧柏子。

【药材本源】

为柏科常绿乔木植物侧柏的种仁。冬初种子成熟时采收，晒干，压碎种皮，簸净，阴干。种仁呈长卵形至长椭圆形或长圆锥形，鲜品淡黄色或黄白色，久置颜色渐深呈黄棕色，并有油渗出。

本品以粒饱满、色黄白、油性大而不泛油、无皮壳杂质者为佳。

【产地】

主产山东、河南、河北；陕西、甘肃、湖北、云南等地亦有出产。

【炮制】

柏子仁：拣净杂质，除去残留的外壳和种皮。

柏子霜：柏子仁碾碎，用吸油纸包裹，加热微炕，压榨去油，研细。

【主要成分】

含脂肪油及少量挥发油、皂甙等。

【药理分析】

富含脂肪油，润肠通便作用颇为明显；临床证实柏子仁有镇静及降低心率作用，可用于心动过速症的治疗。

【性味归经】

味甘，性平，入心、肝、脾经。

【功效主治】

为养心安神药材，具有养心安神、润肠通便的功效。

中医认为可治惊悸、失眠、遗精、盗汗、便秘等证。

现代研究认为本品有镇静、催眠、减慢心率等作用，临床用于神经衰弱、便秘等，疗效颇为理想。

【使用禁忌】

便溏腹泻及痰多者忌服；

不宜与菊花、羊蹄及玉石质地的药材同用。

【治方举例】

常用量9~18克。内服可煎汤，或入丸、散；外用则可炒研取油涂。

①治小儿惊啼：柏子仁研为末。每次3克，温水调服。

②治斑秃：柏子仁、何首乌、当归各等份，三药晒干或烘干后，混合研为粉，过筛，与炼蜜（粉与蜜的比例为1：1）拌匀制丸（每丸重9克），口服，每日3次，每次1丸。

③治脱发：当归、柏子仁各500克。共研为末，炼蜜为丸。饭后服，每日3次，每次6~9克。

【上品药膳房】

柏仁猪心

【材料】柏子仁15克，猪心1只，姜、

葱、盐、味精、料酒各适量。

【制法】①柏子仁去杂质，洗净；猪心洗净血水，用尖刀从猪心中间开一孔，将柏子仁塞入猪心内。

②猪心放入大碗内，加适量水，放入料酒、姜、葱、盐。

③大碗入锅内，隔水武火炖1小时，取出猪心，稍冷却，去柏子仁。

④猪心切薄片，放入原汤中，以少许味精提鲜。

【服法】吃猪心饮汤。

【功用】养心安神，补血润肠。心血虚而见心悸怔忡、失眠者，以及阴血亏虚引起的便秘等情形宜食。

柏仁猪肝

【材料】柏子仁15克，丝瓜150克，猪肝150克，黑芝麻20克，生姜、生粉、葱丝、盐、味精、胡椒粉、料酒、鲜汤各适量，香油少许。

【制法】①将柏子仁去油汁，文火炒至焦香；丝瓜刮去粗皮，洗净，切片；猪肝去筋膜，洗净，切片，加盐、生粉、料酒拌匀。

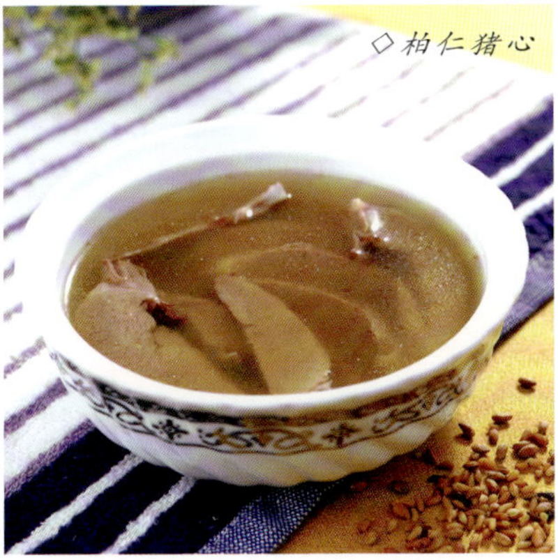
◇柏仁猪心

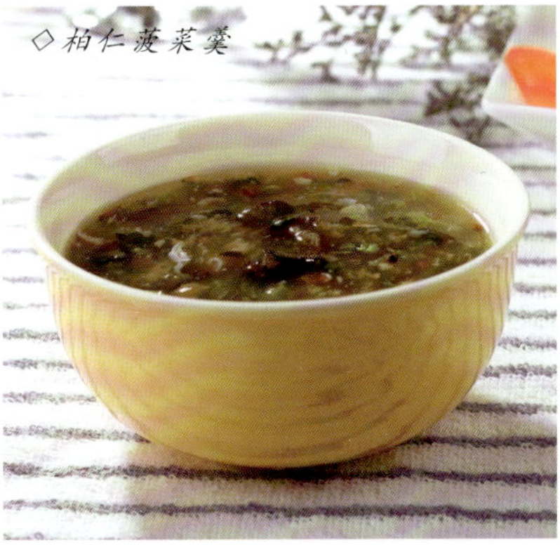
◇柏仁菠菜羹

②旺火热锅，入鲜汤、生姜、葱丝、料酒、胡椒粉，烧沸，再放入猪肝、柏子仁、丝瓜片、黑芝麻，再沸，煮约5分钟，撇去浮沫，加入盐、味精，淋少许香油即可。

【功用】利水润肠。各种便秘及痔瘘便血者食用非常适宜。

柏仁菠菜羹

【材料】柏子仁15克，黑木耳20克，西红柿150克，菠菜50克，鸡蛋2个，葱花、姜末、胡椒粉、盐、味精各适量，鲜汤400克。

【制法】①柏子仁研为末；西红柿烫洗剥皮，切小块，于碗中搅成糊状；鸡蛋打入碗中搅散；菠菜洗净，切段；黑木耳发透后洗净，撕成小片。

②锅置旺火上，倒入鲜汤，烧沸，加入柏子仁、菠菜、西红柿、木耳、姜末，烧沸，倒入鸡蛋液，拌匀，再沸，加盐、味精、姜末、胡椒粉，改文火收浓汁即可。

【功用】养心安神，润肠通便。各种便秘、失眠及心神不安者食用颇有助益。

茯苓

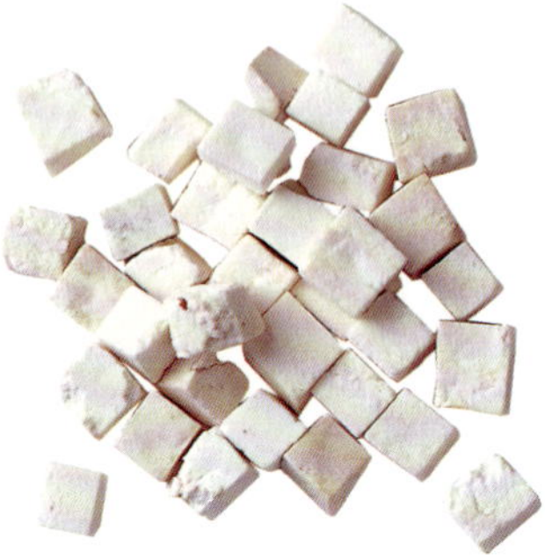

【别名】

茯菟*、茯灵、松薯、松苓、白茯苓、赤茯苓、云苓。

【药材本源】

为多孔菌科植物茯苓的干燥菌核。野生品多于7月至次年3月间采取。茯苓呈球形、扁球形或不规则块状，大小不一。外层淡棕色或淡红色，内层全部为白色（少数为淡棕色）。

本品以体重坚实、外皮呈褐色而略带光泽、皱纹深以及断面色白、细腻、粘牙力强者为佳。白茯苓则均已切成方块或薄片，以色白细腻而有粉滑感者为佳。

【产地】

主产湖北（产量较大）、云南（质量较优）、安徽、河南；四川、贵州、广西、湖南、浙江、福建、河北等地亦有出产。

【炮制】

茯苓：用水浸泡，洗净，捞出，闷透后，切片，阴干。

朱茯苓：茯苓块以清水喷淋，稍闷润，加朱砂粉（每50千克茯苓块用朱砂粉30克）撒布均匀，反复翻动，使其表面粘满朱砂粉末，然后晾干。

【主要成分】

菌核含β－茯苓聚糖、乙酰茯苓酸、茯苓酸等，此外还含有树胶、甲壳质、蛋白质、脂肪、甾醇、卵磷脂、葡萄糖、腺嘌呤组氨酸、胆碱、β－茯苓聚糖分解酶、脂肪酶、蛋白酶等。

【药理分析】

有利尿作用；有松弛肠管、降低胃酸的作用；能降低血糖，加强心脏收缩；在体外对金葡菌、大肠杆菌、变形杆菌等有抑制作用。临床证明茯苓具有降血压、刺激造血系统、抗癌、增强免疫力的作用。

【性味归经】

味甘淡，性平，入心、脾、肺经。

【功效主治】

为利水渗湿药材，具有利水渗湿、益脾和胃、宁心安神的功效。

中医认为可治小便不利、水肿胀满、痰饮咳逆、呕哕、泄泻、遗精、淋浊、惊悸、健忘诸证。

现代研究认为本品可镇静、利尿、保肝、降低胃酸、降血糖、促进乳汁分泌等，临床用于消化性胃溃疡、急性胃肠炎及慢性肠炎、各种水肿、精神分裂症等，疗效较为理想。

【使用禁忌】

虚寒精滑或气虚下陷者忌服；

不宜与白敛、牡蒙、地榆、雄黄、秦艽等同用。

【治方举例】

常用量6~18克。可煎汤内服，或入丸、散。

治精神分裂症：茯苓60克，水煎服。每天1剂，连服3个月。

【上品药膳房】

茯苓肉丸

【材料】茯苓20克，莴苣50克，胡萝卜50克，五花肉400克，芡粉、素油、料酒、清汤、葱、姜、胡椒粉、盐、味精各适量。

【制法】①胡萝卜、莴苣、姜、葱洗净，胡萝卜、莴苣切块，生姜切片，葱切段。

②五花肉洗净，去皮，剁成肉泥；茯苓碾细粉，加芡粉与肉泥和匀，搓成肉丸，入油锅中炸至香脆捞出，沥油。

③取50毫升素油入锅中，旺火烧至六成热，下葱、姜跑油出味，放入肉丸、胡萝卜、莴苣，加清汤、料酒，烧熟收汁，加入盐、味精拌匀即可。

【功用】渗湿利水，益脾和胃，宁心安神。呕吐、泄泻、遗精、淋浊、惊悸、健忘者及慢性支气管炎、胃肠炎患者宜食。

茯苓大肠

【材料】茯苓粉30克，净猪大肠75克，葱、姜、白砂糖、酱油、料酒、鲜汤、盐、味精、胡椒粉各适量。

【制法】①猪大肠搓洗干净，淖水，于冷水中浸泡1小时去异味；姜切片；葱切段。

②锅内加入鲜汤，放入大肠、盐、料酒、胡椒粉、白砂糖、酱油、生姜片和葱段，武火烧沸，改文火炖至大肠熟烂，捞起稍冷却，切为3厘米长的段，加入茯苓粉、味精，拌匀即成。

【功用】宁心安神，益智补脑，健脾和胃，利水。神经官能症、水肿、糖尿病及贫血、癌症及胃肠功能弱的人宜食。

茯苓茶

【材料】茯苓5克，陈皮、花茶各2克。

【制法】茯苓、陈皮先煎20分钟，取汁冲泡花茶，加盖闷5分钟即可。

【服法】代茶频饮。每日1剂。

【功用】健脾化湿，降浊减肥。肥胖病属脾虚湿滞而见胸脘满闷、头昏身重者宜饮。

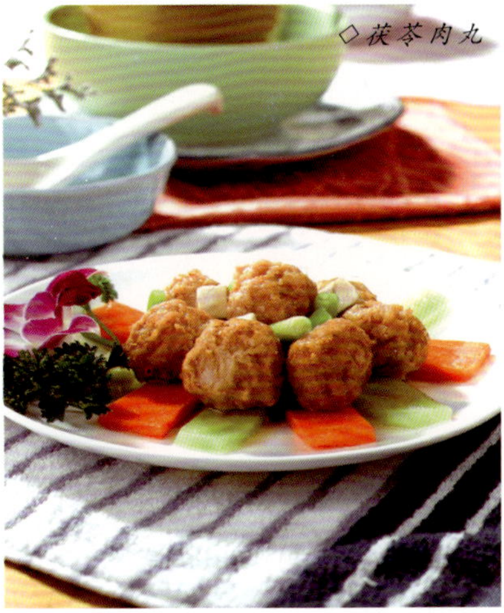

◇茯苓肉丸

酸枣仁

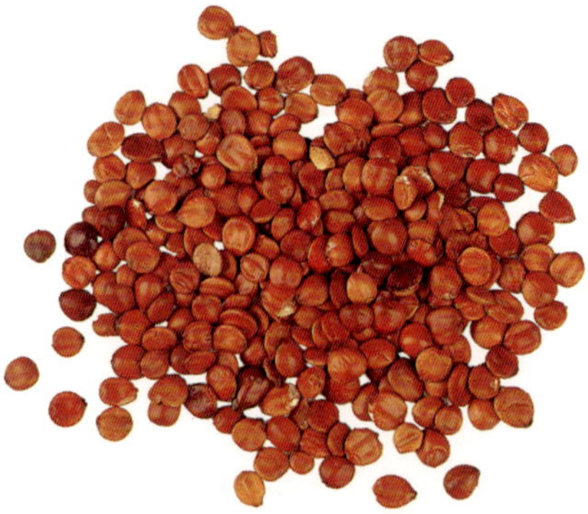

【别名】

酸枣*、枣仁、山枣仁。

【药材本源】

为鼠李科落叶灌木或乔木植物酸枣的种子。秋季果实成熟时采收，将果实浸泡一宿，搓去果肉，捞出，用石碾碾碎果核，取出种子，晒干。干燥成熟的种子呈扁圆形或椭圆形，剥去种皮则可见类白色胚乳粘附在种皮内侧，两片子叶黄白色，肥厚油润。

本品以粒大饱满、外皮紫红色、无核壳者为佳。

【产地】

主产河北、陕西、辽宁、河南；内蒙古、甘肃、山西、山东、安徽、江苏等地亦有出产。

【炮制】

酸枣仁：原药放入竹箩，沉入清水缸中，使仁浮在水面，壳沉水底，将枣仁捞出，晒干。

炒酸枣仁：酸枣仁置锅内，文火炒至外皮鼓起并呈微黄色，取出，放凉。

焦酸枣仁：酸枣仁置锅内，武火炒至有五成变黑红色，取出，放凉。

【主要成分】

含多量脂肪油、蛋白质以及白桦脂醇、白桦脂酸、酸枣皂甙，还含多量维生素C。

【药理分析】

有镇静催眠的作用；有镇痛、抗惊厥及降温作用；可减轻烧、烫伤部位的水肿；有显著、持续的降压作用；还可兴奋子宫。

【性味归经】

味甘酸，性平，入心、脾、肝、胆经。

【功效主治】

为养心安神药材，具有养肝、宁心、安神、敛汗的功效 。

中医认为可治虚烦不眠、惊悸怔忡、烦渴、虚汗等。

现代研究认为本品可镇静、催眠、抗惊厥、抗烧伤、镇痛、解压、解热等，用于神经衰弱、梦游、偏头痛、自汗及盗汗等疗效不错。

【使用禁忌】

实邪郁火及患有滑泄症者慎服；不宜与防己一同使用。

【治方举例】

常用量9~18克，研末吞服每服1.5~3克。可煎汤内服，或入丸、散。

①治偏头痛：酸枣仁30克，川芎35克，水煎服，每日1剂，5日为一个疗程。

②射精不畅或不射精：酸枣仁30克，茶叶末60克，共研为细末。以人

参须6克，煎水送服，每次6克，每日2次。

③治梦游：酸枣仁30克（小儿及症轻者酌减），浮小麦30克，生地15克，甘草、龙眼肉各12克，郁金、远志、紫河车、柏子仁、川贝母各9克，大枣12克。水煎服，每日1剂，连服15~20剂。

【上品药膳房】

酸枣仁炒猪肝

【材料】酸枣仁20克，芹菜150克，猪肝100克，素油、料酒、生姜、葱、盐、味精各适量。

【制法】①酸枣仁文火炒至香焦，研为粉；芹菜洗净，切段；猪肝抓洗干净，切薄片；姜切片；葱切段。

②素油入锅内，旺火烧至六成热，下入姜、葱爆香，下猪肝、料酒，快速翻炒至猪肝变色，下入芹菜、酸枣仁粉，炒熟，加入盐、味精即可。

【功用】宁心安神，养心补血。失眠多梦、心神不宁、惊悸不安者宜食。

枣仁猪舌

【材料】酸枣仁15克，嫩竹笋50克，猪舌1条（约350克），素油、料酒、葱、姜、盐、味精各适量。

【制法】①酸枣仁入锅内文火炒香，用150毫升水煎煮10~15分钟，去渣留汁。

②猪舌入沸水中煮至六成熟，捞出，刮去舌苔，洗净，切成薄片；嫩竹笋洗净，切薄片；姜切片；葱切段。

③素油入锅中，旺火烧至六成热，下入姜、葱、爆香，下入猪舌片、竹笋，淋入料酒，炒片刻，再倒入药汁，翻炒入味，收汁，加入盐、味精炒匀即可。

【功用】养肝敛汗，宁心安神。虚烦不眠、烦渴虚汗以及脂肪肝患者宜用。

酸枣仁煎饼

【材料】酸枣仁3克，人参、茯神各1克，糯米粉、面粉各30克，盐或白砂糖适量。

【制法】①酸枣仁、茯神干燥后磨为末；人参细研为粉。

②上物与糯米粉、面粉混匀，加适量水（盐或白砂糖先用水化开）压制成大小适中的饼状。

③平底锅中扫上清油，文火加热，煎饼，煎至饼熟、两面焦黄即可。

【功用】益气，养血，安神。神经衰弱而见健忘、失眠及气血不足之人宜食。

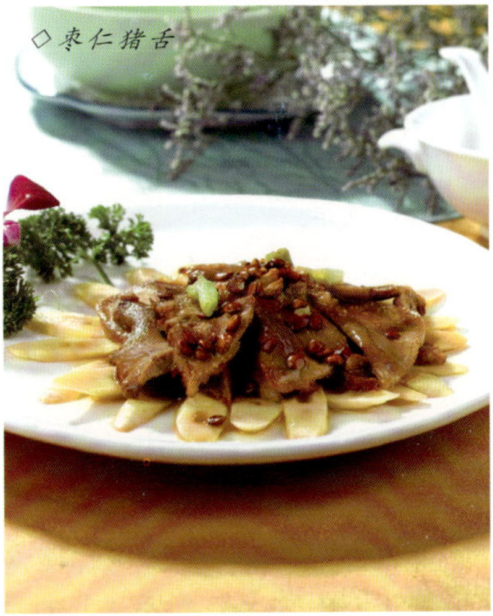

◇枣仁猪舌

五加皮

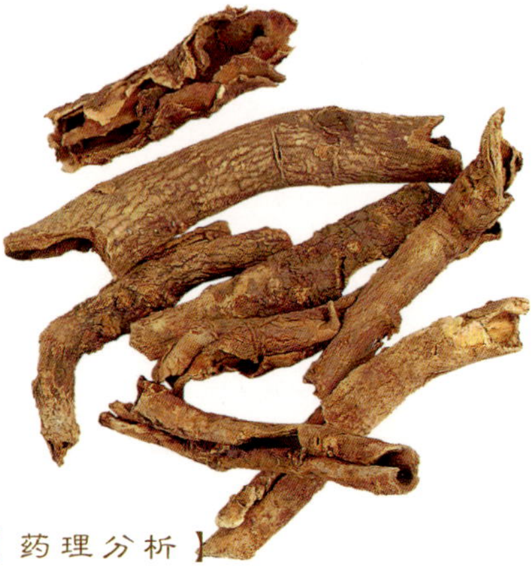

【别名】

五加*、豺漆*、南五加皮、刺五加皮。

【药材本源】

为五加科灌木植物五加或无梗五加、刺五加、糙叶五加、轮伞五加等的根皮。夏秋采挖，剥取根皮，晒干。干燥根皮呈单卷或双卷的筒状，外表面灰褐色，内表面淡黄色或淡黄棕色，质脆、易折断，微微有香气。

本品以粗长、皮厚、气香、无木心者为佳。

市场上称“五加皮”的药材多为萝藦科植物杠柳的根皮，即“北五加皮”，也称“香加皮”，其性状与本品有异，应予以区别。

【产地】

主产湖北、河南、安徽，陕西、四川、广西、江苏、浙江等地亦有产。

【炮制】

拣净杂质，用水洗净，稍润后切片，干燥。

【主要成分】

五加：含挥发油、鞣质、棕榈酸、亚麻酸以及维生素A、维生素B等。

无梗五加：含芝麻素、洒维宁、丁香树脂酚、强心甙、皂甙以及水溶性多糖。

刺五加：含多种糖甙及芝麻素、多糖等。

【药理分析】

无梗五加：有抗炎、镇痛、解热作用；有降血压、兴奋子宫的作用。

刺五加：可增强机体对有害刺激因素的抵抗能力；可调节血糖，使其趋于正常，还具有降低人体基础代谢、抗利尿等作用；另外，刺五加还具抗氧化剂的作用。

【性味归经】

味辛，性温，入肝、肾经。

【功效主治】

为祛风湿药材，具有祛风湿、壮筋骨、活血去瘀的功效。

中医认为可治风寒湿痹、筋骨挛急、腰痛、阳痿、脚弱、小儿行迟、水肿、脚气、疮疽肿毒、跌打劳伤诸证。

现代研究认为本品具有抗疲劳、抗菌、抗癌、保肝、调节物质代谢及心血管功能、增强和调节内分泌、改善中枢神经功能、抑制血小板凝集、促进组织再生等作用，临床用于风湿性关节炎、肌炎、老年慢性支气管炎，以及白细胞减少症、冠心病、脑血栓和神经官能症、眩晕病等，疗效切实可靠。

【使用禁忌】

阴虚火旺者慎服；

不宜与蛇蜕、玄参一同使用。

【治方举例】

常用量9~15克。内服可煎汤、浸酒或入丸、散；外用则捣敷。

治风湿性关节炎：五加皮、威灵仙、独活、桑枝各9克，水煎服。或单用五加皮浸酒常服，可有效缓解疼痛。

【上品药膳房】

五加健神茶

【材料】五加皮100克，五味子100克，白砂糖适量。

【制法】① 五加皮、五味子干燥后制为粗末。混匀，瓶装密封保存。

② 上物取15~20克入保温瓶中，加适量白砂糖，注入沸水，盖闷20分钟后即可饮用。

【服法】代茶频饮。

【功用】益气固精，强壮筋骨。神经衰弱、头晕、失眠、记忆力减退、咳喘、自汗、盗汗、遗精及虚劳羸瘦、腰酸腿痛者宜饮服。

五加补骨粥

【材料】五加皮10克，骨碎补10克，赤芍15克，土鳖虫10克，粳米100克，盐适量。

【制法】① 五加皮、骨碎补、赤芍、土鳖虫洗净，同入瓦煲内，加清水适量，武火煮沸，改文火煎取浓药汁。

② 粳米淘洗干净，加清水适量如常法煮粥，粥将成，倒入药汁，煮至粥成，以盐调味即可。

【服法】温热、随量饮服。每日1剂。

【功用】补肝肾，强骨，续伤止痛，破瘀血。常用于骨折中期辅助治疗。

温肾种子酒

【材料】五加皮50克，淫羊藿100克，胡桃肉100克，熟地黄100克，枸杞子50克，白酒1000毫升。

【制法】① 以上药物去净灰渣，共捣为粗末，装于瓦坛内，倒入白酒，加盖封固。

② 瓦缸隔水加热蒸沸后，取出，置阴凉干燥处，10日后即可启封饮用。

【服法】温服。早晚各1次，每次10~20毫升。（阴虚火旺者忌服）

【功用】温肾阳，益精血。肾阳亏虚、精血不足而导致的男子腰膝酸软、阳痿不举、精少质稀而不育或者妇女小腹冷痛、经少色淡、宫寒不孕者宜饮。

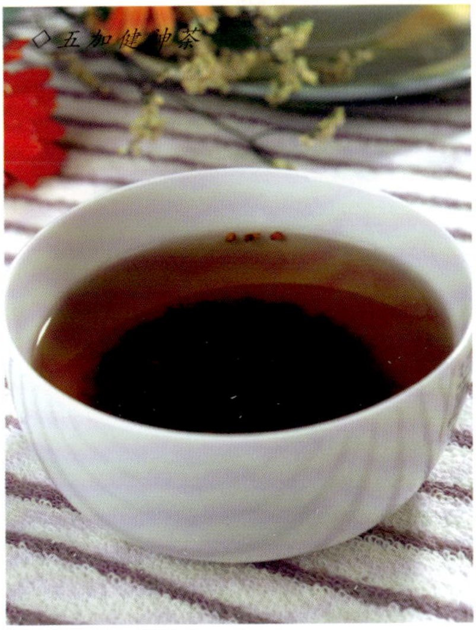

◇五加健神茶

辛夷

【别名】

辛矧*、侯桃*、房木*、迎春、姜朴花、辛夷桃。

【药材本源】

为木兰科植物辛夷或玉兰的花蕾。一般在早春花蕾未放时采摘，剪去枝梗，干燥即可。干燥花蕾呈倒圆锥状，基部带有木质短枝，形如毛笔头。

本品质脆易碎，有特殊香气，以花蕾未开、身干、色绿、无枝梗者为佳。

另外，同属植物望春花的花蕾在河南作辛夷用，西藏地区则以滇藏玉兰的花蕾用若本品，应予以区分。

【产地】

全国大部分地区有产，以河南、四川、安徽、浙江、陕西、湖北等地为盛。

【炮制】

拣净枝梗杂质，捣碎用。

【主要成分】

玉兰花蕾含挥发油，其主要为柠蒙醛、丁香油酚及桉叶素等。

【药理分析】

辛夷花苞干燥粉末的水、醇提取物有降压作用；所含成分有兴奋子宫的作用；煎剂对多种致病性真菌有抑制作用；浸剂或煎剂有局部麻醉作用。

【性味归经】

味辛，性温，入肺、胃经。

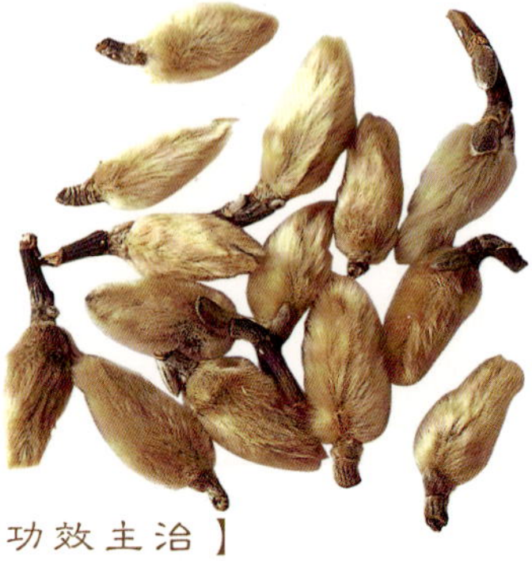

【功效主治】

为发散风寒药材，具有祛风、通窍的功效。

中医认为可治头痛、鼻渊、鼻塞不通、齿痛等。

现代研究认为本品有镇静、镇痛、麻醉、抑制过敏反应、抗病原微生物等作用，临床用于治疗各种鼻炎、感冒头痛，效果颇佳。

【使用禁忌】

阴虚火旺者忌服；

不宜与五色石脂、菖蒲、蒲黄、黄连、石膏同用。

【治方举例】

常用量3~10克。内服可煎汤，或入丸、散；外用则可研末塞鼻或水浸蒸馏滴鼻。

①治感冒头痛：辛夷5克，苏叶5克。揉碎，沸水泡服。

②治鼻炎、鼻窦炎：辛夷10克，鸡蛋3个。同煮，吃蛋饮汤。

【上品药膳房】

辛夷葱白炒肉

【材料】辛夷15克，葱白30克，猪瘦肉200克，素油、料酒、生姜、盐、味精各适量。

【制法】① 辛夷入瓦煲中加100毫升水煎至半，去渣留汁。

② 猪瘦肉洗净，切一寸见方的薄片；葱白切段；生姜切片。

③ 素油入锅中，旺火烧至六成热，下入姜片及部分葱白，跑油出味，放入肉片、料酒，炒至肉片变色，倒入药汁，炒入味，收汁，加入盐、味精，炒匀即可。

【功用】祛风，通窍。鼻塞不通及鼻渊、鼻息肉患者宜食。

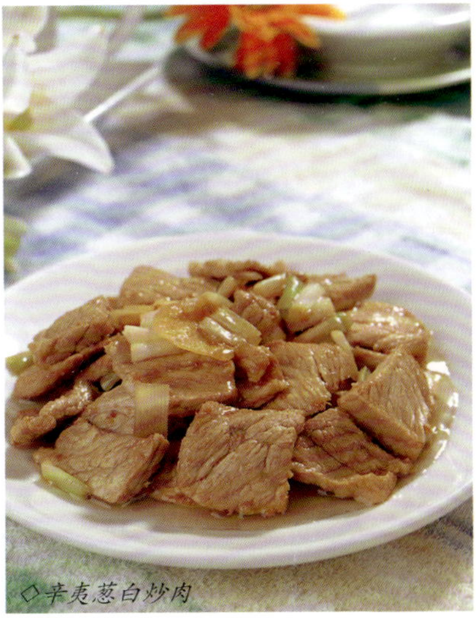
◇辛夷葱白炒肉

辛夷炖猪肺

【材料】辛夷15克，猪肺1具，料酒、姜、葱、盐、味精各适量。

【制法】① 猪肺反复冲洗干净，切一寸见方的块，沥去水分；辛夷洗净；姜拍松散；葱切段。

② 上物同入砂锅中，加清水2500毫升，加入料酒，武火煮沸，改文火炖至汤汁浓香，加入盐、味精，搅匀，稍炖即可。

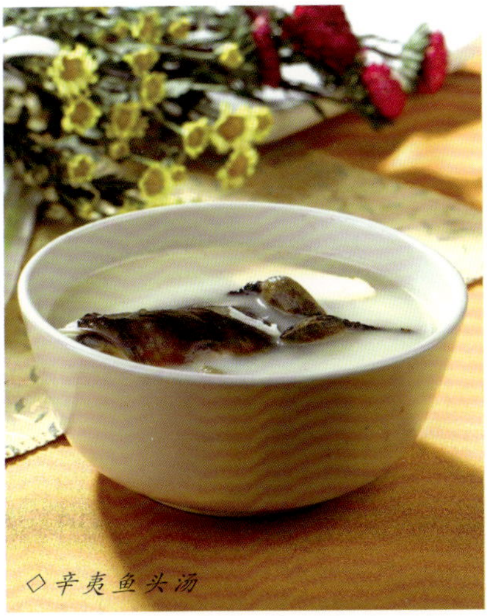
◇辛夷鱼头汤

【服法】吃肺饮汤。温热随量服食，分2~3次服完。

【功用】润肺，通窍，止咳。鼻塞不通、咳嗽者不妨多食，尤宜在夏秋时节食用，润肺的功用十分明显。

辛夷鱼头汤

【材料】辛夷12克，细辛3克，白芷2克，生姜15克，鱼头2个（约400克），盐适量。

【制法】① 辛夷用纱布包好；细辛、白芷、生姜洗净；鱼头去鳃，洗净。

② 上物同入砂锅内，加清水适量，武火煮沸，改文火煮至鱼头熟透，取出药包，去掉锅内药渣，加盐调味即可。

【服法】温热服食。吃鱼头饮汤。

【功用】祛风散寒，宣通鼻窍。过敏性鼻炎属风寒犯鼻，陈发性喷嚏反复发作，鼻流清涕而色白质稀等情形服食颇为适宜。

蔓荆子

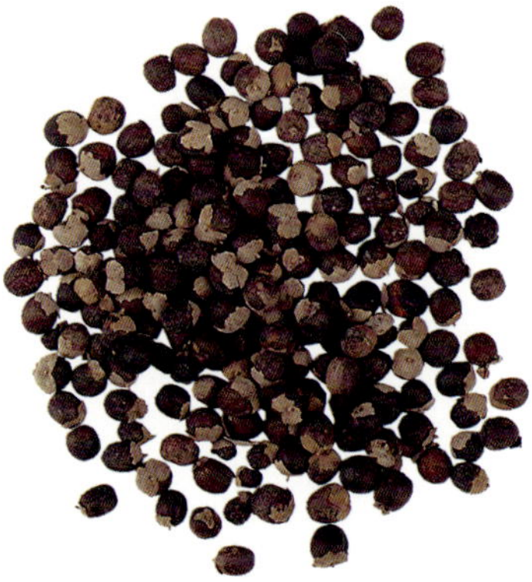

【别名】

蔓荆实*、荆子、万荆子、蔓青子。

【药材本源】

为马鞭草科植物单叶蔓荆或蔓荆的果实。

本品以粒大、饱满、气芳香、无杂质者为佳；宜置干燥处贮存，防潮防霉烂。

【产地】

主产于山东、浙江、江西、福建。

【炮制】

炒蔓荆子：筛净灰屑，除去残存萼片，置锅内，武火炒至色焦黄，略喷清水，放凉。

【主要成分】

单叶蔓荆：含挥发油（莰烯、蒎烯）及微量生物碱和维生素A，还含牡荆子黄酮（即紫花牡荆素）。

蔓荆：含少量蔓荆子碱。

【药理分析】

可通过调节体温中枢而退热；对埃可病毒有抑制作用；有降血压的作用；本品还有镇痛、镇静的作用。

【性味归经】

味苦辛，性凉，入肝、胃、膀胱经。

【功效主治】

为疏散风热药材，具有疏散风热、清利头目的功效。

中医认为可治正、偏头痛及风热感冒、齿痛、目赤内痛、昏暗多泪、湿痹拘挛等。

临床用于感冒头痛、偏头痛、神经性头痛、风湿痛、肌肉痛、神经痛等症，颇具疗效。

【使用禁忌】

血虚有火之头痛、目眩及胃虚者慎服；不宜与石膏、乌头一同使用。

【治方举例】

常用量3~10克。内服可煎汤、浸酒或入丸、散；外用可捣敷。

①治急性结膜炎：蔓荆子、决明子9克，菊花15克，蝉蜕6克，水煎服。可消除目红肿痛症状。此方可酌加白蒺藜等。

②治面部神经麻痹：蔓荆子、黄芪各6克，炙甘草9克。共捣如泥，敷患侧，12小时后见效。

上品药膳房

蔓荆子酒

【材料】蔓荆子90克，酒500克。

【制法】蔓荆研为粗末，浸于酒中，7天后饮用。

【服法】温服。每日3次，每次10~20毫升。

【功用】疏散风热，清利头目。偏头痛患者饮用为宜。

桑寄生

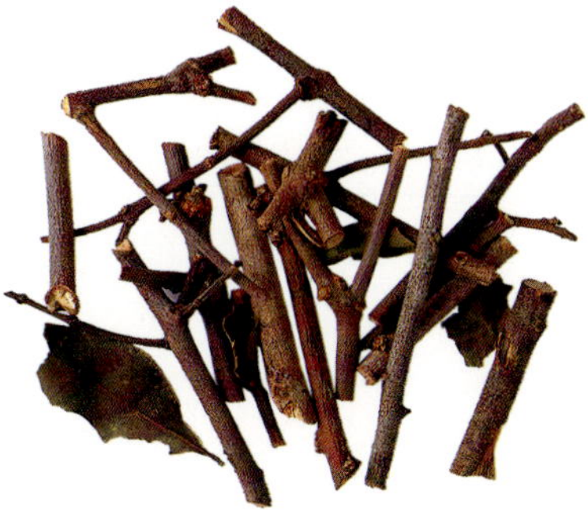

【别名】

桑上寄生*、寄屑*、寄生、广寄生、槲寄生、寄生树、寄生草。

【药材本源】

为桑寄生科常绿灌木植物槲寄生、桑寄生或毛叶桑寄生的枝叶。

本品中，槲寄生（又名北寄生、柳寄生）以条匀、枝嫩、色黄绿、带叶、整齐不碎者为佳；桑寄生（即广寄生）以外皮棕褐色、条匀、叶多、附有桑树干皮者为佳；柿寄生（毛叶桑寄生）则以枝细、外皮棕褐色者为佳。

【产地】

槲寄生：主产河北、辽宁、吉林、安徽、内蒙古、湖南、浙江、河南等地，而黑龙江、山西、四川、江西、陕西、福建、湖北、江苏、青海等地亦有出产。

【炮制】

原药用水洗净，润透，切段，晒干。（生用或酒炒用）

【主要成分】

槲寄生：叶、茎含齐墩果酸及黄酮类化合物。

桑寄生：带叶茎枝含槲皮素及萹蓄甙。

【药理分析】

槲寄生：鲜叶醇提取物及茎叶的浸剂有降压作用；有强心、利尿的作用。

桑寄生：广寄生甙（即萹蓄甙）有利尿作用；有一定降压作用，但持续时间较短；煎剂在体外对脊髓灰质炎病毒和其他肠道病毒有显著的抑制作用。

柿寄生：茎、叶混合浸济有较好的降压作用；有轻微的增强子宫收缩的作用。

【性味归经】

味苦甘，性平，入肝、肾经。

【功效主治】

为祛风湿药材，具有补肝肾、强筋骨、除风湿、通经络、益血、安胎的功效。

中医认为可治腰膝酸痛、筋骨痿弱、偏枯、脚气、风寒湿痹、胎漏血崩、产后乳汁不下诸证。

现代研究认为本品有降压、利尿、扩冠、抑菌、抗肿瘤、镇静、抗心律失常等作用，临床用于扩张冠状动脉、心绞痛、高血压、恶性肿瘤、精神分裂症、功能性子宫出血、先兆流产、腹痛等，疗效明显。

【治方举例】

常用量9~18克。可煎汤内服、入散剂、浸酒或捣汁服。

治高血压病：桑寄生、夏枯草、草

决明各15克，水煎服。

【上品药膳房】

桑寄生煮鸡蛋

【材料】桑寄生15克，鸡蛋2个，白砂糖适量。

【制法】①鸡蛋煮熟去壳；桑寄生洗净。

②鸡蛋、桑寄生同入砂锅内，加水适量，煮25分钟，白砂糖调味即可。

【服法】吃蛋饮汤。

【功用】补肝肾，明目。夜盲症患者宜食。

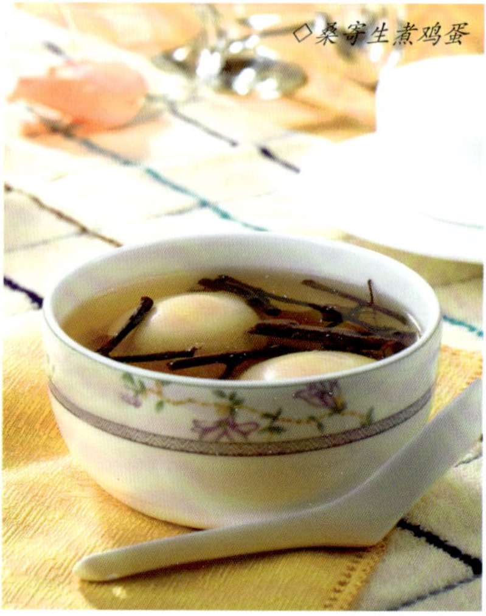
◇桑寄生煮鸡蛋

龙骨*

【别名】

五花龙骨、青化龙骨、花龙骨、白龙骨。

【药材本源】

为古代哺乳动物如象类、犀牛类、三趾马等的骨骼的化石。挖出后，除去泥土及杂质（其中，五花龙骨质酥脆，出土后，露置空气中极易破碎，常以毛边纸粘贴）。

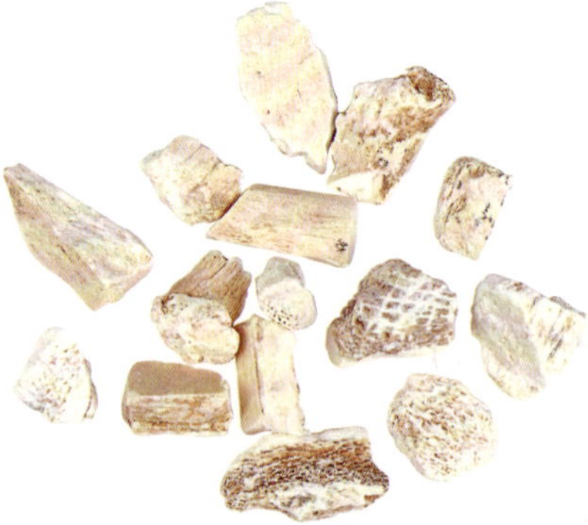

本品分为龙骨（又名白龙骨）、五花龙骨（即青化龙骨、花龙骨）两大类。五花龙骨以质脆、分层、有五色花纹、吸湿力强者为佳；龙骨以质硬、色白、吸湿力强者为佳。

【产地】

河南、河北、山西、陕西、山东、内蒙古、湖北、四川、广西、云南、青海等。

【炮制】

龙骨：刷净泥土、打碎。

煅龙骨：龙骨刷净，在无烟的炉火上或钳锅内煅红透，取出，放凉，碾碎。

【主要成分】

所含成分主要为碳酸钙、磷酸钙，

另外含有铁、钾、钠、氯等。

【药理分析】

龙骨粉有制酸作用，可用于胃、十二指溃疡之胃酸过多；煅龙骨粉有收敛作用，可减少炎性分泌物的渗出，促进疮口愈合；有一定的收敛止血作用；临床观察有镇定作用，可减低神经兴奋。

【性味归经】

味甘涩，性平，入心、肝、肾、大肠经。

【功效主治】

为重镇安神药材，具有镇惊安神、敛汗固精、止血涩肠、生肌敛疮的功效。

中医认为可治惊痫癫狂、怔忡健忘、失眠多梦、自汗盗汗、遗精淋浊、吐衄便血、崩漏带下、泻痢脱肛、溃疡经久不敛等证。

本品临床用于尿崩症、腓肠肌痉挛、消化性溃疡、遗精、虚汗及盗汗，均有明显疗效，对癫痫、精神分裂症等各种精神疾病也疗效明显。

通常生用镇静效用较佳，煅用则固涩作用明显。

【使用禁忌】

有湿热、实邪者忌服；

不宜与石膏同用，以免降低药效。

【治方举例】

常用量：内用15~30克，外用适量。可煎汤内服或入丸、散；外用则研末撒或调敷。

①治盗汗：龙骨、牡蛎各90克，共研末，每晚服9克。或用龙骨、生地各15克，地骨皮9克，浮小麦24克，水煎服。

②治遗精：生龙骨、牡蛎各50克，生芡实、生莲子各30克，知母15克，白芍18克，五味子6克，每剂煎2次，混合，分早晚温服。6剂为1个疗程。

【上品药膳房】

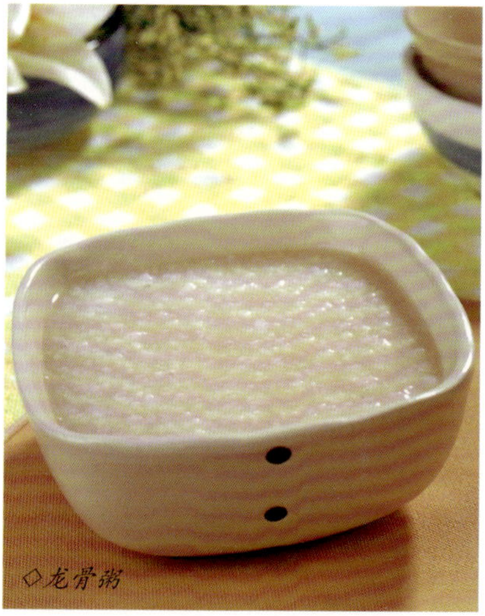

◇龙骨粥

龙骨粥

【材料】煅龙骨30克，粳米100克，红糖适量。

【制法】①龙骨捣碎，入砂锅内加水200毫升，文火煎1小时，取汁。

②粳米洗净，加水如常法煮粥，粥将成，加入药汁，煮至粥成，入红糖调味。

【服法】早晚空腹温热服食。5天为1个疗程。

【功用】收敛固涩。可治肾虚精关不固、遗精早泄、自汗、盗汗等。

杜仲

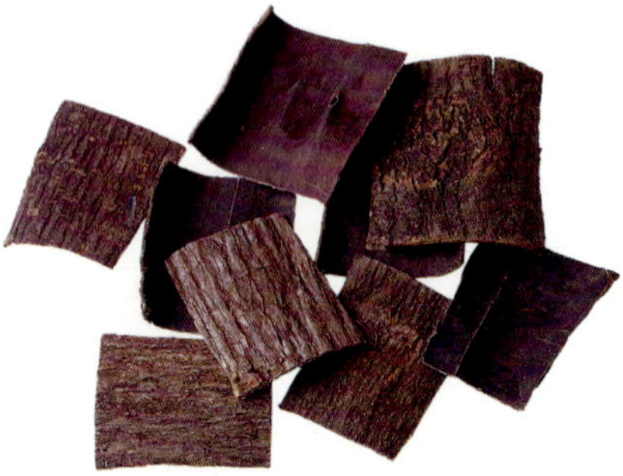

【别名】

思仙*、石思仙、丝连皮、丝棉皮。

【药材本源】

为杜仲科落叶乔木植物杜仲的树皮。干燥树皮呈平坦的板片状或卷片状。

本品以皮厚而大、糙皮利净、外面棕黄色而内表面黑褐色且具有光泽、折断时白丝多者为佳。

【产地】

主产于四川、陕西、湖北、河南、贵州、云南。

【炮制】

杜仲：除去粗皮，洗净，润透，切成方块或丝条，晒干。

盐杜仲：食盐（每50千克杜仲用盐1.5千克）以适量开水化开，取杜仲块（或丝条），使之与盐水充分拌透吸收，然后置锅内，文火炒至微有焦斑，取出，晾干。

【主要成分】

树皮含杜仲胶、糖甙、生物碱、果胶、脂肪、树脂、有机酸、酮糖、维生素C、醛糖、绿原酸等。

【药理分析】

有缓慢持久的降压作用，尤以炒杜仲煎剂最为突出；含有一定量的钾，有利尿作用，且无"急速耐受"现象；可引起肾血管收缩，阻止胆固醇的吸收；大剂量的杜仲煎剂有镇静作用；有抑制宫缩的作用；在体外有较好的抑菌作用。

【性味归经】

味甘微辛，性温，入肝、肾经。

【功效主治】

为助阳补益的药材，具有补肝肾、强筋骨、安胎的作用。

中医认为可治腰脊酸疼、足膝痿弱、小便余沥、下阴湿痒、胎漏欲堕、高血压等证。

现代临床可用于治疗性功能减退、风湿性关节炎、高血压、运动神经元性瘫痪、习惯性流产、腰肌劳损及骨质增生等。

【使用禁忌】

阴虚火旺者慎服；

不宜与蛇皮、元参同用。

【治方举例】

常用量9~15克。可煎汤内服、浸酒或入丸、散。

①治疗高血压：杜仲9克，枸杞子、牛膝各12克，桑寄生15克，生牡蛎20克，水煎服。

②治风湿性关节炎：杜仲、牛膝各12克，补骨脂、红花各9克，鸡血藤15克，水煎服。

【上品药膳房】

杜仲五味羊腰

【材料】杜仲20克，五味子、淫羊藿各15克，羊腰300克，素油、料酒、酱油、豆粉、姜、葱、盐、味精各适量。

【制法】①杜仲润透切丝，盐水炒焦，与五味子、淫羊藿同入瓦煲内，加清水300毫升，煎取药汁100毫升，备用。

②羊腰一切两半，去筋膜，洗净，切成小块腰花，用豆粉、料酒、酱油、盐、味精拌匀，加入药汁，再拌匀，码味30分钟，挂浆。

③油入锅中，旺火烧至六成热，下姜、葱跑油出味，下入羊腰花，淋料酒，炒至变色，加入盐、味精，快速翻炒均匀即可。

【服法】佐餐食用。

【功用】补肾，壮阳。肾虚腰痛、体弱乏力者宜常食。

杜仲强身汤

【材料】杜仲20克，牛肉150克，嫩板豆腐2块，素油、麻油、生粉、蒜肉、葱、酱油、盐各适量。

【制法】①杜仲润透切丝，用盐水炒焦；豆腐冲洗净，切小块；牛肉洗净，剁为碎末，加生粉、酱油及少许盐拌匀，腌约10分钟；蒜瓣剁碎；葱切粒。

②油入锅中，旺火烧至六成热，放入腌好的牛肉末，爆炒至牛肉散开，加入杜仲，略炒匀，加清水适量，入豆腐块，煮沸，加入盐、麻油，出锅前撒上葱粒即可。

【服法】饮汤食肉和豆腐，可佐餐食。

【功用】补脾胃，强筋骨。适合老年人及处于亚健康状态的人群作为日常保健饮食。

杜仲炖猪腰

【材料】杜仲15克，猪肾2只，生姜、葱、盐、鸡精、胡椒粉各适量。

【制法】①杜仲润透，切寸许长的细丝，加盐水炒焦，加水150毫升，煎取药液50毫升。

②猪肾一切两半，去筋膜，洗净，切成腰花；生姜切片；葱切段。

③猪腰花、葱、姜同入砂锅内，加入料酒，加清水1000毫升，煮沸，再加入杜仲药液，文火炖约半小时，入盐、鸡精调味即可。

【服法】温服。随量饮汤吃腰花。

【功用】补肝肾，强筋骨。肾虚腰痛、腰膝无力及先兆流产、高血压等情形宜食。

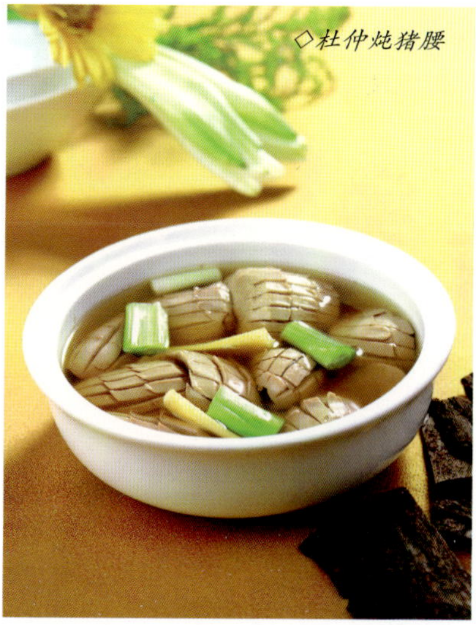

◇杜仲炖猪腰

女贞子

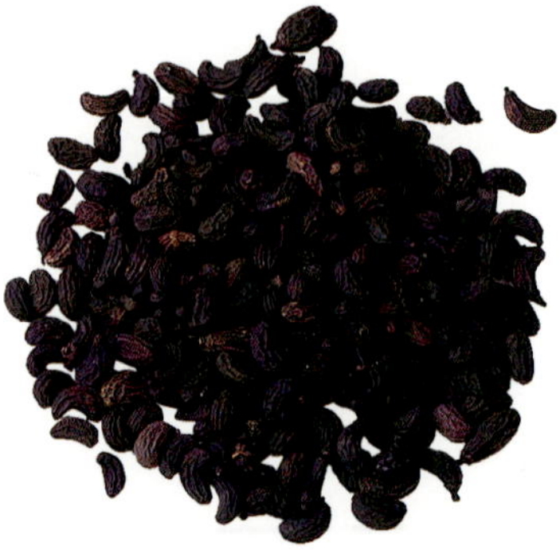

【别名】

女贞实*、冬青子、白蜡树子。

【药材本源】

为木犀科常绿大灌木或小乔木女贞的果实。冬季果实成熟时采摘，除去枝叶，晒干（或将果实略熏后再晒干）。

本品以粒大、饱满色蓝黑、质坚实者为佳。

【产地】

主产浙江、江苏、湖南、福建、广西、江西、四川等地。

【炮制】

女贞子：拣去杂质，洗净，晒干。

酒女贞子：女贞子加黄酒（每50千克女贞子用黄酒10千克）拌匀，置罐内，密闭，入水锅中，隔水炖至酒吸尽，取出，干燥。

【主要成分】

果实：含齐墩果酸、甘露醇、葡萄糖、棕榈酸、硬脂酸、油酸、亚油酸。

果皮：含齐墩果酸、乙酰齐墩果酸、熊果酸。

种仁：含脂肪油（主要为棕榈酸、硬脂酸、油酸亚麻酸等）。

【药理分析】

所含齐墩果酸有强心、利尿的作用，所含甘露醇有缓下作用；含多量葡萄糖，故有强壮作用；煎液对痢疾杆菌等有抑制作用；本品能使白细胞升高，还具有抑制某些肿瘤的作用。

【性味归经】

味苦甘，性平，入肝、肾经。

【功效主治】

为养阴补益药材，具有补肝肾、强腰膝的功效。

中医认为可治阴虚内热、头晕、眼花、耳鸣、腰膝酸软、须发早白等。

现代研究认为本品可强心、利尿、降脂、抑菌、缓泻、抗衰老、增强免疫功能、刺激造血系统，临床用于早期衰老症、冠心病、心绞痛、慢性咽炎、萎缩性胃炎、病毒性肝炎及顽固性失眠等症，疗效较为理想。

【使用禁忌】

脾胃虚寒泄泻及阳虚者忌服。

【治方举例】

常用量9~15克。内服可煎汤、熬膏或入丸剂；外用亦可熬膏点眼。

治脱发：女贞子30~50克，生地20克（或熟地30克），水煎服。每日1剂，每服5天。再以此方加猪脊骨250~500克，炖服，每3天1次，3次为一个疗程。

【上品药膳房】

女贞甲鱼补益方

【材料】女贞子15~20克，枸杞子30克，甲鱼1只，粳米100克，生姜、葱、盐各适量。

【制法】① 甲鱼入锅内，加适量清水，文火加热将其烫杀（可排尽尿液），去内脏和头后洗净，切成小块。

② 甲鱼块与女贞子、枸杞子同入砂锅中，加清水适量，武火煮沸，改文火炖至肉熟烂，去药渣。

③ 粳米洗净，另取锅如常法煮粥，粥将成，加入部分②所得汤汁，煮至粥稀稠适宜。

④ 在存有甲鱼块及部分汤汁的砂锅内加入葱、姜、盐，略煮沸即可。

【服法】粥与甲鱼及汤同食。每日一剂，分2次温热服食。

【功用】补肝肾，益阴精。对肝肾精虚所致的眩晕、失眠、遗精、腰痛、头晕眼花等颇多助益。

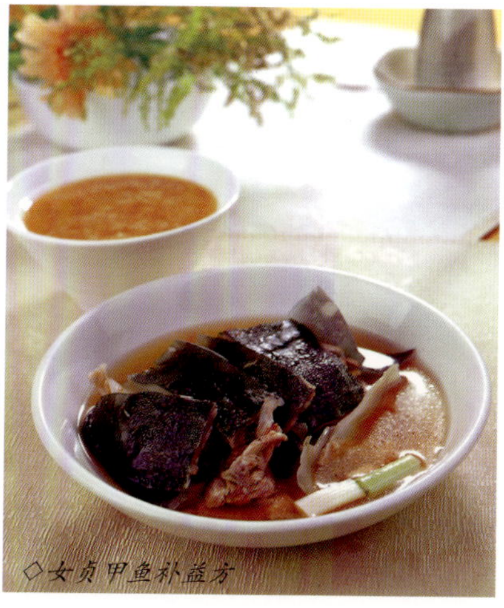

◇女贞甲鱼补益方

女贞子兔肝汤

【材料】女贞子15克，枸杞子20克，兔肝2具，盐、味精适量。

【制法】① 女贞子、枸杞子洗净，入砂锅内，加清水适量，煎汁，去渣留汁，备用。

② 兔肝洗净，入沸水中略烫，取出切块，冲去残留血水。

③ 兔肝入砂锅中，用药汁炖至熟透，加入盐、味精，文火煮至入味即可。

【服法】饮汤食肉。每3日服1剂，连服3次。

【功用】滋补肝肾，明目乌发。常服对年老体衰或未老先衰，腰酸脚软，头发早白等有益。

女贞子粥

【材料】女贞子15克，大枣10枚，粳米100克，白砂糖适量。

【制法】① 女贞子洗净，入瓦罐中加水煎取汁液约100毫升；大枣洗净，去核，压碎。

② 粳米洗净，连同枣肉加适量清水煮粥，粥将成，加入女贞子煎汁，以文火煮至稀稠适宜，以白砂糖调味即可。

【功用】滋补肝肾，明目养阴。适用于肝肾虚，目昏暗。

血余

【别名】

发髲*、乱发、血余炭、人发炭。

【药材本源】

为人的头发。收集人发，用碱水洗去油垢，清水漂洗后晒干，加工成炭（即血余炭）。

本品以色黑发亮、质轻者为佳。

【产地】

全国各地有产。

【炮制】

血余炭：净发置煅锅内，上面覆盖一锅，两锅结合处用黄泥封固，上压重物，用文武火煅至贴在盖锅底上的白纸显焦黄色为度，挡住火门，待凉后，取出，斫成小块。

【主要成分】

人发含优角蛋白、水分、灰分、脂肪、氮、硫以及黑色素。

【药理分析】

止血作用明显，煎剂还可预防出血；临床发现对烫伤有良好的抗炎消肿、去瘀作用；本品还有利尿作用。

【性味归经】

味苦，性温，入心、肝、肾经。

【功效主治】

为止血药，功能散瘀、止血。

中医认为可治吐血、鼻衄、齿龈出血、血痢、血淋、崩漏等证。

现代研究认为本品止血、利尿功能突出，临床用于各类出血症、烧烫伤，疗效显著。

【使用禁忌】

无特殊禁忌。

【治方举例】

常用量：研末冲服1.5~3克，入剂6~10克。内服可煎汤、研末冲服或入丸剂；外用则研末掺或调敷。

①治声音嘶哑：血余炭60克，研末。每服2克，米汤送服。

②治上消化道出血：血余炭3~10克研末，鲜藕汁20~40毫升冲服或调和后服用。每日3次。

上品药膳房

血余鲜藕饮

【材料】血余炭5克，鲜藕500克，白砂糖少许。

【制法】血余炭研为粉；鲜藕洗净，切片，绞为汁（约30~40毫升），加入血余炭、白砂糖，搅匀即可。

【服法】日服3次。

【功用】润肺，止血。上消化道出血及呼吸道充血、出血者饮用有良好的防治效果。

牛黄*

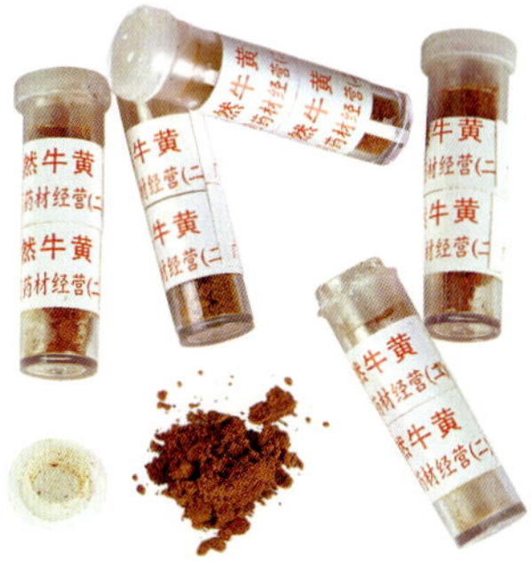

【别名】

犀黄、西黄、东黄、京牛黄。

【药材本源】

为牛科动物黄牛的胆囊、胆管或肝管中的结石。宰牛时注意其胆囊、胆管及肝管中有无硬块，如有即为牛黄，应立即滤去胆汁，否则会为胆汁浸润而变黑。取出后除净外部薄膜，先裹以灯心草或通草丝，外面再以白布或毛边纸包裹，置阴凉处阴干。

本品取于胆囊者因形装较圆称为“胆黄”或“蛋黄”，取于胆管、肝管者因呈管状，故曰“管黄”。二者均以表面光泽细腻、质轻松脆、断面层纹薄而齐整、无白膜、味先苦后甘、清香而凉者为佳。

【产地】

主产北京、河北、内蒙古、辽宁、吉林、黑龙江、陕西、甘肃等地。

【炮制】

研为极细的粉末使用。

【主要成分】

含水分、胆酸、脱氧胆酸、胆甾醇、胆色素（如胆红素等）、麦角甾醇、维生素D及钠、钙、镁、锌、铁、铜、磷等，还含有类胡萝卜素及多种氨基酸。

【药理分析】

有镇静、镇痛、抗厥作用；胆红素有抑制心脏、降血压的作用；牛磺酸可兴奋心脏，使血管舒张；胆绿素则有极强的降压作用；具有保肝利胆的作用；内服胆汁有轻度致泻的作用。

【性味归经】

味苦甘，性凉，入心、肝经。

【功效主治】

为清热解毒药材，具有清心、化痰、利胆、定惊的作用。

中医认为可治热病神昏、癫痫发狂、小儿惊风抽搐、牙疳、喉肿、口舌生疮、痈疽、疔毒等证。

现代研究认为本品有解热、镇静、强心、保肝、降压、祛谈、抗病毒的功用，还能促进胆汁分泌和促进红细胞生成等，临床用于多种脑病、中毒性肺病、尿毒症、肝昏迷、中风、小儿惊厥及急性口腔炎、扁桃体炎等症的治疗，疗效显著。

【使用禁忌】

孕妇慎服；

脾胃虚寒、腹泻者不宜使用；

不宜与干漆、牛膝、常山等一同使用。

【治方举例】

常用量：入丸、散剂0.15~0.3克；外用适量，可研末撒或调敷。

治小儿惊厥而神志不清或昏迷者：牛黄0.15~0.3克，黄连1.5克，黄芩4.5克，栀子9克，水煎服。

阿胶

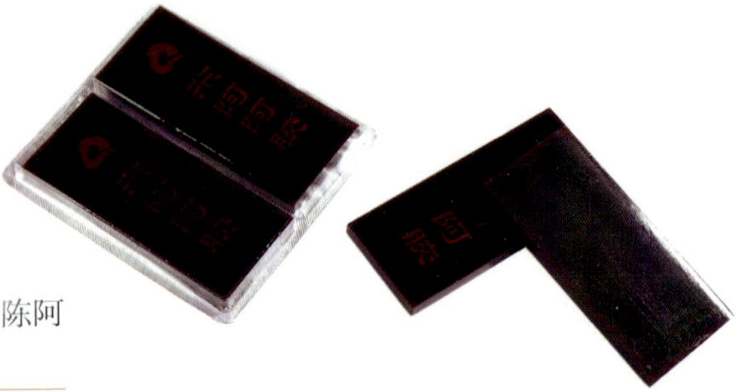

【别名】

傅致胶*、盆覆胶、驴皮胶、陈阿胶、阿胶珠。

【药材本源】

为马科动物驴的皮去毛后熬制而成的胶块。胶块呈整齐的长方形，表面棕黑色或乌黑色，平滑，有光泽（迎光观察略透明），质坚脆易碎，断面同为棕黑色或乌黑色。

本品以色乌黑、光亮、透明、无腥臭气、经夏不软者为佳。

【产地】

主产于山东（最为有名）、浙江（产量最大）。

【炮制】

阿胶：捣碎用。

阿胶珠：蛤粉置锅内加热，放入切好的骰形小块阿胶，炒至鼓起成圆珠状、色黄白时立即取出，筛去蛤粉，放凉。

【主要成分】

本品多由胶原及其部分水解产物组成，富含蛋白质，还含灰分及钙等。水解产物含赖氨酸、精氨酸、组氨酸等多种氨基酸。

【药理分析】

有良好的补血作用，尤其对失血性贫血效用明显；可防止肌肉营养障碍；改善体内钙平衡；精制液可使血压升高，对出血性休克有治疗作用；临床观察有止血作用，尤适用于慢性出血病症；有镇静作用。

【性味归经】

味甘，性平，入肺、肝、肾经。

【功效主治】

为补血药材，具有滋阴补血、止血安胎的作用。

中医认为可治血虚、虚劳咳嗽、吐血、衄血、便血、妇女月经不调、崩中、胎漏等证。

现代研究认为本品止血、生血作用明显，多用于各种出血症、贫血及再生障碍性贫血的治疗，另外对初中期肛裂、血小板减少性紫癜、进行性营养障碍、疮疡等亦颇有助益。

【使用禁忌】

脾胃虚弱者慎服。

【治方举例】

常用量6~15克。用黄酒或开水烊化后服用，或煎汤服，或入丸、散。

①治贫血：阿胶5克，开水烊化后服用，每日3次。

②治疮疡：阿胶适量，烘热压平如钱币厚，修剪如疮面大小，盖于疮面上，外盖纱布固定。

【上品药膳房】

阿胶三七炖黄鸡

【材料】阿胶、三七各15克，黄母鸡1只（约1250克），料酒、葱、姜、盐、味精、胡椒粉各适量。

【制法】①阿胶打碎、烊化；三七研粉；黄母鸡宰杀后去毛、肠杂及爪；姜切片；葱切段。

②黄母鸡连同阿胶、三七同入炖锅内，淋料酒，放入姜片、葱段，加适量水，武火煮沸，改文火炖45分钟，加入盐、味精、胡椒粉，再略炖即可。

【功用】各种出血症患者宜食，有活血、止血、止痛、祛瘀的效用。

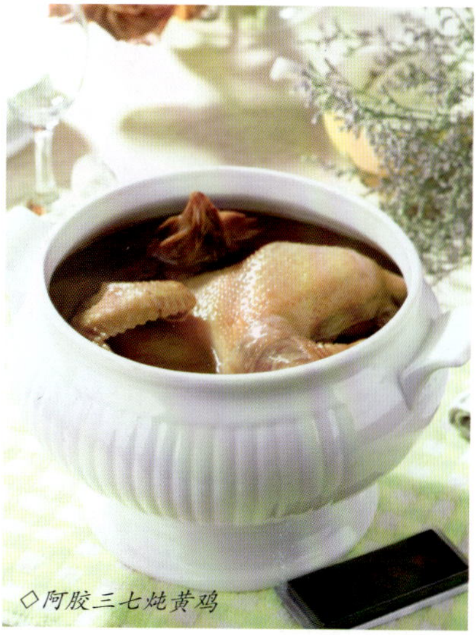

◇阿胶三七炖黄鸡

阿胶炖猪肉

【材料】阿胶10克，胡萝卜150克，猪瘦肉150克，葱、姜、盐各适量。

【制法】①猪瘦肉洗净，切片；胡萝卜洗净，切成块；姜切片；葱切段。

②猪肉片、胡萝卜块同入炖锅内，放入姜片、葱段，加水500毫升。

③炖锅置武火上，煮沸，放入阿胶，再沸，改文火炖45分钟，以盐调味即可。

【功用】阴血不足而神经衰弱者宜用，可养血宁神。

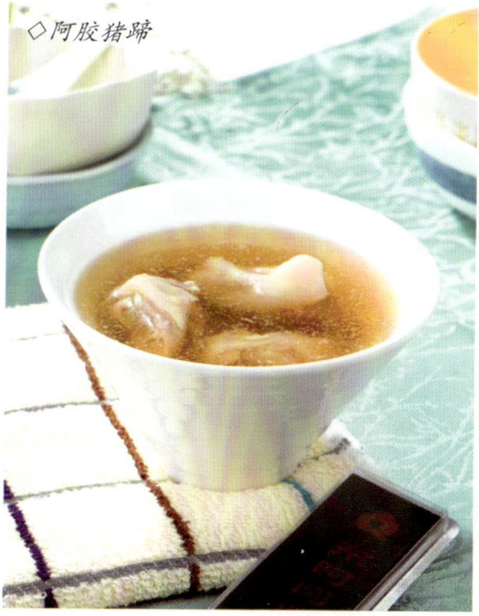

◇阿胶猪蹄

阿胶猪蹄

【材料】阿胶15克，猪蹄4个（约800克），葱50克，食盐适量。

【制法】①猪蹄去毛，刮洗干净，划上几道口子（以便入味），放入锅中；阿胶打碎。

②葱洗净，切为寸许长的段，与阿胶放入锅中，加水适量及少许盐，武火煮沸，改文火炖至猪蹄熟烂即可。

【服法】佐餐食用。分2~3次饮汤食蹄。

【功用】补血益气，产后妇女及营养性贫血者宜食。

蜂蜜

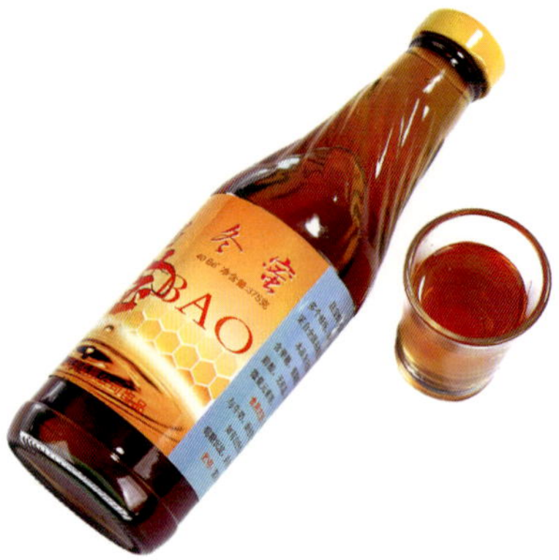

【别名】

石蜜*、石饴*、白蜜、黄蜜、白沙蜜、蜜糖、蜂糖。

【药材本源】

为蜜蜂科昆虫中华蜜蜂等所酿的蜜糖。本品为稠厚的液体，白色至淡黄色（白蜜），或橘黄色至琥珀色（黄蜜）。夏季状似清油，半透明，有光泽；冬季则常不透明，并有状如鱼子的葡萄糖结晶析出。论品质则以水分少、有油性、稠如凝脂、用木棒挑起时蜜汁下流如丝状不断、且盘曲如折叠状、味甜不酸、气芳香、洁净无杂质者为佳。

【产地】

全国大部分地区有产。

【炮制】

取纯净的蜂蜜，用文火熬炼，过滤去沫。

【主要成分】

主要含果糖、葡萄糖，以及少量蔗糖、麦芽糖、糊精、树胶、含氮化合物、有机酸、挥发油、色素、蜡、植物残片（如花粉粒）、酵母、酶类、无机盐及维生素等。

【药理分析】

可迅速改善贫血（尤其是营养性贫血），使血色素增高；所含果糖具有润滑通便、缓泻的作用；可中和体内酸性代谢产物；临床观察对创面有营养、抑菌、减少肉芽水肿、促进创面愈合的作用。

【性味归经】

味甘，性平，入脾、肺、大肠经。

【功效主治】

为润下药材，具有补中、润燥、止痛、解毒的功效。

中医认为可治肺燥咳嗽、肠燥便秘、胃脘疼痛、鼻渊、口疮、汤火烫伤等证，还可解乌头毒。

临床用于肠燥便秘、肺虚肺燥咳嗽、溃疡、心肌炎、慢性肺心病、慢性支气管炎、肺结核、冻疮、烧烫伤及多种皮肤病、炎症，均有一定疗效。

【使用禁忌】

痰湿内蕴、中满痞胀及肠滑泄泻者忌服。

【治方举例】

常用量：内服1~30克，外用适量。可冲调内服，或入丸剂、膏剂；外用则涂局部。

①治贫血：蜂蜜80~100克，每日

分3次冲调服用。(对低色素性贫血作用明显)

② 治小儿尿布皮炎：蜂蜜适量。洗净患部，用蜂蜜涂搽，每日1~2次。

③ 治冻疮：蜂蜜适量。温开水清洗患部，涂蜜包扎，隔日换药1次。

【上品药膳房】

蜜醋汁

【材料】蜂蜜500克，食醋500克。

【制法】食醋入锅中煮沸，加入蜂蜜，文火熬为糊状即可。

【服法】开水冲服。每日3次，每次9克。

【功用】各种类型的高血压患者宜用，有活血化瘀、润肺补中的效果。

蒸蜂蜜

【材料】蜂蜜100~150毫升。

【制法】蜂蜜放入炖盅内，隔水蒸15分钟即可。

【服法】饭前空腹时服用。每日3次，连续食用2~3周。

【功用】慢性胃炎、肠燥便秘、胃及十二指肠溃疡者宜用，可使溃疡面缩小或逐渐消失。

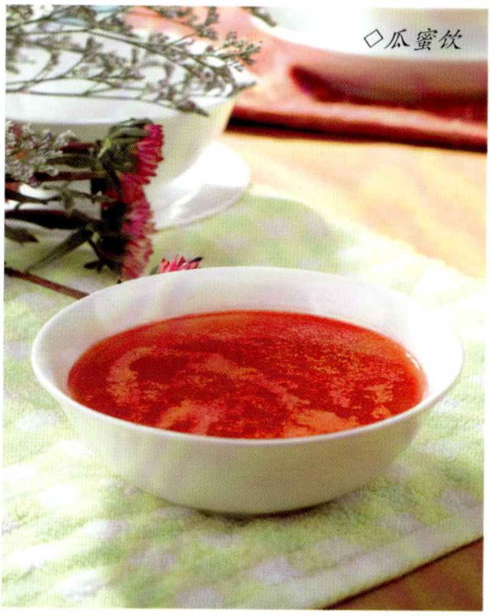

◇瓜蜜饮

瓜蜜饮

【材料】蜂蜜15毫升，西瓜500克。

【制法】西瓜取囊绞取汁，加入蜂蜜拌匀即可。

【服法】代茶饮，每日2~3次。

【功用】润肠通便，润肺止咳、生津。可用于肠燥便秘及肺燥干咳。

蜜蜂与蜜蜡

蜜蜂子，《本经》名“蜂子”，为蜜蜂科昆虫中华蜜蜂等的幼虫。味甘，性平，入足阳明太阳经，具有祛风、解毒、杀虫的功效，可治头风、麻风、丹毒、风疹、虫积腹痛、妇女带下等证。一般炒炙或研末后内服。

蜜蜡亦为《本经》药材，是蜜蜂科昆虫中华蜜蜂等分泌的蜡质经精制而成。味甘淡，性平，入脾、胃、大肠经，具有解毒、生肌、定痛的功效，可治急心痛、下痢脓血、久泻不止、胎动下血、疮痈内收或久溃不敛、水火烫伤诸证(湿热痢初起者忌用)。

常用量为5~10克，可温水溶化后服用，或入丸剂，也可取适量蜜蜡溶化后调服。

龟板

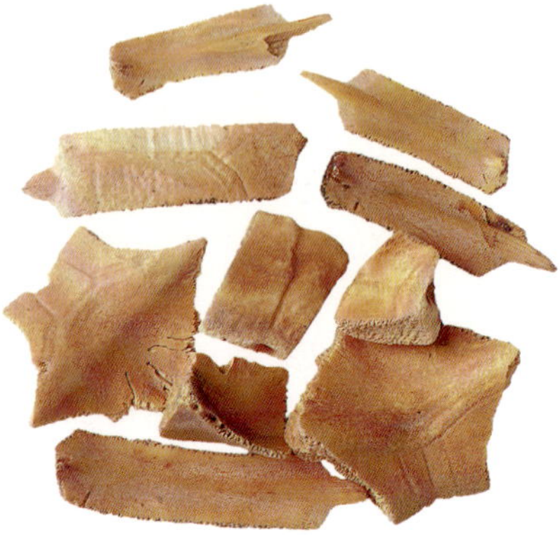

【别名】

龟甲*、神屋*、龟壳、下甲、腹甲。

【药材本源】

为龟科动物乌龟的甲壳（过去专用腹甲，今亦有用背甲者）。多在秋、冬时节捕龟，杀死，剔除筋肉，取其腹甲，洗净，晒干或晾干，称为“血板”；或煮死后取腹甲，晒干，称为“汤板”。“血板”表面光滑，外皮尚存，有时略带血痕；“汤板”无光泽，皮已脱落。

本品以块大、完整、洁净无腐肉的血板为质优。

【产地】

主产湖北、湖南、安徽、江苏、浙江；广东、四川、贵州、福建、陕西、河南、上海等地亦有出产。

【炮制】

龟板：清水浸泡，刮去残肉，洗净，晒干，敲成小块。

醋龟板：取沙子置锅中炒热，倒入生龟板，拌炒至表面微黄色，取出，筛去沙子，置醋盆内略浸，取出，用水漂洗后晒干。（50千克龟板用醋15千克）

【主要成分】

含胶质、脂肪及钙盐等。

【药理分析】

本品有恢复肾功能的作用；临床观察有镇静及解毒的作用。

【性味归经】

味咸甘，性平，入肝、肾经。

【功效主治】

为养肾阴的补益药材，具有滋阴、潜阳、补肾、健骨的功效。

中医认为可治肾阴不足、骨蒸劳热、吐血、衄血、久咳、遗精、崩漏、带下、腰痛、骨痿、阴虚风动、久痢、久疟、痔疮、小儿囟门不合诸证。

现代临床用于治疗小儿囟门迟迟不闭合、牙齿迟生，以及甲状腺功能亢进、肾结核、骨结核、肺结核、糖尿病、功能性子宫出血、慢性肾炎和吐血、鼻出血、痔血等，颇显疗效。

【使用禁忌】

孕妇及胃有寒湿者忌服。

不宜与沙参、狗胆等一同使用。

【治方举例】

常用量9~30克。内服可煎汤、熬膏或入丸、散；外用常烧灰研末敷。

治子宫功能性出血（即崩漏）：龟板、牡蛎各90克，共研末，混匀，密封保存。以米酒送服，每次20克，每日3次，3天为1个疗程。（气虚而见此证者宜用）

【上品药膳房】

龟甲粥

【材料】龟甲18克，熟附子、知母各9克，首乌15克，粳米60克，红糖适量。

【制法】① 龟甲、熟附子、知母、首乌洗净，纱布包好，加水煎取汁。

② 粳米洗净，加清水适量煮至粥将成，加入药汁，煮至粥稀稠适宜，以红糖调味即可。

【服法】温服。每日1剂，连用7~8天。

【功用】有滋阴补肾的功效。慢性中耳炎属肾虚失聪者宜服。

龟板补髓汤

【材料】龟板12克，乌贼骨10克，茜草根6克，红糖适量。

【制法】① 龟板、乌贼骨、茜草洗净，同入瓦煲中，加清水适量，煎汤取汁；上药再加水二煎，去渣，两次煎液合并。

② 待药汁温热时调入红糖，搅匀即可。

【服法】温服。每日1剂，分3次服。

【功用】肾阴不足、形体消瘦、夜寐不安、盗汗及头发枯黄者宜饮，有滋肾补髓之效。

龟甲与鳖甲

同为养阴药材的龟甲和鳖甲，《本经》认为二者功用大致相同。后人有喜用鳖甲而不喜欢用龟甲的或者只喜欢用龟甲而不用鳖甲者，应该是受了《本经》观点影响的原因。

事实上，龟、鳖二甲虽然都是至阴之物，然而鳖甲主要走肝益肾以除热，而龟甲却通心入肾以滋阴，因此，在使用二者时不可随意彼此取代。

牡蛎

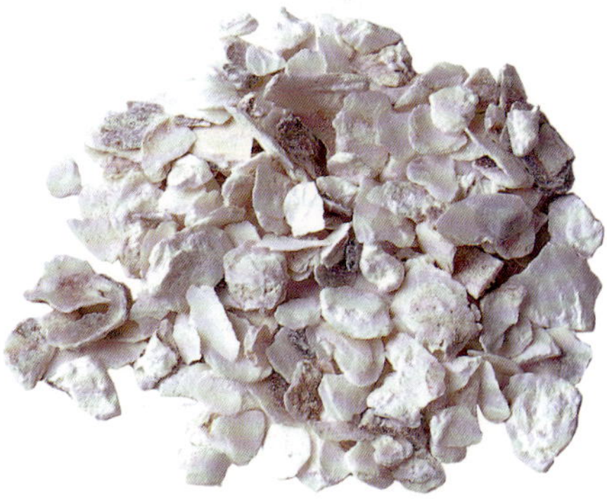

【别名】

蛎蛤*、古贲、牡蛤、蛎房、海蛎子壳、左壳。

【药材本源】

为牡蛎科动物近江牡蛎、长牡蛎或大连湾牡蛎等的贝壳。全年可采，取得后，去肉、取壳，洗净，晒干。本品为大小不等、不规则的卵圆形、三角形或长圆形贝壳，左壳较右壳厚而大，不平坦，右壳薄而小，较平坦；质坚硬，不易破碎，断面白色、层状。论品质以个大、整齐、里面光洁者为佳。

【产地】

江苏、福建、广东、浙江、河北、辽宁、山东等沿海地区。

【炮制】

生牡蛎：洗净，晒干，碾碎用。

煅牡蛎：洗净的牡蛎置无烟炉火上煅至灰白色，取出放凉，碾碎。

【主要成分】

主要含碳酸钙、磷酸钙及硫酸钙，并含镁、铝、硅及氧化铁等。（牡蛎煅烧后其碳酸盐分解产生氧化钙等，而有机质则被破坏。）

【药理分析】

酸性提取物有抑制脊髓灰质炎病毒的作用；牡蛎粉有制酸、止痛作用；临床观察本品有镇静止汗的作用。

【性味归经】

味咸涩，性平，入肝、肾经。

【功效主治】

为重镇安神药，具有敛阴、潜阳、止汗、涩精、化痰、软坚的功效。

中医认为可治惊痫、眩晕、自汗、盗汗、遗精、淋浊、崩漏、带下、瘰疬、瘿瘤诸证。

现代临床用于癫痫、神经衰弱、遗精、佝偻病、消化性溃疡、功能性子宫出血、白带症、小儿腹泻、结核病、自汗、盗汗及水痘等的治疗，颇有效。

【使用禁忌】

虚寒体质慎用；

不宜与麻黄、茱萸、辛夷同用。

【治方举例】

常用量15~30克，治颈部淋巴结核（瘿瘤）可用至120克。内服可煎汤，或入丸、散；外用适量，可研末干撒、调敷或扑粉。（欲制酸、固涩宜用煅牡蛎）

治小儿重型腹泻：煅龙骨、煅牡蛎、生石膏、寒水石、滑水石各30克，煎汤代水，频服，每日1~2剂（或用煅牡蛎60克，山药60克，水煎服，每日1剂。止泻效果好。）

【上品药膳房】

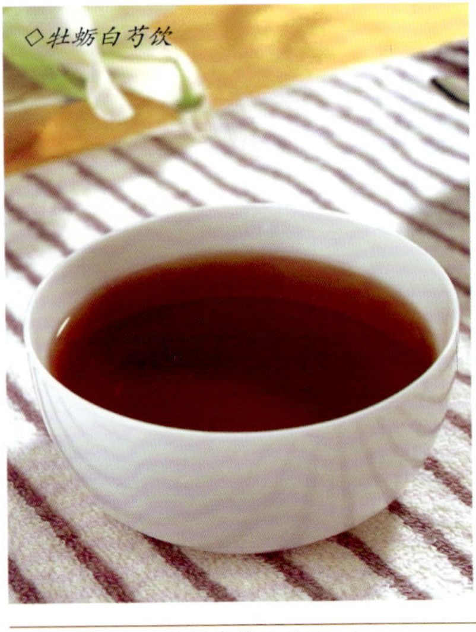

◇牡蛎白芍饮

牡蛎白芍饮

【材料】牡蛎20克，白芍、川芎、紫根各15克，当归25克，忍冬藤6克，升麻、黄芪各10克，甘草5克，白砂糖适量。

【制法】上药洗净，共煎取汁，调入白砂糖调匀即可。

【功用】益气养阴，祛湿除痰。非常适合肺癌患者饮用。

蕤仁

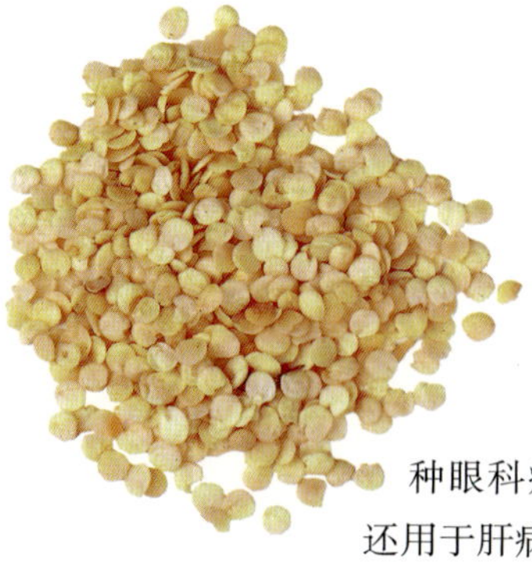

【别名】

蕤核*、蕤子、美仁子。

【药材本源】

为蔷薇科落叶灌木植物单花扁核木的干燥成熟果核。夏秋果实成熟时采摘，除去果肉，洗净，晒干。

本品以浅棕色、饱满肥实者为佳。

【产地】

山西、陕西、甘肃。

【炮制】

拣去杂质，洗净，晒干，用时捣碎，或敲去果皮取种仁用。

【主要成分】

种子含有水分、灰分、蛋白质、脂肪、纤维素；种仁含丰富油脂。

【药理分析】

熟用有宁心安神的作用，与酸枣仁类似而效力较为轻微；所含成分有强心补心的效用；临床发现对多种眼疾有较好的疗效。

【性味归经】

味甘，性寒，入肝、心经。

【功效主治】

为养肝明目药材，具有祛风、散热、养肝、明目的功效。

中医认为可治目赤肿痛、昏暗、畏光、眦烂多泪、鼻衄等证。

现代研究认为本品有保肝、镇静、止血、强心等作用，临床除用于治疗多种眼科疾病外，还用于肝病的恢复与调养，而且本品因营养丰富，可用于营养不良，合理运用可全面提高机体免疫力，强健身体。

【使用禁忌】

体质虚寒者慎服。

【治方举例】

常用量5~10克。可煎汤内服；外用时去油研成膏点眼，或煎水洗。

治眼翳（白内障早期）：蕤仁30克（去油），白蓬砂3克，麝香0.5克，研匀，入容器中密封贮存。每次取适量点眼。

上品药膳房

蕤仁明目粥

【材料】蕤仁30克，粳米100克，白砂糖适量。

【制法】①蕤仁敲去硬壳，捣烂（或干燥后碾为粉末）。

②粳米洗净，加适量清水如常法煮粥，粥将成，拌入蕤仁（粉），再煮至粥成，以白砂糖调味即可。

【服法】温热服用，日分2次服完。

【功用】养肝明目。因肝肾虚而致的眼花、眼睛肿赤、迎风流泪、怕光及头晕等情形宜常食。

桑螵蛸*

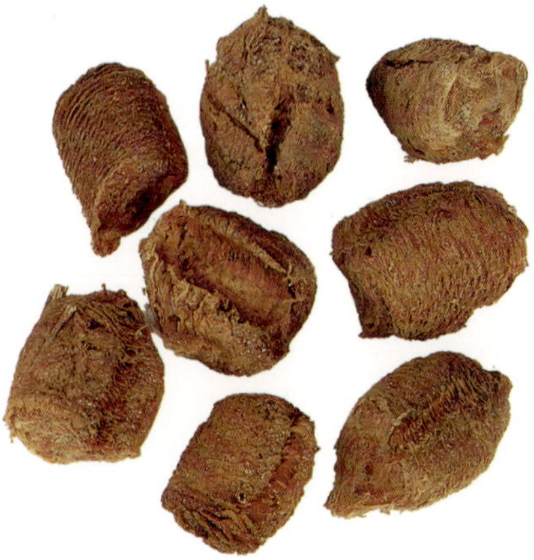

【别名】

桑蛸、螵蛸、螳螂子、螳螂窠。

【药材本源】

为螳螂科昆虫大刀螂、小刀螂、薄翅螳螂、巨斧螳螂或华北刀螂的卵鞘。自深秋至次年春季采收，采得后，除去树枝，置蒸笼内蒸30~40分钟，以杀死虫卵，晒干或烤干。因形状不同，本品分为团螵蛸、长螵蛸、黑螵蛸（呈平行四边形），但均以干燥、完整、幼虫未出以及色黄、体轻而带韧性、无树枝草梗等杂质者为佳。

【产地】

团螵蛸：广西、云南、湖南、湖北、河北、辽宁为主；河南、山东、江苏、内蒙古、四川等地亦产。

长螵蛸：浙江、江苏、安徽、山东、湖北。

黑螵蛸：河北、山东、河南、山西。

【炮制】

炒桑螵蛸：净螵蛸与麸皮同炒至老黄色，取出，筛去麸皮，放凉即可。

盐炒桑螵蛸：净螵蛸同盐水拌匀（每5千克桑螵蛸用盐0.25千克），稍闷，入锅内炒至微黄，取出晾干。

【主要成分】

含蛋白质、脂肪；卵黄球含糖蛋白及脂蛋白。

【药理分析】

临床观察有治疗遗尿和遗精的作用；有轻微敛汗、助阳起痿的作用。

【性味归经】

味咸甘，性平，入肝、肾经。

【功效主治】

为收涩的药材，具有补肾、固精的功效。

中医认为可治遗精、白浊、小便频数、遗尿、赤白带下、阳痿、早泄等证。

临床用于尿频、遗尿、肾虚阳痿、带状疱疹、带下病及神经衰弱等，均有疗效。

【使用禁忌】

阴虚火旺或膀胱湿热者慎服。

【治方举例】

常用量3~9克。可煎汤内服，或入丸、散。

治尿频、遗尿：桑螵蛸、益智仁各45克（5~12岁用量为30克），水煎服。每日1剂，一般连服3~4剂即可见效。

【上品药膳房】

桑蛸固元汤

【材料】桑螵蛸30克，黑豆30克，益智仁15克，糯米150克，猪脬1个，盐少许。

【制法】①猪脬洗净后，将淘洗干净的糯米塞入其内，系紧脬口，用针在脬上刺若干小孔。

②桑螵蛸、黑豆、益智仁入砂锅中，加清水适量，武火煮沸，改文火，猪脬放入药锅中，继续以文火炖至猪脬、糯米稔熟，入盐调味即可。

【服法】吃猪脬、糯米，饮汤。每日1剂，连服3~5天。

【功用】温肾助阳，固精止遗。肾阳虚衰，下元不固而见遗精、阳痿、尿频者宜食。

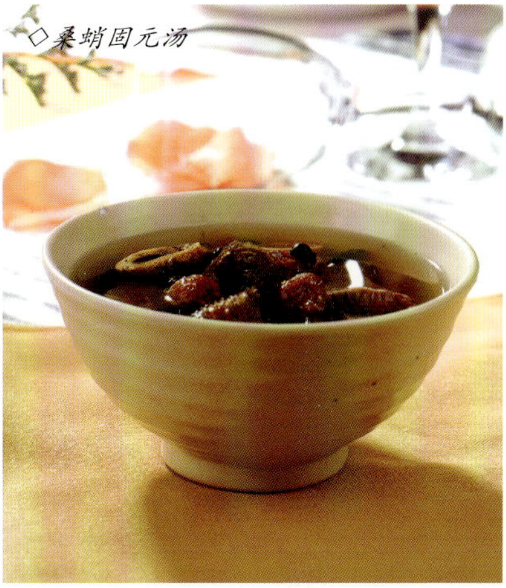
◇桑蛸固元汤

螵蛸田鸡汤

【材料】田鸡2只，桑螵蛸9克，山萸肉30克，巴戟天9克，枸杞子15克，盐适量。

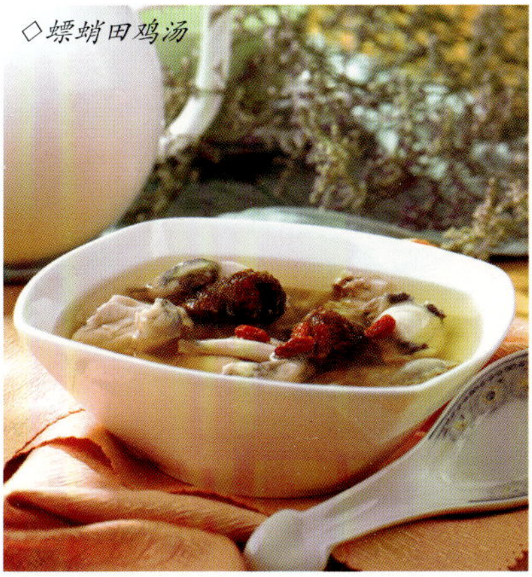
◇螵蛸田鸡汤

【制法】①田鸡去头、皮及肠杂，洗净，切块。

②桑螵蛸、山萸肉、巴戟天、枸杞子洗净，与田鸡块同入砂锅内，加清水适量，武火煮沸，改文火慢煮约1小时，入盐调味即可。

【服法】温热时饮汤、食田鸡肉。

【功用】补肾气、缩小便，肾气不足之老年性前列腺肥大、小便频数者宜食。

桑螵蛸汤

【材料】桑螵蛸10克，韭菜子10克，煅龙骨10克，食盐少许。

【制法】①韭菜子、煅龙骨洗净，韭菜子轧碎，煅龙骨捣为粗末，二物以细纱布包好；桑螵蛸洗净。

②桑螵蛸及药包同入砂锅中，加清水适量，文火煎煮约1小时，去渣及药包，以少许食盐调味即可。

【服法】每日1剂，温热频饮。

【功用】补肝肾，强腰膝，益肾固精。肾虚阳痿、早泄、小便频多者可用。

海蛤壳

【别名】

海蛤*、蛤壳。

【药材本源】

为帘蛤科动物青蛤等几种海蛤的贝壳（现同科动物之蛤的贝壳亦同等使用）。4~10月间捕捉，去肉，洗净晒干。本品类圆形，外表面黄白色，壳内面乳白或青白色，光滑无纹；略带腥气。药材以光滑、洁净者为佳。

【产地】

江苏、浙江、山东、福建。

【炮制】

蛤壳：洗净，晒干，碾成碎块。

煅蛤壳：净蛤壳置无烟火上煅至红透，取出放凉，碾碎。

蛤粉：将煅蛤壳碾至极细的粉末状即可。

【主要成分】

含碳酸钙、壳角质等。

【药理分析】

对结核杆菌等有抑制作用；提取物有抗癌作用，临床用于食道癌等有疗效；临床证实本品有制酸、止血、促进溃疡愈合的作用。

【性味归经】

味咸，性平，入肺、肾经。

【功效主治】

为清热祛痰药材，具有清肺化痰、软坚散结、利水消肿的功效。

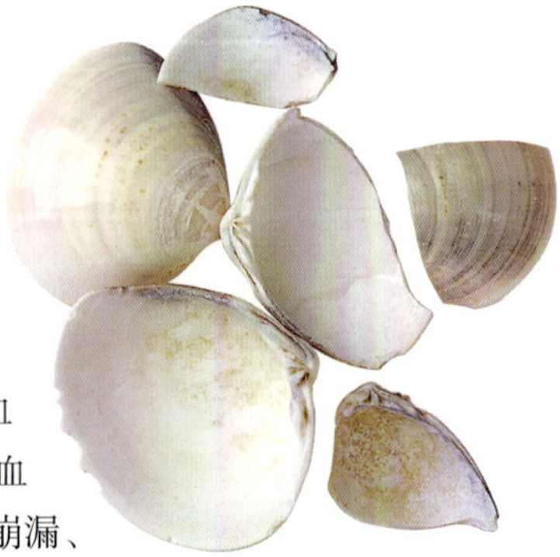

中医认为可治热痰喘嗽、水肿、淋病、瘿瘤、积聚、血结胸痛及血痢、痔疮、崩漏、带下等证。

【使用禁忌】

脾胃虚寒者慎用；

不宜与狗胆、甘遂、芫花等同用。

【治方举例】

常用量3~15克。可煎汤内服，或入丸、散。

①治咳喘痰多：海蛤壳、半夏、桑皮、苏子、贝母各10克，栝蒌15克，水煎服。

②治淋巴结核、甲状腺肿大：海蛤壳12克，海藻、牡蛎各15克，夏枯草18克，水煎服。

上品药膳房

海蛤壳粥

【材料】煅蛤壳15克，粳米50克，盐或白砂糖适量。

【制法】①海蛤壳碾碎，纱布包好入砂锅中加水煎取药汁约50毫升。

②粳米洗净如常法煮至粥将成，加入药汁，煮至粥成，入盐或糖调味。

【服法】温热服食。每日1剂。

【功用】有清肺、利水、止血的效用，便秘患者食用颇为适宜。

莲子

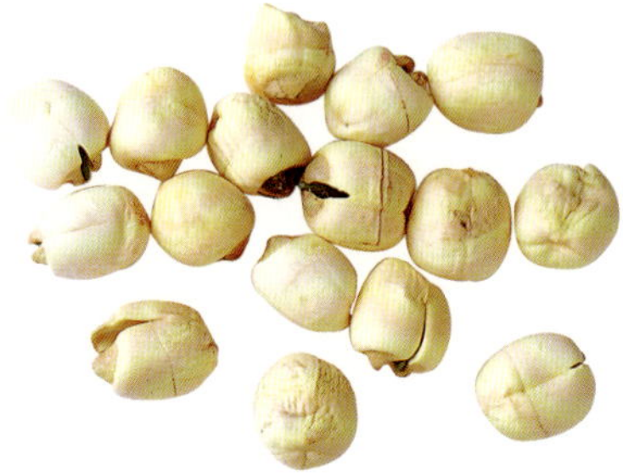

【别名】

藕实*、水芝丹*、莲实、莲肉、泽芝、莲蓬子。

【药材本源】

为睡莲科多年水生草本植物莲的果实或种子，秋末冬初割取莲房，取出种子（也可收集坠入水中沉于淤泥内的果实，洗净），晒干；或除去果壳后晒干。经霜老熟而带有灰黑色果壳的称为“石莲子”，除去果壳的种子称为“莲肉”。石莲子以色黑、饱满、质重坚硬者为佳；莲肉以个大、饱满、整齐者为佳。

【产地】

湖南（质最优）、湖北、福建（产量最大）、江苏、浙江、江西为主；山东、安徽、山西、河南、辽宁、黑龙江、云南、贵州、陕西等地亦产。

【炮制】

拣尽杂质即可，或砸碎、去皮、去心用。或将石莲子置锅内水煮后，切开，去皮，晒干。

【主要成分】

含多量的淀粉和棉子糖、蛋白质、脂肪、碳水化合物、钙、磷、铁等。

【药理分析】

所含黄心树宁碱对鼻咽癌有抑制作用；临床观察有镇静作用。

【性味归经】

味甘涩，性平，入心、脾、肾经。

【功效主治】

为收涩类药材，具有养心、益肾、补脾、涩肠的功效；石莲子具有止呕开胃的功用。

中医认为可治夜寐多梦、遗精、淋浊、久痢、虚泻及妇人崩漏、带下等证。

临床用于心悸、虚烦失眠、白带、慢性肠炎以及遗精、滑精、尿频等，颇具疗效。

【使用禁忌】

中满痞胀及大便燥结者忌服。

【治方举例】

常用量9~18克。可煎汤内服，或入丸、散。

①治白带病：莲子9克，贯众6克，水煎服。

②治遗精、滑精：莲子15克，益智仁9克，水煎服。（对尿频亦有疗效）

【上品药膳房】

莲子猪肚

【材料】莲子50克，猪肚1个，生粉、香油、姜、葱、蒜、盐各适量。

【制法】①猪肚用盐、生粉大力揉搓，

漂洗干净；莲子用清水泡发4小时，去心；姜、葱洗净切丝；蒜粒切碎。

② 去心莲子装入猪肚后，缝合，入锅内，加清水炖至熟烂；捞出，冷却，猪肚切为细丝，同莲子放入盘中。

③ 葱、姜、蒜、盐、香油与猪肚丝、莲子拌匀即可。

【服法】可单服，亦可佐餐食用。

【功用】健脾胃，补虚，增强免疫力。食少、消瘦、泄泻、水肿及输血前食用很合适。

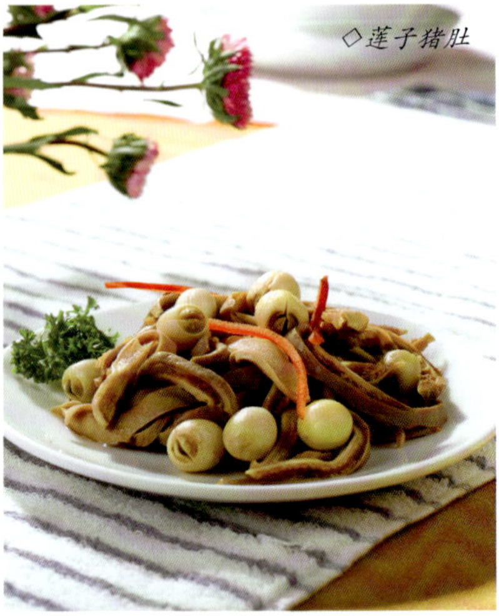

◇莲子猪肚

莲子乌鸡

【材料】莲子30克，乌鸡1只（约1000克），鸡油25克，料酒、姜、葱、盐、鸡精各适量。

【制法】① 乌鸡宰杀后去毛、爪及肠杂；莲子泡发后洗净，去莲心；姜切片；葱切段。

② 乌鸡、莲子、姜片、葱段同入砂锅内，淋少许料酒，加入适量清水（约2500毫升），武火煮沸，改文火炖煮45分钟，调入盐、鸡精、鸡油，再稍炖即可。

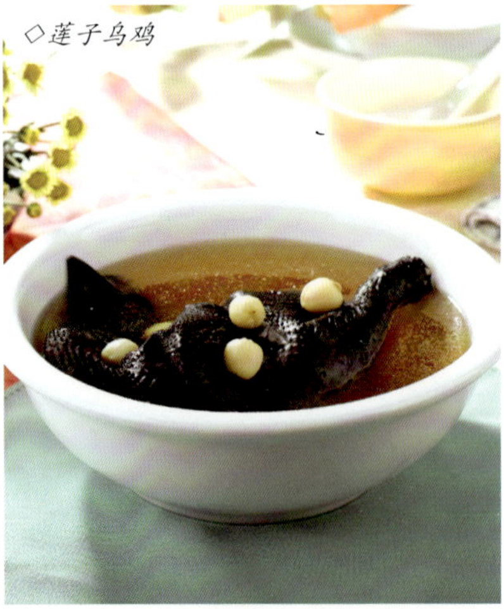

◇莲子乌鸡

【功用】养心安神，益肾固精，止带。脾胃虚泻者及月经紊乱、痛经的女性食用颇佳。

莲子炖羊腰

【材料】莲子、赤小豆各50克，羊腰子4个，料酒、葱、姜、盐、味精、胡椒粉、鸡油各适量。

【制法】① 莲子泡发后去心，洗净；赤小豆洗净；羊腰子去筋膜，洗净，切成大小适中的块；姜切片；葱切段。

② 上物同入炖锅内，淋料酒，加水适量，武火煮沸，改文火煮约50分钟，加入盐、味精、胡椒粉、鸡油，拌匀，稍炖即可。

【功用】补肾、利水、消肿，肾性水肿者宜食。

红枣

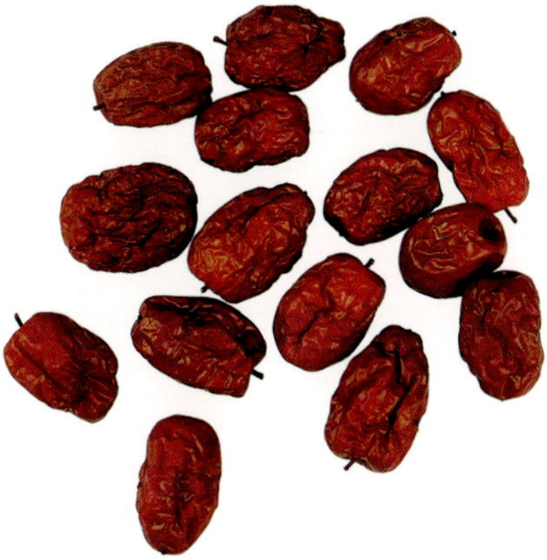

【别名】

大枣*、干枣、美枣、良枣。

【药材本源】

为鼠李科落叶灌木(或小乔木)植物枣的成熟果实。秋季果实成熟时采收，拣净杂质，晒干；或用水煮一滚，使果肉柔软而皮未皱缩时捞起，晒干。大枣因加工的不同而有红枣、黑枣之分，入药多以红枣为主。

本品以色红、肉厚、饱满、核小、味甜者为佳。

【产地】

全国大部分地区有产，以山西、山东、河北、河南、四川、贵州等地为盛。

【炮制】

去净杂质即可，一般煎煮前去核为宜。

【主要成分】

果实含蛋白质、糖类、有机酸、黏液质及维生素A、维生素B_2、维生素C和微量元素钙、磷、铁等。

【药理分析】

大枣煎剂有良好的增加肌力、增加体重的作用；煎剂还有明显的保肝作用；本品有抗过敏作用，大剂量煎服对过敏性紫癜有治疗作用；另外本品还有安神、利尿的作用。

【性味归经】

味甘，性温，入脾、胃经。

【功效主治】

为补气的药材，具有补脾和胃、益气生津、调营卫、解药毒的功效。

中医认为可治胃虚食少、脾弱便溏、气血津液不足、营卫不和、心悸怔忡、妇人脏躁等证。

现代研究认为本品有镇静、催眠、抗过敏、保肝、升高血小板、抗癌及强壮机体的作用。

【使用禁忌】

凡有湿痰、积滞、齿病者，均不宜食。

【治方举例】

常用量3~30枚。可煎汤内服或捣烂作丸；外用则可煎水洗或烧存性研末调敷。

①治高胆固醇血症：大枣15枚，鲜芹菜根10个，捣碎煎服。(可降低胆固醇)

②治癔症：大枣10枚，浮小麦60克，生甘草9克，水煎服。每日1剂。

③治紫癜：内服生红枣，每次10枚，每日3次，一般4~7天紫癜消退。(亦可持续大剂量煎服红枣)。

【上品药膳房】

红枣蒸甲鱼

【材料】红枣20枚，甲鱼1只，料酒、姜、葱、盐、红糖各适量。

【制法】① 甲鱼入锅中，加清水，文火加热将其溺杀，去头尾及内脏；红枣洗净去核；姜切丝；葱切段。

② 将料酒、盐、红糖均匀抹于甲鱼上，入蒸盆内，放入红枣、葱、姜，加少许汤于盆内，上蒸笼蒸约30分钟至甲鱼熟透。

【功用】有滋阴补血的作用。阴虚体弱的缺乳产妇食用多有助益。

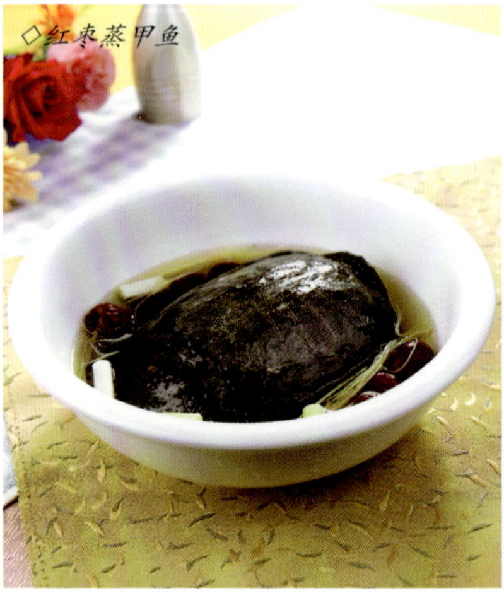

◇红枣蒸甲鱼

枣戟凤爪

【材料】红枣5枚，巴戟30克，新鲜鸡脚6对，料酒、葱、姜、盐、鸡精、胡椒粉各适量，高汤500毫升。

【制法】① 巴戟、红枣（去核）洗净；鸡脚洗净；姜拍松散；葱切段。

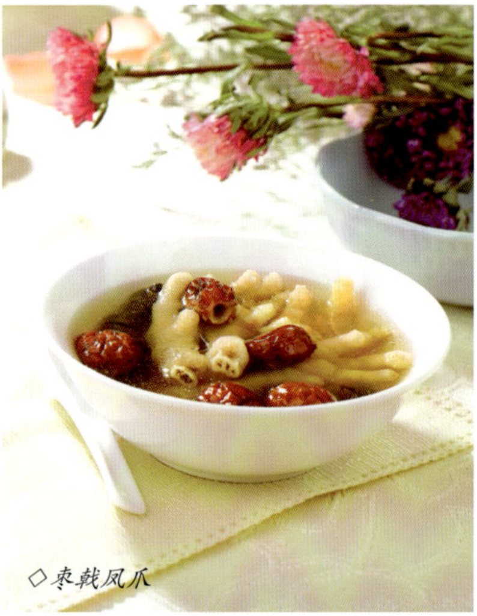

◇枣戟凤爪

② 巴戟、红枣放入砂锅，加入高汤，武火煮沸，放入鸡脚、姜、葱、料酒、胡椒粉，再沸，改文火煮30分钟，加盐、鸡精稍拌匀即可。

【功用】有温里健脾、生血、补肾的功效。老年人脾肾虚者宜食，尤其适合冬季食用。

红枣兔肉汤

【材料】红枣15枚、兔肉150克，清汤、盐少许。

【制法】① 选优质大红枣，洗净，去核后压为枣泥；兔肉洗净，切块。

② 上物同入炖盅内，加清汤、盐少许，入锅内隔水蒸至兔肉熟烂即可。

【功用】有健脾益气、补血壮体的作用，常食还可增强机体免疫力。脾虚气弱、病后体虚及过敏性紫癜患者宜食。

葡萄*

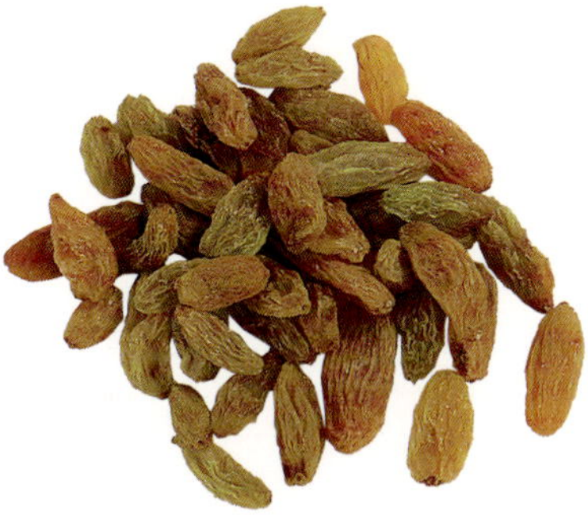

【别名】

草龙珠、山葫芦。

【药材本源】

为葡萄科高大缠绕藤本植物葡萄的果实。一般认为新疆出产的琐琐葡萄（又名索索葡萄、豆粒葡萄）入药较佳。干燥的琐琐葡萄外皮红褐色，小颗粒，果皮有皱纹，味甜。

本品以色红褐、粒整齐、无杂质者为佳。

【产地】

主产于新疆、甘肃、陕西、山西、山东、河北等地，长流流域地区亦多有产。

【主要成分】

含葡萄糖、果糖及少量蔗糖、木糖，还含酒石酸、草酸、柠檬酸、草果酸和单、双葡萄糖甙。另外还有蛋白质、多种维生素及矿物质。

葡萄皮含有矢车菊素、芍药素、飞燕草素、矮牵牛素等；种子含有脂肪、焦性儿茶酚、没食子儿茶精、没食子酸盐等。

【药理分析】

具有维生素P的活性特质；种子油15克可降低胃酸，12克则有利胆作用，40~50克有致泻的作用。

【性味归经】

味甘酸，性平，入脾、肺、肾经。

【功效主治】

为补气血的药材，具有补气益血、强筋健骨、利小便的功效。

中医认为可治气血虚弱、肺虚咳嗽、心悸盗汗、风湿痹痛、淋病、浮肿等症。临床用于腰痛、胃痛、燥咳、发热、安胎，均显疗效。

【使用禁忌】

不宜多食，以免腹泻、生内热等。

【治方举例】

常用量：酌情而定。可煎汤内服或捣汁、浸酒。

治烦渴：鲜葡萄适量，洗净，捣汁，入瓦煲内熬至浓稠，加入少许熟蜜。每次取15~20克，用开水化服，日服3次。

上品药膳房

苡仁煮葡萄

【材料】葡萄250克，薏苡仁60克，冰糖30克。

【制法】① 葡萄洗净，去皮、核；薏苡仁浸泡一夜；冰糖打为碎屑。

② 葡萄、薏苡仁同入炖锅，加水600毫升，武火煮沸，改文火炖约30分钟，调入冰糖屑即可。

【功用】祛风湿，镇痹痛。风湿痹痛者常食有益。

芡实

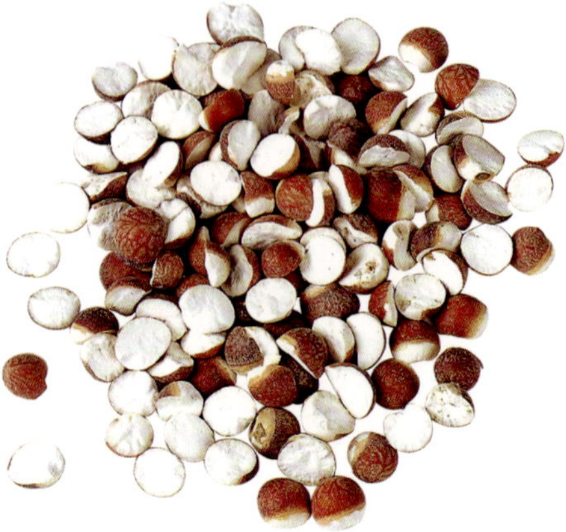

【别名】

鸡头实*、雁啄实*、刺莲藕、刀芡实、芡实米、鸡头米。

【药材本源】

为睡莲科一年水生草本植物芡的成熟种仁。9~10月种子成熟时，割取果实，击碎果皮，取出种子，除去硬壳，晒干。干燥种仁呈圆球形，表面平滑（有花纹），断面色洁白，粉性。

本品以颗粒饱满均匀、粉性足、无碎末及皮壳者为佳。

【产地】

湖南、湖北、江苏、山东为盛；福建、河南、河北、江西、浙江、四川等地亦有出产。

【炮制】

炒芡实：麸皮放热锅内炒至烟起，倒入净芡实，拌炒至微黄色，取出，筛尽麸皮，放凉。

【主要成分】

种子含多量淀粉，还含有蛋白质、脂肪、粗纤维、灰分、钙、磷、铁及硫胺素、核黄素、尼克酸、抗坏血酸和微量的胡萝卜素。

【药理分析】

临床证实本品有治疗滑精、泄泻、尿频的作用。

【功效主治】

为收涩药材，具有固肾涩精、补脾止泄的功效。

中医认为可治遗精、淋浊、带下、小便不禁、大便泄泻等证。

现代研究认为本品有降血脂、止泄和轻微的抗炎作用，临床用于高血脂、动脉粥样硬化、白带过多（或异常）、肾虚遗精及慢性肾炎、慢性肠炎等的治疗，均有明显的效果。

【使用禁忌】

外感及疟痢疳痔、气郁痞胀、尿赤、便秘者忌用。

【治方举例】

常用量9~15克。可煎汤内服或入丸、散。

①治慢性肾炎：芡实、生龙骨、生牡蛎各50克，水煎服。（可消除肾尿蛋白尿）

②治遗精、早泄：芡实、生龙骨、生牡蛎、生莲子各30克，知母、麦冬各20克，五味子15克。水煎服，每日1剂。

【上品药膳房】

芡实炖仔鸡

【材料】芡实30克，仔鸡1只，料酒、姜、葱、盐、鸡精、胡椒粉各适量。

【制法】① 芡实去杂质，洗净；仔鸡宰杀后，去毛、爪、肠杂；姜拍散；葱切段。

② 鸡、芡实同入砂锅内，放入姜、葱，淋少许料酒，加清水2500毫升，武火烧沸，改文火煲45分钟，加入盐、鸡精、胡椒粉，稍煮即可。

【功用】有补肾固精、健脾止泻的功用。肾功能不全、肾小球肾炎、盆腔炎、胃肠功能紊乱、泌尿系感染、习惯性腹泻者宜用。

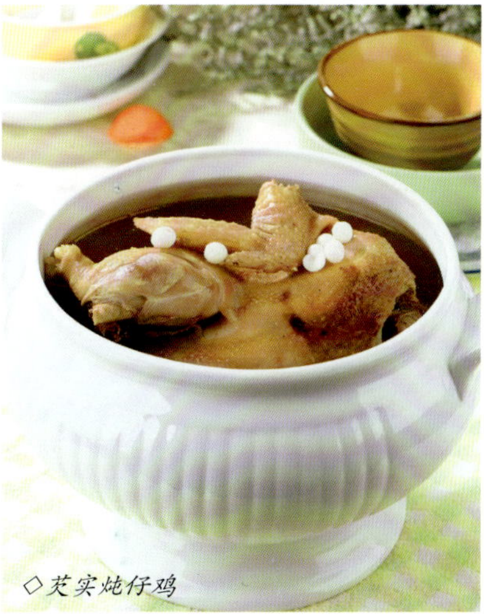

◇芡实炖仔鸡

芡实炖老鸭

【材料】芡实、山药各30克，老鸭1只（约2000克），姜、葱、盐、味精等各适量。

【制法】① 老鸭宰杀后去毛、肠杂及爪，入沸水中氽去血水；芡实去杂质，洗净；山药润透后切薄片；姜拍松散；葱切段。

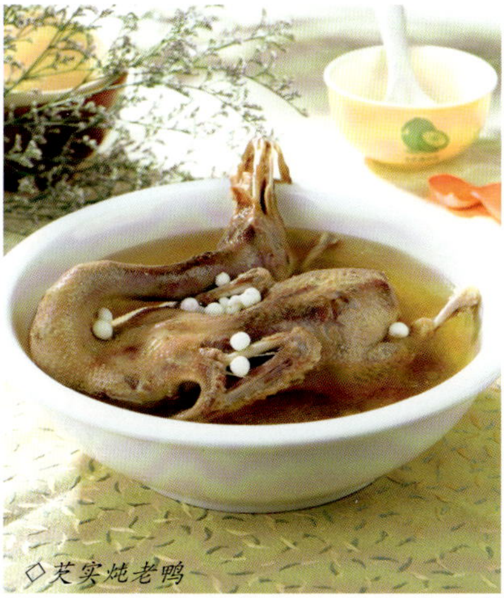

◇芡实炖老鸭

② 老鸭、芡实、山药、姜入砂锅内，加水适量，武火煮沸，改文火炖煮2小时，入盐调味，撒上葱段即可。

【功用】补脾胃，止泻。肠炎腹泻者尤宜食。

芡实山药糊

【材料】芡实、山药、糯米粉、白砂糖各50克。

【制法】① 芡实、山药晒干，同入碾槽内碾为细末，将细末与糯米粉、白砂糖一并拌匀。

② 取混合粉50~100克，加冷水调成稀糊状，加热，致熟即可。

【服法】每日早晚温热空腹食用，每次50~100克，连用7~10天。

【功用】健脾止泻。小儿脾虚久泻及消化不良、体虚羸瘦者食用为宜。

黑脂麻

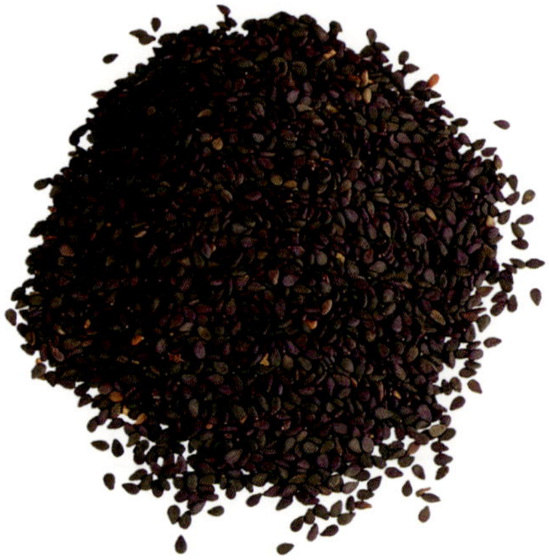

【别名】

胡麻*、巨胜*、乌麻、乌麻子、油麻、黑芝麻、巨胜子、小胡麻。

【药材本源】

为胡麻科一年生草本植物脂麻的黑色种子。8~9月间果实呈黄黑色时采收，割取全草，捆成小把，顶端向上，晒干，打下种子，除去杂质，再晒干。种子表面黑色，种皮薄纸质，子叶色白，富有油性。

本品以个大色黑、饱满、无杂质者为佳。

【产地】

全国各地有产，以四川、山东、山西、河南等地为盛。

【炮制】

去净灰尘杂质即可。

【主要成分】

含脂肪油及叶酸、烟酸、蔗糖、卵磷脂、戊聚糖、蛋白质及多量的钙等。其中脂肪含油酸、亚油酸、花生酸、廿四酸等甘油酯，还含有甾醇、芝麻素、芝麻林素、芝麻酚和维生素E等。

【药理分析】

脂肪中的甘油酯能有效阻止动脉硬化、防止心血管疾病；所含维生素E可抗衰老；可降低血糖，增加肝脏及肌肉中糖元的含量；有促凝血作用。

【性味归经】

味甘，性平，入肝、肾经。

【功效主治】

为润下药材，具有补肝肾、润五脏的功效。

中医认为可治肝肾不足、虚风眩晕、风痹瘫痪、大便燥结、病后虚羸、须发早白、妇人乳少诸证。

临床用于补虚，治腰脚痛、尿血等，但更多的是用作日常抗老延年的保健食品。

【使用禁忌】

脾弱便溏及阳痿、精滑者忌服。

【治方举例】

常用量10~15克。可煎汤内服或入丸、散；外用可煎水洗浴或捣敷。

①治产妇少乳：黑脂麻炒后研为末，加少许盐食用。

②治便秘：黑脂麻150克，桑叶（经痛者，去梗筋，晒枯）150克，制为末，用蜂蜜炼为丸，每丸约15克。日服1丸。

【上品药膳房】

芝麻胡桃鸭子

【材料】黑芝麻、胡桃仁各50克，鸭子1只，葱、姜、盐、味精各适量。

【制法】①黑芝麻去杂质，洗净；胡桃仁烫熟，浸入凉水，去皮，洗净；鸭宰杀后去毛、肠杂、爪；姜拍松；葱切段。

②鸭与黑芝麻、胡桃仁、姜、葱同入砂锅内，加2500毫升水，武火煮沸，改文火煮至鸭肉熟透酥烂，以盐、味精调味即可。

【服法】随量食鸭肉、饮汤。

【功用】利尿、排石，泌尿系结石患者宜食。

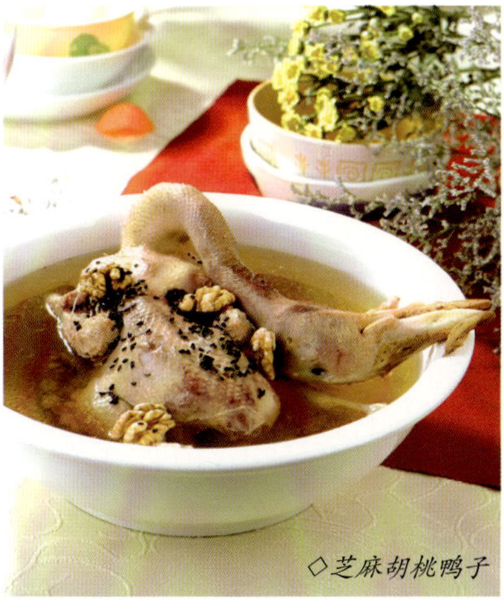
◇芝麻胡桃鸭子

黑芝麻炖蛤蜊肉

【材料】黑芝麻、茵陈、郁金、柴胡、金钱草各10克，蛤蜊肉300克，姜、葱、盐、味精、胡椒粉、鸡油各适量。

【制法】①所有药材洗净，切碎，以纱布包好；蛤蜊肉洗净，切片；姜切片；葱切段。

②蛤蜊肉、药包入炖锅内，放入姜、葱，加清水适量，武火烧沸，改文火炖30分钟左右，去药包，加入盐、味精、胡椒粉、鸡油，搅匀，稍炖即可。

【功用】清利肝胆，理气通下。胆囊炎、胆结石患者食用为佳。

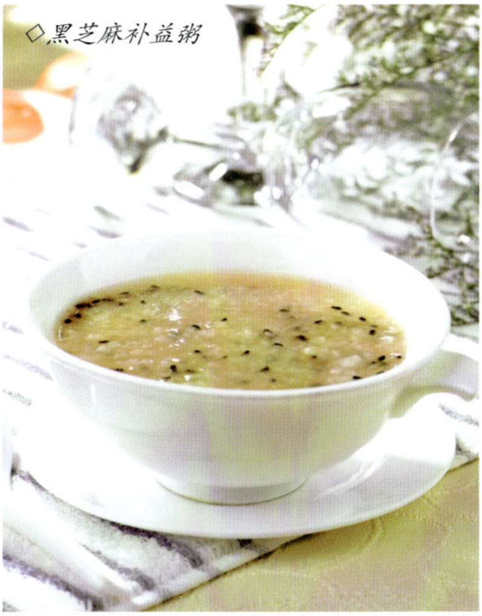
◇黑芝麻补益粥

黑芝麻补益粥

【材料】黑芝麻20克，黑豆30克，粳米100克，盐或白砂糖少许。

【制法】①黑芝麻、黑豆去杂质，洗净；大米淘洗干净。

②上物同入砂锅内，加适量水武火煮沸，改文火煮至粥成，加少许盐（或白砂糖）调味即可。

【服法】早晚温热服食。

【功用】补益精血、润燥滑肠，可补充维生素E。

冬葵子*

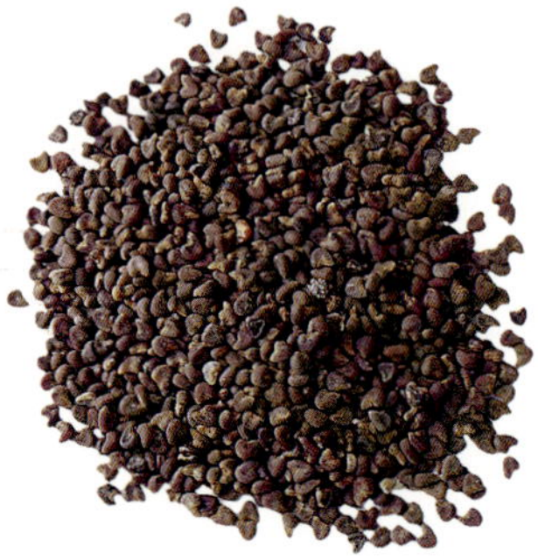

【别名】

葵子、葵菜子。

【药材本源】

为锦葵科一年生草本植物冬葵的种子。夏秋种子成熟时采收，除去杂质，晒干。干燥种子呈扁平的橘瓣状或微呈肾形，外皮棕黄，种子为棕褐色。

本品以颗粒饱满、坚老者为佳。

药材商品中，大多是锦葵科植物苘麻的种子，事实上冬葵子与苘麻子的效用并不相同，应予以区分。

【产地】

全国各地有产。

【炮制】

捣烂入药。

【主要成分】

种子含脂肪油及蛋白质，鲜冬葵则含单糖、蔗糖、麦芽糖、淀粉等。

【药理分析】

临床表现有利尿、缓泻、促进乳汁分泌等作用；有降血脂、抗动脉粥样硬化作用；有一定的抗炎抗感染作用。

【性味归经】

味甘，性寒，入大小肠、膀胱经。

【功效主治】

为利水渗湿药材，具有利水、滑肠、下乳的功效。

中医认为可治大小便不通、淋病、水肿、妇女乳汁不行、乳房胀痛等证。

现代临床用于泌尿系感染、结石、肾炎、乳腺炎、便秘等症的治疗。

【使用禁忌】

脾虚滑肠者忌服；

孕妇慎用。

【治方举例】

常用量9~15克。可煎汤内服，或入丸、散。

①治乳汁稀少：冬葵子30克，水煎服。

②治乳腺炎：冬葵子30克，水酒各半煎服。（对初期乳腺炎疗效较为明显）。

上品药膳房

冬葵糖饮

【材料】冬葵子10克，白砂糖适量。

【制法】冬葵子洗净，入瓦煲中煎取汁液50~100毫升，去渣，调入白砂糖即可。

【服法】代茶饮。

【功用】久服可治盗汗。

黄橘

【别名】

橘*、福橘、朱橘。

【药材本源】

为芸香科小乔木福橘、朱橘或其他橘类的成熟果实。本品除了福橘、朱橘外，温州蜜橘（浙江）、黄岩蜜橘（浙江）、天台蜜橘（浙江）、乳橘（江西、浙江）、甜橘（广东）等亦用同黄橘。不同地域、不同品种的果实成熟期不一，但皆须果实完全成熟时采摘为宜，以瓣肉甘酢者为佳。

【产地】

福橘：安徽、浙江、江西、湖北、四川、福建等地。

朱橘：陕西、安徽、江苏、浙江、湖北、湖南、江西等地。

【主要成分】

福橘：含橙皮甙、柠檬酸、还原糖。

温州蜜橘：含橙皮甙；果肉中含胡萝卜素、隐黄素、维生素 B_1 和C；果汁中含草果酸、柠檬酸、葡萄糖、果糖、蔗糖、维生素C等。

【药理分析】

具有防治维生素C缺乏症的作用，常食可防治高血压、冠心病、脑血管疾病，可减少胆固醇的吸收，防止动脉粥样硬化；调节新陈代谢、增加胃液分泌、促进肠胃蠕动，此外还有消炎、抗菌、利胆、抗溃疡的作用；可分解部分致癌物质，因而具有一定的抗癌作用。

【性味归经】

味甘酸，性凉，入肺、胃及手、足太阴经。

【功效主治】

为润肺、理气的药材，具有开胃、理气、润肺、止咳、止渴、除烦、醒酒的功效。

中医认为可治胸膈结气、呕逆、消渴等证。

现代研究认为本品对急性慢性气管炎（咳嗽有痰）、高血压、冠心病、脑血管病变、低血钾、消化不良、发热性疾病（津伤口干口渴）等有食疗效果。

【使用禁忌】

风寒咳嗽及有痰饮者不宜食；

泌尿系结石者忌食。

【治方举例】

随量而食，以“胃喜”为度。

醒酒：饮酒后取橘1~2个剥食，可减轻醉意，防止宿醉后的不适。

上品药膳房

冰镇蜜橘饮

【材料】蜜橘5个，冰块、白砂糖各适量。

【制法】蜜橘剥皮后榨取汁液，盛于杯中，加白砂糖搅至溶化，饮时加冰块适量。代茶饮。

【功用】开胃，润肺，止渴。食欲不振、发热性疾病之口干口渴者宜饮。

鹿角胶

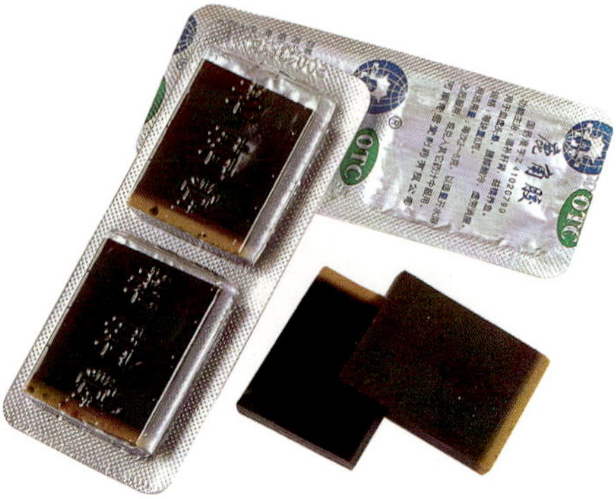

【别名】

白胶*、鹿胶。

【药材本源】

为鹿科动物梅花鹿的角煎熬而成的胶块(多在11月至次年3月间熬制)。胶块呈方片状、表面黑棕色、半透明(显红棕色),质坚而脆,断面玻璃状。

本品以切面整齐、平滑、色棕黄、半透明、无腥臭气者为佳。

【产地】

吉林、辽宁、黑龙江、山东、北京、上海。

【炮制】

捣碎用。

【主要成分】

含胶质、磷酸钙、碳酸钙及氮化物等。

【药理分析】

本品有较强的止血作用。

【性味归经】

味甘咸,性温,入肝、肾经。

【功效主治】

为补气强壮药材,具有补血、益精的功效。

中医认为可治肾气不足、虚劳羸瘦、腰痛、阴疽、男子阳痿或滑精、妇女子宫阴冷、崩漏、带下等证。

临床用于肾虚、性功能减退以及气血虚寒等,颇具疗效。

【使用禁忌】

阴虚阳亢者忌服;

不宜与大黄同用。

【治方举例】

常用量3~9克。开水或黄酒溶化后内服,或入丸、散。

治烧烫伤:鹿角胶适量,加水煮至稀稠适量,待冷,涂于患处。(轻度烧烫伤宜用)

鹿角胶的制法

鹿角锯为10~15厘米长的小段,于水中浸凉,每日搅动并换水1~2次,漂至水清,取出,置锅中煎取胶液,反复煎至胶质尽出、角质酥而易碎时为止。

将几次所煎取的胶液合并(可加少许明矾细粉),静置,滤取清胶液,用文火浓缩(或加入黄酒3%、冰糖5%)至稠膏状,倒入凝胶槽内自然冷凝,取出,分切为小块,阴干。

【上品药膳房】

鹿角胶炖海参

【材料】鹿角胶20克，海参300克，料酒、鸡油、姜、葱、盐、味精、胡椒粉各适量。

【制法】①海参发透，去肠杂，洗净，切成日字形块状；鹿角胶打碎成屑；姜拍松；葱切段。

②海参、鹿角胶入砂锅内，淋少许料酒，放入姜、葱，加水1500毫升，武火煮沸，改文火炖至海参熟透，加入盐、味精、胡椒粉、鸡油即可。

【功用】有益精血、暖子宫的作用。精血不足、妇女子宫寒冷不孕者宜常食。

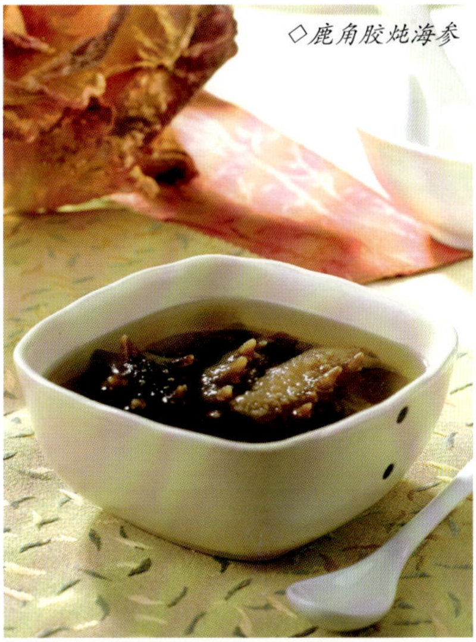

◇鹿角胶炖海参

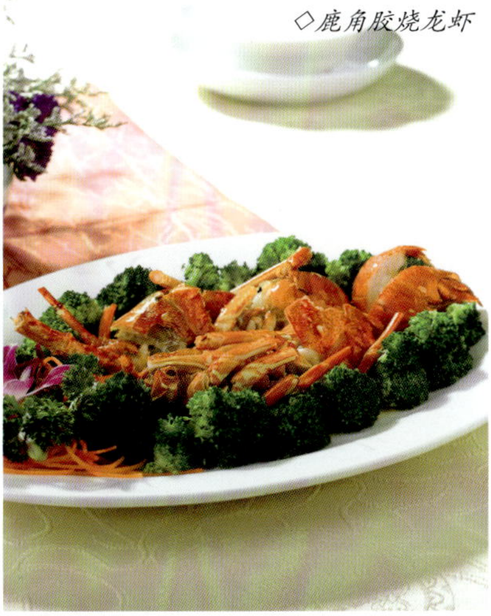

◇鹿角胶烧龙虾

鹿角胶烧龙虾

【材料】鹿角胶20克，龙虾500克，洋葱1个，料酒、高汤、素油、姜、葱、盐、味精、胡椒粉各适量。

【制法】①鹿角胶打碎；龙虾宰杀后，去皮，洗净，切为方块状；洋葱洗净，切方块状；姜切片；葱切段。

②素油入锅内，旺火烧至六成热，下姜、葱跑油出味，下入龙虾、鹿角胶、洋葱，淋入料酒，翻炒至熟，加入高汤，闷约2分钟，加入盐、味精、胡椒粉，炒匀即可。

【功用】补气血，调经止痛。月经紊乱、痛经者宜食。

麝香

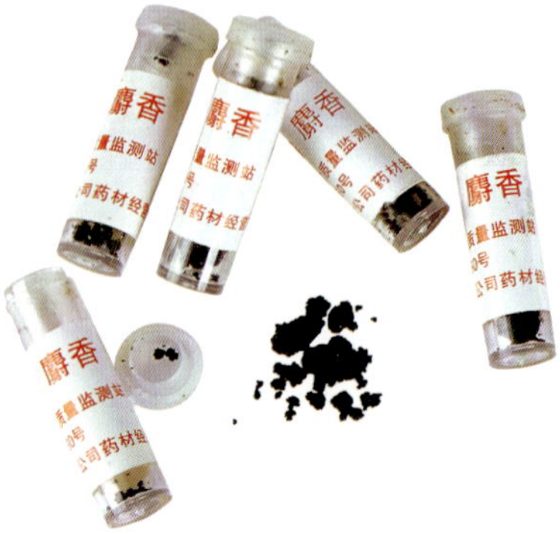

【别名】

当门子、麝脐香、回味臭、腊子、香脐子。

【药材本源】

为鹿科动物麝的雄兽香腺囊中的分泌物。分为整麝香、麝香仁两种。

自雄麝身上连腹皮割下麝香囊，阴干，将毛剪短，即为“整麝香”（又称“毛香”），“麝香仁”即从香脉囊中挖取的麝香颗粒，故又称“散香”。两者均以质柔软、有油性、当门子多、香气浓裂者为佳。

【产地】

主产于四川、西藏、云南、陕西、甘肃、内蒙古。

【炮制】

用温水浸润香囊，割开后除去皮毛、内膜、杂质，用时取麝香仁研细。

【主要成分】

含水分、灰分（钾、钠、钙、镁、铁、氯等）、氮化合物、胆甾醇、粗纤维、脂肪酸、麝香酮。主要芳香成分为麝香酮、降麝香酮。

【药理分析】

小剂量有兴奋作用，较大剂量则有镇静作用；可兴奋心脏、升高血压；可兴奋子宫；能抑制大肠杆菌及金葡菌等，有较好的抗菌、消炎作用；麝香有促进多种腺体分泌和利尿等作用，此外口服还能促进白细胞计数升高等。

【性味归经】

味辛，性温，入心、脾、肝经。

【功效主治】

为芳香开窍药，具有开窍、辟秽、通络、散瘀的功效。

中医认为可治神昏闭证、中风、痰厥、惊痫、中恶烦闷、心腹暴痛、跌打损伤、痈疽肿毒等证，还可用于蛇虫咬伤、难产及湿疟等。

现代临床多用于偏头痛、冠心病、心绞痛、肝病、肝性昏迷、支气管哮喘、痛经、坐骨神经痛等的治疗。

【使用禁忌】

孕妇忌用；

不宜入煎剂。

【治方举例】

常用量 0.1~0.5 克，入丸、散剂。

治疗昏迷：麝香、龙胆各 30 克，牛黄 15 克，安息香 45 克，犀角、玳瑁、琥珀、朱砂、雄黄各 30 克，研末为丸，每丸 3 克。每服 1 丸（小儿减半），研碎，开水温服。

赤石脂*

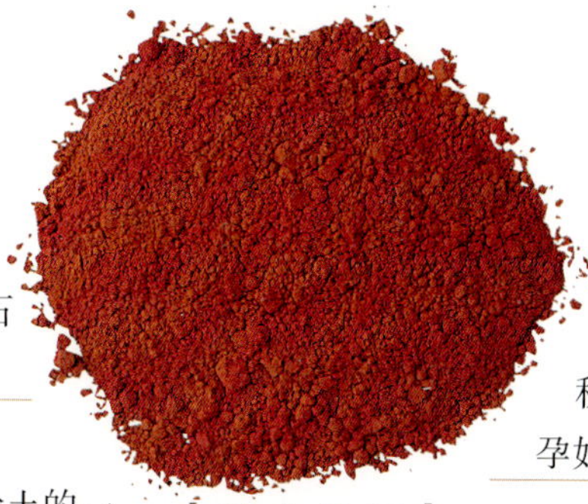

【别名】

红土、吃油脂、赤符、赤石土。

【药材本源】

为硅酸盐类矿物多水高岭土的一种红色块状体。本品表面粉红或紫红，或为红色（有时可见红白相间的花纹），光滑如脂、质地细腻，有泥土气，舔之粘舌。入药以色红、光滑细腻、易碎、舌舔之黏性强者为佳。

【产地】

福建、河南、江苏、陕西、湖北、山东。

【炮制】

煅石脂：拣净杂质，碾成细粉，以醋和匀，搓条切段，晒干，置坩锅内，于无烟炉火中煅红透，取出，放凉。

【主要成分】

主要为水化硅铝酸，还含多量的氧化铁等物质。

【性味归经】

味甘涩，性温，入脾、胃、大肠经。

【功效主治】

为收敛药材。具有涩肠、收湿、止血、生肌的功用，可治久泻、久痢、便血、脱肛、遗精、崩漏、带下、溃疡不敛诸证。

《别录》认为本品“主养心气、明目、益精”；《药性论》则认为赤石脂可“补五脏虚乏”。

【使用禁忌】

有湿热积滞者忌服；孕妇慎服。

【治方举例】

常用量6~24克（散剂减半）。内服可煎汤，或入丸、散；外用则研末撒或调敷。

治赤白带下：赤石脂、白芍各30克，干姜（炮裂、锉）30克，捣细过筛制为散剂。饭前以白粥为引服用，每服6克。

治外伤出血：赤石脂、五倍子、松香以4∶3∶3的比例配制，共研细末，撒于伤口，包扎。

关于五色石脂

《本草图经》认为《神农本草经》中将五色石脂视若一条，“主治并同”，后人将其区分，认为其出处、功用均有区别。

实际运用中，五色石脂，仅赤石脂、白石脂较为人们所熟识。相较而言，赤石脂应用较为广泛，白石脂则较为少用。

在此，对白石脂仅作简约的介绍：

白石脂味甘酸，性平，入肺、大肠经，具有涩肠、止血、固脱的功效，可治久泻、久痢、崩漏带下、遗精等证。《日华子本草》认为白石脂可“养脾气，壮筋骨，补虚损”等。用法用量同赤石脂。禁忌亦同。

云母

【别名】

云华*、云英*、云砂*、云粉石。

【药材本源】

为硅酸盐类矿物白云母。药材为多数薄片叠成，质韧，不易折断；白色或无色透明，具泥土气息；不溶于酸类。本品以易剥离、片大、透明者为佳。

【产地】

内蒙、西藏、辽宁、吉林、云南、山东、湖南等地。

【炮制】

云母：洗净泥土，拣净杂质，捣碎。

煅云母：净云母入砂罐内，置无烟炉中，烧至红透，取出放凉。

【主要成分】

含钾、钠、铁、钙等物质的氧化合物。

【性味归经】

味甘，性温，入肺、脾、膀胱经。

【功效主治】

为安神止血药材，具有纳气堕痰、止血敛疮的作用。可治虚喘、眩晕、惊悸、癫痫、寒疟、久痢、金创出血、痈疽疮毒等证。

钟乳石

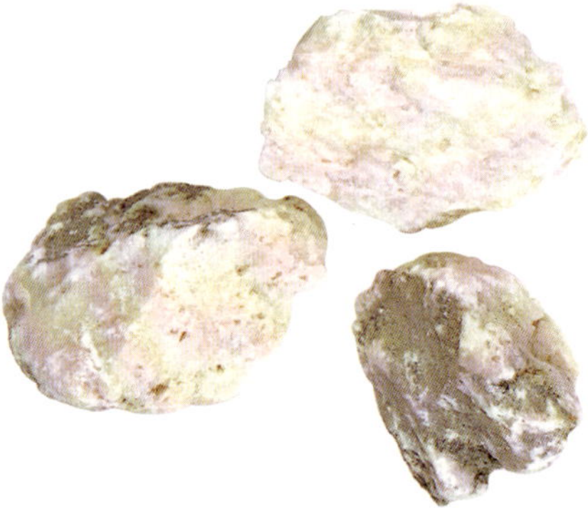

【别名】

石钟乳*、黄石砂、夏乳根。

【药材本源】

为碳酸盐类矿物钟乳石的矿石。本品中，粗如酒杯的称钟乳石，细如管状的称滴乳石，均以色白、有光泽者为佳。

【产地】

广西、广东、湖北、四川、陕西、山西。

【炮制】

钟乳石：用水洗净，碎成小块。

煅钟乳石：净钟乳石置坩锅内煅红，取出放冷，碾细。

【主要成分】

主要成分为碳酸钙，还含少量镁及极少量酸不溶性残渣。

【性味归经】

味甘，性温，入肺、肾经。

【使用禁忌】

阴虚火旺者慎用;

《药性论》认为本品不宜与徐长卿、羊血等同使。

【治方举例】

常用量9~15克。内服可煎汤，或入丸、散；外用则研末撒或调敷。

治小儿赤白痢及水痢：云母粉10克，研极细，煮白粥调匀，空腹食用。

【功效主治】

有温肺气、壮元阳、下乳汁的功效。可治虚劳喘咳、寒嗽、阳痿、腰脚冷痹、乳汁不通等证。《本经》认为本品“主咳逆上气，明目益精，安五脏、通百节、利九窍、下乳汁”。

【使用禁忌】

阴虚火旺、肺热咳嗽者忌服。

【治方举例】

常用量9~15克。可煎汤内服，或入丸、散。

治肺损吐血：钟乳石炼为细粉，糯米汤送服，每服6克。

朱砂

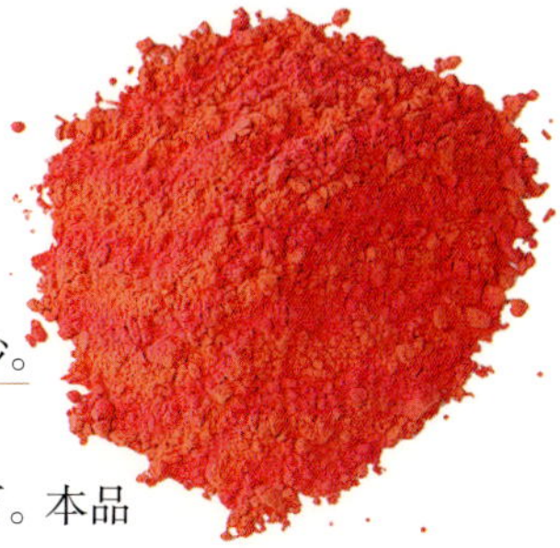

【别名】

丹砂*、汞沙、辰砂。

【药材本源】

天然的辰砂矿石。本品分为朱宝砂、镜面砂、豆瓣砂几类，均以色红鲜艳、有光泽、微透明、无杂质者为佳。本品不溶于水、硝酸及硫酸，但能溶于王水和硫化钠溶液。

【产地】

贵州、湖南、四川、广西、云南。

【炮制】

用吸铁石吸净铁屑，研成细粉，或用飞水法制成极细的粉末。

【主要成分】

主要为硫化汞，常夹杂着雄黄、磷灰石、沥青质等物质。

【性味归经】

味甘，性凉，有毒，入心经。

【功效主治】

为安神药材，具有安神、定惊、明目、解毒的功效，主治癫狂、惊悸、心烦、失眠、眩晕、目昏、肿毒、疮疡、疥癣等。

【使用禁忌】

不宜久服、多服。

【治方举例】

常用量0.3~1克。内服可研末，入丸、散或拌染其他药物同煎；外用则掺和其他药物研末撒。

治耳源性眩晕：朱砂30克，神曲120克，磁石60克，研极细末，炼蜜为丸，每服6克，每日服2次。

紫石英*

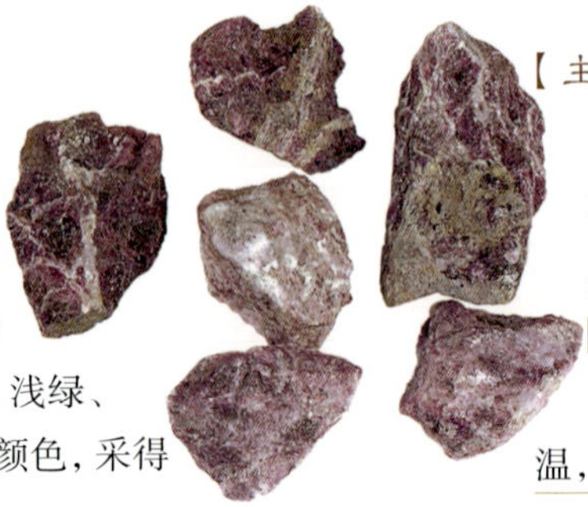

【药材本源】

为卤化物类矿物萤石的矿石。萤石（即氟石）有黄、浅绿、浅蓝、紫色及紫黑色等多种颜色，采得后，拣紫色者入药。

紫石英透明或半透明，表面常有裂纹，质坚体重，不易碎；不溶于水而溶于浓硫酸。本品以色紫、质坚者为佳。

【产地】

浙江、江苏、辽宁、黑龙江、湖南、湖北、河北、甘肃。

【炮制】

紫石英：洗净泥土，捣成小块。

煅紫石英：洁净的紫石英块入坩锅内，置无烟炉火中煅红透，入醋盆中淬酥，取出，再煅再淬，晾干。（50千克紫石英用醋15~20千克）

【主要成分】

含氟化钙，另含氧化铁和稀土元素等杂质。

【性味归经】

味甘，性温，入心、肝经。

【功效主治】

具有镇心、安神、降逆、暖宫的功用，可治虚劳惊悸、咳逆上气、妇女子宫虚冷不孕等证。《本草再新》认为本品可“安定心神，养血去湿”。

【使用禁忌】

阴虚火旺者忌服。

【治方举例】

常用量6~12克。可煎汤内服，或入丸、散。

治肺寒咳逆：煅紫石英研细末，水飞过。每天早上服，每服1.5克，花椒10粒泡汤送服。

消石*

【别名】

芒消、苦消、火消、化金石。

【药材本源】

矿物硝石经加工炼制而成的结晶。本品为无色透明六角斜方形的柱状晶体（或为白色晶状粉末），质脆，易溶于水，易熔融，烧时有爆性。贮存时宜置阴凉干燥处，防火、防潮。

【产地】

山东、江苏、湖南、湖北、四川、贵州。

【炮制】

消石：敲碎或研细用。

水制消石：消石加水与萝卜（占10%）同煮，过滤，浓缩后，放置，待其结晶即得。

火制消石：消石入锅中，微火炒成洁白色（炒时不可离人，以防火患）。

胆矾

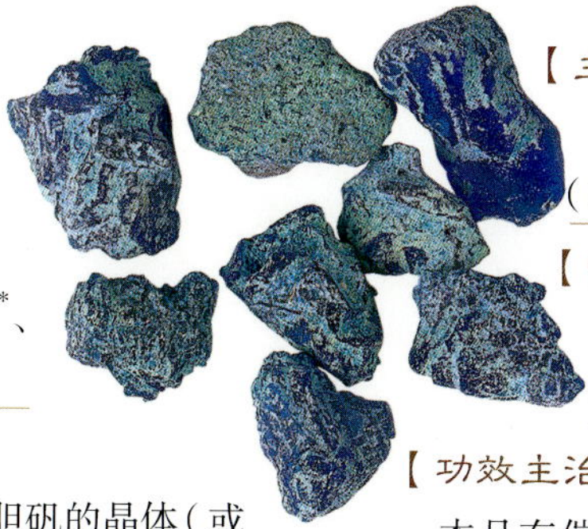

【别名】

石胆*、毕石*、君石*、黑石、蓝矾。

【药材本源】

为硫酸盐类矿物胆矾的晶体（或为人工制成的含水硫酸铜）。可于铜矿中挖得，或用硫酸作用于铜片或氧化铜而制得。本品半透明，颜色深蓝或浅蓝，质脆易碎，论品质则以块大、深蓝色、透明、无杂质者为佳。因易风化，应密闭贮存。

【产地】

主产于云南、山西；江西、广东、陕西、甘肃等地亦产。

【炮制】

拣去杂质，研成小块。

【主要成分】

主要为五水硫酸铜（即 $CuSO_4 \cdot 5H_2O$）

【性味归经】

味酸辛，性寒，有毒，入肝、胆经。

【功效主治】

本品有催吐、祛腐、解毒等功效，可治风痰壅塞，喉痹、癫痫、牙疳、口疮、烂弦风眼、痔疮、肿毒等证。

【使用禁忌】

体虚者忌服。多作外用。

【治方举例】

常用量0.3~0.5克。内服宜入丸、散；外用则研末撒或调敷，也可水溶后洗眼。

治百虫入耳：胆矾研细末，同醋灌耳。

治痔疮热肿：胆矾（煅、研），蜜水调敷患处。

【主要成分】

主要为硝酸钾，常夹杂少量氯化钠、水等物质。

【性味归经】

味苦咸，性温，有毒，入心、脾经。

【功效主治】

有破坚散积，利尿泻下，解毒消肿的功效。可治痧胀、心腹疼痛、吐泻、黄疸、淋病、便秘、目赤、喉痹、疔毒、痈肿诸症。

《药性论》说消石“主项下瘰疬，破血，破积，散坚结，治腹胀”。

【使用禁忌】

体弱者及怀孕妇女忌服。

【治方举例】

常用量1.5~3克。内服可入丸、散；外用则研末点目、吹喉或水化罨敷。

治血淋、热淋、气淋及小便不通：消石30克，生研为细末，每服6克。（血淋、热淋冷水调下；气淋用木通煎汤冲服；小便不通用小麦煎汤服下。）

白矾

【别名】

明矾、生矾、矾石*、羽涅*。

【药材本源】

为矿物明矾石经加工提炼而成的结晶。晶体无色透明或半透明，质硬而脆，易砸碎，易溶于水或甘油，但不溶于酒精。

本品以色白、透明、质硬而脆、无杂质者为佳。

【产地】

甘肃、安徽、山西、湖北、浙江。

【炮制】

白矾：拣净杂质，用时捣碎。

煅白矾（即枯矾）：将白矾置砂锅内加热溶化并煅至枯干，取出，剁块。

【主要成分】

主要为碱性硫酸铝钾。

【药理分析】

有良好的广谱抗菌、抑菌作用；有明显的抗阴道滴虫作用；具有良好的收敛作用（多为外用），可止汗，硬化皮肤，亦可用于白带过多、溃疡等；此外有较好的止血作用。

【性味归经】

味酸涩，性寒，有毒，入肺、脾、胃、大肠经。

【功效主治】

具有消痰、燥湿、止泻、止血、解毒、杀虫等功效，可治癫痫、喉痹、痰壅、肝炎、黄疸、黄肿、胃及十二指肠溃疡、子宫脱垂、白带、泻痢、衄血、口舌生疮、痔疮疥癣、虫咬以及烧、烫伤等。

【使用禁忌】

阴虚胃弱、无湿热者忌服；

不宜与麻黄、牡蛎同用；

因有毒性，不可久服多服。

【治方举例】

常用量0.5~3克。内服可入丸、散；外用则研末撒或调敷。

治鼻出血：白矾适量，溶于水（使其溶液饱和），用棉签蘸溶液，塞于鼻孔即可。

治蛔虫病、蛲虫病：白矾1.5克，红葱3寸，花椒21粒，水煎二次分服。每日1剂。

扁青*

【别名】

白青*、碧青、大青。

【药材本源】

为碳酸盐类矿物蓝铜的矿石，产于铜矿氧化带中。本品呈深蓝色，半透明至不透明，质脆。另外，蓝铜矿的矿石中，形圆中空者为“空青”，呈层状者为“曾青”。

【炮制】

捣碎，过筛，水飞取极细末，待干。用时碎为末。

白蒿*

【别名】

蓬蒿、白艾蒿。

【药材本源】

为菊科二年生草本植物大籽蒿的全草，多生长于河边、草地、荒地。

【产地】

东北、华北及甘肃、陕西等地。

【主要成分】

含白蒿宁、白蒿素、洋艾内酯、洋艾素；干燥植物含生物碱、焦性儿茶酚鞣质、黄酮类、内酯类及芸香甙、异槲皮甙等。

【药理分析】

本品对金葡菌、大肠杆菌等有抑制作用。

【性味归经】

味甘，性平，入心、肝、肺、胃经。

【功效主治】

白蒿可治风寒湿痹、黄疸、热痢、疥癞恶疮等证。

《本经》认为本品“主五藏邪气，风寒湿痹，补中益气”，以及“生长发令黑，疗心悬、少食常饥”。

【治方举例】

可煎汤或捣汁内服。

治急性细菌性痢疾：鲜白蒿60克（干品30克），水煎。每日1剂，分2~3次服，5~7日为1个疗程。

【主要成分】

碳酸铜。

【性味归经】

味酸碱，性平，有小毒。

【功效主治】

具有祛痰、催吐、破积、明目的功效，可治风痰癫痫、惊风、目痛、目翳、创伤、痈肿等证。《本草纲目》认为本品有平肝的作用。

【使用禁忌】

忌用铁质器具贮存、加工。

【治方举例】

常用量0.3~1克。内服可入丸、散；外用则研细调敷或点眼。

治小儿急惊风：扁青30克，天竹黄15克，牛黄0.3克，研为极细末，混匀。用生姜汤调服，每服0.3~0.6克。

空青与曾青

空青又名杨梅青，味甘酸，性寒，有小毒，入肝经，有明目、去翳、利窍的功效，可治青盲、翳膜内障、赤眼肿痛、中风口㖞、手臂不仁、头风、耳聋等证。常用量0.3~1克。

曾青又名层青、朴青，味酸，性寒凉，入肝经，有明目、镇惊、杀虫的功效，可治风热目赤、疼痛、涩痒以及头风、惊痫、风痹等证。用法用量同扁青。

菴蔄

【别名】

臭蒿、菴蔄草。

【药材本源】

为菊科植物菴蔄的全草。多见于山坡、林下及原野湿地，8~9月间割取全草晒干即可。另外，果实也供药用(即菴蔄子)。

【产地】

广东、江苏、浙江、安徽及东北地区。

【性味归经】

味辛苦，性温。

【功效主治】

具有行瘀、祛湿的功用，可治妇女血瘀经闭、跌打损伤及风湿痹痛等证。《药材资料汇编》认为本品有“散瘀血，止痛，通经，利尿，消肿”的作用。

【治方举例】

常用量15~30克(鲜用适量)。内服可煎汤、研末或捣汁饮。

治风湿关节痛：菴蔄5~30克，水煎服。

附:菴蔄子

菴蔄子为菊科植物菴蔄的果实，一般冬季采收，味苦辛，性温，入肾经，功效主治同菴蔄，但也有人认为菴蔄子还具有治阳痿的功效。常用量5~9克。无瘀滞湿热者慎服；又因有通经、行水散血的功用，故孕妇忌服。

治阳痿：菴蔄子60~90克，水煎服。

白毛藤

【别名】

谷菜*、蜀羊泉*、白草、望冬红、鬼目草。

【药材本源】

为茄科植物白英的全草。5~6月或9~11月间割取全草，洗净，晒干。

本品以干燥、肥嫩、叶绿、无子、无杂草者为佳。

另外，同属植物千年不烂心的全草亦用同本品。

【产地】

江苏、浙江、安徽。

【主要成分】

白英全草含有生物碱。

【药理分析】

煎剂或醇提取物对多种肿瘤有抑制作用；可促进机体抗体形成，促进蛋白合成等，所含蜀羊泉碱有一定的抗真菌作用。

【性味归经】

味甘苦，性寒。

【功效主治】

本品具有清热、利湿、祛风、解毒的功用，可治疟疾、黄疸、水肿、淋病、风湿关节痛、丹毒、疔疮等证。

《纲目拾遗》认为本品可“清湿热，

禹余粮*

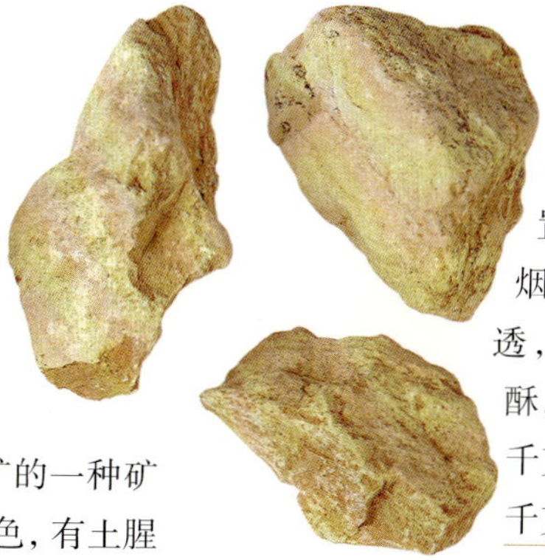

【别名】

禹粮石、太一余粮*、石脑*、白余粮。

【药材本源】

为氧化物类矿物褐铁矿的一种矿石。本品表面淡棕色或红棕色，有土腥气、味淡、嚼之无沙粒感；部分可溶于盐酸。论质以整齐不碎、赭褐色、断面显层纹无杂石者为佳。

【产地】

河南、江苏、四川、浙江。

【炮制】

禹余粮：拣去杂石，洗净泥土，干燥即可。

煅禹余粮：净禹余粮打碎，置坩锅内，于无烟的炉火中煅红透，倒入醋盆内淬酥，捞出，晒干。（50千克禹余糖用醋15千克）

【主要成分】

含多量的氧化铁、磷酸盐，还含有镁、钾、钠等。

【药理分析】

临床观察本品有止血、止泻的作用。

【性味归经】

味甘涩，性平，入脾、胃、大肠经。

【功效主治】

为收敛药材。具有涩肠止血的功用，可治久泻久痢、妇人崩漏带下、痔漏等证。

【使用禁忌】

实证忌服；

孕妇慎用。

【治方举例】

常用量6~24克（散剂减半）。内服可煎汤，或入丸、散；外用则研末撒或调敷。

治久泻不止：禹余粮15克，赤石脂24克，水煎服。（老人及体虚者可加白术、甘草、补骨脂等；本方对慢性结肠炎、慢性痢疾之久泻不止有较好疗效）。

治黄疸水肿、小儿蛔结腹痛。”

【使用禁忌】

体虚者忌用。

【治方举例】

常用量15~24克（鲜用30~60克）。内服可煎汤或浸酒；外用则煎水洗、捣敷或捣汁涂。

治风湿关节痛：白毛藤、忍冬、五加皮各30克，上好米酒或白酒500毫升泡服。

治肝硬化：鲜白毛藤30~90克，水煎服。（肝硬化初期使用较佳）

白石英*

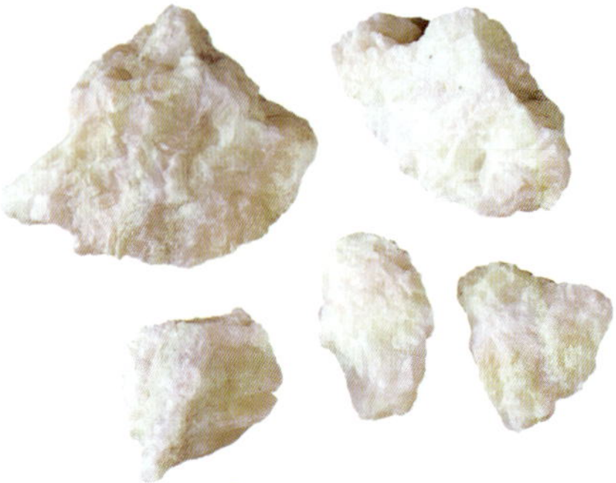

【药材本源】

为氧化物类矿物石英的矿石。白石英全体呈白色、乳白色（有时微带黄色），多具棱角，质坚硬而重（锋利的断面边缘甚至可刻划玻璃），可溶于氢氟酸及强碱。本品以色白、明洁、有光泽、无杂色及杂质者为佳。

另外，无色透明的石英结晶体（即水晶）亦可用同“白石英”。

【产地】

江苏、广东、湖北、河北、福建、陕西。

【炮制】

白石英：洗净，晒干，砸碎。

煅白石英：净白石英砸碎，入坩锅内，置无烟炉火中煅红，取出，放凉，研细（或煅红后，入醋中淬酥，再煅、淬，晾干）。

【主要成分】

含二氧化硅，含有铁离子、钠离子、钾离子等。

【性味归经】

味甘，性温，入肺、肾、心经。

【功效主治】

为安神药材。具有温肺肾、安心神、利小便的功用，可治肺寒咳喘、阳痿、消渴、心神不安、惊悸善忘、小便不利、黄疸、风寒湿痹等。

【使用禁忌】

不宜多服久服；

不宜与芥菜、蔓菁、芜荑等同用。

【治方举例】

常用量9~15克。可煎汤内服或入丸、散。

① 治肺寒喘咳：白石英60克，煎汤饮。每日1剂。1个月为1个疗程。

② 治肾虚口渴：白石英120克，枸杞子60克，水煎服。

天名精*

【别名】

地菘、麦句姜*、虾蟆蓝*、癞蟖草、蟾蜍兰、鹤虱草。

【药材本源】

菊科植物天名精的根及茎叶。多生长于山野草丛中，本植物的果实即传统中药材鹤虱。

【产地】

河南、湖南、湖北、江苏、四川、云南等地。

青葙

【别名】

草蒿*、萋蒿*、鸡冠苋。

【药材本源】

苋科植物青葙的茎叶及根，我国大部分地区有野生或栽培品。

【主要成分】

含多量草酸。

【性味归经】

味苦，性微寒。

【功效主治】

本品具有燥湿清热、杀虫、止血的功效，可治风瘙身痒、疮疥、痔疮及金疮出血等证。

【治方举例】

鲜用30~60克。内服煎汤或捣汁，外用则捣敷。

①治妇女阴痒：青葙茎叶90~120克，水煎取汁，熏洗患部。

②治创伤出血：鲜青葙叶适量，捣烂，敷于伤处，纱布包扎。

青葙子

青葙子又名草决明*、牛尾花子，为苋科植物青葙的种子，味苦、性凉、入肝及心经。本品具有祛风热、清肝火的功效，可治五脏邪气、益脑髓、明耳目、镇肝、坚筋骨、去风湿寒痹；现代临床用于高血压的治疗也具一定效果。可煎汤内服（常用量9~15克）。

治高血压：青葙子30克，水煎2次。日分3次服。每日1剂。

【主要成分】

含天名精内酯、天名精酮及油酸、豆甾醇等物质。

【药理分析】

天名精内酯对中枢神经系统有较明显的兴奋转抑制的作用；所含成分还有降湿、退热作用；另外还可抑制呼吸、降低血压。

【性味归经】

味辛，性寒，入肝、肺经。

【功效主治】

本品具有祛痰、清热、破血、止血、解毒、杀虫等功用，可治乳蛾、喉痹、疟疾、急性肝炎、急慢惊风、虫积、衄血、血淋、疔肿疮毒及皮肤痒疹等证。

【使用禁忌】

脾胃虚寒及易泄口淡者忌服。

【治方举例】

常用量9~15克。内服可煎汤、捣汁或入丸、散；外用则捣敷或煎水熏洗。

治吐血症：天名精，制为细末。每次服用3~6克，用白茅花泡汤调服，不拘时饮。

飞廉*

【别名】

飞轻*、伏兔、飞廉蒿。

【药材本源】

为菊科植物飞廉的全草或根。分布于全国各地，通常冬、春两季采根，夏季采茎、叶及花，本品可鲜用，亦可晒干用。

【主要成分】

茎含生物碱飞廉碱和去氢飞廉碱。

【药理分析】

所含生物碱有降血压的作用。

【性味归经】

味苦，性平。

【功效主治】

本品有祛风、清热、利湿、凉血散瘀的功用，可治风热感冒、头风眩晕、风热痹痛、皮肤刺痒、尿路感染、尿血、带下、跌打瘀肿、疔疮、肿毒及汤火伤等证。

【使用禁忌】

不宜与麻黄同用，以免影响药性发挥。

【治方举例】

常用量30~60克（鲜品）。内服可煎汤、入散剂或浸酒；外用则捣敷或烧存性研末掺。

治关节炎：飞廉300克，何首乌90克，生地黄750克，浸酒。7天后服用，每天1小杯。

营实*

【别名】

蔷薇子、野蔷薇子。

【药材本源】

蔷薇科植物多花蔷薇的果实。8~9月采收半青红未成熟的果实，阴干。

本品以个大、均匀、肉厚、无杂质者为佳。

【主要成分】

果实含有蔷薇甙或芸香甙、脂肪油；果皮含番茄烃、α－胡萝卜素等。

【性味归经】

味酸，性凉，入阳明经。

【功效主治】

本品有利水清热、活血解毒的功效，可治水肿、脚气、疮毒痈肿、小便不利及经期腹痛诸证。

【治方举例】

常用量3~9克。内服可煎汤、浸酒或入丸、散；外用则捣敷或煎水洗。

治脚气：营实（研碎）、甘草各3克，玉米须、接骨木花、薏苡仁各6克，水煎服。（本方对体实之肾脏炎、浮肿、脚气均有效）

治痛经及月经不调：新鲜成熟的蔷薇果90~120克，煎取汁，以红糖、黄酒调服。

菥蓂*

【别名】

水荠、老罐草、瓜子草、马辛*。

【药材本源】

十字花科植物菥蓂的全草。多生长于山地、草地、路旁及田畔，5~6月间果实成熟时采收，晒干即得。干燥全草色灰黄、质脆、易断。

另外，本品在某些地区被当作败酱入药，要注意区分。

【产地】

江苏、浙江、湖南。

【主要成分】

含黑芥子甙（经酶分解后可产生芥子油）

【药理分析】

芥子油刺激性强，有杀菌作用；本品用于痛风，可增加尿酸的排泄。

【性味归经】

味甘，性平，入肾经。

【功效主治】

《本草纲目》认为本品具有“和中益气，利肝明目”的功效。现代临床用于肾炎、子宫内膜炎的治疗也颇具疗效。

【治方举例】

常用量15~30克。煎汤内服。

①治肾炎：鲜菥蓂全草30~60克，水煎服。

②治子宫内膜炎：干品菥蓂草15克，水煎，红糖调服。（本方尤适用于产后之子宫内膜炎。）

附：菥蓂子

菥子蓂即菥蓂的种子，味辛，性微温。本品含黑芥子甙、脂肪油、挥发油、蔗糖、卵糖脂等成分，药材以籽粒饱满、色黑、干燥、无灰土杂质者为佳。《本经》认为它“主明目，目痛泪出，除痹，补五脏，益精光”。可煎汤内服，也可研末点眼。常用量5~9克。

蓝实*

【别名】

蓝子。

【药材本源】

蓼科植物蓼蓝的果实。秋季果实成熟时采收，晒干即可。

【性味归经】

味甘，性寒，入肝经。

【功效主治】

为清热药材。有清热、解毒的功用，可治湿热发斑咽痛、肿毒、疮疖等证。

《药性论》认为本品有“填骨髓，明耳目，利五脏，调六腑，利益节”的作用，故可“治经络中结气，使人健，少睡，益心力”。

【使用禁忌】

虚寒体质、久泄畏寒及腹冷之人忌服。

【治方举例】

常用量3~9克。内服可煎汤，外用则研末调敷。

滑石*

【别名】

液石、胶石、留石、画石。

【药材本源】

为硅酸盐类矿物滑石的块状体。采好后，去净泥土、杂石，滑石块刮净，用粉碎机粉碎，过细筛即得滑石粉。块状滑石为白色、蛋青色或黄白色，有珍珠样光泽，质细软，有微凉的感觉。本品以整洁、色青白、润滑、无杂石者为佳。

【产地】

江西、山东、江苏、陕西、广东、辽宁等地。

【炮制】

洗净，砸成小块，或研成细粉，或水飞。

【主要成分】

含有硅酸镁，另含氧化铝等杂质。

【药理分析】

能吸附大量化学刺激物或毒物而有保护皮肤、黏膜的作用；对伤寒杆菌、脑膜炎球菌等有一定抑制作用。

【性味归经】

叶甘淡，性寒，入胃、膀胱经。

【功效主治】

为渗湿药材。本品有清热、利窍、渗湿的功用，可治暑热烦渴、小便不利、水泻、热痢、淋病、黄疸、水肿、衄血、脚气、皮肤湿烂诸证。

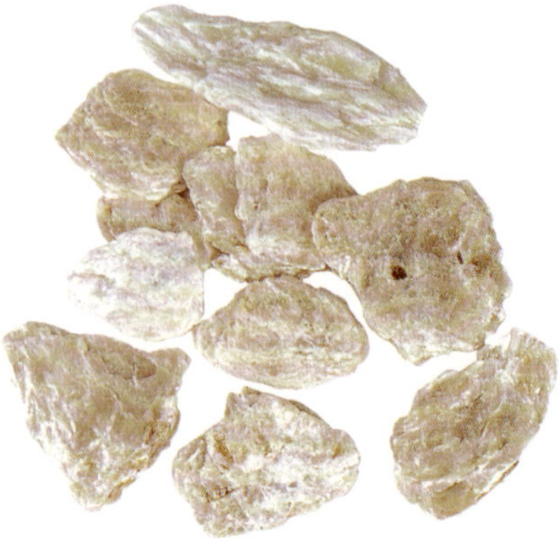

【使用禁忌】

脾虚气弱、肾虚精滑者忌服；

孕妇慎服。

【治方举例】

常用量9~18克。内服可包煎，或入丸、散；外用则研末掺或调敷。

治湿疹、痱子：滑石适量，研末，撒患处。

蓍实*

【药材本源】

为菊科植物蓍的果实。9~10月间果实成熟时采收，晒干即得。

本植物的全草即中药材“一枝蒿”。

【性味归经】

味苦（酸），性平。

【功效主治】

《本经》认为本品“主益气，充肌肤，明目聪慧”，可煎汤内服。常用量3~9克。

石龙刍*

【别名】

龙须草*、草续断*、龙珠*、席草、胡须草。

【药材本源】

灯心草科植物石龙刍的全草。多生长于水田中及潮湿地区，夏、秋采集，鲜用或晒干用。另外，本植物的根茎亦可入药（即石龙刍根）。

【产地】

广西、浙江。

【主要成分】

含脂肪、果胶、蜡质、纤维素、半纤维素、木质素、水分及糖类。

【性味归经】

味苦，性凉，入手心、肺经。

【功效主治】

本品具有利水、通淋的功用，可治淋病及小便不利之证。

【治方举例】

常用量9~15克。可煎汤内服，或烧存性研末。

①治牙痛：石龙刍9克，水煎服。

②通淋：石龙刍、木通各9克，车前草、甘草各6克，水煎服。

木兰皮

【别名】

木兰*、姜朴。

【药材本源】

木兰科植物辛夷的树皮（参见“辛夷”的相关内容）

【主要成分】

含木兰箭毒碱、柳叶木兰碱、季铵盐生物碱等。

【药理分析】

所含成分有神经节阻断作用等。

【性味归经】

味苦，性寒。

【功效主治】

本品具有清热去湿、解酒的功效。可治酒疸、酒皶面疱、下阴湿痒、癞病、重舌、痈疽、水肿等证。

《本经》认为本品“主大热在皮肤中，去面热赤疱酒皶，恶风癞疾，下阴湿痒，明耳目。”

【治方举例】

可研末内服，亦可煎水洗或醋浸含漱。

治小儿重舌：木兰皮（25cm × 10cm），削去粗皮，浸于500毫升醋中，渍取汁置重舌上。

黄柏

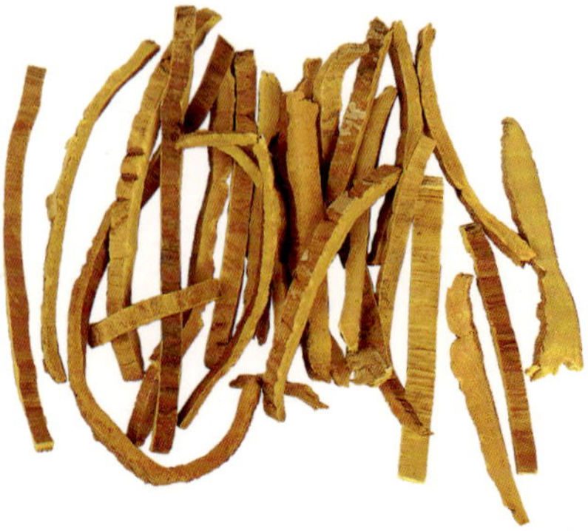

【别名】

檗木*、黄檗、檗皮。

【药材本源】

为芸香科植物黄柏或黄皮树的树皮。选生长10年以上的黄柏，于3~6月间采收部分树皮，晒至半干，压平，刮净粗皮，刷净晒干。然后置干燥通风处存放，防霉防变色。本品分为东黄柏（黄柏树皮）、川黄柏（黄皮树及其变种的树皮）两种，均以片张厚大、颜色鲜黄、无栓皮者为佳。

【产地】

东黄柏：辽宁、吉林、河北、内蒙及黑龙江。

川黄柏：四川、贵州、湖北、云南。

【炮制】

黄柏：拣去杂质，洗净，捞出，润透，切片或切丝，晒干。

黄柏炭：黄柏片武火炒至表面焦黑，喷淋清水，取出放凉，晒干。

盐黄柏：黄柏片经盐水喷洒，拌匀，于锅内文火微炒，取出放凉，晾干。（50千克黄柏片用盐1.25千克，盐用开水化开澄清；亦可50千克黄柏片用黄酒5千克同法制为酒黄柏）

【主要成分】

含小檗碱、木兰花碱、黄柏碱、掌叶防己碱等生物碱。

【药理分析】

煎剂或浸剂均有较好的抗菌作用；动物试验表明本品有显著而持久的降压作用；本品对中枢神经系统及肠管有一定抑制作用。

【性味归经】

味苦，性寒，入肾、膀胱经。

【功效主治】

为清热燥湿药材。本品具有清热、燥湿、泻火解毒的功效，可治热痢、泄泻、消渴、黄疸、梦遗、淋浊、痔疮、便血、赤白带下、骨蒸劳热、目赤肿痛、口舌生疮、疮疡肿毒等证。

《本经》认为本品“主五脏肠胃中结热，黄疸，肠痔；止泻痢，女子漏下赤白，阴伤蚀疮”。

【使用禁忌】

脾虚泄泻、胃弱食少者忌服。

【治方举例】

常用量5~9克。内服可煎汤，或入丸、散；外用则研末调敷或煎水浸渍。

①治口舌疮：捣黄柏含之即可。

②治下阴自汗、头晕腰酸：黄柏9克，苍术12克，川椒30粒，加水2000毫升，煎至600毫升。日服3次，每服100毫升，2日服完。

丹雄鸡*

【别名】

鸡肉、雄鸡肉。

【药材本源】

为雉科动物家鸡的肉。家鸡品种繁多，鸡肉性味因雄雌有异，或因花色、肉色不同而不尽相同。《本经》中之丹雄鸡盖指善啼而毛色鲜艳的大红花公鸡的鸡肉及血、内脏及肠杂、翅羽、口涎等。本节仅表述鸡肉的药用。

【主要成分】

含有水分、蛋白质、脂肪以及多种维生素和矿物质。

【性味归经】

味甘，性温，入脾、胃经。

【功效主治】

为补虚之品，有温中、益气、补精益髓的功用，可治虚劳羸瘦、中虚胃呆食少、泄泻、下痢、消渴、水肿、小便频数、崩漏、带下、产后乳少、病后虚弱等。

《本经》认为丹雄鸡："主女人崩中漏下，赤白沃，补虚温中，止血，杀毒"。

【使用禁忌】

凡实证，邪毒未清者不宜食。

【治方举例】

煮食或炖汁。

治虚弱劳伤、心腹邪气：雄乌骨鸡一只（肉切块），陈皮（去白）3克，良姜3克，胡椒6克，草果2个。佐以葱、醋、酱，于锅中加盖焖炖至熟烂。空腹食肉饮汤。

熊油

【别名】

熊脂*、熊白。

【药材本源】

为熊科动物黑熊或棕熊的脂肪油，以秋末冬初猎取者最为肥满。熊脂肪经熬炼去渣即得色白微黄的熊油。

本品以纯净无渣、气香者为佳。

【产地】

四川、云南、吉林、黑龙江。

【炮制】

熊油炼溶，装于放有生椒的容器中，待凝固后再炼溶，除去油皮及生椒，装瓶密封，备用。

【性味归经】

味甘，性温，入脾、大肠、心经。

【功效主治】

本品具有补虚损、强筋骨、润肌肤的功用，可治风痹不仁、筋脉挛急、虚损羸瘦、头癣、白秃等证。

《本经》认为本品"主风痹不仁，筋急，五脏腹中积聚，寒热羸瘦，头疡白秃，面皮干疱"。

【治方举例】

内服宜熬炼后，开水冲服；外用则涂搽即可。

治头癣及白秃疮：熊油适量涂搽患处即可。

榆白皮

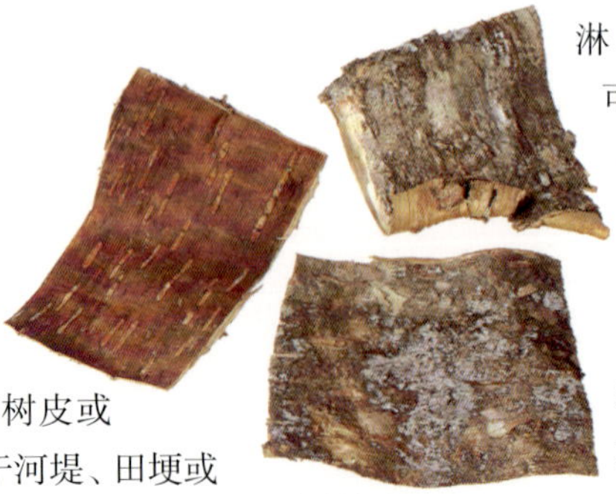

【别名】

榆皮*。

【药材本源】

为榆科植物榆树的树皮或根皮的韧皮部。多生长于河堤、田埂或路边，春季或8~9月间割下老枝条，立即剥取内皮晒干即得。

【主要成分】

含β－谷甾醇、植物甾醇、豆甾醇等多种甾醇类物质及鞣质、树胶、脂肪油等。

【性味归经】

味甘，性平，入胃、大肠、小肠经。

【功效主治】

为利水渗湿药材。具有利水、通淋、消肿的功效，可治小便不通、淋浊、水肿、痈疽发背、丹毒、疥癣等证。

《本经》认为本品“主大小便不通，利水道，除邪气”。

【使用禁忌】

脾胃虚寒者慎服。

【治方举例】

常用量5~9克。内服可煎汤，或研末；外用则煎水洗、捣敷或研末调敷。

治烧烫伤：榆树皮10克，大黄10克，酸枣树皮10克。用75%酒精浸泡48小时，过滤取液。用时先清洁创面，用喷雾法喷于患部。

文蛤*

【别名】

黄蛤、圆蛤、白利壳。

【药材本源】

为帘蛤科动物文蛤的贝壳。文蛤分布于我国沿海，4~10月间采捕，去肉、洗净，晒干即得。本品以光滑、色黄白、无泥垢者为佳。

【产地】

广东、山东、福建、江苏。

【炮制】

文蛤：洗净晒干，碾碎。

煅火蛤：文蛤置无烟火上煅红透，取出放凉，碾碎。

【主要成分】

含有碳酸钙、甲壳质等物质。

【性味归经】

味咸，性平，入肺、肾、膀胱经。

【功效主治】

本品具有清热、利湿、化痰、软坚的功效，可治口渴烦热、咳逆胸痹、瘰疬、痰咳、崩漏、痔瘘等。

干漆*

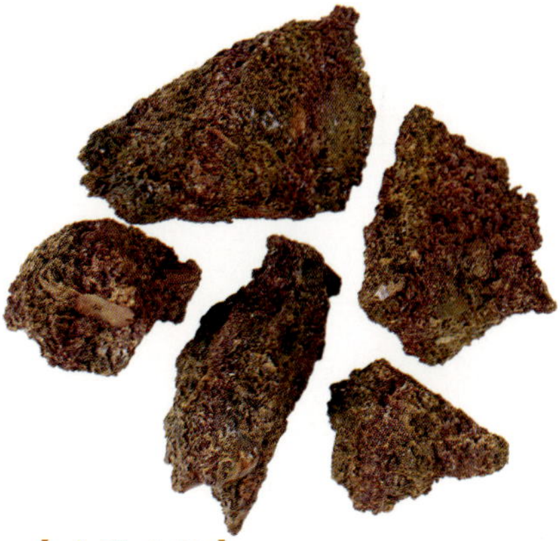

【别名】

漆渣、漆脚。

【药材本源】

漆树科植物漆树树脂经加工后的干燥品，一般取漆桶内用剩的漆脚，晒干而得。

本品以块整，色黑、坚硬、漆臭重者为佳。贮存时须密封，还应注意防火。

【产地】

甘肃、陕西、江苏、四川、广东等全国大部分地区。

【炮制】

干漆擦净，砸成小块，置锅内炒至烟尽、焦黑存性即可。

【主要成分】

主要为生漆中的漆酚在空气中氧化生成的黑色树脂物质。

【性味归经】

味辛，性温，有毒，入肝、脾经。

【功效主治】

本品有破瘀、消积、杀虫的功用，可治妇女经闭、瘀血、虫积等证。

《本经》认为本品“主疮伤，续筋骨，五缓六急，风寒湿痹”。

【使用禁忌】

体虚无瘀者及孕妇慎用。

【治方举例】

常用量2.5~5克。内服可入丸、散；外用则烧烟熏。

治五劳七伤：干漆、柏子仁、山茱萸、酸枣仁各等分，制为末，混匀，蜜制为丸如梧子大（即每丸约2~5克）。温酒送服，每日2次，每次2~7粒。

《本经》认为本品“主恶疮蚀，五痔”。

【使用禁忌】

气虚有寒者忌用。

【治方举例】

常用量6~15克。内服可煎汤，或入丸散；外用则研末调敷。

治痰饮胶结不化：文蛤30克（烧存性；研极细末），姜制半夏、胆星、厚朴、陈皮、白芥子、于白术、枳实各30克（俱同麸皮拌炒），共研为末。每日早晚各服1次，每次3克，白开水调服。

雁肪*

【别名】

鹜肪*、雁膏。

【药材本源】

为鸭科动物白额雁等的脂肪。

【性味归经】

味甘，性平。

【功效主治】

本品具有活血祛风、清热解毒的功效，可治中风偏枯、手足拘挛及心胸结热、痞塞呕逆和疮痈、发脱不长等证。

《本经》认为本品“主风挛拘急偏枯，气不通利”。

【治方举例】

内服可熬油或煎汤，外用则可涂敷。

蓬藁*

【别名】

割田藨、陵藁。

【药材本源】

为蔷薇科植物灰白毛莓的果实。秋季果实成熟时采收，多炒用。

本品与覆盆子相似，要注意区分。

【性味归经】

味甘酸，性温，入肝、肾经。

【功效主治】

本品具有补肝肾、缩小便的功用，可治多尿、头目眩晕等证。

《本经》认为本品“主安五脏，益精气，长阴令坚，强志倍力，有子”。

【治方举例】

常用量5~9克。煎汤内服。

治眩晕：蓬藁（炒）、人参、白术、当归、黄芪各6克，怀熟地60克，水煎，代茶频饮。

苋实*

【别名】

苋菜子、苋子。

【药材本源】

为苋科植物苋的种子，多于9~11月间采收。

【性味归经】

味甘，性寒，入肝、大肠、膀胱经。

【功效主治】

本品具有清肝明目、通利二便的作用，可治青盲翳障、目雾不明、乳糜血尿、二便不利等证。

《本经》认为本品“主青盲，明目，除邪，利大小便，去寒热”。

【治方举例】

常用量6~9克。可煎汤，研末内服。

治眼雾不明及白内障初期：苋实、青葙子、蝉花，炖猪肝服。

胡麻叶

【别名】

青蘘*、巨胜苗*、胡麻苗、梦神。

【药材本源】

为胡麻科植物脂麻的叶。

【主要成分】

干燥的叶中含有脂麻甙。

【药理分析】

叶中所含胶质，加入水中可形成黏浆剂，对腹泻、痢疾等有缓和的刺激作用。

【性味归经】

味甘，性寒。

【功效主治】

本品可治风寒湿痹、崩漏、吐血及阴部瘙痒等证。

《本经》认为本品“主五脏邪气，风寒湿痹。益气，补脑髓，坚筋骨。久服耳目聪明”。

【治方举例】

内服可煎汤或捣汁；外用则研末干擦。

①治吐血：胡麻嫩茎叶，水煎，以糖调服。

②治阴部湿痒：胡麻叶、朝阳花、朱砂，共研为末，干擦患处。

鳢鱼*

【别名】

鮦鱼*、蠡鱼*、黑鳢鱼、乌棒。

【药材本源】

为鳢科动物乌鳢的肉或全体。本动物广布于我国大部分地区的河流、湖泽中，其血、胆、肠亦供药用。

【主要成分】

含大量蛋白质、脂肪，另含有多量灰分、维生素及矿物质。

【性味归经】

味甘，性寒，入肝、脾、肾经。

【功效主治】

本品具有补脾、利水的作用，可治水肿、湿痹、脚气、疥疮、疥癣等证。

《本经》认为本品“主湿痹，面目浮肿，下大水”。

【治方举例】

煮食或烤熟食用。

①治肿满：鳢鱼合小豆白煮食。

②治水气病：鳢鱼1尾（重300克以上），加水煮熟烂，加冬瓜、葱白煮为美食享用。

鳢鱼胆

鳢鱼的胆供药用亦见载于《本经》。鳢鱼胆含有胆汁酸、胆汁色素、脂类及鲤甾醇等；味苦，性寒，入心、脾经，具有清热明目、散翳消肿的功效，可治目赤肿痛、青盲障翳、咽痛喉痹等证，使用时可和药作丸，或取汁点涂。

松香

【别名】

松脂*、松膏*、松肪*、松胶、白松香。

【药材本源】

为松科植物马尾松或其同属植物树干中取得的油树脂，经蒸馏除去挥发油后的遗留物。多在夏季采收。

本品以块整齐、半透明、油性大、气味浓厚者为佳。贮存本品宜置阴凉干燥处，要注意防火、防高温。

【产地】

广东、广西、福建、湖南、安徽等地。

【炮制】

松香：置铜锅中，微火加热熔化，捞去杂质，倾入水中，待凉，取出，干燥即可。

制松香：取葱煎汤，加入松香粉，煮至松香完全熔化，趁热倒入冷水中，取出，阴干。（50千克松香用葱5千克）

【主要成分】

油松及马尾松的松香含松香酸酐及松香酸、树脂烃、挥发油以及微量苦味物质。

【性味归经】

味苦甘，性温，入肝、脾经。

【功效主治】

本品具有祛风、燥湿、排脓、拔毒、生肌、止痛的功用，可治痈疽、疔毒、痔瘘、恶疮、疥癣、白秃、金疮、扭伤、风湿痹痛等证。

《本经》认为本品“主痈疽恶疮，头疡白秃，疥瘙风气，安五脏，除热”。

【使用禁忌】

火热实证者勿服；

本品不宜单服。

【治方举例】

内服可入丸、散，或浸酒；外用则研末撒或调敷。

①治神经性皮炎：松香、猪油各适量，煮成糊状，涂患处。每日数次。

②治风虫牙痛：松香用沸水泡化，嗽口即可。

槐实*

【别名】

槐角、槐子、槐豆、槐连豆。

【药材本源】

为豆科植物槐的果实。于冬至后果实成熟时采摘，除去梗、果柄及杂质，晒干即得。

本品以肥大、角长、色黄绿、充实饱满者为佳。

【产地】

全国各地有产，以河北、山东、江苏、辽宁等地为盛。

【炮制】

蜜槐角：槐角置锅内文火炒至

苦菜*

【别名】

荼草*、苦苣、野苦马、紫苦菜、滇苦菜。

【药材本源】

为菊科植物苦苣菜的全草。我国大部分地区有分布，多见于路边及田野间。

【性味归经】

味苦，性寒，入心、脾、胃、大肠经。

【功效主治】

本品有清热、凉血、解毒的作用，可治痢疾、黄疸、血淋、痔疮、疔肿、蛇咬等证。

《本经》谓本品“主五脏邪气，厌谷胃痹”。

【使用禁忌】

脾胃虚寒者忌服；

不宜与蜂蜜同食。

【治方举例】

内服可煎汤、打汁或研末；外用则可捣汁涂或煎水熏洗。

①治肝硬化：苦菜、酢浆草各30克，与猪肉同炖，食肉饮汤。

②治慢性气管炎：苦菜300克，大枣20枚。苦菜煎至烂，取汁。大枣以前汁煎煮至枣皮展开后取出，余液熬成膏。早晚各服一汤匙及大枣1枚。

鼓起，喷入蜜水，再炒至外皮光亮不粘手，取出放凉。（50千克槐角用炼熟蜂蜜2.5千克）

槐角炭：净槐角置锅内，文火炒至外表色焦黑、内呈老黄色，取出放凉。

【主要成分】

含有芸香甙、槐属甙等9类黄酮类化合物，还含有槐糖等。

【药理分析】

浸膏有短时升高血糖的作用（同时出现尿糖）；含有杀菌物质，能对抗葡萄球菌及大肠杆菌。

【性味归经】

味苦，性寒，入肝、大肠经。

【功效主治】

本品具有清热、润肝、凉血、止血等功用，可治肠风泻血、痔血、崩漏、血淋、血痢、心胸烦闷、风眩欲倒、阴疮湿痒等证。

《别录》则认为槐实有堕胎的作用。

【使用禁忌】

脾胃虚寒者及孕妇忌服。

【治方举例】

常用量6~15克。内服可煎汤、（嫩角）捣汁饮，或入丸、散；外用则烧存性研末调敷。

①治尿血：槐实9克，车前、茯苓、木通各6克，甘草2克，水煎服。

②治烫伤：槐实烧存性，研末，用麻油调敷患处。

麻蕡*

【别名】

麻勃*、麻蓝、青葛。

【药材本源】

为桑科植物大麻的幼嫩果穗。

【性味归经】

味辛，性平，有毒，入心、肝、大肠经。

【功效主治】

本品具有祛风、止痛、镇痉的作用，可治痛风、痹证、癫狂、失眠及咳喘等。

《本经》认为本品“主五劳七伤，利五脏，下血寒气”。

【使用禁忌】

体虚者及孕妇忌服；

本品有致瘾性，不宜久服。

【治方举例】

常用量0.5~1克（外用适量）。可煎汤内服；外用则捣敷。

瓜蒂*

【别名】

甜瓜蒂、瓜丁、甜瓜把。

【药材本源】

为葫芦科植物甜瓜的果蒂。全国各地有产，6~7月间采摘尚未老熟的果实，切取瓜蒂，阴干即得。

本品以干燥、色黄、稍带果柄者为佳。

【主要成分】

含有甜瓜素。

【药理分析】

甜瓜素可刺激胃感觉神经，有催吐及下痢的作用，因此本品可作催吐剂或利尿剂。

【性味归经】

味苦，性寒，有毒，入脾、胃经。

【功效主治】

本品具有吐风痰宿食、泻水湿停饮的作用，可治痰涎宿食、壅塞上脘、胸中痞梗、风痰癫痫、湿热黄疸、四肢浮肿、鼻塞、喉痹等证。

《本经》认为本品“主大水，身面四肢浮肿，下水，杀蛊毒，咳逆上气，及食诸果，病在胸腹中，皆吐下之”。

【使用禁忌】

体虚、失血及上部无实邪者忌服。

【治方举例】

常用量2~5克。内服可煎汤，或入丸、散；亦可研末外用。

治鼻息肉：瓜蒂0.5克，捣为细末，和以羊脂，取适量敷息肉上，每日1剂，分3次敷用。

朴硝

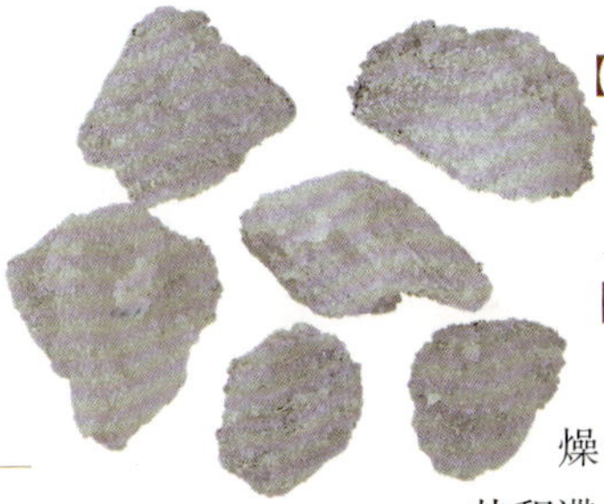

【别名】

朴消*、盐硝、海末、朴消石。

【药材本源】

为矿物芒硝经加工而得的粗制结晶。取天然芒硝，用热水溶解，再过滤，放冷所析出结晶通称为朴硝；或将天然芒硝，经煮炼、过滤、冷却，则上层的结晶为芒硝，下层结晶为朴硝。

【主要成分】

主要为硫酸钠，此外常夹杂着食盐、硫酸钙、硫酸镁等物质。

【药理分析】

有泻下作用，可治疗组织水肿等；适当浓度的硫酸钠无菌溶液静脉滴入可作为利尿剂，可治疗无尿症和尿毒症。

【性味归经】

味辛苦咸，性寒，入胃、大肠经。

【功效主治】

本品有泻热，润燥，软坚的功效。可治实热积滞、腹胀便秘、停痰积聚、目赤肿痛、喉痹、痈肿等证。

【使用禁忌】

脾胃虚寒者及孕妇忌服。

【治方举例】

常用量5~9克。可溶入汤剂内服，或入丸、散；外用则研末吹喉或水化罨敷、点眼。

治便秘、大小便不通：朴消（研）、大黄（炒）、杏仁（研）、葶苈子各60克，后三味捣为细末，过极细筛，与朴消混匀，炼蜜为丸（梧桐子大小）。饭后服，每服20丸，以黄芪煎汤送服。服至大小便通利即可。

玉屑

【别名】

白玉屑。

【药材本源】

为矿物软玉的碎粒。软玉经由角闪石或阳起石变质而成。本品白色至淡绿色，微透明至不透明。

【性味归经】

味甘，性平，入肺经。

【功效主治】

润心肺，清胃热。可治喘息烦满、消渴等证。外用可去目翳。

《日华子本草》说玉屑能“润心肺，明目，滋毛发，助声喉”。

【使用禁忌】

不宜与鹿角同用。

【治方举例】

内服可煎汤或入丸；外用则研末调敷。

治小儿惊啼：白玉屑8克，寒水石15克，研为末，以水调敷于心口处。

第二章 药食两用药材

“药食同源”是中医药学的重要理论之一，也是中医饮食养生的重要依据。

药食交叉的现象早备受关注，我国卫生部分别于1987年、1991年先后颁布了两批共69种食物既是药材，又是食物的药材名单（详见35页）。

本章偏重于药材用途的表述（若作为食物，则多数未经类似药材的加工、炮制）。在“《本经》上品药材”中对酸枣、牡蛎、甘草、肉桂、决明子、菊花、茯苓、山药、芡实、莲子、黑芝麻、蜂蜜、薏苡仁、枸杞子、大枣等15种药材已作表述，故不再录入，仅对余下54个品种予以逐一说明。

乌梢蛇

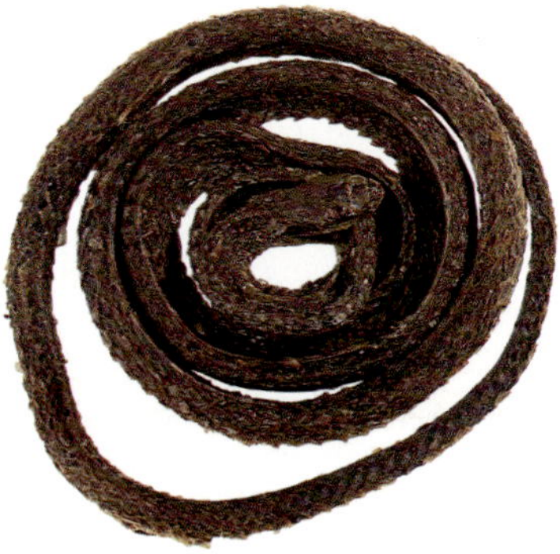

【别名】

乌蛇、黑花蛇、乌蜂蛇、青蛇、剑脊蛇、黑乌梢。

【药材本源】

为游蛇科动物乌梢蛇除去内脏的全体。于4~11月间捕捉，将其摔死，剖腹除去内脏，盘成圆形，用柴火熏至表面略呈黑色（熏时需频频翻动），再将其晒干或炕干。干燥品通体乌黑色，表面有菱形细鳞；内表面黄白色或（熏成）灰黑色；可见排列整齐的肋骨。

本品以身干、皮黑褐色、肉黄白色、脊背有棱、质坚实者为佳。

【产地】

江苏、浙江、湖北、安徽、四川、湖南。

【炮制】

炙乌蛇：乌蛇砍去头，温水洗净，切段，用黄酒拌匀，闷透，置锅内用文火炒至色微黄，取出放凉。

乌蛇肉：乌蛇砍去头，用黄酒（每10千克乌蛇用黄酒2~2.5千克）闷透，取出，除去皮骨晒干。

【主要成分】

含蛋白质、脂肪等。

【药理分析】

煎液或醇提取液有抗炎作用，可抑制关节肿胀；有一定的镇痛、抗惊厥作用。

【性味归经】

味甘咸，性平，入肺、脾经。

【功效主治】

为祛风湿药，具有祛风湿、通经络的功效。

中医认为可治风湿顽痹、肌肤不仁、骨及关节结核、风疹疥癣、麻风、破伤风、小儿麻痹等证。

临床用于风湿、麻风、疥癣、破伤风等，颇具疗效。

【使用禁忌】

血虚生风者忌用；

忌用铁质器具煎制。

【治方举例】

常用量5~15克。内服可煎汤、酒浸或焙干研末为丸、散；外用则可烧灰调敷。

治骨结核：乌梢蛇适量。炒黄，研末。每日服3次：第1周每次1克，第2周每次2克，第3周每次3克。（关节结核者亦可用此方）

【上品药膳房】

蛇肉炒芹菜

【材料】乌梢蛇1条，芹菜300克、素油，鸡油、料酒、姜、葱、胡椒粉各适量。

【制法】①乌梢蛇宰杀后去皮、头尾及肠杂，片为薄片；芹菜去叶留梗，切寸许长的段；姜切片；葱切段。

②素油入锅中，旺火烧至六成熟，下入姜、葱爆香，下入蛇片，淋料酒，炒至变色，加入芹菜，翻炒至熟，加入盐、胡椒粉、鸡油炒匀即可。

【功用】有祛除风湿、平肝清热的作用，风湿疼痛、高血压及眩晕头痛、面红目赤、血淋等情形宜食。

乌梢炖排骨

【材料】乌梢蛇1条，猪排骨500克，鸡油、料酒、葱、姜、盐、鸡精、胡椒粉各适量。

【制法】①乌梢蛇宰杀后去皮、头、尾及肠杂，洗净切为4厘米长的节；猪排骨洗净，剁为4厘米长的段；姜拍松；葱切段。

②上物入砂锅内，加料酒及3000毫升清水，武火煮沸，改文火炖至肉熟汤浓，加入盐、鸡精、鸡油、胡椒粉，搅匀，稍炖即可。

【功用】有祛风湿、补气血的功用。风湿痹痛、热病津伤、消渴、羸瘦、便秘者宜食。

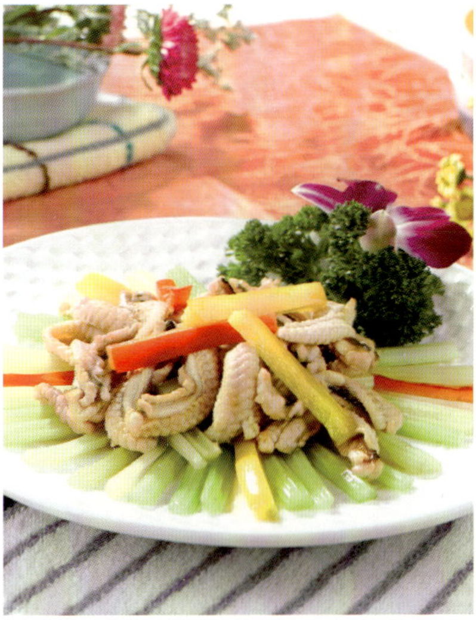

◇蛇肉炒芹菜

蝮蛇

【别名】

虺蛇、反鼻蛇、方胜板、七寸子、土球子、地扁蛇。

【药材本源】

为蝮蛇科动物蝮蛇除去内脏后的全体。蝮蛇头部呈三角形，头顶灰褐色，上、下唇和头部腹面为淡黄色，背面暗褐色，身体两侧各有1行黑褐色圆斑，腹面灰白色，散有黑色斑点，有时全呈灰黑色；尾短，呈焦黄色。春夏间捕捉，捕得后剖腹除去内脏、烘干。

【产地】

产于我国北部和中部地区。

【炮制】

蝮蛇霜：取蝮蛇煅烧存性，研成粉末。

【主要成分】

含蛋白质、脂肪、糖类、钙、磷、铁及多种维生素；含有蛇毒（可分离出出血因子、蛋白酶及强化因子E等）。

【药理分析】

蝮蛇蛇毒是以血循为主的血循、神经混合毒；可引起呼吸麻痹乃至死亡，也可大量释放血管活性物质（如组织胺等），破坏红细胞，增加毛细血管通透性，使血浆及体液大量丧失；对各脏器（如肾等）有直接损害作用，可发生酸中毒、急性肾功能衰竭等。

【性味归经】

味甘，性温，有毒，入心、肝、肾经。

【功效主治】

为祛风药材，有祛风、攻毒的功效。

中医认为可治麻风、癞疾、皮肤顽痹、瘰疬、痔疮等证。

临床可用于破伤风、遗尿、胃痉挛及一般肿毒的治疗。

【治方举例】

内服可浸酒或烧存性研末；外用则可浸油、酒渍或烧存性研末调敷。

①治胃痉挛：蝮蛇，酒浸一年以上。饭前服约10~15毫升，每日3次，连服20日。

②治遗尿：蝮蛇3克，鸡舌香0.5克。共研细末，临睡前白开水送服。7~15岁每次1.5克；成人每次3克。

上品药膳房

蝮蛇人参酒

【材料】大活蝮蛇（成长约6~7年），高粱酒（600）1000毫升，人参15克。

【制法】将活蝮蛇浸入酒中醉死，加入人参，密封，置阴冷处浸泡3个月即可。

【服法】每日1~2次，每次5~10毫升。

【功用】有祛风通络的作用。对麻风及麻风筋络拘挛等有疗效。

栀子

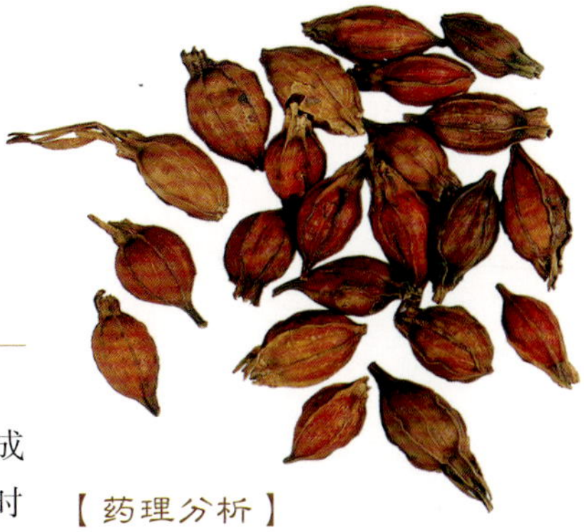

【别名】

木丹、支子、枝子、山栀子。

【药材本源】

为茜草科常绿灌木植物山栀的成熟果实。10月间果实成熟果皮呈黄色时采摘，除去果柄及杂质，晒干或烘干；亦可将果实入沸水（加少许明矾）中烫或入蒸笼内蒸半小时后取出，晒干。

本品以个小、完整、仁饱满、内外色红者为佳。

【产地】

浙江、江西、湖南、福建；四川、湖北、云南、贵州、江苏、安徽、广东、广西、河南等地亦有出产。

【炮制】

生栀子：筛去灰屑，拣去杂质，碾碎过筛（或剪去两端）。

山栀仁：栀子用剪刀从中间对剖开，剥去外皮取仁。

炒栀子：碾碎的栀子置锅内文火炒至金黄色，取出放凉。

焦栀子：碾碎的栀子置锅内武火炒至焦糊，取出，放凉。

栀子炭：碾碎的栀子置锅内武火炒至黑褐色（但须存性），取出，放凉。

【主要成分】

含黄酮类栀子素、果胶、鞣质、藏红花素、藏红花酸、D-甘露醇、β-谷甾醇及多种甙（如栀子甙、山栀甙等）。

【药理分析】

水或醇提取液可促进胆汁分泌量增加，栀子还可用于胆道炎症引起的黄疸；煎剂或醇提取液有镇静、降压作用；水浸液对多种真菌有抑制作用，水煎剂能杀死钩端螺旋体，在体外可使血吸虫停止活动；山栀提取物制为油膏，可加速软组织的愈合。

【性味归经】

味苦，性寒，入心、肝、肺、胃经。

【功效主治】

为清热泻火药材，具有清热泻火、凉血的功效。

中医认为可治热病虚烦不眠、黄疸、淋病、消渴、目赤、咽痛、吐血、衄血、血痢、尿血、热毒疮疡、扭伤肿痛等证。

临床用于急性黄疸性肝炎、冠心病、高血压、扭挫伤、烫火伤及水肿和多种出血症，均显疗效。

【使用禁忌】

脾虚便溏者忌服。

【治方举例】

常用量3~10克。内服可煎汤，或入丸、散；外用则研末调敷。

①治湿热黄疸：山栀12克，鸡骨草、田基黄各30克。水煎服，每日1剂，分3次服。

②治鼻血：山栀子适量，炒为炭，研为细粉，喷于患处。

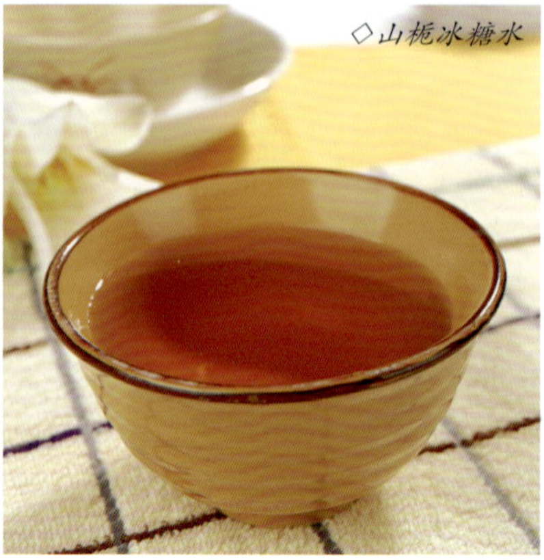
◇山栀冰糖水

③治扭挫伤：山栀子捣碎，研成粗粉，温水调为糊状，加酒精少许，包敷患处。3~5天更换1次，肿胀明显者隔天换1次（骨折者不宜用，脱臼者应复位后再用）。

【上品药膳房】

山栀冰糖水

【材料】鲜山栀60克，冰糖30克。

【制法】鲜山栀洗净、捣碎，纱布包好后煎取汁液约200毫升，冰糖打为碎屑，入药汁中溶化即可。

【服法】代茶饮。每日1剂。

【功用】有清热、凉血、止血的作用，热淋、血淋等证食用为宜。

玳玳花

【别名】

酸橙花、枳壳花、代代花。

【药材本源】

为芸香科常绿灌木或小乔木植物玳玳花的花蕾。5~6月间采摘花蕾后，先用急火烘至七八成干呈黄色后，改用文火烘至全干。

本品以干燥、色黄白、香气浓郁、无破碎者为佳；宜置干燥处贮存，须注意防霉防蛀。

【产地】

主产于江苏、浙江。

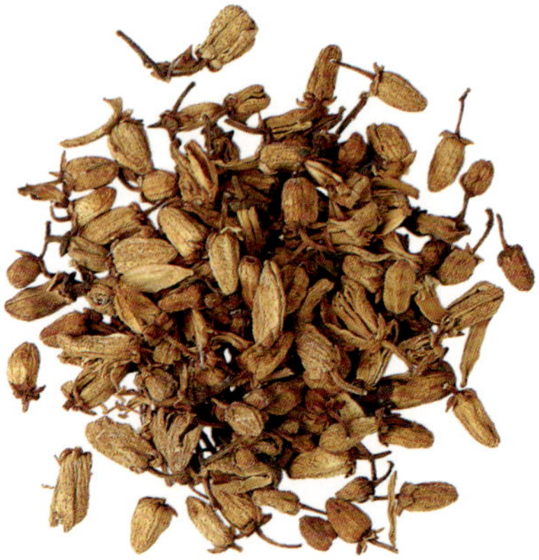

【炮制】

去净杂质即可。

【主要成分】

花蕾含挥发油、新橙皮甙、柚皮甙等。挥发油主要含柠檬烯、芳樟醇、牻牛儿醇、香茅醇、缬草酸等。

【药理分析】

临床观察有止呕、止痛作用；所含挥发油有利肝的作用。

【性味归经】

味甘微苦，入肝、胃、肺经。

【功效主治】

为理气药材，具有疏肝、和胃、理气的功效。

中医认为可治胸中痞闷、脘腹胀痛、呕吐、少食等。

临床多用于消化不良等症的治疗。

【使用禁忌】

孕妇慎用，尤不可久用。

【治方举例】

常用量：1.5~2.5克。可煎汤内服或泡茶饮。

治胃痛：玳玳花2克。煎服。每日1剂（对因消化不良而致的胃疼有缓解作用）。

上品药膳房

玳玳花冰糖茶

【材料】玳玳花1.5克，冰糖适量。

【制法】冰糖打为碎屑后与玳玳花同入保温杯中，沸水冲泡，加盖闷5~10分钟即可。

【服法】每日1剂。可反复冲泡，代茶频饮。

【功用】和胃，理气。食欲不振、消化不良或食后呕逆者宜饮。

八角茴香

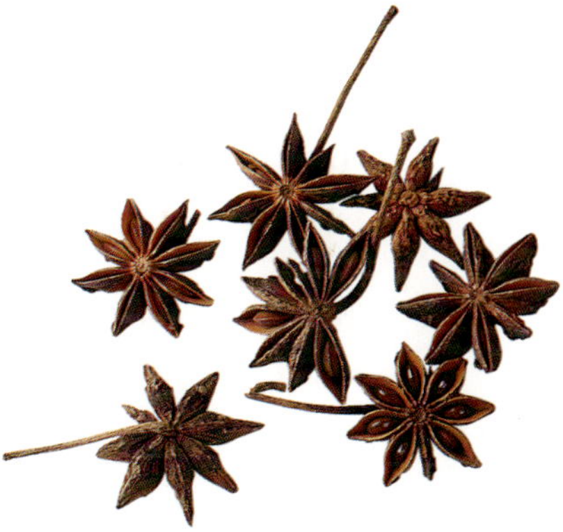

【别名】

大茴香、舶茴香、八角香、八角、原油肥、大八角。

【药材本源】

为木兰科常绿乔木植物八角茴香的果实。8~9月间及次年2~3月间两次采收（以8~9月为主采期）。采摘后，微火烘干，或用开水浸泡片刻，待果实转红后晒干。干燥果实常由8个（少数有6~13个）蓇葖集成聚合果。果皮外表面红棕色、内表面淡棕色，种皮为棕色或灰棕色，白色种仁富有油质。

本品以个大、色红、油多、香浓者为佳。

【产地】

主产于广东、广西、云南等地。

【炮制】

筛去泥屑种子，拣去果柄杂质即可（亦可用盐、酒炒用）。

【主要成分】

含挥发性茴香油，还含脂肪油、蛋白质、树脂等，其中茴香油主要成分为茴香醚，以及少量的甲基胡椒酚、茴香醛、茴香酸、茴香酮、蒎烯、水芹烯、柠檬烯等。

【药理分析】

醇提取物对金葡菌、肺炎球菌、白喉杆菌等有抑制作用；对革兰氏阴性细菌（枯草杆菌、大肠杆菌、霍乱弧菌及伤寒、副伤寒、痢疾杆菌等）有抑制作用；挥发油有散寒理气、开胃的作用。

【性味归经】

味辛甘，性温，入脾、肾经。

【功效主治】

为温里药材，具有温阳、散寒、理气的作用。

中医认为可治中寒呕逆、寒疝腹痛、肾虚腰痛及干湿脚气等证。

临床多用于寒疝、脚气病，颇显疗效；也常用于防治各流感、霍乱等流行性疾病。

【使用禁忌】

阴虚火旺者慎用；

不可多食久食，以免损目发疮。

【治方举例】

常用量3~9克。可煎汤内服或入丸、散。

①治小肠气坠：八角茴香、小茴香各1克，乳香少许，水煎服。令汗出为宜。

②治寒疝腹痛：八角茴香、当归、延胡、橘核、川楝子各9克，水煎服。

【上品药膳房】

八角咸香鸡蛋

【材料】八角茴香5克，鸡蛋2个，盐适量。

【制法】八角茴香洗净，煎取汁液150毫升；鸡蛋煮熟，去壳，用筷子戳几下，入药汁中煮5分钟，加入适量盐即可。

【服法】饮汤食蛋。

【功用】对肾劳疝气、腰痛等有一定食疗效果。

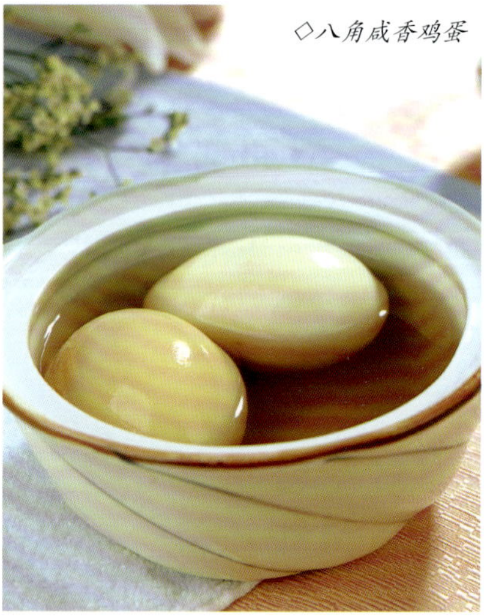

◇八角咸香鸡蛋

紫苏

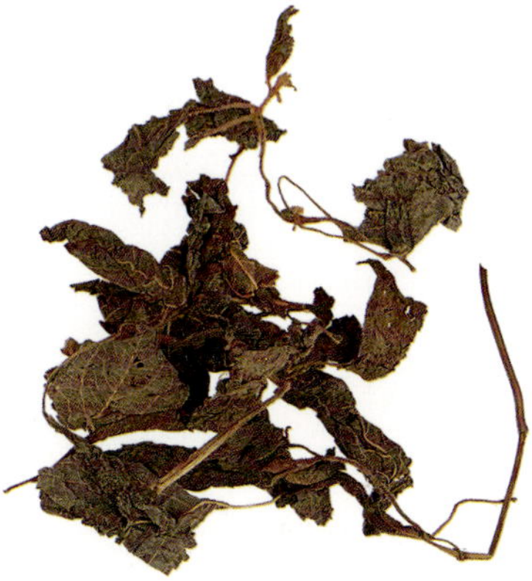

【别名】

紫苏叶、苏叶、苏梗。

【药材本源】

为唇形科一年生草本植物皱紫苏、尖紫苏等的叶。白露前后（9月上旬）枝叶茂盛花序刚长出时采收，置通风处阴干，然后将叶子采下。干燥完整的叶呈卵形或圆卵形，两面均棕紫色（或上面灰绿色、下面棕紫色），有茸毛，质薄而脆；梗茎四方形，有糖。

本品以叶大、色紫、不碎、香气浓、无枝梗者为佳。

【产地】

江苏、湖北、广东、广西、河南、河北、山东、山西、浙江、四川。

【炮制】

切段或切碎使用。

【主要成分】

含有挥发油、丰富的维生素A原、多量的维生素B_1、维生素B_2、维生素C及钙、铁等矿物质。

【药理分析】

挥发油中的紫苏醛有较强的防腐作用；水煎剂、乙醇浸剂均能扩张皮肤血管，刺激汗腺分泌，有发汗解热的作用；可促进消化液分泌，增强胃肠蠕动，有健胃作用；可减少支气管分泌物，缓解支气管痉挛而止咳；水浸剂对葡萄球菌、痢疾杆菌、大肠杆菌有抑制作用，煎剂对流感病毒、埃可病毒有抑制作用。

【性味归经】

味辛，性温，入肺、脾经。

【功效主治】

为解表药材，具有发表、散寒、理气、安胎的功效。

中医认为可治感冒风寒而见恶寒发热、咳嗽、气喘、胸腹胀满，并治胎动不安诸证；另能解鱼蟹毒。

现代研究认为本品有健胃、止咳、发汗解热、止呕、抗病原微生物等作用，临床用于妊娠呕吐、宫颈出血、寻常疣、呼吸道疾病，也常用于预防感冒等。

【使用禁忌】

本品辛散耗气，气虚、表虚者不宜服用。

【治方举例】

常用量3~10克（解表散寒宜用叶，行气宽中宜用梗）。可煎汤内服，外用则可捣敷或煎水洗。

①治寻常疣：鲜紫苏叶洗净；将

患部周围皮肤消毒。用紫苏叶摩擦疣部10~15分钟，再取干净紫苏叶捣烂，敷于患部，包扎好即可。每日1次（一般2~6次可愈）。

②解鱼胆中毒：带梗紫苏叶500克，加水适量，武火煮沸，加少量糖、盐，频频灌服（吐后即灌，直至呕吐停止为度）。若伴有腹痛、腹泻则宜配伍生姜。

【上品药膳房】

紫苏宣肺茶

【材料】紫苏10克，苏梗10克，党参15克，蜂蜜适量。

【制法】①上药按比例分包为6袋（每袋约6克）。

②取药袋置保温杯中，冲入沸水，加盖闷15分钟，去药袋，调入蜂蜜即可。

【服法】代茶饮。每日早晚各1袋。（咳痰黄稠伴有发热者慎用）

【功用】宣肺化痰，止咳平喘。慢性支气管炎缓解期，患者于冬春之季常饮，可控制急性发作，并减轻咳喘、咳痰的症状。

解热理气香苏粥

【材料】紫苏叶、香附各6克，陈皮、甘草、生姜各3克，大枣5枚，粳米100克，红糖适量。

【制法】①香附、紫苏叶、陈皮、甘草煎汤（紫苏叶后下），去渣；生姜切为细末；大枣洗净，去核。

②粳米洗净，与大枣、姜末加适量水煮粥，粥将成，加入药汁，再煮片刻至粥成，加入红糖拌匀即可。

【服法】每日分2次温服。

【功用】发汗解热，理气宽中，止呕。外感风寒而见恶寒发热、胸闷、恶心、呕吐者宜食。

简易驱寒紫苏茶

【材料】紫苏叶3克，生姜3克，红茶3克。

【制法】生姜切为碎末，与紫苏叶、红茶同入保温杯中，冲入沸水，加盖闷约10分钟即可。

【服法】代茶频饮。

【功用】疏散风寒，理气和胃。风寒感冒及胃脘受寒的呕吐、腹痛者宜饮，尤适合轻型风寒感冒者饮用。（生姜可发汗解表、和胃止呕，紫苏亦能解表和中，简便而实用。）

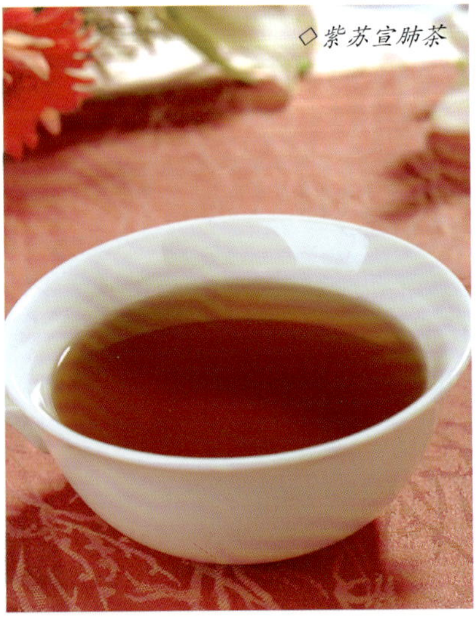

◇紫苏宣肺茶

沙棘

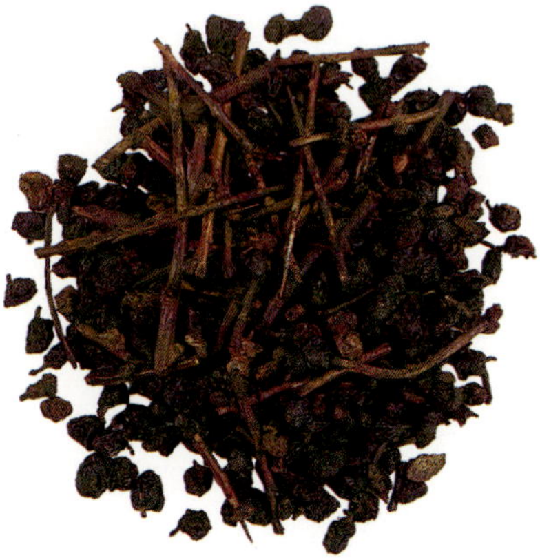

【别名】

沙枣、银柳、红豆、醋柳果。

【药材本源】

为胡颓子科落叶灌木或小乔木植物沙棘或沙枣的果实。沙枣花期为6~7月，果期为8~10月，多见于东北、华北及西北的沙漠地区；沙棘的花期为3~4月，果期为9~10月，常生长于河边、高山、草原地带。果实成熟时采集，鲜用或晒干。

【产地】

主产于我国东北、西北、华北及四川、西藏等地。

【炮制】

去净杂质即可。

【主要成分】

果实含糖类、蛋白质以及少量鞣质和黏液质，还含有黄酮类物质。

【药理分析】

胶质、鞣质的浓缩物有抗炎作用，能抑制小肠运动，可用于肠炎腹泻。

【性味归经】

味甘酸涩，性平，入肾、脾、肝、肺经。

【功效主治】

为收涩药材，具有强壮、固精、健胃、止泻、调经、利尿的功效。

中医认为可治胃痛、腹泻、身体虚弱、肺热咳嗽等证。

临床用于急慢性肠炎腹泻有较好的疗效。

【使用禁忌】

糖尿病患者忌食。

【治方举例】

常用量15~30克。可煎汤内服。

治肠炎腹泻：沙枣30克，去籽，煎服。每日1剂。（对肺热咳嗽亦有效）

上品药膳房

沙棘粥

【材料】沙棘30克，粳米100克，盐或白砂糖适量。

【制法】① 沙棘洗净，去籽，煎取汁约100毫升。

② 粳米洗净，如常法煮粥至将成，加入药汁，煮至稀稠适宜，以盐或白砂糖调味即可。

【服法】分早晚2次温服。

【功用】健胃止泻，调经。腹泻或月经不调以及急性胃炎患者宜食。

罗汉果

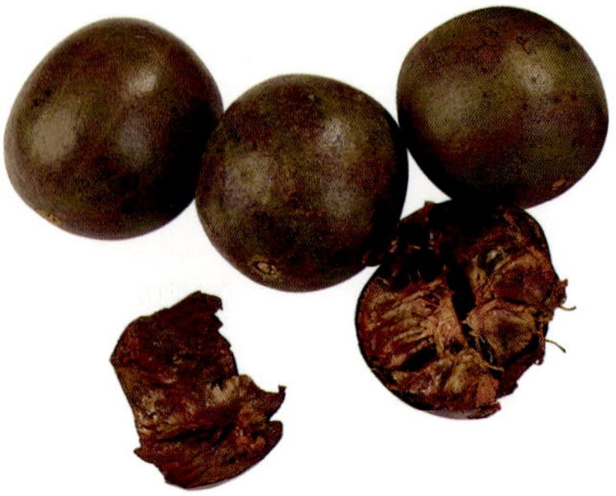

【别名】

拉汗果、青皮果、假苦瓜。

【药材本源】

为葫芦科多年生攀援藤本植物罗汉果的果实。9~10间果熟时采收，置地板上，使其后熟，果皮由青转黄时（约需8~10天），用火微炕为干燥果实（约5~6天），刷毛纸包，装箱即可。

本品以体圆、个大、坚实、摇之不响、色黄褐者为佳。

【产地】

主产于广西。

【炮制】

使用前使其破碎即可。

【主要成分】

蛋白质、糖类（尤其含多量葡萄糖）、油脂及多种维生素；含有比蔗糖还甜300倍的非糖成分：罗汉果甙。

【药理分析】

临床观察有抗炎、镇咳的作用。

【性味归经】

味甘，性凉，入肺、脾经。

【功效主治】

为止咳平喘药材，具有清肺、润肠的功效。

中医认为可治百日咳及痰火咳嗽、血燥便秘等证。

临床用于咽喉炎、咳嗽，颇具疗效，还可以缓解鼻咽癌、喉癌、肺癌患者的不适。

【使用禁忌】

风寒咳嗽者忌食；

糖尿病人不宜多食久食。

【治方举例】

常用量10~15克。可煎汤内服。

治百日咳：罗汉果1个，柿饼15克。水煎服。

上品药膳房

罗汉果瘦肉汤

【材料】罗汉果1个，猪瘦肉100克，盐少许。

【制法】① 罗汉果洗净，捏破外壳；猪瘦肉洗净切薄片。

② 上物同入砂锅内加适量水炖汤，汤成以盐调味即可。

【服法】食肉饮汤。每日1剂。

【功用】清肺润肠。痰火咳嗽者服食尤为适宜。

刀豆

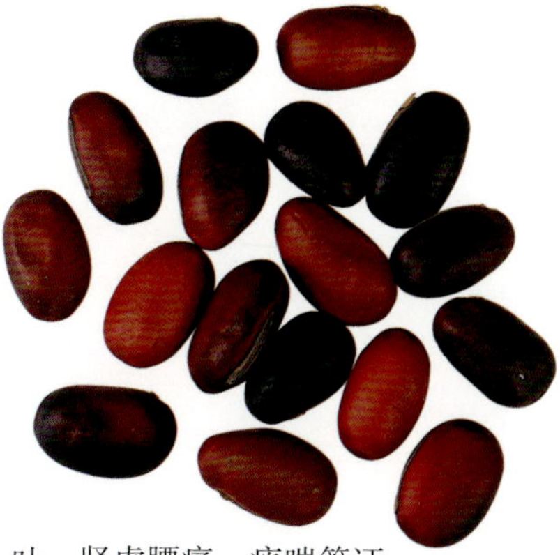

【别名】

刀豆子、大刀豆、关刀豆、刀巴豆、马刀豆。

【药材本源】

为豆科一年生缠绕草质藤本植物刀豆的种子。秋季种子成熟时采收果实，晒干后剥取种子（或先剥取种子然后晒干）。

本品以个大、饱满、色鲜艳、干燥者为佳。

【产地】

主产于江苏、湖北、安徽；四川、广西等地亦有出产。

【炮制】

拣去碎壳及杂质，洗净，晒干，用时捣碎。

【主要成分】

含淀粉、蛋白质、脂肪及尿素酶、血球凝集素、刀豆氨酸等；嫩刀豆中还含刀豆赤霉素等。

【药理分析】

血球凝集素（尤基是洋刀豆血球凝集素）具有抗肿瘤的作用。

【性味归经】

味甘，性温，入大肠、胃经。

【功效主治】

为理气的药材，具有温中下气、益肾补元的功效（故也可归于助阳类药材）。

中医认为可治虚寒呃逆、腹胀、呕吐、肾虚腰痛、痰喘等证。

临床用于呕逆、腹胀、吐泻、喘咳等，均有疗效。

【使用禁忌】

胃热盛者慎服。

【治方举例】

常用量10~15克。可煎汤内服，或烧存性研末服用。

①治鼻渊：老刀豆150克，文火焙干，研为末。米酒送服，每服15克，每日1次。

②治小儿疝气：刀豆子适量，干燥后研为粉，开水冲服。每次5克，每日1~2次。

③治呃逆不止（打嗝）：刀豆子烧存性，研为末，白开水送服。每次5~8克。

【上品药膳房】

刀豆猪腰汤

【材料】刀豆10粒，猪腰子1个，猪油、料酒、生姜、盐、胡椒粉各适量，肉汤500毫升。

【制法】①刀豆洗净；猪腰子剖开去尽臊，洗净，入沸水中焯过，捞出，过冷水，切片；姜切丝。

②猪油入锅中，旺火烧热，下姜丝、腰片，加料酒，爆炒至变色，淋入肉汤，加刀豆、盐、胡椒粉，武火煮沸，改文火炖至刀豆、腰片熟透即可。

【服法】吃腰片、刀豆，饮汤。每3日1剂，连用3次。

【功用】益肾补元。肾虚遗精及腰膝酸软者宜用。

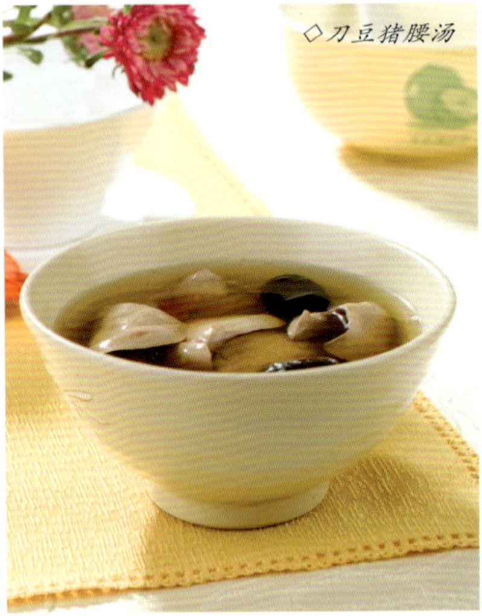
◇刀豆猪腰汤

刀豆烧肉块

【材料】嫩刀豆250克，猪肉100克，黄酒、花生油、姜末、葱花、酱油、盐、白砂糖各适量。

【制法】①嫩刀豆择去两头及老筋，洗净，切段；猪肉洗净，切块或切片。

②花生油入锅中，烧至六成熟，下入肉片旺火炒至变色，加入酱油、姜末、葱花，快速翻炒，加入盐、黄酒及适量清水，炒至肉熟，加入刀豆，炒熟入味，再撒入少许白砂糖，炒匀即可。

【服法】佐餐食用。

【功用】滋阴润燥，补中益气。营养不良、体虚乏力、干咳之人宜食。

酱汁刀豆

【材料】刀豆500克，茭白50克，鲜汤、黄酒、酱油、甜面酱、豆油、湿淀粉、生姜、味精各适量。

【制法】①刀豆择去两头及老筋，洗净，切段；茭白去皮，洗净，切长条；生姜切为末。

②油入锅中烧至七成热，刀豆入内炸约2分钟（外壳起泡发软浮于油面时）捞出沥油。

③锅内留少许底油，入甜面酱略炒，放入刀豆、茭白及黄酒、酱油、生姜末，翻炒片刻，加入鲜汤、味精，略闷，以湿淀粉勾芡，起锅即可。

【服法】佐餐食（痛风患者不宜食用）。

【功用】补中益气，滋阴润燥，通利肠胃，止呕逆。脾虚气逆之呕吐、呃逆宜食，久食还可预防癌症。

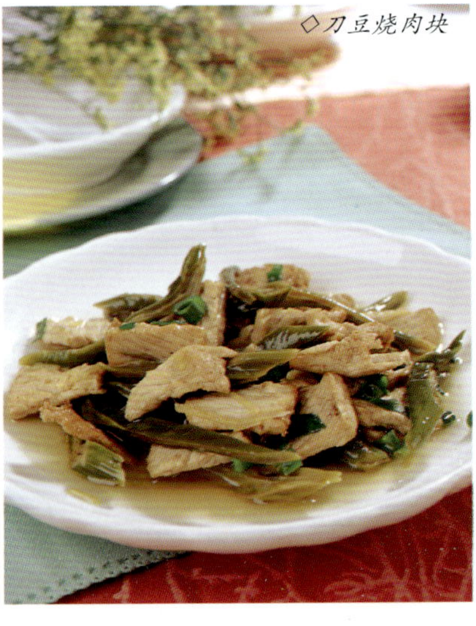
◇刀豆烧肉块

山楂

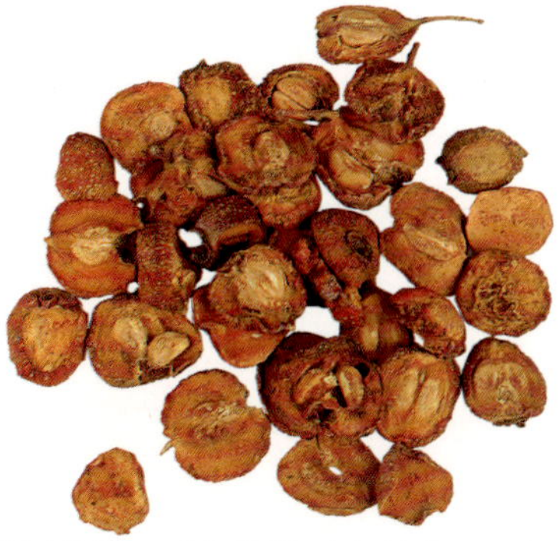

【别名】

山里红、南山楂、北山楂、赤枣子、映山红果、山梨、酸查。

【药材本源】

为蔷薇科植物山楂或野山楂的果实，秋季果实成熟时采摘。山楂采得后，横切成1.5~3毫米厚的薄片，立即晒干（商品称为“北山楂”）；野山楂采得后，晒干（或压成饼状后再晒干），称为“南山楂”。

北山楂以个大、皮红、肉厚者为佳；南山楂以个匀、色红、质坚者为佳。

【产地】

北山楂：主产于山东、河北、河南、辽宁；陕西、山西、江苏等地亦有出产。

南山楂：主产于江苏、浙江、云南、四川等地。

【炮制】

山楂：拣净杂质，筛去核。

炒山楂：山楂置锅内用文火炒至外表淡黄色，取出，放凉。

【主要成分】

山里红果实中含酒石酸、柠檬酸、山楂酸、黄酮类、内酯、糖类及甙类。

野山楂果实中含柠檬酸、苹果酸、山楂酸、鞣质、皂甙、果糖、维生素C、蛋白质及脂肪等。

【药理分析】

山里红乙醇浸出物有缓慢持久的降压作用，还有收缩子宫的作用；焦山楂煎剂体外试验对痢疾杆菌、绿脓杆菌有明显的抑制作用；可降低胆固醇，有抗动脉粥样硬化的作用；还有强心、舒张冠状血管等作用。

【性味归经】

味酸甘，性微温，入脾、胃、肝经。

【功效主治】

为消食药材，具有消食积、散瘀血、驱绦虫的功效。

中医认为可治肉食积滞、痰饮、痞满、吞酸、泻痢、肠风、腰痛、疝气、产后儿枕痛、恶露不尽、小儿乳食停滞等。

现代临床用于消化不良、肠炎腹泻、心律失常、冠心病、心绞痛、高血压、高血脂、闭经及痛经等的治疗，均有良好效果。

【使用禁忌】

脾胃虚弱者慎用；

不宜多食久食，以免耗气、损齿。

【治方举例】

常用量10~15克（大剂量30~120克），消积宜炒用，散瘀宜生用。内服可煎汤或入丸、散；外用则可煎水洗或捣敷。

① 治疗顽固性呃逆：山楂50克，煎服。每日1~2剂，分数次服。

② 治高血压：山楂50克，苹果30克，鲜芹菜根5个，切碎加水，隔水清蒸，加蜂蜜适量，汤、渣同服。每晚睡前服1次，以后隔日1次，可长期服用。（对心脑血管疾病及高脂血症亦同样有效）

【上品药膳房】

山楂牛肉干

【材料】山楂30克，牛肉500克，黑芝麻、白砂糖各20克，素油500克，料酒、酱油、香油、姜、葱、盐、味精各适量。

【制法】① 牛肉去筋膜，入锅内，加水适量，放入一半山楂，煮熟，捞起，切为4厘米长的细条，入腌料（姜、葱、盐、味精、料酒、酱油拌匀）中腌入味。

② 姜切片，葱切段；黑芝麻炒香。

③ 素油旺火烧至六成熟，下入牛肉条，炸至金黄色，捞起，沥油；锅内留少许底油，将剩余山楂入锅内煸炒，随即放入炸过的牛肉条，煸炒至干香，离火，倒入敞口盆中，加入白砂糖、香油、黑芝麻拌匀即可。

功效：有消食、散积、化痰、行气的功用。食积不化、胸胁疼痛及痢疾、脂肪肝等情形宜食。

山楂煮肉片

【材料】山楂30克，猪瘦肉150克，绍酒、姜、葱、盐、味精、胡椒粉各适量。

【制法】① 山楂洗净，去核，切片；猪瘦肉洗净，切片；姜切片；葱切段。

② 上物同入砂锅内，加入料酒，加适量清水，武火煮沸，改文火炖约1小时，加入盐、味精、胡椒粉，拌匀即可。

【功用】开胃消食，减肥美容。青少年肥胖症患者冬季食用尤为适宜。

山楂炒银耳

【材料】山楂20克，银耳100克，素油25克，姜、葱、盐、味精各适量。

【制法】① 山楂去核，洗净，切片；银耳水发至透，去蒂及杂质，撕成瓣；姜切片；葱切段。

② 素油入锅中，旺火烧至六成热，入姜、葱爆香，再下入山楂片、银耳，炒熟，以盐、味精调味即可。

【功用】消脂减肥，润肺止咳。阴虚咳嗽及肥胖者、长有青春痘的人食用很合适。

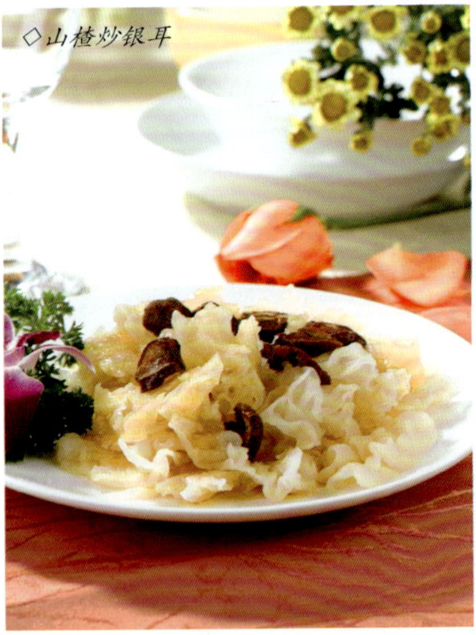
◇山楂炒银耳

莱菔子

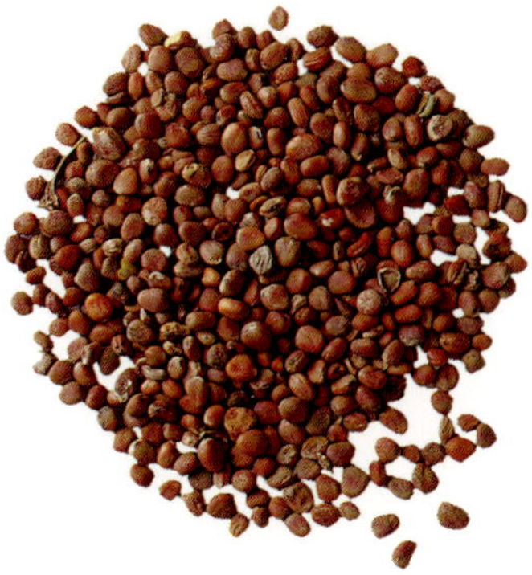

【别名】

萝卜子。

【药材本源】

为十字花科一年生或两年生直立草本植物莱菔的成熟种子。夏、秋间种子成熟时割取全株，晒干，搓出种子，除去杂质，晒干。干燥种子呈椭圆形或近似卵圆形而稍扁，表面棕红色，质硬，破开后可见黄色或黄白色种仁，有油性。

本品以粒大、饱满、油性大者为佳。

【产地】

全国各地有产，以河北、河南，浙江、黑龙江等地为盛。

【炮制】

莱菔子：簸去杂质，漂净泥土，捞出，晒干，用时捣碎。

炒莱菔子：莱菔子置锅内用文火炒至微鼓起，并有香气益出时取出，放凉。

【主要成分】

种子含挥发油、脂肪油、莱菔素等。挥发油内有甲硫醇；脂肪油中则含多量芥酸、亚油酸、亚麻酸及芥子酸甘油酯等。

【药理分析】

莱菔素对葡萄球菌、大肠杆菌有显著的抑制作用；所含成分对链球菌、化脓球菌、肺炎球菌、大肠杆菌等有抑制作用；对多种真菌有的抑制作用。

【性味归经】

味辛甘，性平，入肺、胃经。

【功效主治】

为消食药，具有下气定喘、消食化痰的功效。

中医认为可治咳嗽痰喘、食积气滞、胸闷腹胀、下痢后重等。

现代研究认为本品有降压、降脂、抗炎、镇痛、抗病原微生物、兴奋肠肌等作用，临床则可用于高血压、高脂血症、慢性胃炎消化不良、肠梗阻等症的治疗，还可用于骨质增生、湿疹、小儿疳积、便秘、子宫功能性出血等。

【使用禁忌】

气虚者慎服。

【治方举例】

常用量6~12克。内服可煎汤，或入丸、散；外用则研末调敷。

①治高脂血症：莱菔子、白芥子、决明子各30克，水煎服。每日1剂，早晚2次服用。1个月为1个疗程。

②治功能性子宫出血：莱菔子120~150克，水煎分3次服。每日1剂，服1~2剂止血后，可服“归脾丸”以巩固疗效。

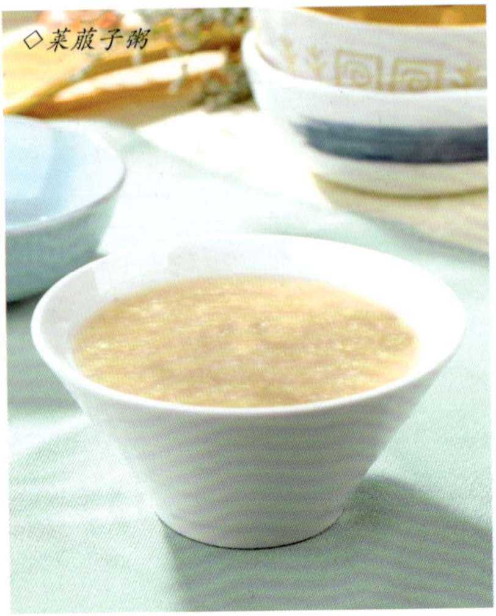

【上品药膳房】

莱菔子粥

【材料】莱菔子20克，粳米50克，白砂糖适量。

【制法】① 莱菔子水研，滤过，取汁100毫升；粳米洗净。

② 粳米加水适量煮至粥将成，加入莱菔子汁，再沸，文火煮至稀稠适度，入白砂糖调味即可。

【服法】分2次温热服食。

【功用】下气化痰。咳吐痰多者尤宜食用。

白芷

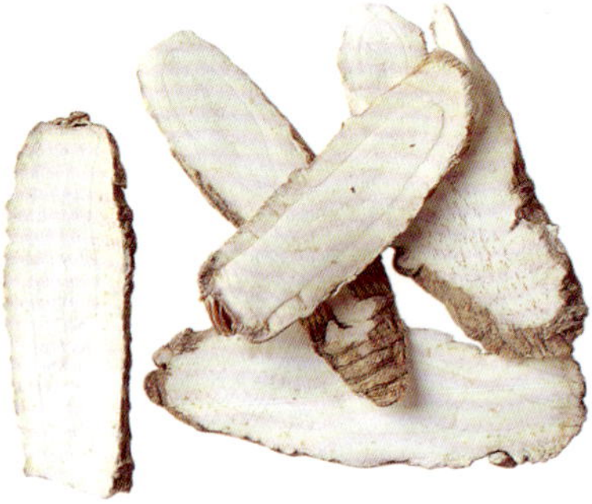

【别名】

芷、芳香、泽芬、杏白芷、九步香。

【药材本源】

为伞形科多年生草本植物兴安白芷、川白芷、杭白芷或云南防风的根。茎叶枯黄时，选择晴天，先割去地上部分，再挖出根部，除净残茎、须根及泥土（不用水洗），晒干或烘干后置干燥不通风处保存，以免香气散失，防虫蛀防霉烂。

本品中，川白芷以独支、皮细、外表土黄色、坚硬、光滑、香气浓者为佳；杭白芷以根条粗大、皮细、粉性足、香气浓者为佳。

【产地】

川白芷：主产于四川、河北（祁白芷）、河南（禹白芷、会白芷）；湖南、湖北、山西、山东、安徽亦有出产。

杭白芷：主产于浙江。

滇白芷：主产于云南。

【炮制】

拣去杂质，用水洗净，浸泡，捞出润透，略晒（以外皮无滑腻感为度），再闷润，切片干燥。

【主要成分】

均含挥发油。川白芷含白芷灵、川白芷素、佛手柑内酯、伞形花内酯等；杭白芷则含多种呋喃香豆精。

【药理分析】

川白芷水煎剂对大肠、痢疾、伤寒、副伤寒、绿脓杆菌及霍乱弧菌有抑制作用，对某些致病真菌有一定抑制作用；小量白芷毒素对呼吸中枢、延髓血管运动中枢等有兴奋作用，可使血压升高。

【性味归经】

味辛，性温，入肺、脾、胃经。

【功效主治】

为发散风寒药材，具有祛风、燥湿、消肿、止痛的功效。

中医认为可治头痛、眉棱骨痛、齿痛、鼻渊、寒湿腹痛、肠风痔漏、赤白带下、痈疽疮疡、皮肤燥痒、疥癣等。

现代研究认为本品有兴奋中枢、抗张冠状血管、镇痛等作用，临床用于多种疼痛的治疗，疗效颇佳，另可用于银屑病、白癜风、面瘫等的治疗。

【使用禁忌】

阴虚、血热者忌服；

不宜与旋覆花同用。

【治方举例】

常用量3~10克。可煎汤内服，或入丸、散；外用研末撒或调敷。

①治白癜风：白芷、浮萍、灵仙、苍术、刺蒺藜、沙苑子、旱莲草、何首乌各30克，丹参、紫草各20克，补骨脂15克，共为细末。饭后半小时冲服，每次5克。小儿酌减。

②治胃痛：白芷30~60克，甘草15~30克，水煎服，每日1剂。

上品药膳房

白芷炖鱼头

【材料】鱼头1个，猪瘦肉250克，白芷、田七各10克，姜、葱、盐各适量。

【制法】①田七、白芷略洗后切片；鱼头去鳃，洗净；猪瘦肉洗净，切块。

②上物同入砂锅，放入姜片、葱段、盐，加清水适量，武火煮沸，改文火炖至鱼头熟透入味即可。

【功用】有行气、活血、健脑的作用，青少年智障、健忘及有头风之人宜食。

藿香

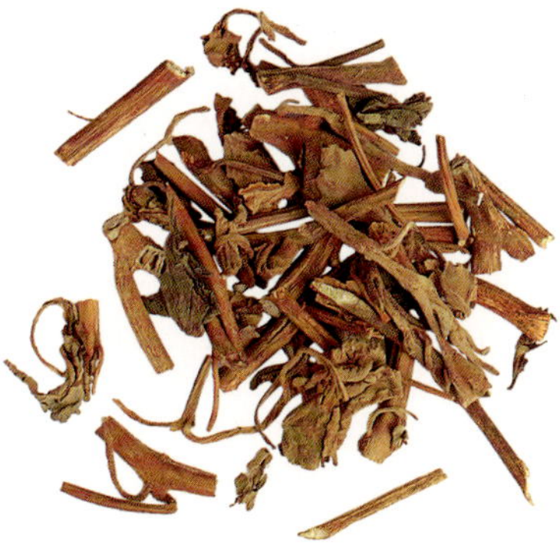

【别名】

广藿香、土藿香。

【药材本源】

为唇形科植物广藿香或藿香的全草（单用老茎者，中医称之为“藿梗”）。

本品中，广藿香以茎粗结实、断面

发绿、叶厚柔软、香气浓厚者为佳；藿香（即土藿香）则以茎枝青绿、叶多、气味香浓者为佳。一般认为广藿香品质优于土藿香。

【产地】

广藿香：广东。

藿香：主产于四川、江苏、浙江、湖北、云南、辽宁等地。

【炮制】

藿香：拣去杂质，除去残根及老茎，先将叶摘下另放，茎用水润透，切段，晒干，然后与叶和匀。

藿梗：取老茎，水浸润透，切片，晒干。

【主要成分】

均含挥发油，广藿香所含远多于土藿香。其中广藿香挥发油的主要成分为广藿香醇，土藿香挥发油主要成分则为甲基胡椒酚。

【药理分析】

藿香煎剂、乙醚或醇的浸出液均对多种致病性真菌有抑制作用；藿香水煎剂对钩端螺旋体有抑制作用，高浓度还具杀灭作用。

【性味归经】

味辛，性微温，入肺、脾、胃经。

【功效主治】

为芳香化湿药材，具有理气、和中、辟秽、化湿的功效。

中医认为可治感冒暑湿、寒热头痛、胸脘痞闷、呕吐泄泻、疟疾、痢疾、口臭等。

现代研究认为本品还具有发汗、扩张微血管等作用，临床可用于胃肠疾患，如呕吐、腹泻病症。

【使用禁忌】

阴虚火旺、胃热作呕者忌用；

藿梗耗气，须慎用；

不宜久煎，以免挥发油散失而影响药效。

【治方举例】

常用量3~10克。可煎汤内服，或入丸、散；外用则煎水含漱或烧存性研末调敷。

①治寻常疣：每日用鲜藿香叶2~3片，擦患处3~5分钟。（可使疣脱落或消失）

②治口臭：藿香洗净，水煎，取汁，不拘时含漱。

上品药膳房

藿香菖蒲鸡肉汤

【材料】鲜藿香15克，石菖蒲、砂仁各6克，鸡肉90克，盐适量。

【制法】①鸡肉洗净切小块；藿香、石菖蒲、砂仁分别洗净。

②上物入锅中，加水适量，武火煮沸，改文火煮半小时，以盐调味即可。

【服法】温热时食肉饮汤。

【功用】有芳香化浊、宣通鼻窍的作用，慢性过敏性鼻炎患者多食用，可改善不适症状。

砂仁

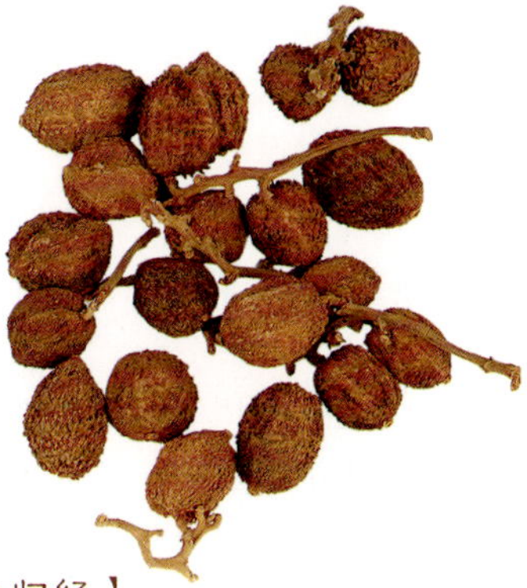

【别名】

春砂仁、缩砂仁、缩砂蜜。

【药材本源】

为姜科多年生草本植物阳春砂或缩砂的成熟果实或种子。果实成熟时采收，晒干或文火焙干，即为壳砂（即砂果）；剥去果皮，将种子团晒干，即为砂仁。

本品分为阳春砂仁、进口砂仁（缩砂仁、西砂仁）两种，阳春砂仁的品质优于进口砂仁，两者均以个大、坚实、仁饱满、气味浓厚者为佳。

【产地】

阳春砂仁：广东、广西。

进口砂仁：越南、泰国、缅甸、印度尼西亚等地。

【炮制】

砂仁：除去杂质及果壳，捣碎。

盐砂仁：砂仁用盐水（50千克砂仁用盐1.4千克，用适量开水化开）浸泡拌匀，文火炒至微干，取出放凉。

【主要成分】

含挥发油，油中主要成分为龙脑、右旋樟脑、乙酸龙脑酯、芳樟醇、橙花三烯醇等。

【药理分析】

促进胃肠输送功能；体外能抑制胃酶消化蛋白；临床证实可驱风健胃，还具有镇痛的作用。

【性味归经】

味辛，性温，入脾、胃经。

【功效主治】

为芳香化湿药材，具有行气调中、和胃醒脾、安胎的功效。

中医认为可治腹痛痞胀、胃呆食滞、噎隔呕吐、寒泻冷痢、妊娠胎动等。

现代研究认为本品可增进肠道功能，抑制白小板凝聚。

临床可用于消化道疾病、妊娠呕吐及先兆流产、呃逆等。

【使用禁忌】

阴虚有热者忌服；

忌久煎，宜后下。

【治方举例】

常用量2~6克，可煎汤内服或入丸、散。

①治呃逆：砂仁2克，慢慢细嚼，随唾液吞下，每日3次。

②治牙齿疼痛：常嚼缩砂仁即可。

【上品药膳房】

砂仁猪肚

【材料】砂仁6克，大蒜瓣10粒，猪肚1只，生粉、姜、葱、盐、味精、胡椒粉各适量。

【制法】① 猪肚用生粉、盐大力搓洗至净，入清水中漂去异味。

② 大蒜去皮；砂仁打为粉；姜拍松；葱切段。同入猪肚内，用线将猪肚缝合。

③ 上物入炖锅内，加水适量，武火煮沸，改文火炖约1小时，加入盐、味精、胡椒粉即可。

【功用】行气止痛，化湿醒脾。胃炎患者食用很适宜。

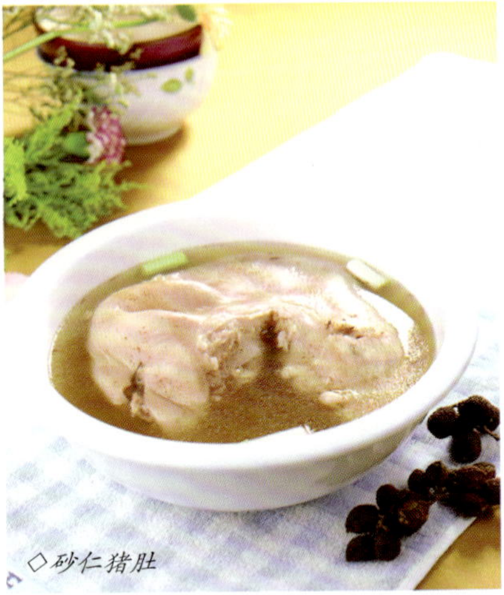
◇砂仁猪肚

砂仁蒸鲫鱼

【材料】砂仁5克，鲫鱼1条（约250克），豆粉、熟猪油、盐各适量。

【制法】① 砂仁碾为末；鲫鱼剖杀去鳞、鳃、肠杂。

② 砂仁末用油、盐拌匀，涂抹于鱼腹内，以豆粉封住鱼腹部刀口。

③ 鱼置盘中，加盖，入锅中隔水蒸熟即可。

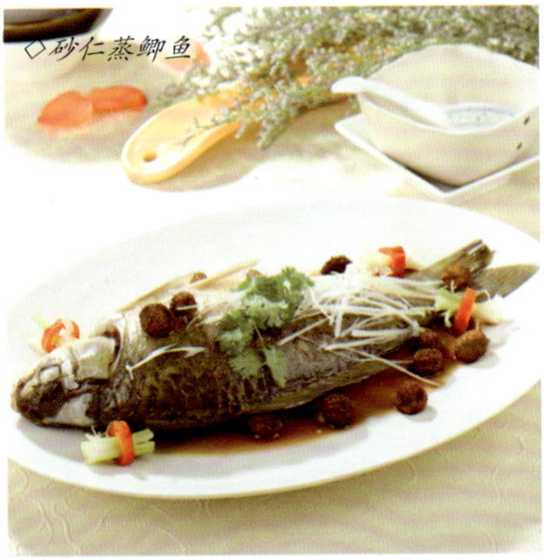
◇砂仁蒸鲫鱼

【功用】醒脾开胃、化湿止呕。妊娠恶阻，脾胃不和之呕吐、胎动不安者宜食。

姜汁砂仁粥

【材料】砂仁10克，生姜15~20克，粳米50克，白砂糖适量。

【制法】① 砂仁碾碎；生姜榨取汁。

② 粳米洗净，同砂仁加清水适量煮粥，粥将成，调入姜汁，再沸，调以白砂糖即可。

【服法】每日1剂，分2次温服。

【功用】化湿开胃，温脾止泻，理气安胎。孕妇不思饮食、呕吐、泄泻及胎动不安者宜食。

陈皮

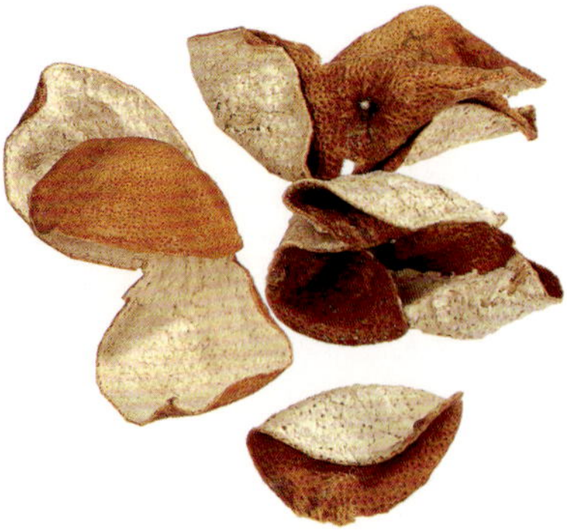

【别名】

橘皮、黄橘皮、贵老、红皮。

【药材本源】

为芸香科植物福橘或朱橘等多种橘类的果皮。10月以后采摘成熟果实，剥取果皮，阴干或晒干。

本品以皮薄、片大、色红、油润、香气浓者为佳。

【产地】

以四川、浙江、福建为主；江西、湖南亦有出产。

【炮制】

刷去泥土，拣净杂质，喷淋清水，闷润后切丝或切片。

【主要成分】

各种橘皮均含挥发油(主要为柠檬烯)，且多含有黄酮甙(如橙皮甙)等成分。

【药理分析】

煎剂或醇提取物有兴奋心脏的作用，但剂量过大反而有抑制作用；能抑制子宫的运动；能使肾血管收缩而有抑尿现象；有消炎抗菌作用；橙皮甙有降低血清胆固醇的作用。

【性味归经】

味辛苦，性温，入脾、肺经。

【功效主治】

为理气药材，具有理气、调中、燥湿、化痰的功效。

中医认为可治胸腹胀满、呕吐哕逆、咳嗽痰多、不思饮食之证。

现代研究认为本品还有抗过敏、抗溃疡、利胆及兴奋心脏、升压、降血脂、抗动脉粥样硬化等作用，临床可用于多种消化系统疾病的治疗。

【使用禁忌】

阴虚燥咳患者不宜使用；

吐血证慎服。

【治方举例】

常用量3~9克。可煎汤内服，或入丸、散。

①治反流性食管炎：陈皮、竹茹各20克，大枣5枚，党参、生姜各15克，甘草5克，水煎服。每日1剂，分2次服。

②治疗气管炎：鲜橘皮1~2个，于杯中沸水冲泡5~10分钟，代茶饮，每日换一次鲜橘皮。

【上品药膳房】

陈皮煲猪心

【材料】陈皮3克，党参、黄芪各15克，猪心1只，胡萝卜100克，素油、绍酒、鸡汤、食盐各适量。

【制法】①陈皮洗净，切为寸许见方

的块；党参、黄芪洗净，切片；胡萝卜去皮，切为块；猪心洗净，切成与胡萝卜大小相若的块。

② 素油入锅内，中火烧至六成热，下入猪心、胡萝卜、盐、陈皮、党参、黄芪，加入适量鸡汤，煮沸，改文火煲至汤汁浓稠时即可。

【功用】具有补心益血、行气解郁的作用，冠心病患者宜食。

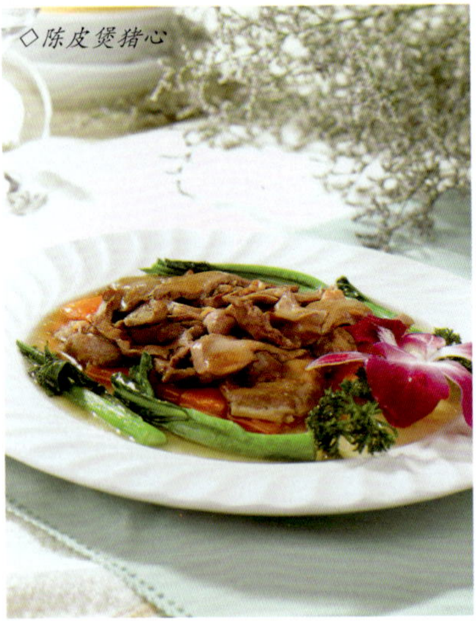

◇陈皮煲猪心

温中陈皮茶

【材料】陈皮10克，艾叶10克。

【制法】上药制为末，以纱布包好，入保温杯中，冲入沸水，加盖闷15分钟即可。

【服法】代茶频饮。

【功用】温中行气，除湿止痢。腹部冷痛、下痢赤白者宜用。（湿热痢疾、泄泻者忌饮）

陈皮油烫鸡

【材料】陈皮15克，嫩公鸡1只，素油1000克（实耗约75克），生姜、葱、花椒、盐、味精、冰糖、芝麻油各适量。

【制法】① 鸡宰杀后，去毛、肠杂、爪，洗净；陈皮切碎；姜拍松；葱切末。

② 锅内加适量清水，下入1/2陈皮，再放入鸡、姜、葱及花椒、食盐，煮至鸡肉六成熟，将鸡捞出，晾凉。

③ 卤汁入锅中，中火烧沸，鸡入卤汁内，文火煮至鸡熟，捞出。另取锅加少许卤汁，下入冰糖、味精、食盐收为浓汁后，涂于鸡身表面。

④ 油入锅中，烧熟，将陈皮炸酥后捞出，切丝；油锅离火，将鸡倒提，以热油反复淋烫鸡身至颜色红亮；待稍凉，抹上芝麻油；趁温热时将鸡斩块装盘，撒上陈皮丝即可。

【服法】佐餐食。

【功用】温中益气，提神解郁。脾虚气滞及抑郁之人尤宜食用。

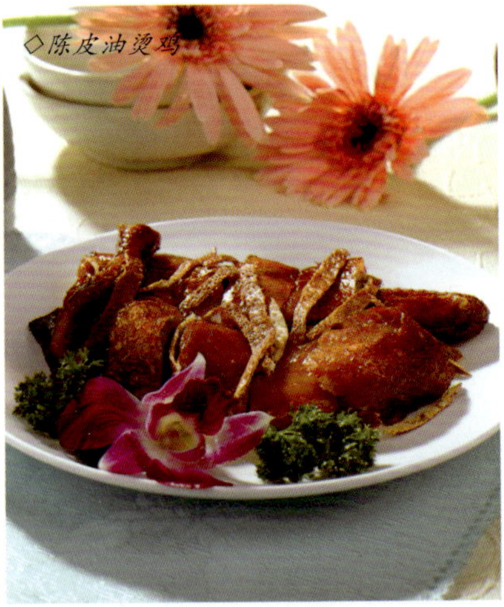

◇陈皮油烫鸡

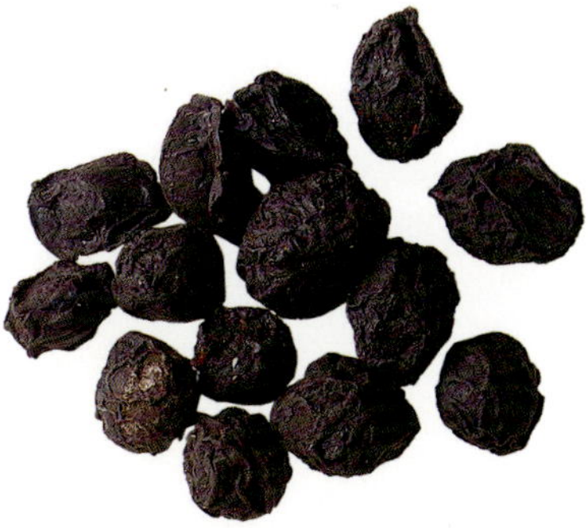

乌梅

【别名】

梅实、熏梅、桔梅肉。

【药材本源】

为蔷薇科落叶小乔木植物梅的干燥未成熟果实。5月间采摘即将成熟的果实，经炕烘、闷制而得。干燥果实表面棕黑色至乌黑色，有坚硬的核。

本品以个大、肉厚、核小、外皮乌黑色、不破裂露核、柔润、味极酸者为佳。

【产地】

主产于四川、浙江、福建、贵州、湖南。

【炮制】

乌梅：拣净杂质，筛去灰屑，洗净，晒干。

乌梅肉：乌梅稍淋清水湿润，使肉绵软，略晾，敲碎，剥取净肉即成（或将乌梅置蒸笼内蒸至极烂，放箩内揉擦，去核，取肉，晒干）。

乌梅炭：乌梅用武火炒至皮肉鼓起，待出现焦枯斑点时，喷水，焙干，取出放凉。

【主要成分】

含有柠檬酸、苹果酸、琥珀酸、碳水化合物、谷甾醇、蜡样物质及齐墩果酸样物质等。

【药理分析】

水煎液对炭疽杆菌、白喉和类白喉杆菌、葡萄球菌、枯草杆菌、肺炎球菌及大肠、绿脓、痢疾、伤寒和副伤寒杆菌、霍乱弧菌等有抑制作用；对一些致病真菌有抑制作用；有一定的抗过敏作用。

【性味归经】

味酸，性温，入肝、脾、肺、大肠经。

【功效主治】

为收涩药材，具有收敛生津、安蛔驱虫的功效。

中医认为可治久咳、虚热烦渴、久疟、久泻、痢疾、便血、尿血、血崩、蛔厥腹痛、呕吐、钩虫病、牛皮癣等证。

临床可用于治疗蛔虫（钩虫）病、功能性子宫出血及恶露、白癜风、慢性结肠炎、病毒性肝炎、前列腺炎、寻常疣、牛皮癣及多种胆病、息肉等。

【使用禁忌】

有实邪者忌食；

不宜多食，以免伤齿。

【治方举例】

常用量12~24克（乌梅肉3~9克）。内服可煎汤，或入丸、散；外用可研末撒或调敷。

①治病毒性肝炎：乌梅40~50克

（小儿酌减），虎杖30克，加水600毫升，煎取汁250毫升。每日服1剂，2周为1个疗程。

②治胆道蛔虫病：乌梅500克，浸泡于1000毫升曲醋中24小时，服其溶液。每次10~20毫升，每日3次。

【上品药膳房】

乌梅粥

【材料】乌梅10枚，粳米100克，白砂糖适量。

【制法】①乌梅洗净，入瓦煲中加清水500毫升，煎取汁液150毫升，备用。

②粳米洗净，加适量水如常法煮粥，粥将成，加入乌梅煎液，再煮至粥成，加入白砂糖调味即可。

【服法】温热服食，分1~2次服完。（胃酸过多者慎用）

【功用】有敛肺止咳、涩肠止泻、止血、生津、安蛔等功效，肺虚久咳、久痢、尿血、便血、崩漏及虚热烦渴、蛔虫病及呕吐腹痛之人不妨多食用。

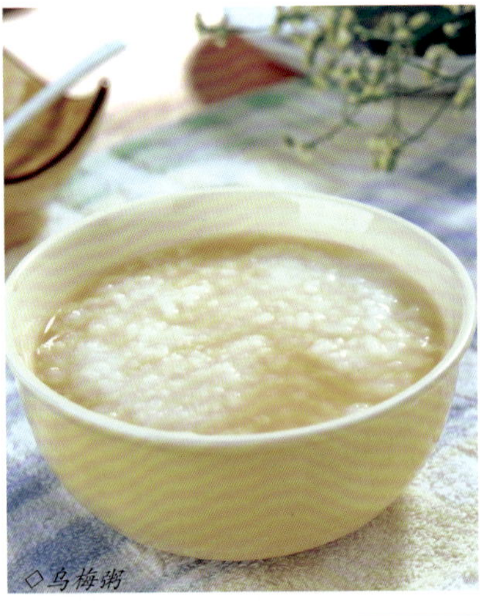

◇乌梅粥

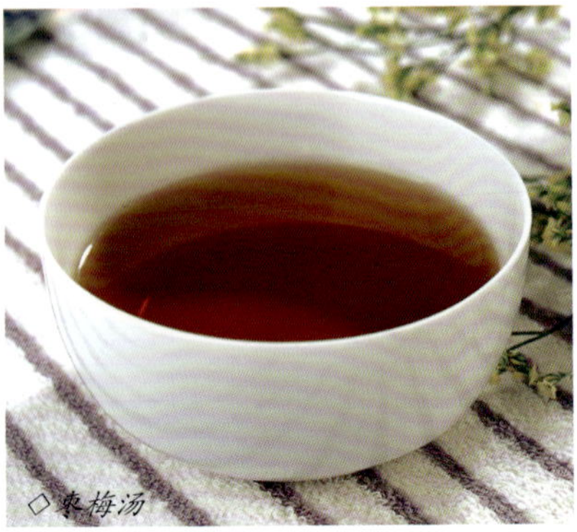

◇枣梅汤

枣梅汤

【材料】乌梅、大枣各10枚，白砂糖适量。

【制法】乌梅、大枣同入锅中，加适量清水，用文火煎汤，去渣留汁，于汁中调入白砂糖即可。

【服法】温热服用，每日1剂，分2次服。

【功用】有补益气血、收敛养阴、降压止眩的作用。神经衰弱、盗汗、高血压、冠心病等宜用。

乌梅糖

【材料】乌梅、冰糖、白砂糖各适量。

【制法】①乌梅洗净，入锅中加适量清水，浸泡发透后加热煮至五成熟，捞出，去核。

②将去核后的乌梅切成丁，再放入保留有原液的锅中，加入冰糖屑，煮至七成熟时收汁，离火，冷却后再将乌梅丁蘸上白砂糖，装瓶备用。

【服法】随时适量服食。

【功用】健胃生津。不时食用，对食化不良、食欲不振者有助益。

丁香

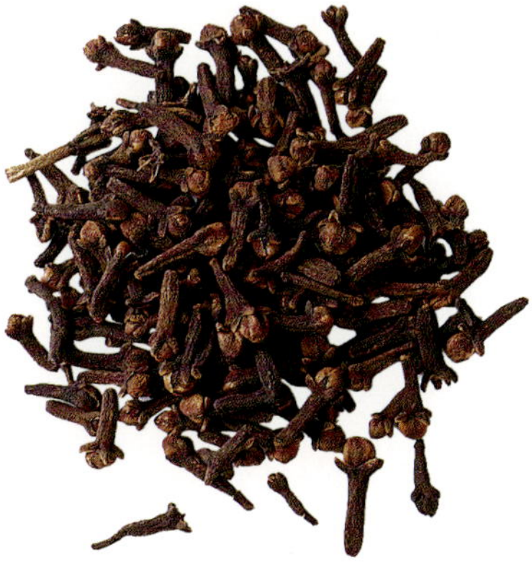

【别名】

公丁香、雄丁香、丁子香。

【药材本源】

为桃金娘科常绿乔木植物丁香的花蕾。常于9月至次年3月间花蕾由青转为鲜红色时采收，采下后除去花梗，晒干。干燥花蕾略呈短棒状，质坚实而重，入水即沉。

本品以个大、粗壮、鲜紫棕色、香气浓烈、油多者为佳。

【产地】

主产于坦桑尼亚、马来西亚、印度尼西亚等地，国内广东、广西有少数出产。

【炮制】

去净杂质即可。

【主要成分】

含挥发油（即丁香油，其主要成分为丁香油酚等），还含齐墩果酸、黄酮、山柰酚、番樱桃素等成分。

【药理分析】

对多种致病性真菌有抑制作用；对金葡菌及肺炎、痢疾、大肠、变形结核等杆菌有抑制作用；对流感病毒PR_8株也有抑制作用；煎剂有驱虫作用，尤以丁香油作用更为明显；有健胃作用；有镇痛作用及麻醉、降血压、抑制呼吸、抗惊厥和收缩子宫的作用。

【性味归经】

味辛，性温，入胃、脾、肾经。

【功效主治】

为温里药材，具有温中暖肾、降逆止呃的功效。

中医认为可治呃逆、呕吐、反胃、泻痢、心腹冷痛、疝气及疥癣等。

现代研究认为本品可助消化、抗溃疡、镇痛等，临床用于腹泻、（麻痹性）肠梗阻、体癣及足癣、冠心病、心绞痛、早泄等，疗效颇佳。

【使用禁忌】

热病及阴虚内热者忌服。

【治方举例】

常用量2~5克。可煎汤内服，或入丸、散；外用则可研末调敷。

①治口腔溃疡：丁香9~15克，打碎，装于瓶中，以冷水浸过药面，经约4小时后，取药液涂于口腔溃疡表面。每日6~8次。

②治疗神经痛：丁香、郁金、柴胡、枳壳、川芎、赤芍、甘草各5克，板蓝根30克，水煎服。每日1剂，分2次服。（《雷公炮炙论》说丁香“畏郁金”，但临床观察二者配伍后并无不良反应发生。）

【上品药膳房】

丁香草果面

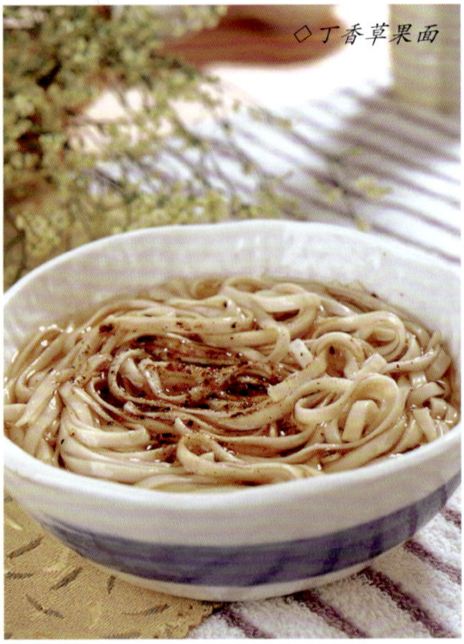
◇丁香草果面

【材料】丁香2克，草果1枚，面条250克，盐、味精、胡椒粉、鸡汤各适量。

【制法】① 草果去心后打为粉状；丁香制为细粉。

② 锅内加适量清水，武火烧沸，下入面条，煮熟后捞入盆中，加入盐、味精、胡椒粉、鸡汤，拌匀，再撒上丁香、草果细粉，稍拌即可。

【服法】每日1剂，分1~2次食完。

【功用】有暖胃肠、止泄泻的作用。慢性肠炎泄泻者食用颇佳。

丁香茶

【材料】丁香3克，人参3克，柿蒂10个。

【制法】上药以纱布包好，放入保温杯中，冲入适量沸水，加盖闷15分钟即可。

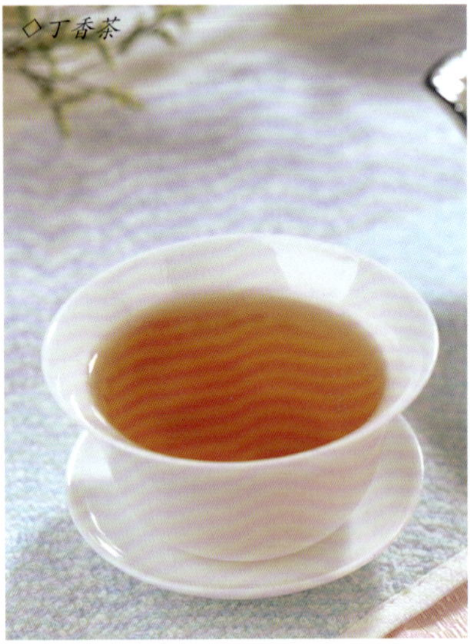
◇丁香茶

【服法】代茶频饮。每日1剂，可反复冲泡。

【功用】温中补脾，和胃降逆，止呕。对脾胃虚弱者饮用很合适。

丁香粥

【材料】丁香5克，生姜3片，粳米100克，红糖适量。

【制法】① 丁香、生姜入瓦煲中加清水煎取汁液100毫升。

② 粳米洗净，加清水煮至粥将成，加入煎汁，再煮至粥成，入红糖调味即可。

【服法】每日1剂，分2次温热服食。脾胃湿热者慎用。

【功用】温中降逆，温肾助阳。虚寒之呃逆、腹痛、腹泻及阳痿之人宜常食。

肉豆蔻

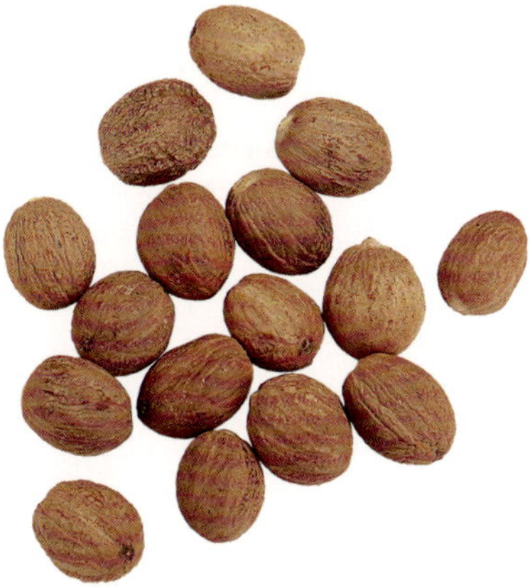

【别名】

豆蔻、肉果、玉果。

【药材本源】

为肉豆蔻科常绿乔木植物肉豆蔻的种子。每年4~6月、11~12月各采1次，一般于早晨摘取成熟果实，剖开果皮，剥去假种皮，再敲去壳状的种皮，取出种仁，用石灰乳浸一天，取出，微火焙干。干燥种仁呈卵圆形或椭圆形，外表灰棕色至棕色，质坚硬。

本品以个大、体重、坚实、香浓者为佳。

【产地】

主产马来西亚及印度尼西亚，我国广东有产。

【炮制】

煨肉豆蔻（煨肉果）：肉豆蔻洗净，放箩内润12小时后，与麸皮同置锅内加热炒至老黄色为度，取出，筛去麸皮，趁热切片。

【主要成分】

含脂肪、挥发油。脂肪中含有丰富的肉豆蔻酸。

【药理分析】

小剂量有促进胃肠分泌、刺激胃肠蠕动的作用，可止痛及消除胃肠胀气，但大剂量则有抑制胃肠的作用；含大量脂肪油，内服有泻下作用；所含豆蔻醚及榄香脂素对人有致幻作用。

【性味归经】

味辛，性温，入脾、大肠经。

【功效主治】

为收涩药材，具有温中、下气、消食、固肠的功效。

中医认为可治心腹胀痛、虚泻冷痢、呕吐、宿食不消。

现代研究认为本品有收敛止泻、健胃助消化的作用，临床可用于慣性肠炎、慢性结肠炎、过敏性结肠炎及肠结核的治疗。

【使用禁忌】

痢疾初起及湿热者不宜用。

【治方举例】

常用量3~9克（散剂减半）。可煎汤内服，或入丸、散。

治肠鸣腹痛腹泻：肉豆蔻30克，面粉60克，姜汁100毫升。肉豆蔻研为末；以姜汁和面，加入肉豆蔻末，制为饼，煨至焦黄后研细散。空腹服用，每次6克，米汤送服。

【上品药膳房】

肉豆蔻酒

【材料】肉豆蔻、山茱萸各30克，肉苁蓉60克，朱砂10克，白酒150毫升。

【制法】① 朱砂细研为末；肉豆蔻、山茱萸、肉苁蓉各自制为粗屑。

② 上药入坛中，倒入白酒，稍搅匀，加盖密封。

③ 将密封的酒坛置阴凉干燥处，静置7日即可开封饮用。

【服法】每日早、晚空腹饮用，每次10~15毫升。（感冒及急性腹泻者忌饮）

【功用】有温肾暖脾、壮阳益精的功用。肾阳亏损导致遗精、滑精者宜常饮。

豆蔻草果乌鸡

【材料】肉豆蔻15克，草果10克，乌骨鸡1只，盐适量。

【制法】① 乌骨鸡宰杀后，去毛及肠杂，洗净。

② 草果炒焦，与肉豆蔻一起纳入鸡腹中，抹少许盐，缝合。

③ 乌鸡入炖盅内，加适量水，武火煮沸，改文火炖至鸡肉酥烂，入盐调味即可。

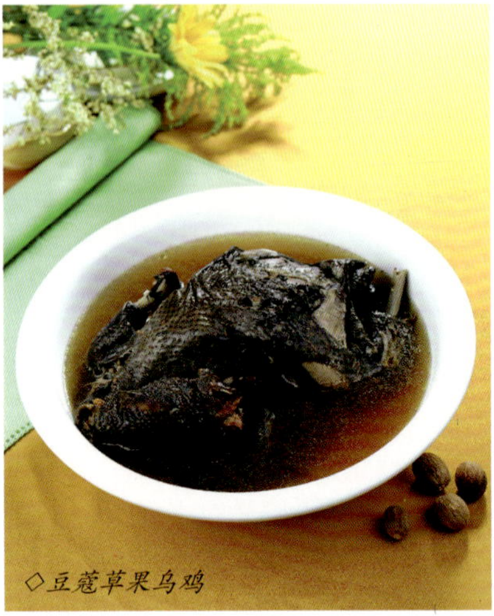

◇豆蔻草果乌鸡

【服法】温服，食鸡肉饮汤。

【功用】具温中燥湿、健脾止泻的功效，慢性腹泻属脾胃虚寒者宜食。

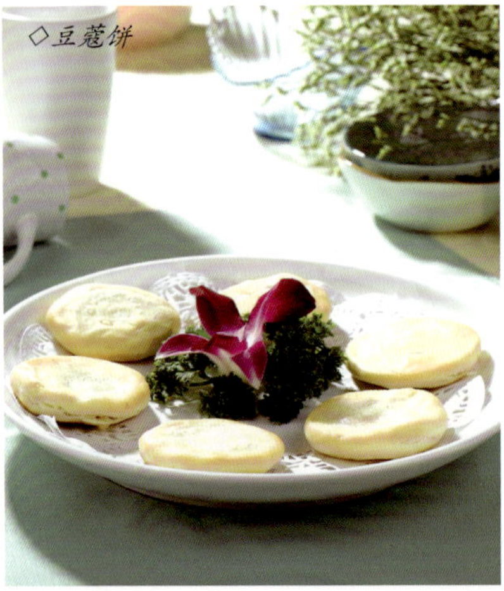

◇豆蔻饼

豆蔻饼

【材料】肉豆蔻30克，面粉100克，生姜120克，红糖100克。

【制法】① 肉豆蔻去壳，研为极细的粉末；生姜洗净，刮去外皮，捣烂，加入250毫升冷开水绞取姜汁。

② 面粉、肉豆蔻、红糖混合，用生姜汁和匀，如常法做成小饼（约分30块），取平底锅将其烙熟即可。

【服法】每日2~3次，每次嚼食1~2块。

【功用】温中健脾，消食止泻。婴幼儿脾虚寒湿之腹泻者宜食。

郁李仁

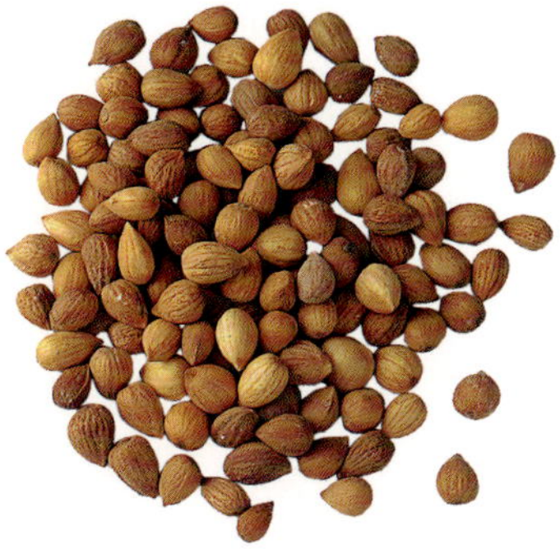

【别名】

郁子、郁里仁、李仁肉、小李仁。

【药材本源】

为蔷薇科植物郁李、欧李或长梗郁李的种子。秋季果实成熟时采摘，除去果肉，取核，再去壳，取出种仁。

本品以颗粒饱满、淡黄白色、整齐不碎、不出油、无核壳者为佳。

【产地】

主产于辽宁、河北、内蒙古等地 。

【炮制】

筛去泥屑，淘净，拣净杂质和碎壳，晒干，用时捣碎。

【主要成分】

种子含苦杏仁甙、脂肪油、挥发性有机酸、粗蛋白质、纤维素、淀粉、油酸，另还含有皂甙及植物甾醇、维生素 B_1 等。

【药理分析】

有润滑性缓泻的作用；有利尿作用；有显著的降血压作用。

【性味归经】

味辛苦甘，性平，入脾、大小肠经。

【功效主治】

为泻下药材，具有润燥、滑肠、下气、利水的功效。

中医认为可治大肠气滞，肠燥之大便秘结，以及小便不利、大腹水肿、四肢浮肿、脚气等。

现代临床可用于便秘、高血压、胸腹积水及慢性肾炎等的治疗。

【使用禁忌】

脾胃虚寒者及孕妇慎用。

【治方举例】

常用量 3~12 克。可煎汤内服，或入丸、散。

治慢性肾炎：郁李仁 9 克，薏苡仁 12 克，茯苓 12 克，冬瓜皮 30 克，黄芪 15 克，水煎服。每日 1 剂。

上品药膳房

郁李仁粥

【材料】郁李仁 10 克，粳米 100 克，白砂糖适量。

【制法】① 郁李仁入瓦煲中，加适量水，煎取药汁约 100 毫升。

② 粳米洗净，加适量水如常法煮粥，粥将成，加入药汁煮至粥成，加白砂糖调味即可。

【服法】每日1剂，分1~2次温热服食。

【功用】润肠通便，利水消肿。肠燥便秘、水肿腹满、脚气及小便不利者宜用。

橄榄

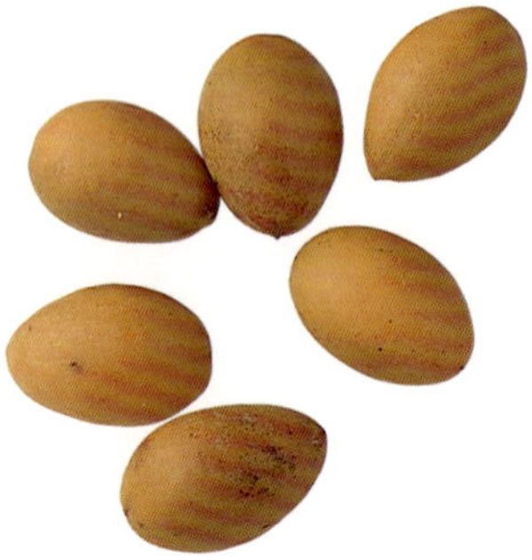

【别名】

青橄榄、橄榄子、忠果、青果、青子、谏果。

【药材本源】

为橄榄科常绿乔木橄榄的果实。果实成熟后采摘，晒干或阴干，或用盐水浸渍后晒干。

本品中，鲜橄榄果肉厚实而多汁液，味涩微酸，久嚼有回甜，以个大、肉厚、色青绿者为佳；干橄榄外表为棕褐色或紫棕色，因皱缩而果肉较薄、果肉可与果核分离，以个大、肉厚、色灰绿、无黑斑者为佳。

【炮制】

鲜用洗净即可，干品可炒炭用。

【产地】

主产于广东、广西、福建、四川等地。

【主要成分】

果实含蛋白质、脂肪、碳水化合物、钙、磷、铁及抗坏血酸等；种子含挥发油、香树脂醇等。

【药理分析】

所含抗坏血酸有防治维生素C缺乏症的作用；临床证实本品可解鱼鳖之毒；橄榄蒸馏所得橄榄露有清肺、利咽、生津止渴的作用。

【性味归经】

味甘涩酸，性平，入肺、胃经。

【功效主治】

本品具有清肺、利咽、生津、解毒的功效。

中医认为可治咽喉肿痛、烦渴、咳嗽、吐血、菌痢、癫痫等，还可解河豚毒及酒毒。

临床用于治疗急性细菌性痢疾及急性炎症性皮肤病均有较好的疗效。

【使用禁忌】

诸无所忌。

【治方举例】

内服常用量5~10克，外用适量。

①治咽喉红肿：鲜橄榄、白萝卜水煎服。

②治酒后昏闷：橄榄10枚，取肉，水煎服。

③治唇裂生疮：橄榄炒至焦干（存性），研末，与炼猪油和匀，涂于患处。

【上品药膳房】

青果石斛茶

【材料】鲜青果7枚，鲜石斛9克。

【制法】鲜青果、鲜石斛稍捣，入瓦煲内加水500毫升，文火煎取汁液150~200毫升。

【服法】代茶频饮。每日1剂，连服5~7天。

【功用】有清胃泻热的作用，小儿脾胃积热、面红耳赤、烦躁哭闹、大便干结等情形尤宜饮用。

橄榄萝卜汤

【材料】鲜橄榄50克，鲜萝卜250克。

【制法】橄榄、萝卜洗净，入锅中加水3000毫升，煎取汁液1000毫升。

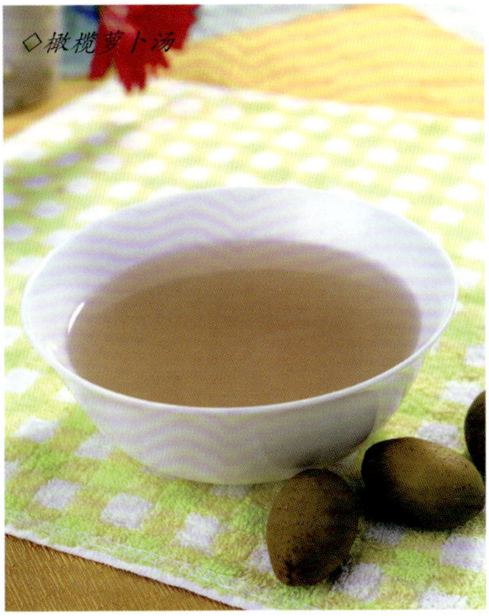
◇橄榄萝卜汤

【服法】每日1剂。代茶不拘时饮用。

【功用】解毒利咽，清肺生津。急性上呼吸道感染、急慢性支气管炎或食鱼蟹中毒呕吐者宜饮。

白金橄榄膏

【材料】鲜橄榄500克，郁金250克，白僵蚕100克，明矾粉100克，蜂蜜适量。

【制法】① 鲜橄榄粗捣；白僵蚕研末。

② 鲜橄榄、郁金同入砂锅同，加水1000毫升，煮1小时后滤出药汁，砂锅内再加水500毫升，煎如前，取汁。

③ 两次所得药汁混合，文火浓缩至500毫升，加明矾粉、白僵蚕粉及蜂蜜收膏即可。

服用：早晚两次开水送服，每次10毫升。

【功用】熄风解痉，化痰开结。中风后遗症患者常服可改善症状。

薤白

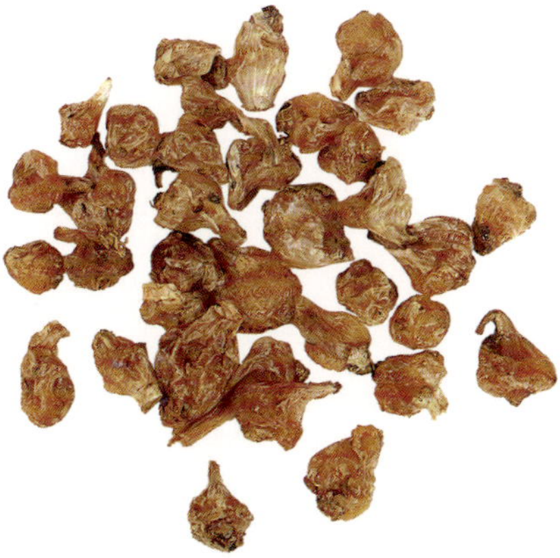

【别名】

薤根、野蒜、小独蒜、小蒜、薤白头。

【药材本源】

为百合科植物小根蒜或薤的鳞茎，采集时连根挖起，除去茎叶及须根，洗净，用沸水煮透，晒干或烘干后，置干燥处贮存（防潮防蛀）。干燥鳞茎表面黄白色或淡黄棕色，半透明，有蒜臭味。

本品以个大、质坚、饱满、黄白色、半透明、不带花茎者为佳。

【产地】

主产于东北地区及河北、江苏、湖北等地，以江苏及浙江所产者为佳。

【炮制】

薤白：拣去杂质，簸筛去须毛。

炒薤白：净薤白入锅内，文火炒至表面呈现焦斑，取出放凉。

【药理分析】

可促进纤维蛋白溶解，降低动脉脂质斑块；有降低血脂的作用；在体外对痢疾杆菌有抑制作用；对溶血性链球菌、金葡菌有抑制作用；临床证实本品有降压、利尿、抗癌的作用。

【性味归经】

味辛苦，性温，入肺、心、胃、大肠经。

【功效主治】

为行气药材，具有理气、宽胸、通阳、散结等功效。

中医认为可治胸痹心痛彻背、脘痞不舒、干呕、泻痢后重、疮疖等。

现代研究认为本品有镇痛、抗心律失常、抑制血小板凝集等作用，临床用于原发性高脂血症、冠心病、心绞痛等，均有明显疗效。

【使用禁忌】

气虚者慎用。

【治方举例】

常用量9~15克（鲜品30~60克）。可煎汤内服或入丸、散；外用则捣敷或捣汁涂。

①治心绞痛：薤白9克，瓜蒌12克，白酒60克，水煎服。（冠心病患者亦可用此方）

②治赤白痢下：薤白（连叶）60克，切碎，与粳米100克煮作粥。每日1剂，分2~3次温服。

【上品药膳房】

薤白粥

【材料】薤白10克，葱白2根，粳米200克，香菜、盐或白砂糖适量。

【制法】①葱白洗净，切为寸许长的段；香菜洗净，切碎；薤白洗净。

②粳米淘洗干净，加葱白、薤白及适量水如常法煮粥，粥成，加入香菜、盐或白砂糖，稍稍拌匀即可。

【服法】趁热食用，可作早晚餐服食。

【功用】通阳散寒、行气导滞。冠心病面唇青紫、手足不温者宜食。

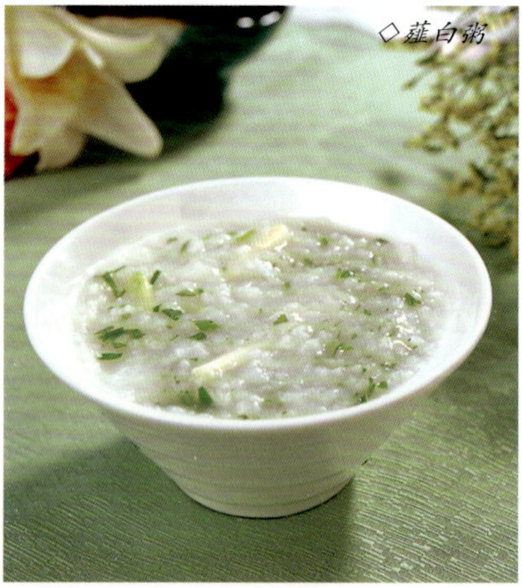
◇薤白粥

高良姜

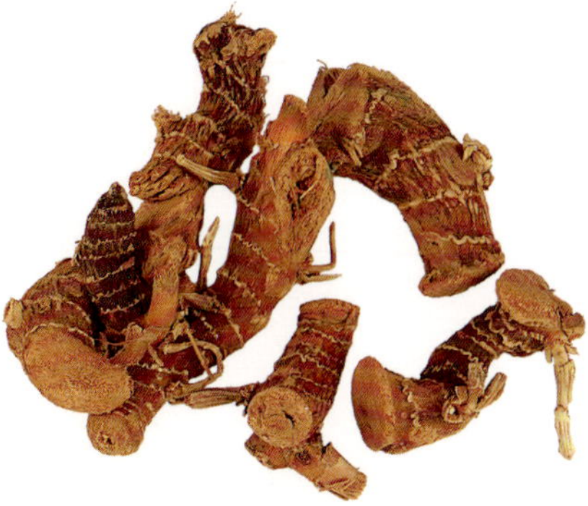

【别名】

良姜、小良姜、蛮姜、海良姜。

【药材本源】

为姜科多年生草本植物高良姜的根茎。夏末秋初挖取生长4~6年的根茎，除去茎叶、须根及鳞片，洗净，切成小段晒干。

本品以粗壮、坚实、红棕色、味香辣者为佳。

【产地】

主产于广东、广西、台湾等地。

【炮制】

拣净杂质，水洗，稍浸，捞出，润透，切片，晒干。

【主要成分】

根茎含挥发油、黄酮类高良姜素、山柰素、山柰酚、槲皮素、异鼠李素及高良姜酚（一种辛辣成分）。

【药理分析】

煎剂对炭疽、枯草、白喉、人型结核等杆菌及溶血性链球菌、肺炎双球菌、金葡菌等均有不同程度的抑制作用；还可缓解平滑肌痉挛；亦可增加消化液的分泌。

【性味归经】

味辛，性温，入脾、胃经。

【功效主治】

为温里药材，具有温胃、祛风、散寒、行气、止痛的功效。

中医认为可治脾胃中寒、脘腹冷痛、呕吐泄泻、噎嗝反胃、食滞、瘴疟、冷癖等。

现代研究认为本品有抗菌、助消化的作用，临床对腹部冷痛、胀满及胃寒呕吐等有较好疗效。

【使用禁忌】

阴虚有热者忌用。

【治方举例】

常用量3~9克。可煎汤内服或入丸、散。

①治霍乱呕吐：高良姜150克，火烤至焦香，打破，入1000克米酒中煮三、四沸。随量饮服。

②治牙疼：良姜30克，全蝎1枚（瓦上焙干），共研为末。以手指点药于患处，并涂擦至发热，流出少许涎水后，以盐开水漱口即可。

【上品药膳房】

良姜猪肚粥

【材料】高良姜9克，干姜1.5克，生姜15克，猪肚120克，粳米60克，食盐适量。

【制法】①猪肚去油脂，洗净，切片；

高良姜、干姜、生姜分别洗净。

② 粳米淘洗干净，与上物同入砂锅内，加适量清水，武火煮沸，改文火炖煮至米化肉烂，加盐调味即可。

【服法】温热服食。

【功用】温暖脾胃，散寒止痛。消化性溃疡属脾胃虚寒者宜多食用。

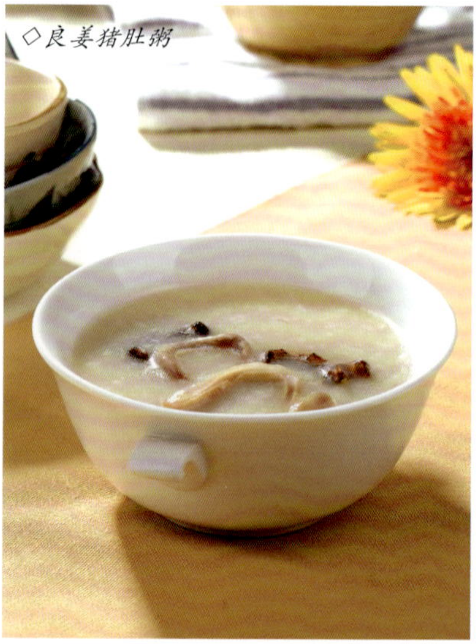
◇良姜猪肚粥

高良姜酒

【材料】高良姜、制草乌、制川乌、当归、薄荷叶、淡竹叶、生甘草、陈皮各5克，红糖620克，甜酒2500毫升，白酒5000毫升。

【制法】① 高良姜、制草乌、制川乌、当归、薄荷叶、淡竹叶、生甘草、陈皮等以纱布包好，置坛中，加入甜酒、白酒，入红糖搅匀至完全溶化，密封。

② 静置5日，去药包后即可饮用（每次饮用前宜稍稍搅动坛中酒）。

【服法】不拘时、随量饮服。

【功用】寒湿之关节痹痛、筋腱拘挛者宜常服。有温通经络、补脾益胃的作用。

大良姜

大良姜即山姜，中药名为红豆蔻。其味辛性热，亦能温中散寒、醒脾燥湿，适用于寒湿阻滞、脘腹冷痛、呕吐泄泻及消化不良诸证。因其性热，故常用量小于小良姜，成人每日2~5克较为适宜。

良姜茶

【材料】高良姜5克，白僵蚕5克，绿茶3克。

【制法】高良姜、白僵蚕研末，同绿茶入保温杯中，冲入沸水，加盖闷15分钟即可。

【服法】代茶频饮。

【功用】祛风散寒，化痰止痛。风寒头痛者宜饮。

白果

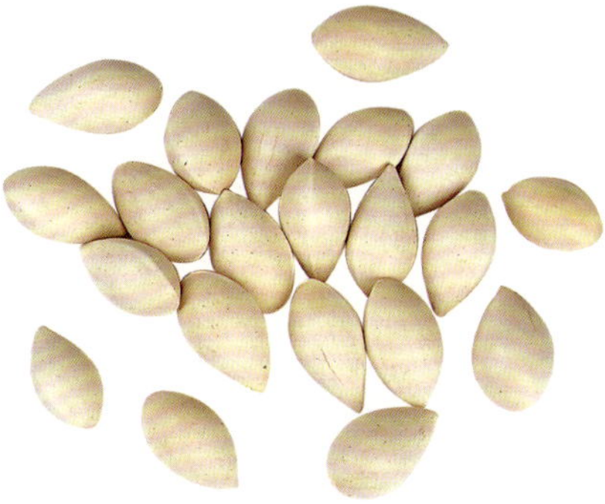

【别名】

银杏、白果仁、灵眼、佛指甲、佛指柑。

【药材本源】

为银杏科落叶乔木植物银杏的种子。10月至11月采收成熟果实，去掉外种皮（可捣烂或任其腐烂），洗净，晒干。

本品以外壳白色、种仁饱满、里面色白者为佳。

【产地】

全国大部分地区有产，以广西、四川、河南、山东、湖北、辽宁等地为主。

【炮制】

白果仁：拣净杂质，除去硬壳。

熟果仁：净白果蒸熟、炒熟或煨熟后，去壳。

【主要成分】

含有蛋白质、脂肪、碳水化合物、钙、磷、铁、核黄酸及多种氨基酸。种子含少量青甙、赤霉素和动力精样物质，内胚乳中含有核糖核梅酸。外种皮除含天门冬素、甲酸、丙酸、丁酸、辛酸等成分外，还含有毒成分白果酸、氢化白果酸、氢化白果亚酸、白果酚及白果醇等。

【药理分析】

白果肉、白果汁、白果酚可抑制结核菌的生长；对葡萄球菌、链球菌及白喉、炭疽、枯草、大肠、伤寒等杆菌有不同程度的抑制作用，水浸剂对真菌亦有抑制作用；白果酚甲有麻痹作用。另外，炒白果或煮白果，过量食用可致中毒。

【性味归经】

味甘苦酸，性平，有毒，入肺、肾经。

【功效主治】

为收涩类药材，具有敛肺气、定喘嗽、止带浊、缩小便的功效。

中医认为可治哮喘、痰嗽、白带、白浊、遗精、淋病及小便频数等证。

现代研究认为本品有镇咳、祛痰、平喘及抑菌、扩张脑动脉、降低血脂及胆固醇、消除尿蛋白、排石等功用。临床可用于支气管哮喘、肺结核、泌尿系结石、肾炎（蛋白尿）、遗尿、老年痴呆、冠心病及心绞痛的治疗，颇具疗效。

【使用禁忌】

有实邪者忌服；

不可过量服食，尤其小儿不宜多食，以免中毒。

【治方举例】

常用量5~9克。内服可煎汤、捣汁或入丸、散；外用可捣敷。

① 治遗尿：白果（去壳）50克，补骨脂30克，分炒，研为末，混匀。吞服，每次5~10克，每日服2次。

② 治泌尿系结石：白果、冰糖各120克，水煎服，每日1剂，1周内4~5剂，配合饮水及运动，连用4~5个月一般可治愈。并发感染者，可同时用八正散及白花蛇舌草煎服。

【上品药膳房】

白果炖白鸭

【材料】白果20克，枸杞子20克，白鸭1只，火腿片、料酒、生姜、葱、盐、味精、胡椒粉各适量。

【制法】① 白果去壳，浸泡1夜，去心；枸杞子去杂质，洗净；白鸭宰杀后，去毛、肠杂，洗净；姜拍松；葱切段。

② 将白鸭连同白果、枸杞子、料酒、生姜放入炖锅内，加清水3500毫升，武火烧沸，改文火炖至鸭肉熟烂，再以盐、味精、胡椒粉调味即可。

【服法】佐餐食用。

【功用】调经养血，止带。精血两亏而致月经不调、白带增多者宜食。

白果蒸蛋

【材料】白果2枚，鸡蛋1只，米饭1小碗。

【制法】① 白果去壳，研为细末。

② 在鸡蛋一端打孔，灌入白果粉末。

③ 将鸡蛋有孔一端朝上立于盛有米饭的小碗中，入锅内（或蒸笼内）隔水将蛋蒸熟即可。

【服法】待稍冷却后剥食鸡蛋。每日1剂。

【功用】固肾止带，补脾止泻。脾肾虚之带下、白浊、尿频者宜食。

白果莲子粥

【材料】白果仁20克，莲子肉15克，粳米100克，白砂糖适量。

【制法】① 白果仁、莲子分别用水泡发4小时，洗净备用。

② 粳米淘洗干净，加泡发好的白果仁、莲子肉及适量清水，武火煮沸，改文火煮至粥稀稠适宜，加白砂糖调味即可。

【服法】每日1剂，分1~2次空服温服。

【功用】敛肺，涩精，化浊，止痛。痤疮患者食用也颇多助益。

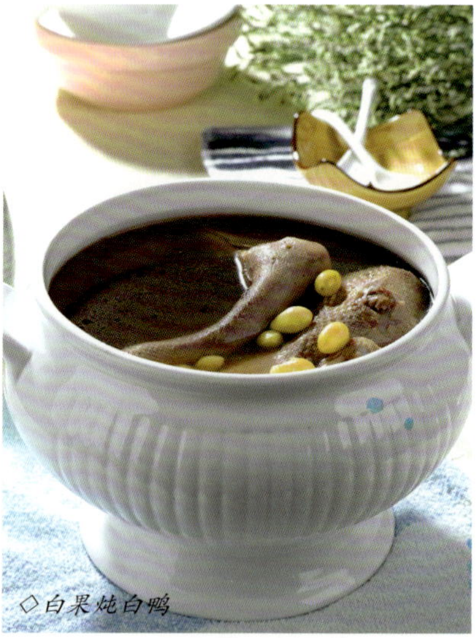

◇白果炖白鸭

龙眼肉

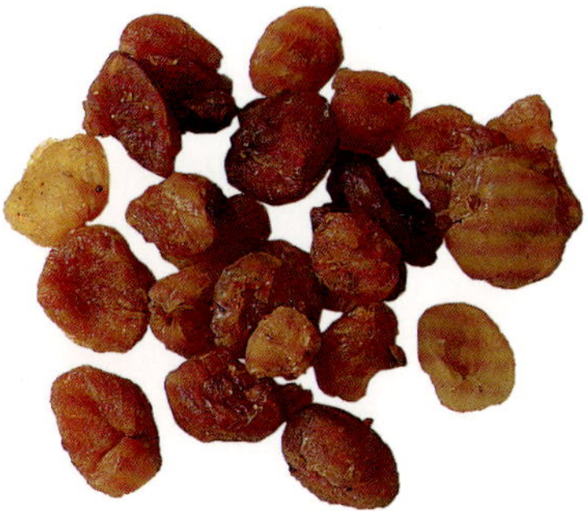

【别名】

桂圆、龙眼、益智、龙眼干、蜜脾。

【药材本源】

为无患子科常绿乔木植物龙眼的假种皮。每年7~10月果实成熟时采摘，烘干或晒干，剥去果皮，取其假种皮（也可将果实入沸水中煮约10分钟，捞出摊放至水分散失，再烤24小时，然后剥取假种皮晒干）。

本品呈半透明的黄棕色，质柔韧而微有黏性（因此常粘结为块状物），论品质则以片大、肉厚、质细软、色棕黄、半透明、味浓甜者为佳。

【产地】

主产于广西、广东、福建、四川、台湾等地。

【主要成分】

果肉含蛋白质、脂肪、糖类及水分等，尤其含多量的葡萄糖及酒石酸等酸类物质，还含有腺嘌呤和胆碱。

【药理分析】

煎剂在体外对痢疾杆菌有抑制作用；水浸剂在试管内对奥杜盎氏小芽胞癣菌有抑制作用；临床证实本品有刺激造血系统，增加红细胞、白细胞以及升高血小板的作用。

【性味归经】

味甘，性温，入心、脾经。

【功效主治】

为补血药材，具益心脾、补气血、安神的功用。

中医认为可治虚劳羸弱、失眠、健忘、惊悸、怔忡等证。

现代研究认为本品有生血、抑菌、镇静、催眠等作用，除常用于虚证外，临床还常用于神经衰弱、心悸、失眠、再生障碍性贫血、血小板减少性紫癜等症。

【使用禁忌】

内有痰火及湿滞停饮者忌服。

【治方举例】

常用量6~15克。可煎汤内服，或熬膏、浸酒以及入丸、散等。

①治神经衰弱：龙眼肉30~60克，煎汤。每日1剂。失眠、健忘及惊悸者也宜用。

②治脾虚泄泻：龙眼干14粒，生姜3片，煎服。每日1剂。

【上品药膳房】

桂圆石斑

【材料】桂圆（龙眼肉）20克，红枣6枚，石斑鱼1条（约750克），酱油、料酒、葱、姜、盐各适量。

【制法】①龙眼肉去杂质，洗净；红枣

洗净，去核；石斑鱼去鳞、鳃、肠杂，洗净；葱切段；姜切片。

②料酒、酱油、盐、姜、葱入盆中拌匀，放入石斑鱼，内外抹匀，腌约35分钟。

③将腌好的石斑鱼摆放于蒸盘中，加入龙眼肉、红枣，入蒸笼内，武火蒸至鱼肉熟透即可。

【服法】佐餐食用。

【功用】宁心安神，润肤美容，滋补气血。失眠及气血虚损之人宜食。

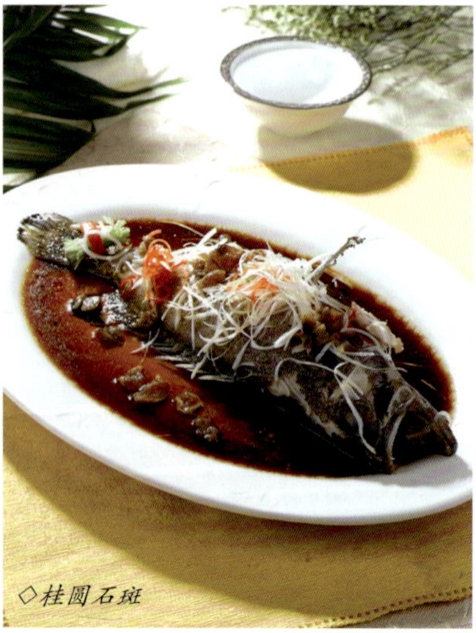

◇桂圆石斑

桂圆益智饮

【材料】龙眼肉20克，人参9克，牛奶50毫升，冰糖20克。

【制法】①人参入牛奶中浸泡至透，以竹刀切片，连牛奶同入砂锅内。龙眼肉洗净后也放入砂锅内，并加清水适量。

②冰糖打为屑，另取砂锅加水熬为糖汁，备用。

③将装有龙眼肉、人参片的砂锅置火上，文火煎熬1小时，加入糖汁，拌匀即可。

【服法】温服。每日1剂。

【功用】补脑益智，强壮身体。特别适合气虚血虚之失眠心悸、记忆力低下的青少年饮服。

龙眼萝卜粥

【材料】龙眼肉15克，胡萝卜30克，粳米50克，白砂糖适量。

【制法】①龙眼肉、胡萝卜洗净，切碎。

②粳米洗净，与龙眼肉、胡萝卜入砂锅内加适量水煮粥，粥成，以白砂糖调味即可。

【服法】温服，每日1~2次。（风寒感冒、畏冷发热者忌食）

【功用】安神补血，养心健脾。不时食用可增强体质，提高记忆力。

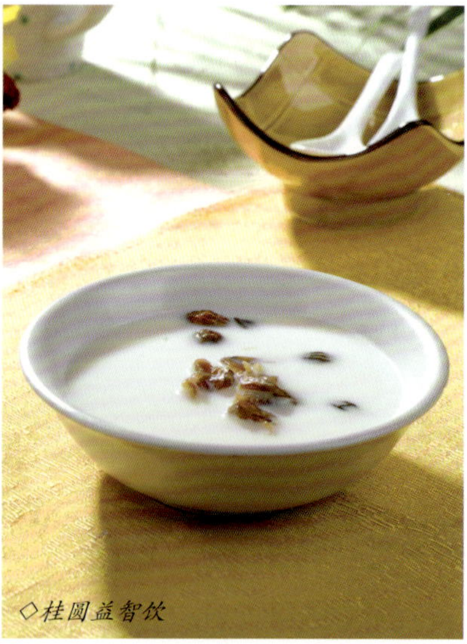

◇桂圆益智饮

香橼

【别名】

枸橼、香圆、香橼片。

【药材本源】

为芸香科植物枸橼或香圆的成熟果实。9~10月间采收，晒干即可；或存放2~3天，待果实表面略干时，切成厚片，晒干（即香橼片）。

本品中，枸橼干燥完整的果实表面黄色或黄绿色，特征为质地柔软、气味芳香、味初甜而后酸苦；香圆的干燥果实表面为黄棕色或黄绿色，具有气味芳香，味酸而苦的特征。

【产地】

枸橼：云南、四川。

香圆：浙江、江苏。

【炮制】

枸橼：将干燥果实横切为2~3毫米的片即可。

香圆：将果实横切为二，除去瓤肉；也可纵切为大小不等的瓣状。

【主要成分】

果实含有橙皮甙、柠檬酸、果胶、鞣质、维生素C及挥发油等；果皮中含柠檬烯、柠檬醛、水芹烯及柠檬油素等；种子则含黄柏酮、黄柏内酯等。

【药理分析】

所含挥发油可刺激神经中枢，可振奋精神、增进食欲；临床证实本品具有平喘、止咳的作用。

【性味归经】

味辛苦酸，性温，入肝、肺、脾经。

【功效主治】

为理气药材，具有理气舒郁、消痰、利膈的功效。

中医认为可治胃痛胀满、痰饮咳嗽气壅、呕哕少食等。

临床可用于肝郁气滞引起的胸胁脘腹胀满疼痛以及因脾虚痰湿而致的咳嗽等的治疗。

【使用禁忌】

阴虚血燥者慎用。

【治方举例】

常用量3~10克。可煎汤内服，或入丸、散。

治咳嗽：香橼2枚，横切为薄片，入砂锅中，加新酿米酒400毫升煎煮至半，加蜂蜜30克，拌匀即可。睡梦中咳醒时服食1~2汤匙，或睡前服用。

上品药膳房

香橼砂仁核桃散

【材料】香橼1枚，大核桃肉2个，缩砂仁6克，白砂糖30克。

【制法】香橼、大核桃肉（连皮）、缩砂仁（去膜）分别煅存性，研为细末，用白砂糖拌匀即可。

【服法】空腹食用。每日1剂。

【功用】理气解郁，扶正利水。肝硬化腹水及腹胀、大便溏泻、恶心呕吐者宜食。

火麻仁

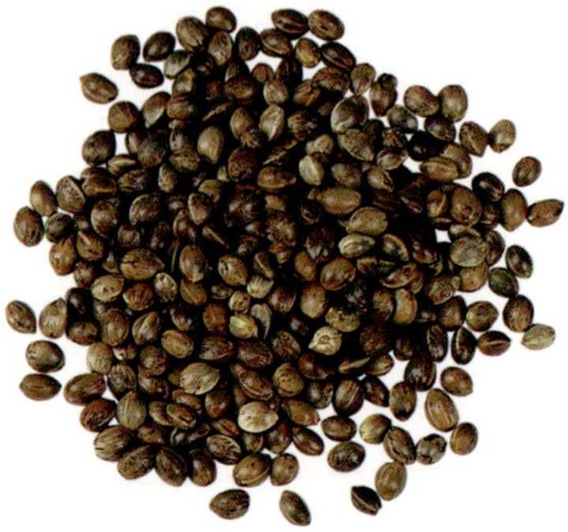

【别名】

大麻仁、线麻仁、麻仁、麻子、麻子仁、火麻子。

【药材本源】

为桑科一年生草本植物大麻的种仁。秋冬果实成熟时割取全株，晒干，打下果实，除去杂质。干燥果实表面光滑，呈灰绿色或灰黄色，有白色（或棕色、黑色）花纹，其子叶肥厚而富油性。

本品以色黄、无皮壳、饱满者为佳。

【产地】

主产于黑龙江、吉林、辽宁、四川、甘肃、云南、江苏、浙江等地。

【炮制】

拣去杂质及残留外壳即可。

【主要成分】

种子富含脂肪油。油中含油酸、亚油酸、亚麻酸、大麻酚及植酸钙镁等成分。

【药理分析】

大麻仁酊剂去酒精作成乳剂，有良好的降血压作用，且无不良反应；所含脂肪油（为干性油）可刺激肠壁，增加肠的分泌与蠕动，减少肠的水分吸收，故具缓泻的作用；实验证明本品可明显阻止血清胆固醇上升。

【性味归经】

味甘，性平，入脾、胃、大肠经。

【功效主治】

为泻下药，具有润燥、滑肠、通淋、活血的功用。

中医认为可治肠燥便秘、消渴、热淋、风痹、痢疾、月经不调、疥疮、癣癞诸证。

现代研究认为本品有润肠、降血压、抗炎、通乳的作用，临床可用于肠燥便秘、高血压、皮肤化脓性感染、尿路感染及烧烫伤等的治疗。

【使用禁忌】

忌过量服食以免中毒；

孕妇慎用；

不宜与茯苓、牡蛎、白薇同用。

【治方举例】

常用量3~30克。可煎汤内服或入丸、散；外用则可捣敷或榨油涂。

① 治烧、烫伤：火麻仁适量。捣烂外敷。对皮肤化脓性感染亦可用此方。

② 治肠燥便秘：火麻仁30克，研为末，与粳米60克煮粥食。每日1剂。

【上品药膳房】

火麻仁炖猪肉

【材料】火麻仁、郁李仁各15克，猪瘦肉250克，料酒、姜、葱、盐、味精各适量。

【制法】① 火麻仁、郁李仁洗净；猪瘦肉洗净，切片；姜切片；葱切段。

② 上物同入砂锅中，淋料酒，加适量清水，用文火煨炖至肉熟汤浓，加入盐、味精，搅匀即可。

【服法】温热时食肉饮汤。每日 1 剂。

【功用】润肠通便，利水消肿，补血益气。肠燥便秘、水肿、小便不利者皆宜食。

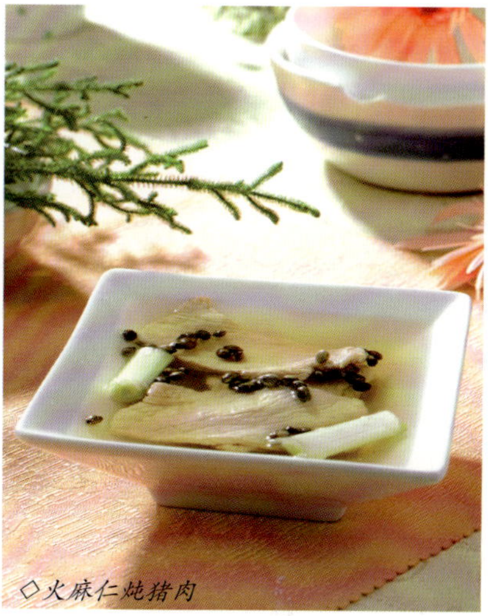
◇火麻仁炖猪肉

麻仁粉丝

【材料】火麻仁 15 克，番薯 50 克，番薯粉丝 150 克，生菜叶 2 片，西红柿半个，葱花、盐、味精、香油各适量。

【制法】① 火麻仁研为粉；番薯洗净，去皮，切薄片，入沸水中烫熟后捞出；生菜叶洗净，烫熟；西红柿切片。

② 番薯丝用凉水浸泡至软透，再入沸水中烫至断生，捞起装入盘中，加盐、味精、香油、火麻仁粉、番薯片拌匀，盛于碗中，放上生菜叶、西红柿，撒上葱花即可。

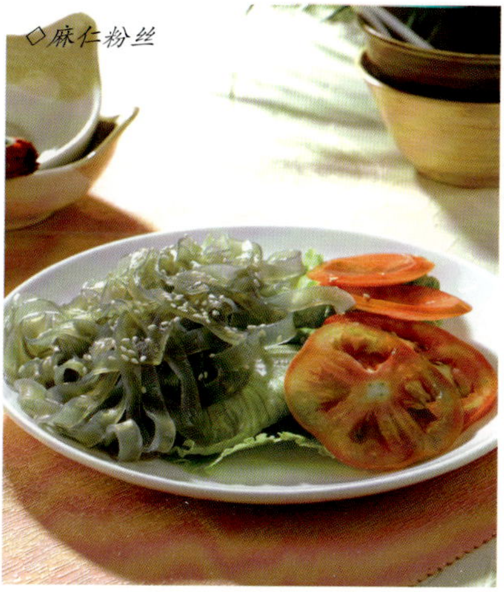
◇麻仁粉丝

【功用】润肠通便，补气血。气血不足及各种便秘患者宜食。

麻仁栗子粥

【材料】火麻仁、黑芝麻各 20 克，栗子粉 30 克，粳米 50 克，红糖适量。

【制法】火麻仁、黑芝麻碾碎，与粳米同入砂锅中，加清水适量煮粥，粥将成，调入栗子粉、红糖，再煮一、二沸即可。

【服法】温服，分 1~2 次服用。（脾虚便溏者忌服）

【功用】有补肾乌发的作用，肾气不足而致头发早白、干枯无光泽及大便秘结者宜用。

橘红

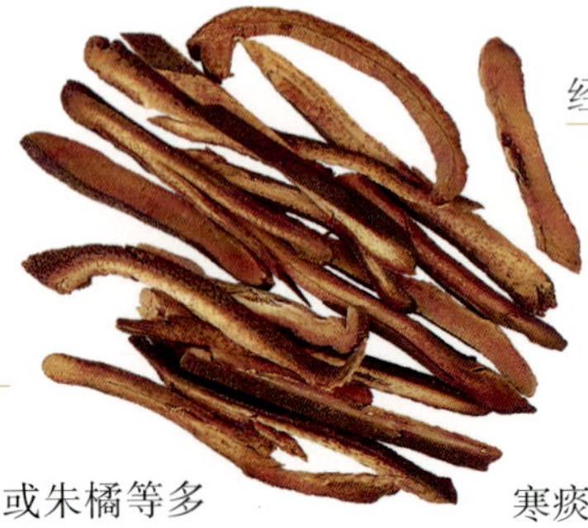

【别名】

芸皮、芸红。

【药材本源】

为芸香科植物福橘或朱橘等多种橘类的果皮之外层红色部分。一般10月分采摘果实后，取得新鲜橘皮，用刀扦下外层果皮，晾干或晒干。

本品以片大、色红、油润者为佳。

【产地】

主产于四川、浙江、福建等地。

【炮制】

橘红：拣去杂质，刷净，用时折碎。

盐橘红：橘红用盐开水均匀喷洒，吸收盐分后，晾干。（每50千克橘红用盐1千克）。

蜜橘红：橘红置锅内，文火炒至色微黄，加入蜂蜜，再炒至略呈焦黄色，取出，晾干。（50千克橘红用蜂蜜12.5千克）

【主要成分】

各种橘皮均含挥发油（主要为柠檬烯），且多含有黄酮甙（如橙皮甙）等成分。

【药理分析】

煎剂或醇提取物有兴奋心脏的作用，但剂量过大反而有抑制作用；能抑制子宫的运动；能使肾血管收缩而有抑尿现象；有消炎抗菌作用；橙皮甙有降低血清胆固醇的作用。

【性味归经】

味辛苦，性温，入脾、胃、大小肠经。

【功效主治】

为理气药，具有消痰、利气、宽中、散结的功用。

中医认为可治风寒痰嗽、恶心、吐水、胸痛胀闷等证。

实际临床中，橘红与橘皮（即陈皮）使用相若，不过医家认为本品“专入于肺、兼以发表”，去皮内之白而更“轻虚上浮”，临床多用于肺寒咳嗽多痰之证。

【使用禁忌】

阴虚燥咳及久嗽气虚者慎用。

【治方举例】

常用量2.5~5克。可煎汤内服，或入丸、散。

治妇女产后脾气不利、小便不通：橘红30克，研为末，每日1次，每次5~6克，空腹时温酒送服。

上品药膳房

橘红干苏酒

【材料】橘红50克，干苏叶30克，白酒500毫升。

【制法】橘红、干苏叶同入砂锅中，加入白酒，文火煎至300毫升，去渣即可。

【服法】温服，每日2次，每次30毫升。

【功用】散寒燥湿，理气化痰。寒湿气滞之胃胀、呕吐痰多咳嗽者宜饮。

香薷

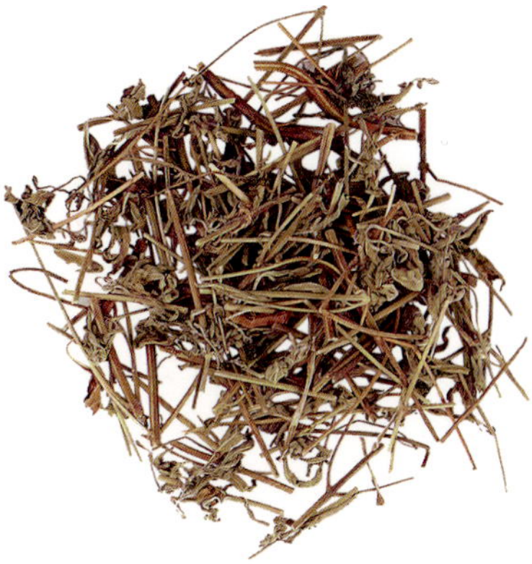

【别名】

香茹、香草、香葇、香菜、香茸、蜜蜂草。

【药材本源】

为唇形科多年生草本植物海州香薷的带花全草。夏、秋季采收，即当果实成熟时割取地上部分，晒干或阴干。

本品以质嫩、茎淡紫色、叶绿色、花穗多、香气浓烈者为佳。

【产地】

主产于江西、河北、河南等地，尤以江西所产为质优，且产量也较大。

【炮制】

拣去杂质，用水喷润后，除去残根，切段，晒干。

【主要成分】

含挥发油，其中主要为香薷二醇、甾醇、酚性物质和黄酮甙等。

【药理分析】

所含挥发油有发汗解热作用；挥发油可刺激消化腺分泌及胃肠蠕动，因而有助消化作用；香薷挥发油可使肾血管扩张充血、使滤过压增大，所以有利尿作用；煎剂对金葡菌、亚洲甲型流感病毒等有抑制作用。

【性味归经】

味辛，性微温，入肺、胃经。

【功效主治】

为辛温解表的药材，具有发汗解暑、行水散湿、温胃调中的功用。

中医认为可治夏月感寒饮冷、头痛发热、恶寒无汗、胸痞腹痛、呕吐腹泻、水肿及脚气诸证。

现代研究认为本品有解热、利尿、助消化、抗感冒、抗病原微生物等效用。

【使用禁忌】

表虚者忌服。

【治方举例】

常用量3~10克。可煎汤、研末内服。

治急性肾炎：香薷10克，水煎服。每日1剂，亦可配伍白术使用。

【上品药膳房】

香薷解暑茶

【材料】鲜香薷10克，鲜金银花、鲜白扁豆花、鲜夏枯草穗各12克，鲜竹叶6克，鲜麦冬15克。

【制法】上药洗净，沥干水分，入砂锅中加400毫升水，武火煮沸约3分钟，去渣即可（亦可入保温杯中以沸水冲泡后饮用）。

【服法】代茶频饮。每日1剂。（放凉或冰镇后冷用亦佳）

【功用】清热解暑，养阴生津。酷暑难当或轻度中暑时饮用很适宜。

香薷：夏季解表宜冷服

世人治暑病，以香薷饮为首药，认为可发越阳气、散水和脾，但这仅适合“乘凉饮冷”而导致头痛发热恶寒、烦燥口渴、呕吐腹泻等情形；若因饮食不节或过度劳作而伤暑，表现出大热大渴、汗泄如雨、烦燥喘促等情形者则不宜用香薷。

然而，人们不管有病无病，多用香薷代茶饮，以为能避暑，其实这是一种错误的观点：香薷性温会加重暑热之气，尤其热饮时易致吐逆且伤元气，尤其气虚者多服久服有损健康。正确的方法是对症冷服香薷茶。

昆布

【别名】

海带、海昆布、纶布。

【药材本源】

为海带科植物海带或翅藻科植物昆布、裙带菜的叶状体。夏秋时由海中捞出，晒干即可。

本品中，干燥海带全体呈绿褐色或黑褐色，表面附有白霜，质厚、有腥气、味咸；昆布的干燥叶状体呈黄色，表面附有白霜，质较薄，味咸、有腥气；干燥的裙带菜全体呈棕绿色，质薄脆（高品多已破碎），气腥、味成。

以上三者均以整齐、质厚、无杂质者为佳。

【产地】

海带：山东、辽宁等地；

昆布：福建；

裙带菜：产于浙江。

【炮制】

拣去杂质，用水漂净，切成宽丝，晾干。

【主要成分】

海带富含多糖类（如藻胶酸等）、昆布素、甘露醇、无机盐（钾、碘、钙、氟、钴等），另含蛋白质及多种维生素。

昆布含藻胶酸、粗蛋白、甘露醇、灰分及钾、碘等。

裙带菜主要含碘、溴、钙及藻胶酸和多种氨基酸、有机酸。

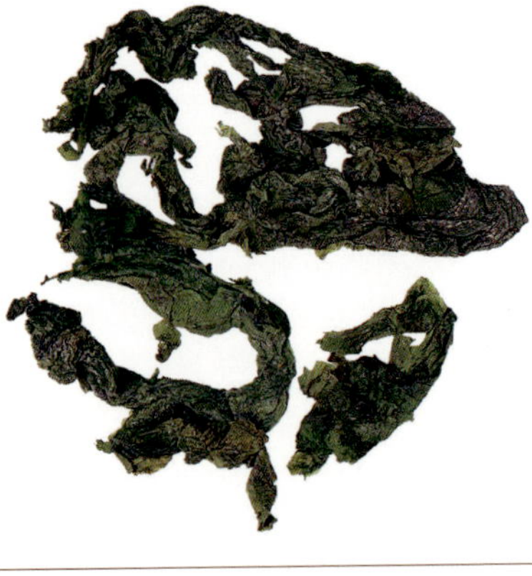

【药理分析】

所含碘及碘化物可纠正因缺碘而引起的甲状腺机能不足；所含成分如海带氨酸有降压作用；海带根粗提取液有一定的平喘镇咳作用；海藻昆布流浸膏对感染血吸虫病者有保护作用；昆布素有清除血脂作用，可用于动脉粥样硬化；海带中提取的藻胶酸钠对动脉出血有一定的止血作用。

【性味归经】

味咸，性寒，入脾、胃经。

【功效主治】

为清热化痰的药材，具有消痰散结、利水消肿的功用。

中医认为可治瘰疬、瘿瘤、噎嗝、水肿、睾丸肿痛、带下等证。

现代临床可用于甲状腺肿大、高血压、肥胖症、慢性支气管炎、淋巴结肿大、血吸虫病等。

【使用禁忌】

脾胃虚寒蕴湿者忌服；

因碘能溶解结核组织，故结核病人慎用。

【治方举例】

常用量9~15克。可煎汤内服，或入丸、散。

治高血压：昆布制为生粉，每日6~12克，分3次服用。（可降血压和减慢心率）

【上品药膳房】

海带炖老鸭

【材料】海带200克，老鸭一只，料酒、葱、姜、盐、味精、胡椒粉各适量。

【制法】① 海带洗净，切4cm见方的块；老鸭宰杀后，去毛、内脏及爪；姜拍松；葱切段。

② 海带、鸭同入锅中，放入姜、葱，淋料酒，加水3000毫升，武火煮沸，改文火炖至老鸭酥烂，加入盐、味精、胡椒粉即可。

【功用】碘缺乏症患者宜食，可补充碘、消除瘿瘤。

昆布藕片

【材料】海带250克，鲜藕300克，碘盐3克。

【制法】① 海带洗净，横切为细丝；藕洗净，切薄片。

② 海带丝、藕片同入炖锅内，加适量水，武火煮沸，改文火煮约半小时，加入碘盐即可。

【功用】补肝肾，消瘿瘤。甲状腺肿大之人宜食。

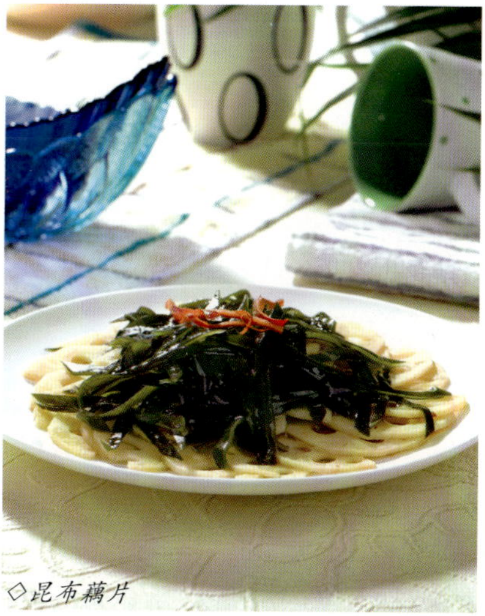

◇昆布藕片

榧子

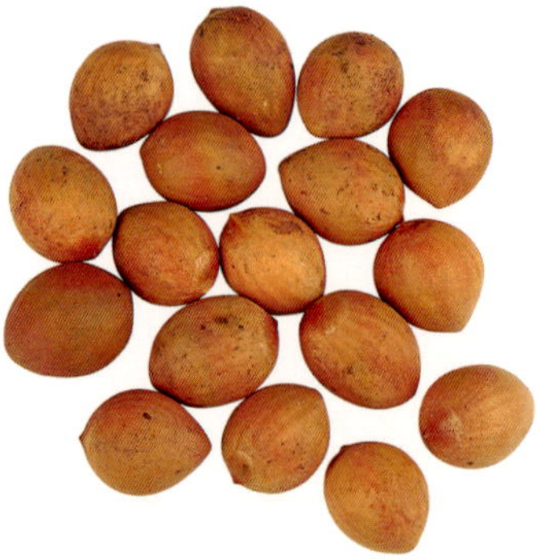

【别名】

榧实、玉山果、玉榧。

【药材本源】

为红豆科常绿乔木榧的种子。10~11月间种子成熟时采摘，除去肉质外皮，取出种子晒干。

本品以个大、壳薄、种仁黄白色、不泛油、不破碎者为佳。

【产地】

浙江、湖北、江苏。

【炮制】

榧子：拣净杂质，或去壳取仁用时捣碎。

炒榧子：榧子仁微炒，使外表褐黑、内仁黄黑，以有焦香味为度。

【主要成分】

种子含脂肪油、草酸、葡萄糖、多糖、挥发油、鞣质等。

【药理分析】

含脂肪油，故有缓泻作用；有报告指出本品有驱除猫绦虫的作用。

【性味归经】

味甘，性平，入肺、胃、大肠经。

【功效主治】

为驱虫药，具有杀虫、消积、润燥的功用。

中医认为可治虫积腹痛、小儿疳积、燥咳、便秘、痔疮等证。

现代临床可用于驱绦虫和蛲虫、蛔虫、姜片虫，亦可用于杀钩虫，还可用于便秘的治疗。

【使用禁忌】

脾虚泄泻者慎用。

【治方举例】

常用量（煎汤）15~20克，（嚼食）每次10~20枚。煎汤内服，或入丸、散。

① 治蛔虫、蛲虫等：榧子、使君子仁、大蒜瓣各30克，切细碎，水煎服，饭前空腹服用，每日3次。

② 治绦虫：榧子去壳食用，每日90~120克。（粪检转阴即可）

上品药膳房

咸香榧子仁

【材料】榧子250克，精盐250克。

【制法】① 榧子去壳、去杂质，洗净；食盐用开水300克化开。

② 榧子仁浸于盐开水中约2小时（浸过面），待榧子仁浸润透时取出沥干水分。

③ 将浸渍过的榧子仁入炒锅内，文火慢炒至榧子仁香脆即可。

【服法】嚼食，每次10~20粒。

【功用】驱虫，润肠。小儿蛔虫病及老年性便秘者宜食。

红花

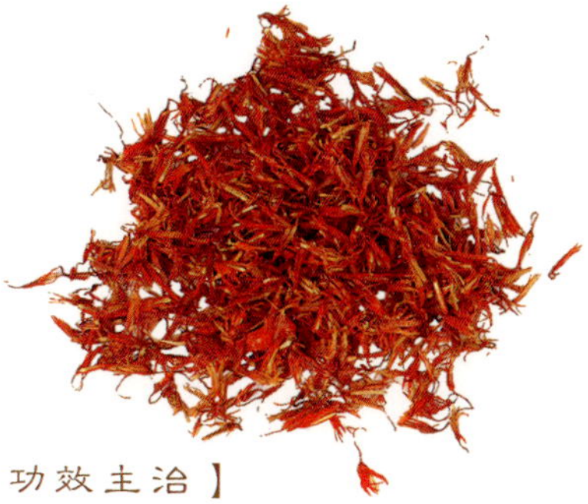

【别名】

南红花、草红花、红蓝花、刺红花。

【药材本源】

为菊科一年生草本植物红花的花。5~6月花瓣由黄变红时采摘管状花，晒干或阴干、烘干。

本品以花片长、色鲜红、质柔软者为佳。

【产地】

河南、浙江、四川。

【炮制】

拣净杂质，除去茎叶、蒂头，晒干。

【主要成分】

含红花黄色素及红花甙，所含脂肪（即红花油）主要成分为棕榈酸、硬脂酸、花生酸、油酸、亚油酸、亚麻酸等。

【药理分析】

煎液对子宫有明显的兴奋作用，对已孕子宫尤为明显；煎剂对心脏有抑制作用（但小剂量可兴奋心脏），有较持久的降压作用；煎剂还能使毛细血管收缩；所含红花油可降低血液中的高胆固醇、总脂、三硝酸甘油酯及非脂化脂肪酸的水平，还可兴奋小肠、支气管平滑肌。红花酊剂外搽有促进瘀血消散的作用。

【性味归经】

味辛，性温，入心、肝经。

【功效主治】

为活血化瘀药材，具有活血通经、去瘀止痛的功用。

中医认为可治经闭、难产、死胎、产后恶露不行及瘀血作痛、痈肿、跌打损伤等证。

现代研究认为红花有抗凝血、兴奋子宫、促进肝细胞再生、镇痛、镇静、抗惊厥、抗炎、抗溃疡及扩张血管、降血压等作用。临床多用于妇科疾病、心脑血管疾病的治疗；也可用于肝病、神经性皮炎、神经痛、肌肉损伤、关节痛以及近视、突发性耳聋等的治疗。

【使用禁忌】

孕妇忌用；

不宜大量久服。

【治方举例】

常用量3~9克。内服可煎汤、入散剂或浸酒，鲜者捣汁用；外用研末撒。

①治产后恶露不尽：红花、山楂各9克，益母草15克，红糖适量。水煎服。

②治产后腹痛：红花10克，元胡15克，以米酒1碗煎至半碗。分2次温服，每日1剂，连服2天。

③治扁平疣：红花20克，水煎服。

④治溃疡病：红花10克，大枣10

枚，加水400毫升，文火煎至200毫升，去红花，加蜂蜜60克，空腹服用（连枣吃）。每日1剂，连服20天为1个疗程，治愈为止。

【上品药膳房】

红花心肺汤

【材料】红花10克，沙参、玉竹各15克，猪心、肺1具，葱20克，食盐适量。

【制法】①红花、沙参、玉竹择净，用清水略漂洗，用纱布包好；猪心、肺洗净，去净血水；葱洗净。

②上物同入砂锅中，加清水适量，武火煮沸，改文火炖约1个半小时，心、肺熟透时，去药袋，入盐调味即可。

【服法】食心、肺，饮汤。

【功用】活血化瘀，养胃生津。腰腿疼痛、脑血管疾病及大便燥结者宜食。

红花蒸鹌鹑

【材料】红花10克，党参15克，鹌鹑2只，鸡汤250毫升，绍酒、酱油、葱、姜、盐、胡椒粉各适量。

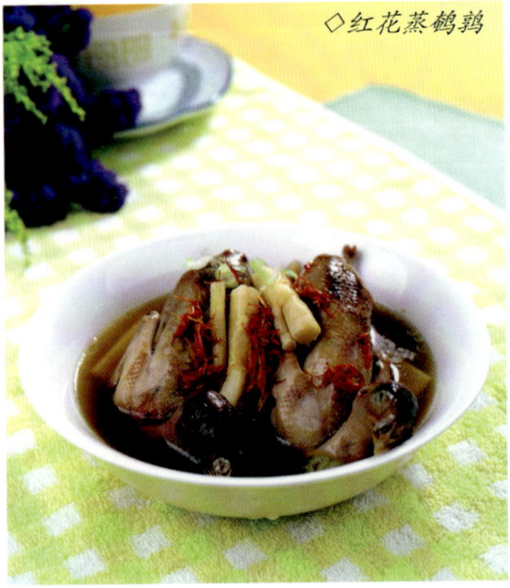
◇红花蒸鹌鹑

【制法】①红花洗净；党参润透后切片；鹌鹑宰杀后去毛、肠杂及爪，洗净；葱切葱花；姜切片。

②鹌鹑入沸水中焯至表皮变色，入凉水中过冷（使表皮紧缩）后，放入蒸盘内，加入绍酒、酱油、葱、姜、盐、胡椒粉，拌匀，腌约30分钟，加入鸡汤，再将红花、党参置鹌鹑身上。

③蒸盘入蒸笼内，武火大气蒸约30分钟即可。

【服法】佐餐食用。

【功用】补气血，祛瘀阻。血瘀型冠心病及骨质增生患者食用颇佳。

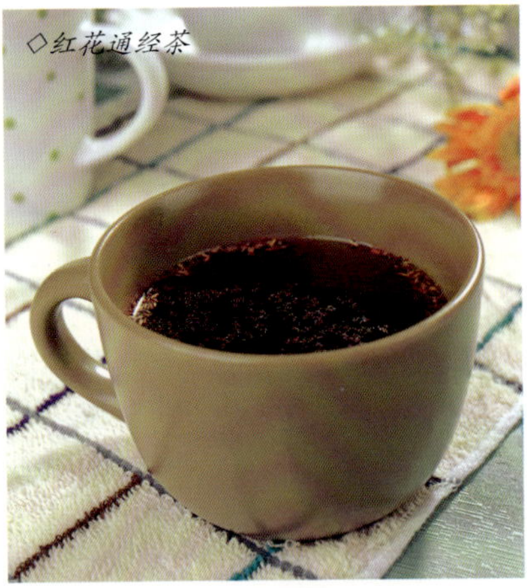
◇红花通经茶

红花通经茶

【材料】红花5克，泽兰5克，桂枝5克。

【制法】上药研为粗末，置保温杯中，冲入沸水，加盖闷15~20分钟即可。

【服法】代茶温饮。（月经量多或经期过长者忌饮）

【功用】行气活血，通经止痛。经闭、行经腹痛者饮用颇为适宜。

小茴香

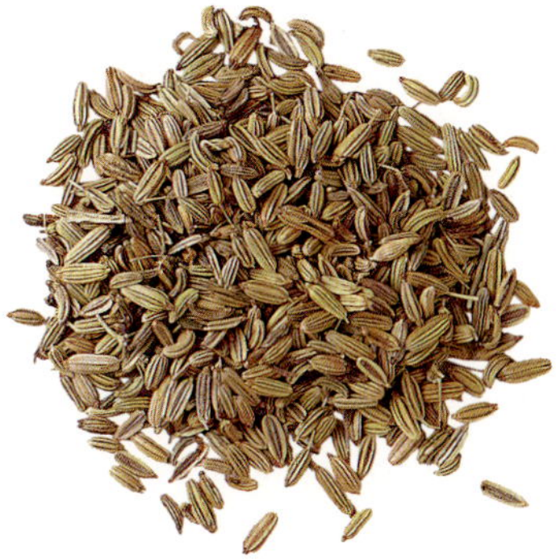

【别名】

茴香、土茴香、谷茴香、香子、小香。

【药材本源】

为伞形科多年生草本植物茴香的果实。9~10月果实成熟时割取全株，晒干后打下果实，去净杂质，晒干即得。干燥的果实呈小圆柱形（两端稍尖），外表呈黄绿色，散发出芳香的气息。

本品以颗粒均匀、饱满、色黄绿、香浓味甜者为佳。

【产地】

主产于山西、甘肃、辽宁、内蒙古；黑龙江、吉林、河北、陕西、四川、贵州、广西等地亦有出产。

【炮制】

茴香：簸去灰屑，拣去果柄、杂质。

盐茴香：茴香加盐水拌匀，略闷，置锅内用文火炒至色微黄，取出，晾干。（每50千克茴香用盐1.5千克，盐以适量开水化开）

【主要成分】

含挥发油、脂肪油、棕榈酸、花生酸、豆甾醇、7-羟基香豆精等，其中挥发油的主要成分为茴香醚、小茴香酮等。

【药理分析】

有驱风作用，在气胀时可排除气体，减轻疼痛；可缓解肠、胃痉挛；所含茴香醚有一定的抗菌作用。

另据研究，本品有升高白细胞的作用。

【性味归经】

味辛，性温，入肝、肾、胃、膀胱经。

【功效主治】

为温里药材，具有温肾散寒、和胃理气的功用。

中医认为可治寒疝、小腹冷痛、肾虚腰痛、胃痛、呕吐及干、湿脚气。

现代研究认为本品有健胃、祛痰、杀虫、止痛的作用，临床用于治疗痛经、鞘膜积液、胃肠痉挛及脘腹疼痛等，也可用于血吸虫病的治疗。

【使用禁忌】

阴虚火旺者慎用。

【治方举例】

常用量3~9克。内服可煎汤，或入丸、散；外用则研末调敷或炒热温烫。

①治痛经：小茴香20克，肉桂、吴茱萸各10克，共研为细末，用适量白酒炒热，敷脐即可。

②治胃痛：小茴香、高良姜、乌

药根各6克，炒香附9克。水煎服。

③治寒疝腹痛：小茴香、当归、延胡、橘核、川楝子各9克，水煎服。

【上品药膳房】

小茴香炖猪肚

【材料】小茴香6克，猪肚1只，料酒、姜、葱、盐各适量。

【制法】①猪肚去尽异味，洗净；小茴香洗净，以纱布包好，纳入猪肚中；葱切段；姜切片。

②上物入砂锅中，加清水适量，武火烧沸，改文火炖约1小时至猪肚熟烂。

③捞出猪肚，去药包，猪肚片薄片或切为细长条，再入砂锅中，加盐调味即可。

【服法】食猪肚饮汤，亦可佐餐食用。

【功用】散寒行气，和胃止痛。胃寒气滞之胃痛、呕吐宜多食。

茴香红糖茶

【材料】小茴香50克，干姜30克，红糖100克。

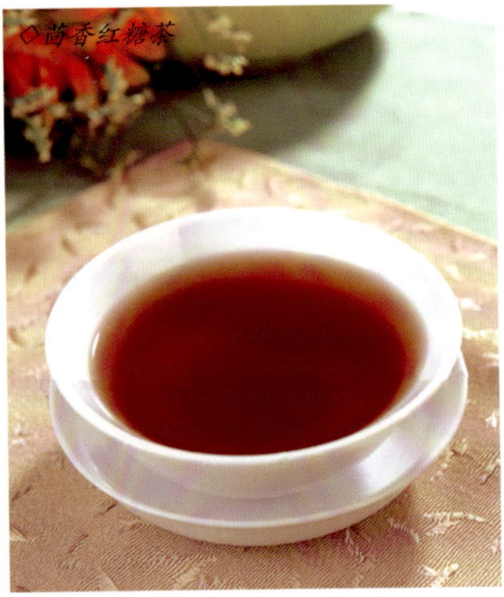
◇茴香红糖茶

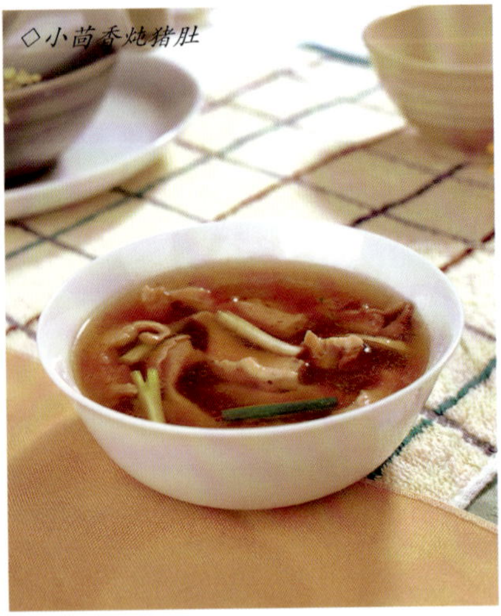
◇小茴香炖猪肚

【制法】小茴香、干姜捣碎，以纱布包好，放入保温瓶中，往瓶中注入沸水2000~2500毫升，加盖闷20分钟即可饮用（饮用前宜先摇匀）。

【服法】代茶频饮。

【功用】温经活血，暖宫止带。女性寒湿带下者宜常饮。

小茴香粥

【材料】小茴香10克，粳米50克，食盐或白砂糖适量。

【制法】①小茴香洗净，纱布包好，入瓦煲中加适量水煎取汁液约50毫升。

②粳米洗净，加适量水如常法煮粥，粥将成，加入小茴香药汁，再煮一、二沸，入盐（或白砂糖）调味即可。

【服法】冷服，每日1~2次。（食粥时不宜饮茶）

【功用】温经止痛。经寒腹痛、胃痛、月经疼痛宜服。

生姜

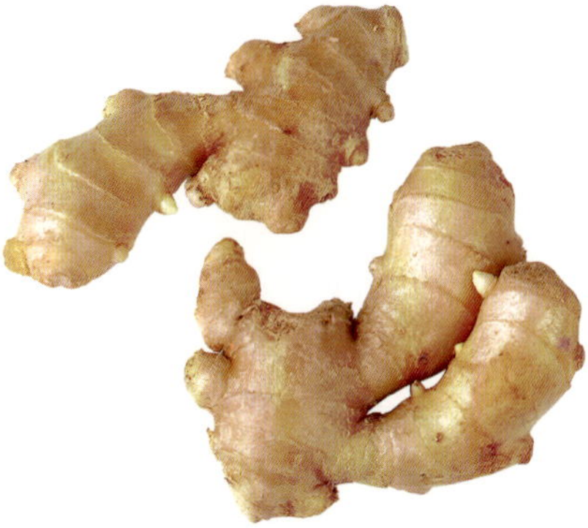

【别名】

鲜姜。

【药材本源】

为姜科植物姜的鲜根茎。夏季采挖，除去茎叶及须根，洗净泥土即可。

本品以块大、丰满、质嫩者为佳。

【产地】

全国大部分地区有产，以四川、广东、陕西、山东等地为盛。

【炮制】

生姜：拣去杂质，洗净泥土，用时切片即可。

鲜姜粉：生鲜洗净，捣烂，榨汁，静置，取沉淀的粉质，晒干（或低温干燥）。

煨姜：生姜用纸包裹六七层，水中浸透，置火灰中煨至纸色焦黄，去纸即可。

【主要成分】

含挥发油、姜辣素、树脂状物质及淀粉，另外含有多种氨基酸。所含挥发油主要成分为姜醇、姜烯、水芹烯、莰烯、柠檬醛、芳樟醇及龙脑等。

【药理分析】

煎剂对胃酸、胃液呈抑制、兴奋双向作用；所含成分有良好的止呕作用；生姜有驱风作用，可使肠张力、节律及蠕动增加，可用于因胀气或其他原因引起的肠绞痛；生姜的酒精提取液对血管运动中枢及呼吸中枢有兴奋作用，对心脏也有直接兴奋作用；水浸剂有抗菌及抗原虫作用，可杀死阴道滴虫。

【性味归经】

味辛，性温，入肺、胃、脾经。

【功效主治】

为发散风寒的解表药材，具有发汗解表、温中止呕、温胃止咳的功效。

中医认为可治感冒风寒、呕吐、痰饮、喘咳、胀满、泄泻等证，还可解半夏、天南星等药毒及鱼、蟹等食物中毒。

现代研究认为本品除了可镇咳祛痰、止呕、健胃之处，还有升高血压、抗血小板聚集、矫正胎位及发汗、利胆等作用，临床可用于小儿腹泻、遗尿、蛔虫性肠梗阻、白癜风、斑秃、脂溢性皮炎、急性睾丸炎、烧烫伤等的治疗。

【使用禁忌】

阴虚内热者忌服。

【治方举例】

常用量3~10克。可煎汤或捣汁内服；外用则可捣敷、擦患处或炒热熨。

①治风寒感冒：生姜10克，紫苏

叶30克，煎服。或生姜10克，白糖15克，煎服。

②治幽门梗阻：生姜25克，炙甘草15克，人参10克，干姜、黄莲、黄芩各10克，半夏12克，大枣20克。1剂煎2次，取汁混匀；分4次服，每6小时1次（病情严重者可每1~2小时服1次）。

【上品药膳房】

生姜拌莴苣

【材料】生姜25克，莴苣300克，白糖、醋、芝麻油、盐、味精各适量。

【制法】①生姜刮洗净，切片；莴苣洗净，去皮，切薄片。

②莴苣片入沸水中略氽，入冷开水中浸至凉，捞出，沥水。

③莴苣片、生姜片入大盆内，加入各式调料拌匀即可。

【功用】解表，散寒，止呕。春季风寒感冒、呕吐者食用颇佳。

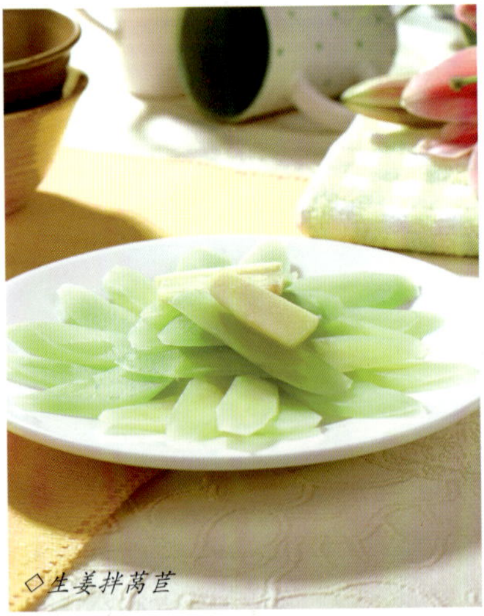

◇生姜拌莴苣

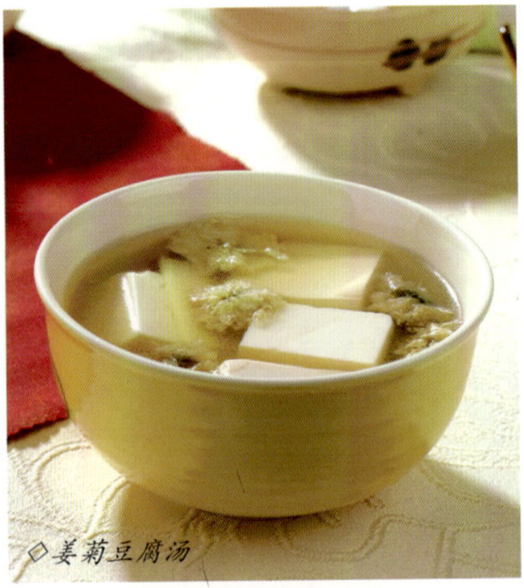

◇姜菊豆腐汤

姜菊豆腐汤

【材料】生姜30克，菊花6克，豆腐300克，葱、盐、鸡精、植物油各适量。

【制法】①生姜洗净，切片（取5克剁为姜末）；菊花洗净；葱切碎；豆腐切成2厘米见方的块。

②油入锅中，烧至7成热，入姜、葱末爆香，放入姜片翻炒片刻，加入菊花、豆腐、盐、鸡精烧约2分钟，加适量水将豆腐炖熟即可。

【功用】有疏风、散寒的功效。风寒感冒、头痛、头晕、目赤、心胸烦热者宜食。

生姜糖水

【材料】生姜10克，红糖15克。

【制法】生姜洗净，切丝，置锅内，加红糖，再加水150毫升，煮沸，倒入盖杯内，加盖，稍凉即可。

【服法】趁热服用。

【功用】具发汗、散寒、健胃的作用，风寒感冒者尤宜饮用。

赤小豆

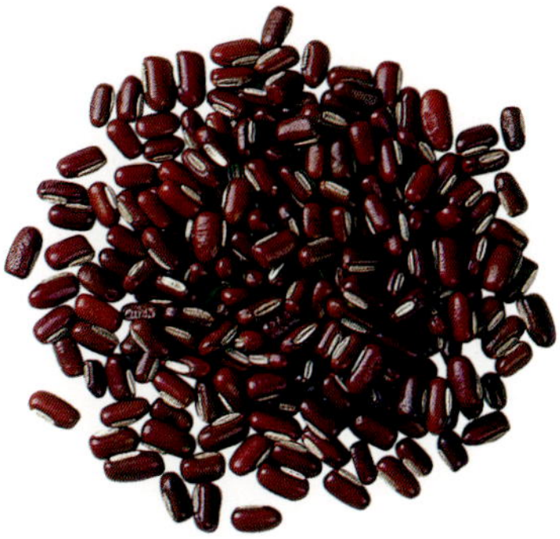

【别名】

赤豆、红豆、红小豆、小红绿豆、朱赤豆、朱小豆。

【药材本源】

为豆科一年生半攀援草本植物赤小豆或一年生直立草本植物赤豆的种子。夏、秋分批采摘成熟荚果，晒干，打出种子，除去杂质，再晒干即得。

本品中以赤小豆品质为好，但产量不丰，故渐为赤豆所代替。两者均以身干、颗粒饱满、色赤红而发暗者为佳。

【产地】

赤豆全国大部分地区有产；赤小豆则主产于广东、广西、江西等地。

【主要成分】

含蛋白质、脂肪、糖类、粗纤维、灰分及钙、磷、铁等，还含有硫胺素、核黄素、尼克酸等。

红豆就是相思子？

赤豆、赤小豆、相思子都有“红豆”的俗称，然而相思子有毒，不可代红豆（赤小豆）入药。

相思子为豆科植物相思子的种子，呈椭圆形，长0.5~0.7厘米，表面一端为朱红色，另一端为黑色；气微，味微涩，有豆腥味。

相思子主要产于云南、广西、广东及台湾地区。

【药理分析】

临床观察有利尿、缓泻的作用；含较多蛋白质，对低蛋白引起的水肿有较好的消肿作用。

【性味归经】

味甘酸，性平，入心、小肠经。

【功效主治】

为利水渗湿药材，具有利水除湿、和血排尿排脓、消肿解毒的功用。

中医认为可治水肿、脚气、黄疸、泻痢、便血、痈肿等证。

现代临床用于营养性不良水肿、肝硬化、腹水、湿热黄疸、风湿痹痛、单纯性阑尾炎及阑尾周围红肿等，均有良好效果。

【使用禁忌】

阴虚及无湿热者忌用；

遭蛇咬伤者百日内忌服。

【治方举例】

常用量10~30克。可煎汤内服或入散剂；外用则可生研调敷。

①治乳汁不通：赤小豆适量，水煎取汁饮。

②治急性肾炎：赤小豆30克，麻黄、茯苓皮各10克，杏仁15克，桂枝8克，甘草6克，茅根、益母草各20克，每日1剂，水煎分3次服，禁食盐，连服10剂，以尿蛋白消失为止。（伴有呕吐者加姜厚朴10克，生姜3片；气虚者可加党参、黄芪各10克。）

【上品药膳房】

赤豆煮南瓜

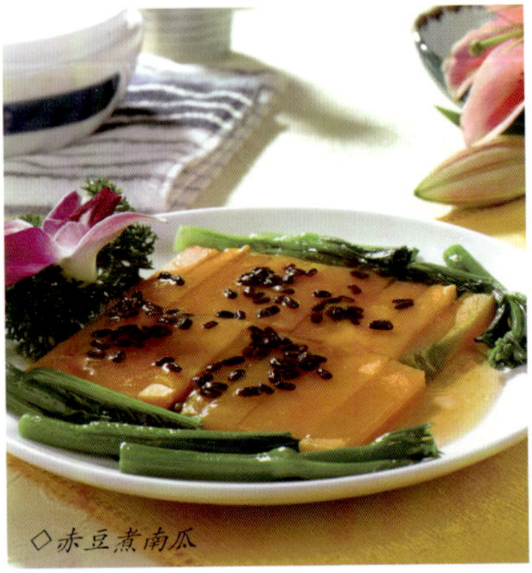
◇赤豆煮南瓜

【材料】赤小豆30克，南瓜300克，浓缩橙汁10克，蜂蜜适量。

【制法】①赤小豆去净杂质，入清水中浸泡4小时；南瓜去皮、籽，洗净，切长条。

②赤小豆入锅中，加适量清水，武火煮沸至熟烂，放入南瓜条，煮至瓜熟，倒入橙汁、蜂蜜，拌匀即可。

【功用】有利水、减肥之用，很适合高血压型肥胖者食用。

赤豆陈皮饭

【材料】赤小豆100克，陈皮50克，粳米250克。

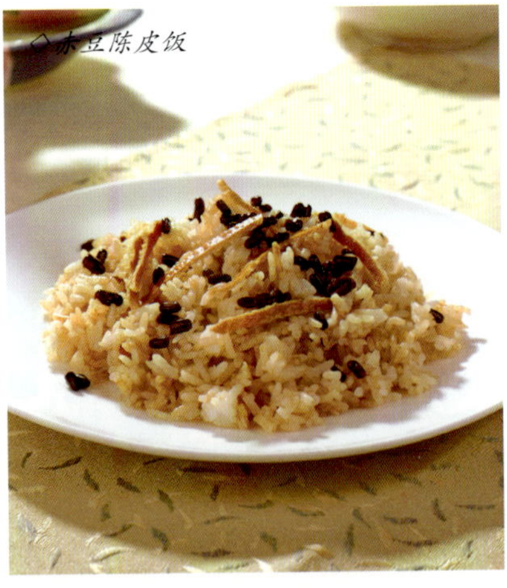
◇赤豆陈皮饭

【制法】①赤小豆洗净，清水泡发4小时左右后煮至半熟；陈皮洗净，加适量水煎取汁。

②粳米洗净，连同半熟的赤小豆用陈皮煎液如常法煮成饭即可。

【服法】可长期作为主食。

【功用】健脾开胃，利水。消化不良者及癌症患者属脾虚便溏、水肿、胃口不好等情形宜用。

利尿逐水茶

【材料】赤小豆50克，玉米须30克，冬瓜子20克。

【制法】①赤小豆洗净，清水泡发4小时；玉米须、冬瓜子分别洗净。

②泡发好的赤小豆入锅中，加适量水武火煮沸，改文火煮至软烂，加入玉米须、冬瓜子，武火煮片刻，取汁即可。

【服法】温服，代茶频饮。

【功用】解毒和中，利尿通水。因肝病而致腹水者宜饮。

木瓜

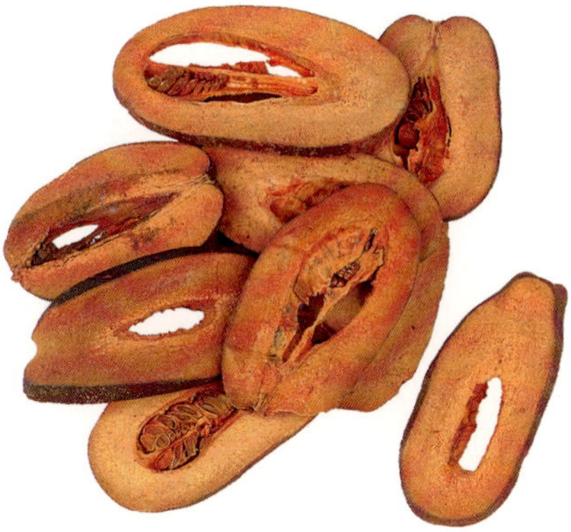

【别名】

宣木瓜、铁脚梨、木瓜实、皱皮木瓜。

【药材本源】

为蔷薇科植物贴梗海棠的果实。9~10月采取成熟果实，置沸水中煮5~10分钟，捞出，晒至外皮起皱，纵剖为2或4块，再晒至颜色变红即可。干燥果实外皮棕色或紫红色，剖面呈棕红色，果肉味酸涩，气味不太强烈。

本品以个大、皮皱、紫红色者为佳，尤以产于安徽宣城的木瓜（即宣木瓜）为质优。

【产地】

主产于安徽、浙江、湖北、四川；湖南、福建、河南、陕西、江苏等地亦有出产。

【炮制】

木瓜片：干燥木瓜清水洗净，稍浸泡，闷润至透，置蒸笼内蒸熟，趁热切片，日晒夜露至颜色由红转紫黑色即可。

炒木瓜：木瓜片置锅内，文火炒至微焦。

【主要成分】

含皂甙、苹果酸、酒石酸、柠檬酸、维生素C、黄酮类及鞣质等。

【药理分析】

水煎剂有抗炎作用，可抑制关节肿胀；可减轻肝细胞肿胀、变性、坏死，促进肝细胞修复，有较好的护肝作用；所含有机酸对腹水癌及其他肿瘤有抑制作用。

【性味归经】

味酸，性温，入肝、脾经。

【功效主治】

为祛风湿药材，具有平肝和胃、去湿舒筋的功用。

中医认为可治吐泻转筋、湿痹、脚气、水肿、痢疾诸证。

现代研究认为本品有抗炎抑菌、保肝、催乳、消食等作用，可用于肌肉及关节风湿病、急性肝炎、消化不良、小儿尿频尿急及脚癣、脚气的治疗。

【使用禁忌】

阴虚腰膝酸痛无力、伤食积滞多者忌用。

【治方举例】

常用量6~12克。内服可煎汤，或入丸、散；外用则可煎水熏洗。

① 治小儿尿频、尿急：大木瓜1个，切片，酒浸1周，每次取9克加水

煎服。每日1剂，分2次服，可连用5~7天。

②治脚癣：木瓜、甘草各30克，水煎去渣，每次浸足5~10分钟。

③治脚气：木瓜10克，水煎服。

【上品药膳房】

木瓜焗蟹

【材料】木瓜20克，螃蟹2只，白砂糖、酒、料酒、酱油、姜、葱、盐、味精、鸡精、胡椒粉、鸡汤各适量。

【制法】①木瓜洗净，润透，切薄片；螃蟹放入盆内，加少许食盐和酒，使其吐出污物，再将蟹脐、蟹盖揭开（蟹盖留用），除去肠杂、污物，洗净，每只蟹剁四块；姜切片；葱切段。

②所有调料连同鸡汤入锅内煮沸，放入蟹块、木瓜，改中火焗15分钟即可，捞出螃蟹摆于盘中，盖上蟹盖，装饰上桌。

【功用】舒筋活络，化湿和胃。筋骨损伤及风湿痛者食用尤佳。

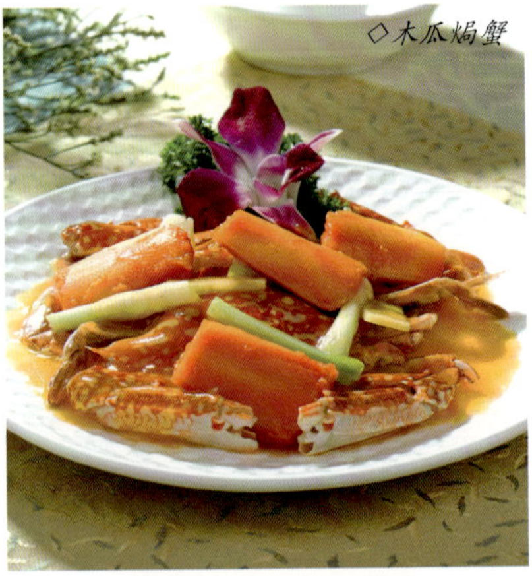

◇木瓜焗蟹

木瓜葡萄汤

【材料】木瓜30克，葡萄300克，冰糖20克。

【制法】①木瓜润透，切薄片；葡萄去皮，洗净；冰糖打为碎屑。

②木瓜、葡萄入锅内，加水1000毫升，武火煮沸，改文火煮约半小时，加入冰糖拌匀即可。

【功用】有舒筋活络、祛风湿、止疼痛的作用。风湿疼痛、孕妇胸腹胀满及肝炎、黄疸、痢疾等情形宜饮。

番木瓜

番木瓜又称乳瓜、木瓜、番瓜、万寿果等，为番木瓜科植物番木瓜的果实。主产于广东、广西、海南等地，味甘，性平，可治胃痛、痢疾、大小便不畅、风痹、烂脚等。现代研究认为番木瓜有抗肿瘤、抗菌、抗寄生虫、降血压、助消化、通乳等作用。内服可研末或煎汤或绞汁饮，外用则煎水洗。

木瓜果泥

【材料】鲜木瓜、苹果、西瓜、香蕉、香瓜各50克。

【制法】将以上水果洗净，去皮、去籽；将所有果肉入搅拌器内搅为果泥，倒出，装碗食用。

【功用】清暑热，理气，润肠胃。

白扁豆

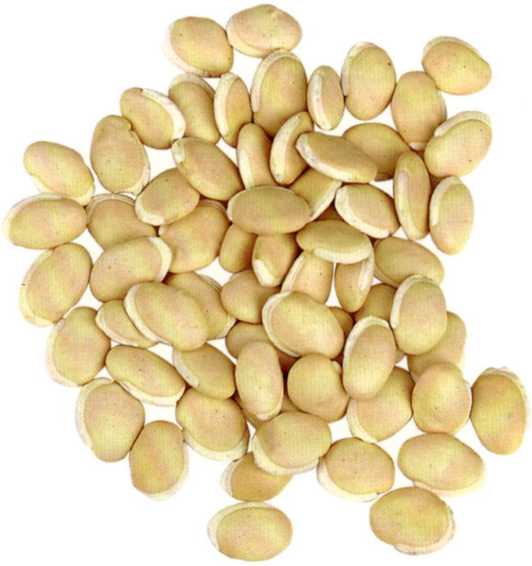

【别名】

扁豆、蛾眉豆、羊眼豆、南豆、小刀豆、藤豆。

【药材本源】

为豆科一年生缠绕草质藤本植物扁豆的白色种子。立冬前后摘取成熟荚果，晒干，打出种子，再晒至全干即可。

干燥种子表面光滑，呈黄白色，质坚硬，嚼之有豆腥味。药材以饱满、色白者为佳。

【产地】

全国大部分地区有产，以湖南、安徽、河南为盛。

【炮制】

生扁豆：拣净杂质，置沸水中稍煮，待种皮松软、鼓起时捞出，浸入冷水中，脱皮，晒干。

炒扁豆：净扁豆仁置锅内微炒至色黄略带焦斑时，取出，放凉。

【主要成分】

蛋白质、脂肪、糖类及多种矿物质（钙、磷、铁、锌）及维生素B等。

【药理分析】

含对人的红细胞的非特异性凝集素，故具有某些球蛋白特性；本品含有一种抗胰蛋白酶活性的植物凝结素，可抑制凝血酶。

此外，印度所产扁豆有降低血糖及血清胆甾醇的作用。

【性味归经】

味甘，性平，入脾、胃经。

【功效主治】

为补气的补益类药材，具有健脾和中、消暑化湿的功用。

中医认为可治暑湿吐泻、脾虚呕逆、食少久泄、消渴、赤白带下及小儿疳积等证。

临床用于脾胃虚弱之饮食不进、脾胃不和之恶心呕吐及腹痛腹泻，均有良好疗效；另外，本品对砒霜中毒、恶疮的治疗也颇多助益，还可用于糖尿病的辅助治疗。

【使用禁忌】

患寒热病（如疟疾）者忌食。

【治方举例】

常用量9~15克（大剂量可用至50克）。可煎汤内服，或入丸、散。

①治赤白带下：白扁豆炒后研为末，用米汤水送服，每日1~2次，每次6克。

② 治砒霜中毒：白扁豆生研，水绞汁饮。

【上品药膳房】

扁豆云吞

【材料】白扁豆、猪肉各100克，白面粉150克，鸡蛋1个，生粉少许，盐、味精、胡椒粉各适量。

【制法】① 白扁豆洗净，入沸水中烫过，切成碎粒。

② 猪肉洗净剁为泥，加扁豆碎、胡椒粉、生鸡蛋、生粉、盐、味精做成馅。

③ 如常法和面、擀为薄皮并切为三角形，以上馅包馄饨，煮熟，配以适当汤料即可。

【功用】健脾化湿。非常适合老年人食用，可预防高血压及心脑血管疾病，可改善消化不良及营养不良的状况。

扁豆炖猪脚

【材料】白扁豆15克，旱莲草15克，猪脚2只，料酒、姜、葱、盐、胡椒粉各适量。

【制法】① 白扁豆洗净；旱莲草洗净，切寸许长的段；猪脚去毛洗净，切块，入沸水中汆去血水，捞出；姜拍松；葱挽结。

② 上物入锅中，淋料酒，加水3000毫升，武火烧沸，改文火炖至猪脚熟烂，加入盐、胡椒粉，拌匀，稍炖即可。

【功用】滋阴补肝，益气补虚。腰膝酸软等体虚之人宜食。

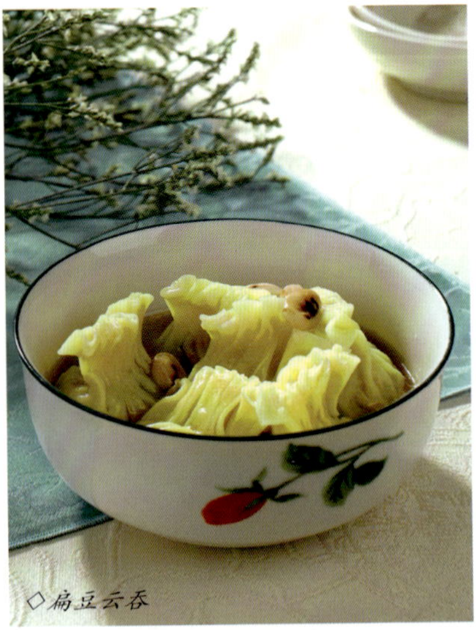

◇扁豆云吞

扁豆大枣汤

【材料】白扁豆30克，大枣10枚，冰糖适量。

【制法】① 白扁豆洗净；大枣洗净，去核，掰碎。

② 上物入瓦煲中加适量水煎汤，调入冰糖即可。

【服法】饮汤，吃豆、枣。每日2次。

【功用】健脾益气。气血虚证宜用。

扁豆入药以色白者为宜

扁豆种子有白色、黑色、红褐色等几种。黑色扁豆名“鹊豆”，不供药用；红褐色者在广西民间称为“红雪豆”，用如清肝、消炎药，眼生翳膜者宜用；中医入药以色白者为佳，并总结出“养胃清暑宜生用，健脾止泻宜炒用”的经验。

百合

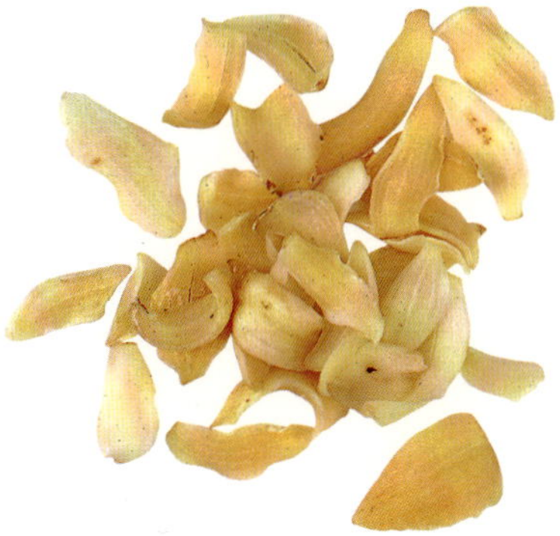

【别名】

白百合、野百合、山百合、岩百合、卷丹、山丹。

【药材本源】

为百合科植物百合、细叶百合、麝香百合及其同属多种植物鳞茎的鳞叶。秋、冬采挖，除去地上部分，洗净泥土，剥取鳞片，入沸水汆过或微蒸后，焙干或晒干即得。干燥鳞叶肉质肥厚、表面乳白色或淡黄棕色、细腻而略具光泽。

百合药用有家种与野生之分：家种者鳞片阔而薄，味不甚苦；野生者则小而厚，味较苦。

本品以瓣匀肉厚、色黄白、质坚、筋少者为佳。

【产地】

全国大部分地区有产。

【炮制】

百合：拣去杂质、黑瓣，簸尽灰屑即可。

蜜百合：净百合加炼蜜、开水适量，拌匀，稍闷，置锅内文火炒至色黄、不粘手时取出，放凉。（每50千克百合用蜜3.2千克）

【主要成分】

含淀粉、蛋白质、脂肪及秋水仙碱等多种生物碱。

【药理分析】

百合煎剂有止咳、平喘作用；所含秋水仙碱对癌细胞有抑制作用，可使其停留在中期，因此有较好的抗癌作用。

【性味归经】

味甘微苦，性平，入心、肺经。

【功效主治】

为养阴的补益药材，具有润肺止咳、宁心安神的功用。

中医认为可治肺痨久嗽、咳唾痰血以及热病后余热未清、虚烦惊悸、神志恍惚等证，脚气的浮肿之证亦可用。

现代研究认为本品有镇咳平喘、止血、止痛、抗炎抗菌、抗癌等作用，临床可用于呼吸系统疾病、鼻出血、胃痛、胃炎、鼻窦炎及神经衰弱等的治疗。

【使用禁忌】

风寒痰咳、中寒便滑者忌服。

【治方举例】

常用量9~30克。内服可煎汤、蒸食或煮粥食；外用可捣敷。

①治鼻窦炎：生百合40克，川楝子20克，荔枝15克，乌药15克，水煎服。每日1剂。

② 治胃痛：百合、公英各20~30克，乌药、炒青皮、炒五灵脂各10克，水煎后服用，每日1剂，剧痛者每日上、下午各服1剂。(脘腹胀满者方中可加沉香、炒莱菔子；吐衄者则加大黄、白芨。)

【上品药膳房】

百合桂圆炒苋菜

【材料】百合、龙眼肉各25克，苋菜500克，姜、葱、盐、味精各适量。

【制法】① 百合浸泡1夜，捞出，沥干水分；龙眼肉洗净；苋菜去老叶，洗净，切长段；姜切片；葱切段。

② 素油入锅中，旺火烧至七成热，下姜、葱跑油出味，迅速下入苋菜、百合、龙眼肉及盐、味精，快速翻炒至熟即可。

【功用】补脑益智。很适合脑力衰退、智力低下、记忆力欠佳的儿童食用。

百合乌鸡

【材料】乌骨鸡1只，百合20克，红枣6枚，竹荪30克，鲜藕100克，葱、姜、盐、味精、胡椒粉各适量，蜂蜜少许。

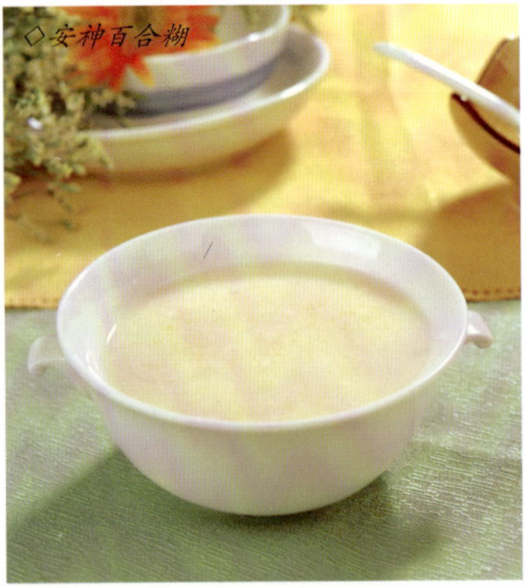
◇安神百合糊

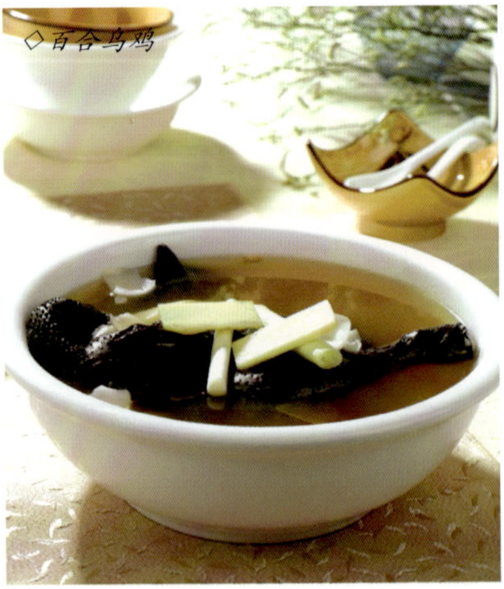
◇百合乌鸡

制作：① 百合洗净，于蜂蜜中浸2小时；乌骨鸡溺杀后去毛、爪、肠杂；红枣去核；鲜藕去皮，切小块，竹荪温水泡发，洗净；生姜切片；葱切段。

② 上物同入锅中，加料酒，稍拌，再加入适量水，武火烧沸，改文火炖至鸡肉酥烂，加盐、味精、胡椒粉搅匀，稍炖即可。

【功用】清心安神，润肺滋阴。呼吸道疾病及更年期综合征患者宜用于辅助治疗。

安神百合糊

【材料】百合粉（商店有售）50克，白砂糖适量。

【制法】百合粉入锅内，加清水适量，拌匀，文火煮成稀糊，以白砂糖调味即可。

【服法】温热服食，每日1~2次。（风寒咳嗽者不宜食）

【功用】清心安神，润肺止咳，调和五脏，消肿利尿。

花椒

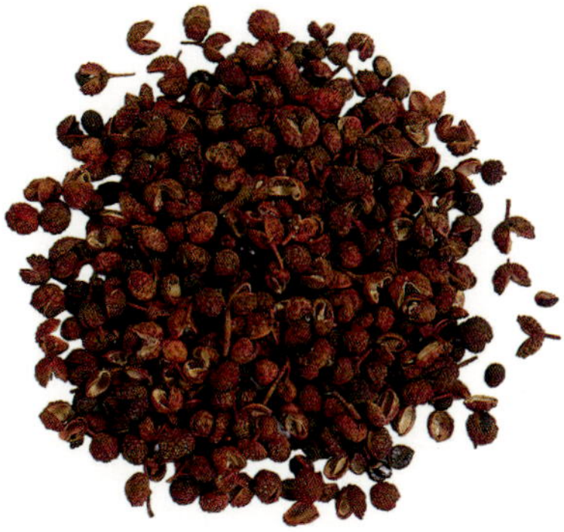

【别名】

川椒、点椒、汉椒、巴椒、蜀椒、秦椒、大椒、南椒。

【药材本源】

为芸香科植物花椒的种子。8~10月果实成熟后，剪取果枝，晒干，除尽枝叶杂质分出种子（椒目），取用种皮。

干燥果皮又称红花椒、红椒、大红袍，状如切开之皮球，表面红紫色至红棕色，较粗糙；内果皮光滑、淡黄色。皮质果皮具强烈香气、味麻辣而持久。

本品以鲜红、光艳、皮细、均匀、无杂质者为佳。

【产地】

主产于河北、山西、陕西、甘肃、河南等地，四川、湖南等地亦有出产。

【炮制】

除去果柄及椒目（种子），置锅内炒至发响、出油，取出，放凉即可。

【主要成分】

含挥发油、甾醇、不饱和有机酸等。其中挥发油中又含牻牛儿醇、柠檬烯、枯醇等成分。

【药理分析】

花椒粉末及醇浸出液有局部麻醉、止痛作用；对大肠、绿脓、伤寒等杆菌有完全抑制作用，对金葡萄、溶血性链球菌、炭疽杆菌等有抑制作用；水浸液有抑真菌作用；所含挥发油能使蛔虫中毒，因而有驱虫作用。

【性味归经】

味辛，性温，有小毒，入脾、肺、肾经。

【功效主治】

为温里药材，具有温中散寒、除湿、止痛、杀虫、回乳、解鱼腥毒等功用。

中医认为可治积食停饮、心腹冷痛、呕吐、咳嗽气逆、风寒湿痹、泄泻、痢疾、疝痛、齿痛、蛲虫病、阴痒、疮疥等证。

本品在现代临床中常用于牙痛病、虚寒性胃痉挛、肠炎、外阴瘙痒、阴道炎、皮肤瘙痒及湿疹、血吸虫病、蛔虫病、蛲虫病等的治疗。

【使用禁忌】

阴虚火旺者忌用；

孕妇慎服。

【治方举例】

常用量2~5克。可煎汤内服，或入丸、散；外用可研末调敷或煎水浸洗。

①治虚寒性胃痉挛：花椒6克，干姜7克，党参9克，水煎去渣，加饴糖30克，待溶，温服。

②治外阴瘙痒：方一：花椒适量，

水煎取液洗涤患部。

方二：花椒15克，公英、艾叶各15克，水煎取液置盆中进行洗浴、每日2~3次，1剂可煎2次取液。（此方尤适宜于因感染而引起的湿热阴痒）

【上品药膳房】

花椒猪骨汤

【材料】花椒10克，猪骨肉50克，盐适量。

【制法】① 花椒洗净；猪骨肉洗净。

② 上物入瓦煲中，加清水适量，武火煮沸，改文火煮约50分钟，加盐调味即可。

【服法】分次服食，每日1剂。

【功用】祛风散寒，消炎止痛，活血化瘀，通经活络。外伤性牙髓炎患者食用颇佳。

花椒种子——椒目

中药中所谓“椒目”者，特指花椒的种子。椒目味苦，性寒，入脾、膀胱经，具有行水、平喘作用，临床用于慢性气管炎的治疗有一定疗效。常用量为2~5克。

治尿闭症：椒目15克，茅根30克，水煎服。每日1剂。

佛手

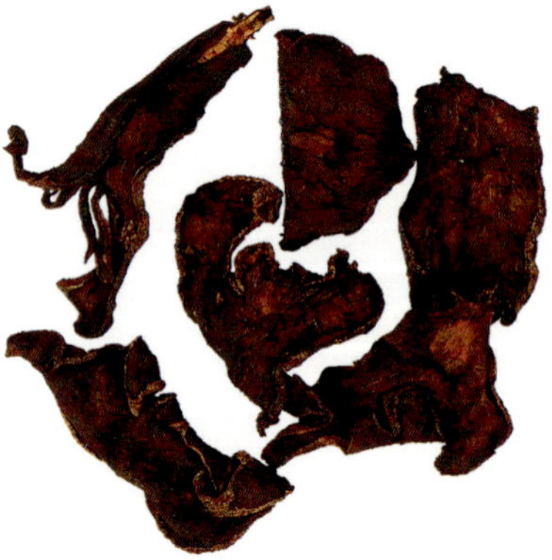

【别名】

川佛手、广佛手、佛手柑、佛手香橼、密罗柑、福寿柑、五指柑。

【药材本源】

为芸香科植物佛手的果实。秋季果实呈浅绿色或稍带黄色时采收，采摘后放置3~5天，待水分大部分蒸发后，纵切5~10毫米厚的薄片，晒干（或阴干或以低温烘干）。

佛手柑可鲜用，亦可切片用，即佛手片。作为药材，可分为川佛手、广佛手，均以片大、绿皮白肉、香气浓厚者为佳。本品宜密封贮存，以防香气散失。

【产地】

主产广东、四川；福建、浙江、安徽、云南等地亦有出产。

【炮制】

拣去杂质，用水喷润后，切碎，晒干。

【主要成分】

含有柠檬油素、香叶木甙、橙皮柑等成分。

【药理分析】

动物实验中，醇提取物对离体肠管有明显的抑制作用；对乙酰胆碱引起的十二指肠痉挛有显著的解痉作用；有抑制心脏和降压作用。

【性味归经】

味辛苦酸，性温，入肝、胃经。

【功效主治】

为行气药材，具有理气、化痰的功用。

中医认为可治胃痛、胁胀、呕吐、噎膈、痰饮咳喘等证，另外可以解酒。

现代研究认为本品有镇定、解痉、祛痰平喘及抗心律失常的作用。

【使用禁忌】

阴虚有火者慎服。

【治方举例】

常用量3~9克，可煎汤或泡茶服用。

①治痰气咳嗽：陈佛手6~9克，水煎服。

②治妇女白带：佛手15~30克，猪小肠50克，水煎服。

③治小儿传染性肝炎：陈佛手、败酱草各适量，水煎服。（每日1剂，7~10天为1个疗程。1~3岁：10~15克；3~5岁：15~20克；5~7岁：20~25克；7~10岁：30克。败酱草每岁加1克，10岁以上每2岁加1克）。

【上品药膳房】

佛手鸡蛋

【材料】佛手15克，茉莉花10克，鸡蛋2~3枚。

【制法】鸡蛋外壳洗净，入锅内，加清水适量，煮一沸，捞出，将壳打破，再与佛手、茉莉花同煮15分钟。

【服法】食蛋。每日1次。

【功用】疏肝理气，醒脾固肠。肝炎胁痛者宜用。

佛手半夏

【材料】佛手5克，半夏5克，白砂糖适量。

【制法】将佛手切碎、半夏捣烂，放入保温杯中，再加白糖少许，冲入沸水，加盖闷15分钟即可。

【服法】代茶饮。每日1剂。（肺热或阴虚咳嗽者忌饮）。

【功用】理气燥湿，化痰止咳。老年性慢性支气管炎而见痰多咳嗽者宜饮用。

佛手白酒

【材料】佛手30克，白酒1000毫升。

【制法】佛手洗净，用清水泡软，切小块，晾干水分后放入酒坛，加入白酒，密封。（浸泡5日后搅拌一次，10日过滤去渣即成。）

【服法】每日早、晚各服1次，每次15~20毫升。

【功用】有疏肝理气、消食化痰的效用。肝气郁结、情志抑郁、食欲不振、恶心呕吐、咳嗽痰多之人宜饮。

◇佛手鸡蛋

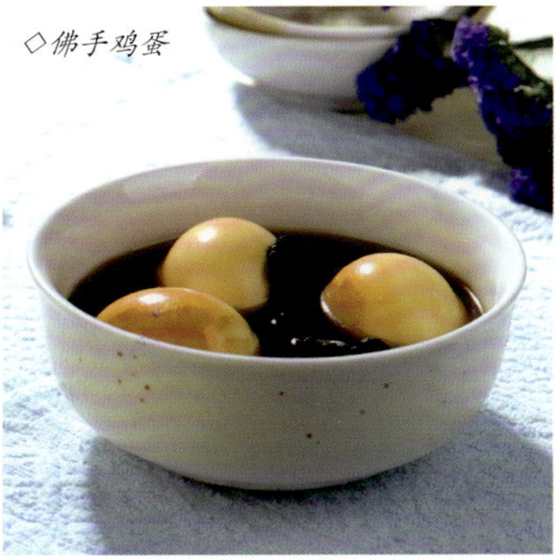

桃仁

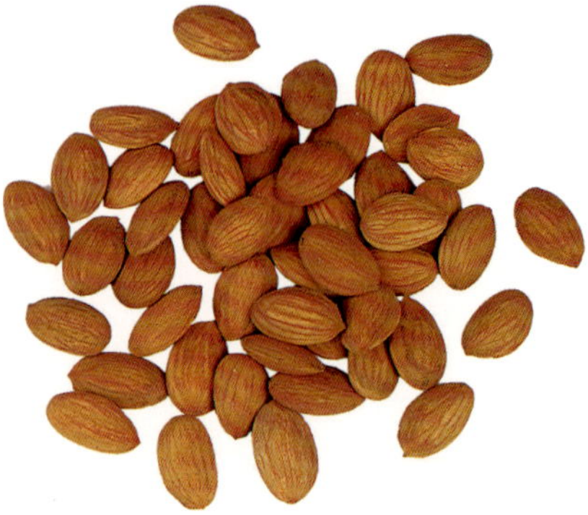

【别名】

桃核仁

【药材本源】

为蔷薇科植物桃或山桃的种子。果实成熟时采摘，除去果肉及核壳，取出种子，晒干即得。干燥种子外表有纵皱，呈红棕色或黄棕色，种皮薄而脆，乳白色种仁富含油脂。

本品以颗粒均匀、饱满、整齐、不破碎者为佳。贮存时宜置阴凉干燥处，防虫蛀、走油。

【产地】

主产于四川、云南、陕西、山东、河北、河南、山西等地。

【炮制】

除去硬壳杂质，置沸水锅中煮至外皮微皱，捞出，浸入凉水中，搓去种皮，晒干，簸净。

【主要成分】

含苦杏仁甙、挥发油、脂肪油（主要为油酸甘油酯及少量亚油酸甘油酯），另还含有苦杏仁酶等。

【药理分析】

桃仁醇提取物有抗血凝作用，同时有微弱的溶血作用；含丰富脂肪油，故有润肠缓泻的作用。

桃仁所含苦杏仁甙有止咳平喘作用，但大量内服可导致中毒，甚至引起死亡。

【性味归经】

味苦甘，性平，入心、肝、大肠经。

【功效主治】

为活血化瘀药材，具有破血行瘀、滑肠通便的功用。

中医认为可治经闭、热病蓄血、风痹、疟疾、跌打损伤、瘀血肿痛、血燥便秘等证。

现代研究认为本品有扩张血管、抗凝血、缓泻、镇咳平喘及保肝等功用，临床用于血瘀经闭、肺脓肿、血栓闭塞性脉管炎及软组织损伤、跌打损伤及瘀血疼痛等的治疗。

【使用禁忌】

孕妇及咯血之人忌用；

忌过量内服，以免导致氰化物中毒。

【治方举例】

常用量6~10克。可煎汤内服，或入丸、散；外用则可捣敷。

①治经闭：桃仁30克，红花10克，每日1剂，煎3次服。（小腹胀痛者加元胡15克，服药3剂未通者，加京三棱、莪术各20克；属血虚无经者加阿胶20克，烊化调和，每服6剂为1个疗程。）

② 治荨麻疹：鲜桃仁500克，置乙醇100毫升中，冬春季浸15日，夏秋季浸7日，过滤装瓶。荨麻疹发作时用棉签蘸浸液涂于患处。

【上品药膳房】

牛奶煮桃仁

【材料】牛奶250毫升，桃仁15克，冰糖适量。

【制法】① 桃仁去皮，碾成粉末；冰糖打成碎屑。

② 牛奶入炖杯内，武火煮沸，加入桃仁粉末，改文火煮5分钟，加入冰糖屑拌匀即可。

【功用】破血祛瘀，润肠通便。瘀肿疼痛、痛风之人及痛经者宜服。

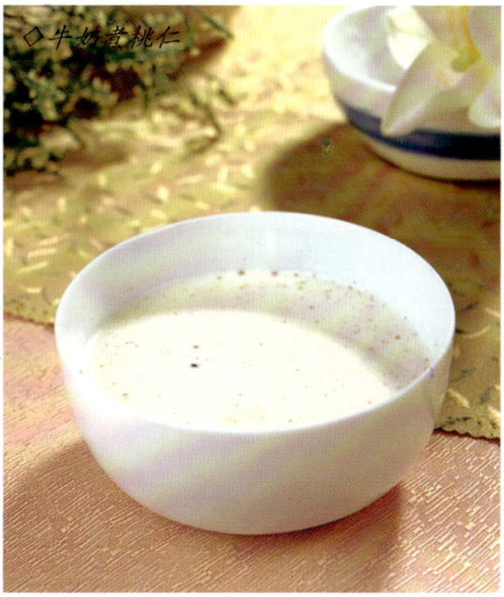

◇牛奶煮桃仁

乌发桃仁糖

【材料】桃仁200克，红砂糖200克。

【制法】① 桃仁用清水浸泡2~3日，晒干，去皮。

② 去皮桃仁与红砂糖入锅中，文火煮成浓稠的桃仁糖即可。

【服法】早、晚各1次，每次嚼食8~10粒，连吃2~3个月。

【功用】活血乌发。专治少年白发（桃仁可改善头皮的血液循环，促进毛根黑色细胞产生黑色素）。

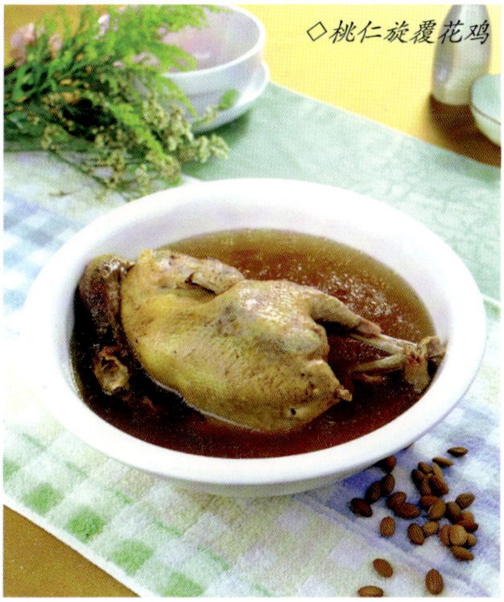

◇桃仁旋覆花鸡

桃仁旋覆花鸡

【材料】鸡1只，桃仁、旋覆花各9克，沉香4克，田七6克，冬菇50克，姜、葱、盐、绍酒、上汤各适量。

【制法】① 鸡宰杀后去毛、爪、肠杂；桃仁去皮尖；旋覆花洗净；田七、沉香制为粉末；冬菇泡发好后，洗净；姜切丝；葱切段。

② 鸡置蒸盆内，以料酒、盐涂抹鸡身，桃仁、旋覆花、田七、沉香及姜丝、葱段纳入鸡腹腔内，加入上汤1000毫升。

③ 蒸盆入蒸笼，大火蒸至鸡肉熟透酥烂即可。

【功用】有活血化瘀、滋补气血的功效。心络瘀阻型冠心病患者食用很合适。

淡豆豉

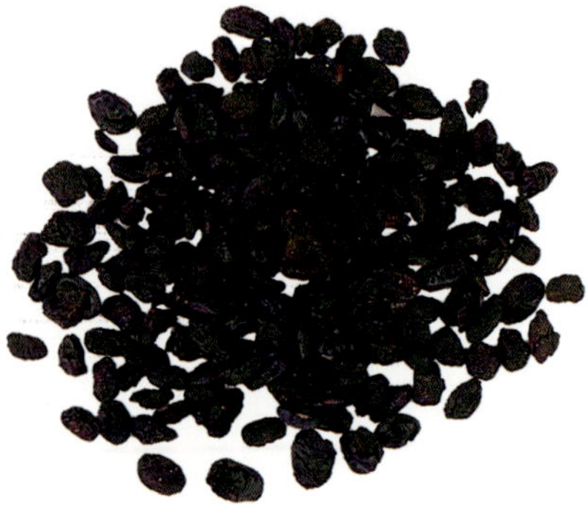

【别名】

豆豉、香豉、淡豉。

【药材本源】

为豆科植物大豆的种子经蒸腌加工而成。干燥品外皮黑色，微有纵横不整的皱折，上有黄灰色膜状物；种仁多为棕色，断面颜色较浅。

本品有霉臭味，论品质以色黑、附有膜状物者为佳。

【产地】

全国大部分地区有产。

【性味归经】

味苦，性寒，入肺、胃经。

【功效主治】

为发散风热的解表药材，具有解表、除烦、宣郁、解毒的功用。

中医认为可治伤寒热病、寒热头痛、烦燥、胸闷等证。

现代研究认为本品有发汗、助消化、退乳等作用，临床用于感冒、尿血等症，颇具疗效。

【使用禁忌】

因能退乳，哺乳期妇女不宜使用。

【治方举例】

常用量10~15克，可煎汤内服，或入丸剂；外用则捣敷或炒焦研末调敷。

①治风寒感冒：淡豆豉30克，葱白（连须）5条，水煎服。

②治风热感冒：淡豆豉12克，葱白3条，栀子9克，竹叶、薄荷各6克，桔梗45克，甘草3克，水煎服。

【上品药膳房】

淡豆豉炒苦瓜

【材料】淡豆豉50克，苦瓜400克，红辣椒1个，麻油、花生油、清汤、食盐、味精各适量。

【制法】①苦瓜去蒂去籽，切成长4厘米、宽2厘米的块，用盐腌约10分钟，入沸水锅中略烫，捞出，控干水分。

②淡豆豉洗净，沥尽水分；红辣椒去蒂和籽，切碎。

③花生油入锅中，中火烧热，放入辣椒、淡豆豉，炒出香味后，下入苦瓜块，略煸炒，淋入清汤，待炒至汤汁将干时加入味精，淋上麻油炒匀即可装盘。

【服法】佐餐食。

【功用】清热解毒，降血压、降血糖，瘦身减肥。

豆豉蒸南瓜

【材料】豆豉30克，南瓜300克，花生

油、葱、盐、鸡精各适量。

【制法】① 豆豉用水略洗，沥干水分；南瓜洗净，去皮，切成3厘米见方的块；葱切丝。

② 南瓜块用素油、盐、鸡精稍拌，码放盘中，淡豆豉、葱丝撒于南瓜面上，上蒸笼蒸约半小时至南瓜块熟透即可。

【功用】解表，除烦。感冒之发热、头痛、胸脘烦闷者宜食。

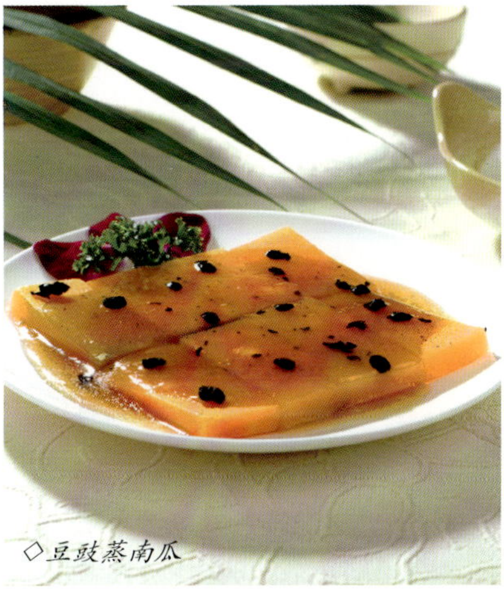

◇豆豉蒸南瓜

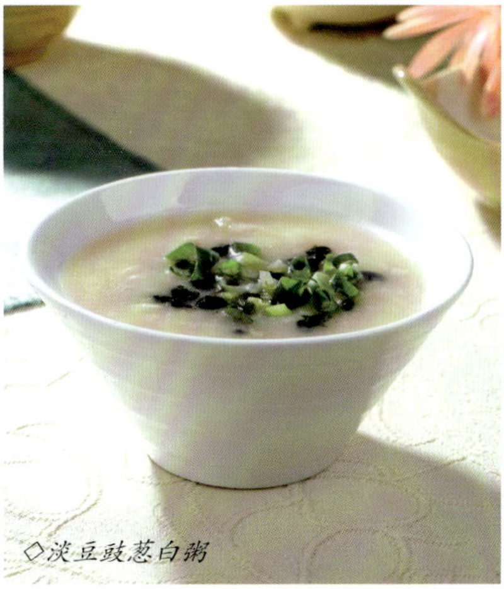

◇淡豆豉葱白粥

淡豆豉葱白粥

【材料】淡豆豉10克，葱白3段，粳米50克，白砂糖适量。

制作：粳米洗净如常法煮粥，粥将成加入淡豆豉、葱白，再煮数沸，粥成加入白砂糖，拌匀即可。

【服法】温热时服用。每日1剂。

【功用】有发汗解表的效用，特别适合风寒感冒者食用。

淡豆豉的加工

【材料】黑大豆50千克，桑叶2千克，青蒿3.5千克。

【制法】① 黑大豆洗净；桑叶、青蒿加水煎汤，过滤取汤，药渣留用。

② 黑大豆用药汤拌匀，待吸尽药汤后，置蒸笼内蒸透，取出放凉。

③ 凉后的黑大豆置容器内，以煎过的桑叶、青蒿渣盖面，闷至黑豆发酵生黄衣，取出，晒干即得。

除上述方法外，也可选取药材煎汁，再以药汁煮豆，放凉后晒干；或将药物研为粉末，与煮熟的大豆拌匀然后晒干。

杏仁

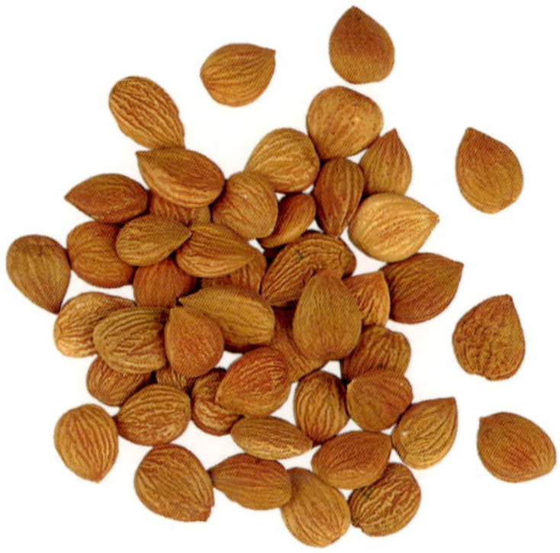

【别名】

杏核仁、杏子、苦杏仁、杏梅仁、木落子。

【药材本源】

为蔷薇科植物杏或山杏等味苦的干燥种子。夏季果实成熟时采摘，除去果肉及果核壳，取种仁，晾干。

本品以颗粒均匀、饱满肥厚、味苦、不发油者为佳。贮存时宜置阴凉干燥处，须防虫蛀。

【产地】

主产于东北、华北各省。

【炮制】

杏仁：拣净硬壳杂质，置沸水中微煮，捞出，浸入凉水中，除去种皮，晒干，簸净。

炒杏仁：净杏仁置锅内，文火炒至色微黄，取出放凉即可。

【主要成分】

含苦杏仁甙、脂肪油（杏仁油）、蛋白质及多种游离氨基酸。

【药理分析】

服用小量杏仁可镇静呼吸中枢，有镇咳平喘的功效；微量的苦杏仁甙分解出的氢氰酸可兴奋呼吸中枢，直接涂于正常皮肤，有局部麻醉作用，可止痒；苦杏仁油有驱虫、杀菌和润肠通便的作用。

【性味归经】

味苦，性温，有毒，入肺、大肠经。

【功效主治】

为止咳平喘药材，具有止咳平喘、润肠通便的功效。

中医认为可治外感咳嗽、喘满、喉痹及肠燥便秘等证。

现代研究认为本品有镇咳、祛痰、平喘及扩冠、驱虫、抑菌、通便、抗癌等作用。

【使用禁忌】

阴虚咳嗽及大便溏泄者忌服。

【治方举例】

常用量3~9克。可煎汤内服，或入丸、散；外用则可捣敷。

①治阴道滴虫：带皮杏仁连皮捣烂，加2倍水，搅汁混匀，取干净纱布浸汁塞阴道。每日1次，每次3~4小时。

②治老年性皮肤瘙痒：杏仁、鲜猪油各等份，杏仁捣烂如泥与猪油混匀，用布包裹涂患处，每日2~3次，3~5天见效。

【上品药膳房】

杏仁挂面

【材料】杏仁20克，香菇50克，挂面150克，鸡油25克，葱、盐、味精各适量。

【制法】① 杏仁研成粉；香菇洗净，切薄片；葱切花。

② 鸡油入锅内，武火烧热，入葱花跑油出味，加水600毫升，烧沸，下入挂面，加入香菇片、杏仁粉、盐、味精，装碗后撒上葱花即可。

【功用】有润肺止咳的功效。肺热咳嗽、肺炎、多痰等情形宜食。

杏仁橘皮粥

【材料】杏仁10克，橘皮10克，大米100克，白砂糖适量。

【制法】① 杏仁、橘皮略洗，入瓦煲中煎取药汁50毫升。

② 大米洗净，如常法煮粥，粥将成加入药汁，再煮1~2沸，至粥成以白砂糖调味即可。

【服法】温热服食。每日1~2次。

【功用】降气化痰，止咳平喘，润肠通便。肠燥便秘、腹胀者宜服。

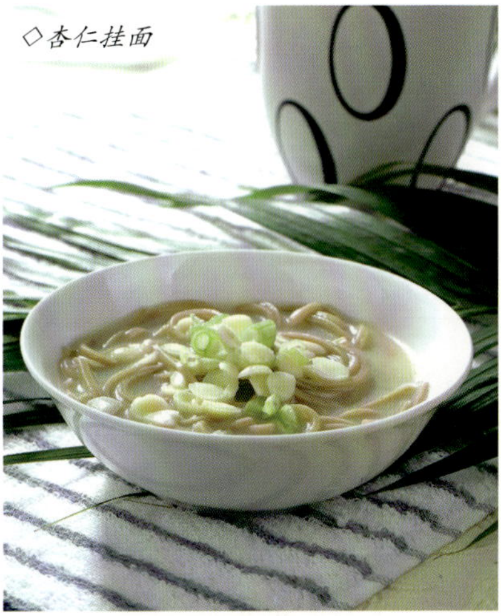

◇杏仁挂面

杏仁豆腐羹

【材料】豆腐3块，杏仁24粒，苹果1个，冬菇1只，熟油、盐、味精各适量。

制作：① 豆腐切小块，用水稍浸泡，捞起；冬菇剁成蓉，与豆腐块同入锅中加少量水煮滚，加入盐、味精和熟油勾成豆腐羹。

② 杏仁去衣，拍碎；苹果去皮切成小粒，与杏仁同搅成蓉。

③ 豆腐羹冷却后，再加入②中的杏仁、苹果粒，拌匀即可。

【功用】有清热、止咳的作用。小儿发热咳嗽宜食。

杏仁的毒性

杏仁有毒性，故不可过量服用，尤其小孩应慎之又慎。

杏仁所含苦杏仁甙内服后，在体内可分解产生一种剧毒物质——氢氰酸。稍过量即可出现头痛、头晕、恶心呕吐、腹痛腹泻、甚至呼吸困难、昏迷等中毒症状，当氢氰酸的量达到0.05克时即可令人致死。

成人在食用杏仁时超过50~60个即可至死，小儿则食用7~10枚即有生命危险。

胡椒

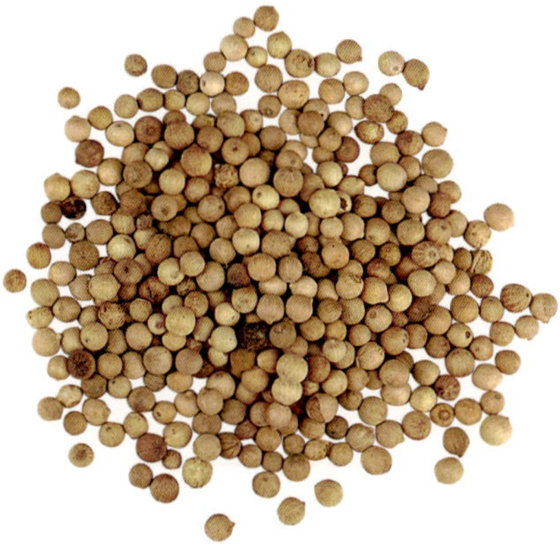

【别名】

黑胡椒、白胡椒、浮椒、玉椒、古月。

【药材本源】

为胡椒科植物胡椒的果实。当果穗、基部的果实开始变红时，剪下果穗，晒干或烘干，果实呈黑褐色，即为黑胡椒；当果实全部变红再采收，然后用水浸渍数天，擦去外果皮，晒干，使得其表面呈灰白色，即为白胡椒。

本品中，黑胡椒以粒大、饱满、色黑、皮皱、气味强烈者为佳；白胡椒则以个大、粒圆、坚实、色白、气味强烈者为质优。

【产地】

主产于广东、广西、海南、云南等地。

【炮制】

拣净杂质，筛去灰屑，用时打碎或研成细粉。

【主要成分】

含挥发油、胡椒碱、胡椒脂碱、胡椒新碱等。

【药理分析】

所含胡椒碱有解热、驱风作用，并有微弱的抗疟作用；可升高血压；试验证明本品的水、醚或酒精提取物有杀绦虫的作用。

【性味归经】

味辛，性热，入胃、大肠经。

【功效主治】

为温里药材，具有温中、下气、消痰、解毒的功用。

中医认为可治寒痰食积、脘腹冷痛、反胃、呕吐清水、泄泻、冷痢等证，并可解食物中毒。

现代研究认为本品有镇静、抗惊厥、健胃行气等作用，临床用于神经衰弱、癫痫、慢性肠胃炎、百日咳、子宫脱垂及婴幼儿腹泻、小儿哮喘等症，疗效颇佳。

【使用禁忌】

阴虚有火者忌服。

【治方举例】

常用量2~4克（若研末吞服，每次0.5~1.5克，外用则适量）。内服可煎汤，或入丸、散；外用则研末调敷或置膏药内使用。

①治子宫脱垂：白胡椒、附片、肉桂、白芍、党参各20克，研末，加红糖60克，和匀，分20包。每日早晚各服1包（服前宜先饮少量酒），15天为1个疗程。

②治百日咳：活蟾蜍1只，开水

烫毙（不去肠肚），以黑胡椒7粒填入其口腔中，置瓦片上，用炉火煅成灰，隔2日1次，分2次服完，5日为1疗程。

【上品药膳房】

胡椒葱枣汤

【材料】胡椒7粒，大枣5玫，葱白3段，盐适量。

【制法】胡椒、大枣、葱白洗净后，入锅中，加清水适量，文火炖汤，以盐调味即可。

【服法】吃枣饮汤。每日1剂。

【功用】温脾养胃，理气止痛。胃脘冷痛者不妨一试。

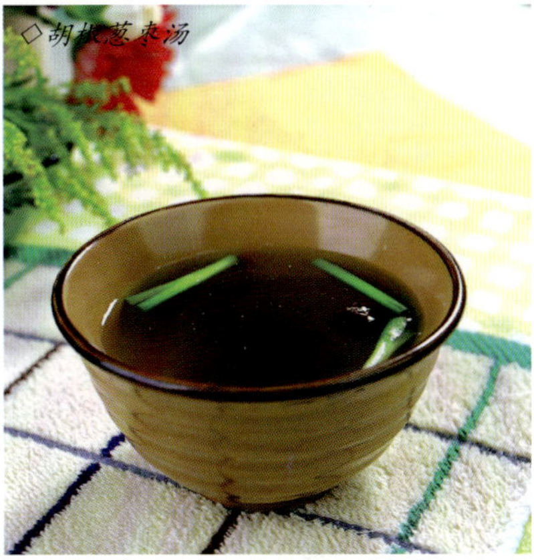
◇胡椒葱枣汤

桑椹子

【别名】

桑果、桑粒、桑实、桑枣、文武实。

【药材本源】

为桑科植物桑的果实。4~6月桑椹呈红紫色时采收，晒干或略蒸后晒干。干燥果穗质地油润而富有糖性。

本品以个大、肉厚、紫红色、糖性大者为佳。

【产地】

江苏、浙江、湖南、四川、河北等地。

【炮制】

用水洗净，拣去杂质、摘去长柄，晒干即可。

【主要成分】

含糖、鞣酸、苹果酸及多种维生素，另含较为丰富的脂肪酸。

【药理分析】

临床观察本品有镇静、降压、缓泻作用。

【性味归经】

味甘，性寒，入肝、肾经。

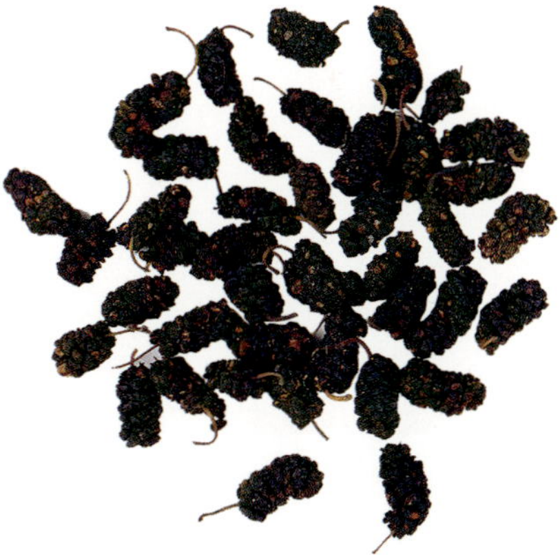

【功效主治】

为补血药材，具有补肝、益肾、熄风、滋阴的功用。

中医认为可治肝肾阴亏、消渴、便秘、目暗、耳鸣及关节不利等证。

现代研究认为本品可增强人体免疫力，尤其对贫血、老年虚证及慢性肝炎、糖尿病等慢性消耗性疾病颇多助益，另外临床还可用于便秘、风湿性关节炎等的治疗。

【使用禁忌】

脾胃虚寒腹泻者忌用。

【治方举例】

常用量9~15克。可煎汤内服，或敷膏、生食或浸酒；外用则可浸水洗。

①治贫血：桑椹15克，何首乌12克，枸杞子9克，水煎服。

②治慢性肝炎：桑椹适量，洗净，加水熬膏。每次服1汤匙，每日1次。

【上品药膳房】

桑椹茯术茶

【材料】桑椹、茯苓、白术、白芍、甘草各5克。

【制法】上药捣碎，装入纱布袋，置保温杯中，注入沸水，焖10分钟即可(可反复冲泡)。

【服法】代茶频饮。每日1剂。

【功用】健脾益肾，缩尿止遗。小儿遗尿症者宜饮。

桑椹炖乌鸡

【材料】干桑椹50克，鲜笋片或泡发好的干笋片200克，乌骨鸡1只(约750克)，黄酒、盐、味精各适量。

【制法】①乌骨鸡宰杀后去毛、爪及肠杂，洗净；桑椹洗净；笋片洗净。

②桑椹与乌骨鸡同入瓦煲内，加适量水，文火炖至八成熟，加入笋片(干笋片宜早放)、黄酒、盐、味精，煮至鸡肉熟烂即可。

【服法】佐餐食用，吃肉饮汤。

【功用】补益肝肾。适于动脉硬化症属肝肾亏虚而见头晕眼花，须发早白，腰酸腿软等情形食用。

桑椹杞子米饭

【材料】桑椹子30克，枸杞子30克，粳米80克，白砂糖20克。

【制法】①桑椹子、枸杞子分别洗净，粳米淘洗干净。

②上物同入锅中，加适量水及白砂糖，文火焖煮成米饭。

【服法】作主食。

【功用】滋阴补肾，适合肝肾阴虚之骨质疏松者食用。

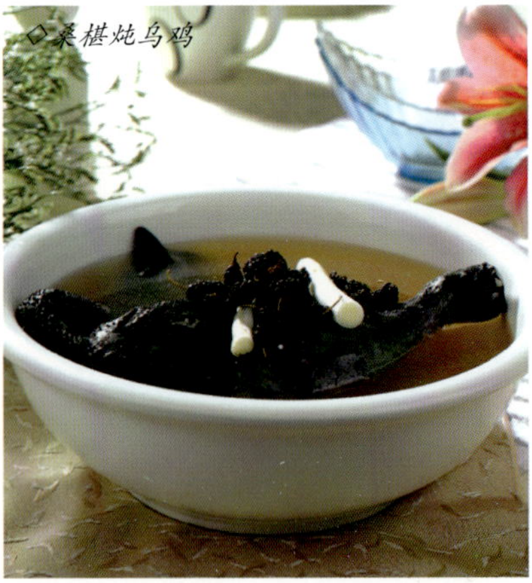

◇桑椹炖乌鸡

鸡内金

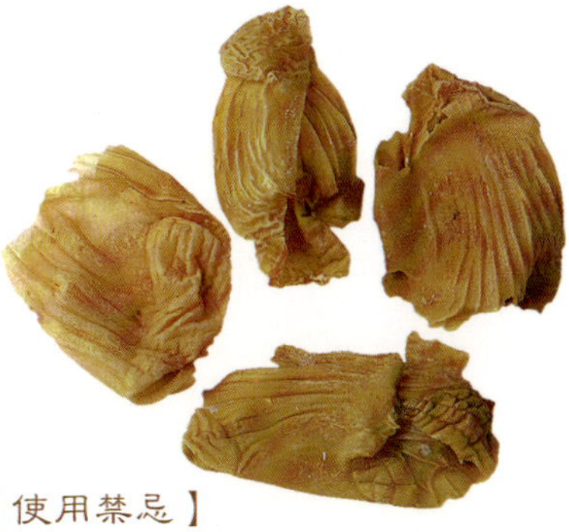

【别名】

鸡肫皮、鸡黄皮、鸡中金、化石胆。

【药材本源】

为雉科动物家鸡的干燥砂囊内膜。鸡宰杀后，取砂囊，剖开，趁热剥取内膜，洗净晒干（剥离前不宜入水洗）。

本品以干燥、完整、个大、色黄者为佳。

【产地】

全国各地有产。

【炮制】

鸡内金：拣去杂质，漂净晒干。

【主要成分】

含胃激素、角蛋白及多种维生素。

【药理分析】

口服鸡内金，可增高胃液的分泌量、酸度及消化力，明显增强胃运动机能。

【性味归经】

味甘，性平，入脾、胃经。

【功效主治】

为消食药，有消积、健胃、涩精、通淋的功效。

中医认为可治食积胀满、呕吐反胃、泻痢、疳积、消渴、遗尿、牙疳口疮及喉痹等证。

现代研究认为本品对消化系统疾病颇多助益，可助消化、增进食欲，临床可用于慢性胃炎、消化不良、泌尿系结石、遗尿、遗精等症。

【使用禁忌】

脾虚无积者慎用。

【治方举例】

常用量3~9克（研末吞服每次3克）。内服可煎汤，或入丸、散；外用则焙干后研末调敷或生贴。

治泌尿系结石：鸡内金30克，瞿麦15克，川芎9克，川牛膝10克，台乌药9克，煎2次取汁浓缩成120毫升，分3次服（每次服药后饮水，跳跃5分钟），连用2~3个月。

上品药膳房

内金山药小米粥

【材料】鸡内金10克，生山药50克，小米100克，食盐少许。

【制法】① 鸡内金洗净，烘干，研成细末；生山药去皮，洗净，煮熟，捣为泥；

② 小米淘洗干净，入锅中，加清水适量，武火煮沸，改文火煮至粥将成，下入内金粉、山药泥，拌匀，改中火煮1~2沸，入盐调味即可。

【服法】每日1剂，分2次温服。

功效：健脾和胃，益肾固精。脾肾虚之带下、遗精多用。

芦根

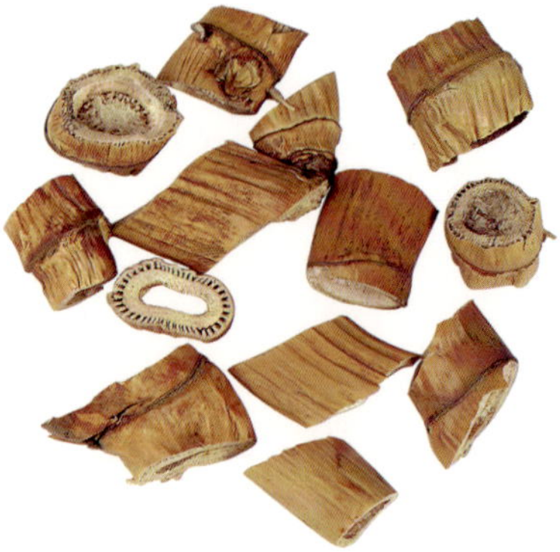

【别名】

芦头、苇根。

【药材本源】

为禾本科多年生高大草本植物芦苇的根茎。春、夏、秋季挖取，洗净泥土，剪去残茎、芽及节上须根，剥去膜状叶，晒干（干芦根），或埋于湿沙中以供鲜用（即“活水芦根”）。

本品以条粗壮、黄白色、有光泽、无须根、质嫩者为佳（论疗效则鲜品较佳）。

【产地】

全国各地有产。

【主要成分】

含薏苡素、蛋白质、糖类、脂肪及天门冬酰胺等，另含多量维生素 B_1、维生素 B_2 和维生素 C 等。

【药理分析】

煎剂在体外试验中对 β－溶血性链球菌有抗菌作用；临床证实本品有镇静、镇咳及镇吐作用，并对胆结石、泌尿系结石有溶解作用。

【性味归经】

味甘，性寒，入肺、胃经。

【功效主治】

为清热药材，具有清热、生津、除烦、止呕的效用。

中医认为可治热病烦渴、胃热呕吐、噎膈、反胃、肺痿、肺痈诸证，并可解河豚鱼毒。

现代研究认为本品不仅有解热之用，对泌尿系感染、小儿急性支气管炎、麻疹及肺部感染等均有较好疗效。

【使用禁忌】

脾胃虚寒者忌服。

【治方举例】

常用量 15~30 克（鲜品加倍）。可煎汤或捣汁服用。

① 治小儿急性支气管炎：鲜芦根 30 克，冬瓜仁、薏苡仁各 10 克，桃仁、杏仁、苏子、莱菔子、玉蝴蝶各 6 克，胆星 3 克，煎取汁 100 毫升，分 3~4 次服。每日 1 剂。

② 治麻疹：鲜芦根 30 克，蝉蜕 6 克，水煎服。（适用于麻疹初期发热者，有较好的退热透疹的作用。）

【上品药膳房】

芦根解表茶

【材料】芦根 50 克，萝卜 100 克，葱白 5 段，青橄榄 5 个。

【制法】上味洗净（芦根切小段，萝卜切小块，青橄榄捣烂，葱白横切为二），入瓦煲中加水煎取汁。

【服法】每日 1 剂，不拘时代茶温饮。

【功用】发汗解表。尤其适合于流行感冒的防与治。

芦根黄鳝汤

【材料】芦根 30 克，桑寄生 60 克，黄鳝 3 条，熟油、盐少许。

【制法】① 黄鳝宰后去内脏、头、尾，切段，洗净；芦根、桑寄生洗净。

② 上物同入瓦煲中，加适量水，武火煮沸，改文火煮约半小时，加入熟油、盐，再略煮即可。

【服法】吃黄鳝肉、饮汤。

【功用】清热，利湿，补气，养血。慢性肝炎患者常食颇多助益。

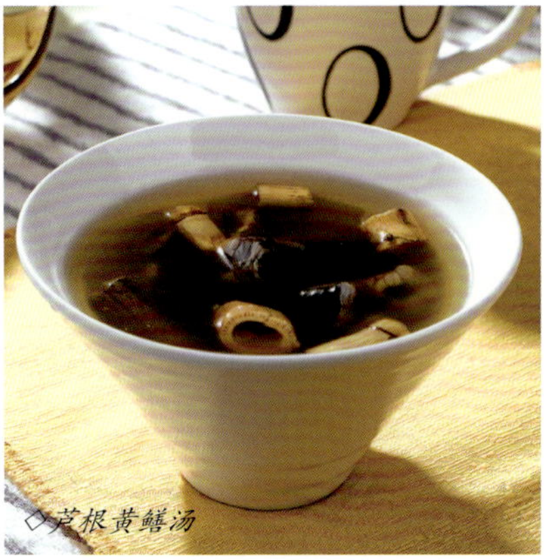

◇芦根黄鳝汤

芦根江米粥

【材料】鲜芦根 30 克，江米 50 克。

【制法】① 鲜芦根洗净，切小段，煎取汁约 100 毫升。

② 江米淘洗干净，如常法煮稀粥，粥将成，加入上清汁，再沸 1~2 次即可（此粥宜稀薄）。

【服法】温热服食。每日 1 剂，分 2 次服。

【功用】健脾生津。脾胃阴虚而致呕吐、吞咽困难者食用颇佳。

马齿苋

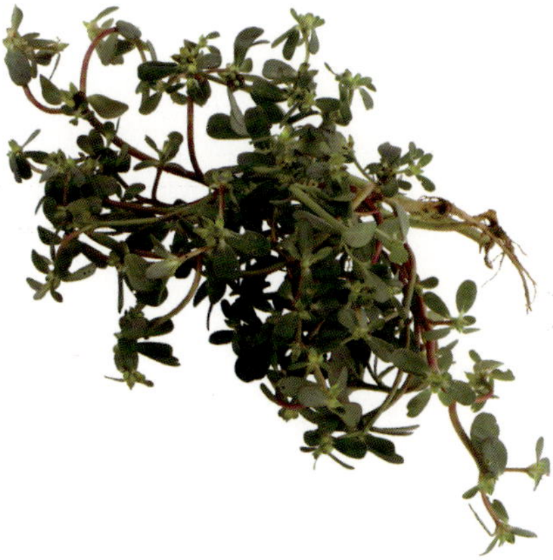

【别名】

长寿菜、马齿菜、酱瓣豆草。

【药材本源】

为马齿苋一年生肉质草本植物马齿苋的全草。夏、秋两季当茎叶茂盛时割取全草，洗净泥土，入沸水中略烫后晒干。干燥全草黄褐色至绿褐色，皱缩卷曲，常缠结成团。

本品以棵小、质嫩、叶多、青绿色者为佳。

【炮制】

拣净杂质，除去残根，以水稍润，切段晒干。

【主要成分】

全草含大量去甲基肾上腺素和多量钾盐，还含多种糖类、氨基酸。可食部分除含蛋白质、脂肪、糖、粗纤维外，还含多种维生素和矿物质。

【药理分析】

煎剂对痢疾杆菌有杀菌作用，对伤寒杆菌、大肠杆菌及金葡菌有一定的抑制作用；提取液或鲜马齿苋汁有兴奋子宫的作用；煎剂在动物实验中对小肠有抑制作用。

【性味归经】

味酸，性寒，入大肠、肝、脾经。

【功效主治】

为清热解毒药材，具有清热解毒、散血消肿的功用。

中医认为可治热痢脓血、热淋、血淋、带下、痈肿恶疮及丹毒等。

现代研究认为本品有抗炎、抗感染、促进伤口愈合及降压、促进胆汁分泌、利尿等作用，外用则可用于局部感染、皮肤疾病等。

【使用禁忌】

脾胃虚寒、肠滑泄泻者忌用；

忌与鳖甲同食。

【治方举例】

常用量30~60克，鲜品加倍，外用适量。内服可煎汤或捣汁饮；外用则可捣敷、烧灰研末调敷或煎水洗。

① 治产后出血、功能性子宫出血：马齿苋30克，益母草30克，水煎服，每日1剂。

② 治尖锐湿疣：马齿苋30克，白鲜皮20克、皮硝15克，细辛15克、鸦胆子10克（打碎），加水200毫升，煎取汁，先熏后浴，每日2次，每次30分钟。

【上品药膳房】

马齿苋煨大肠

【材料】马齿苋60克，猪大肠一段，盐少许。

【制法】① 马齿苋洗净，猪大肠洗净。

② 将马齿苋填充于猪大肠内，扎紧两端。

③ 大肠入锅中，加适量水，放少许盐，文火炖至烂熟（其间大肠鼓起时，可用竹签将其刺破）即可。

【服法】每日1剂，4~6剂为1个疗程。

【功用】清热利湿，厚肠。湿热下注之脱肛、肛门灼热及小便不利者宜食。

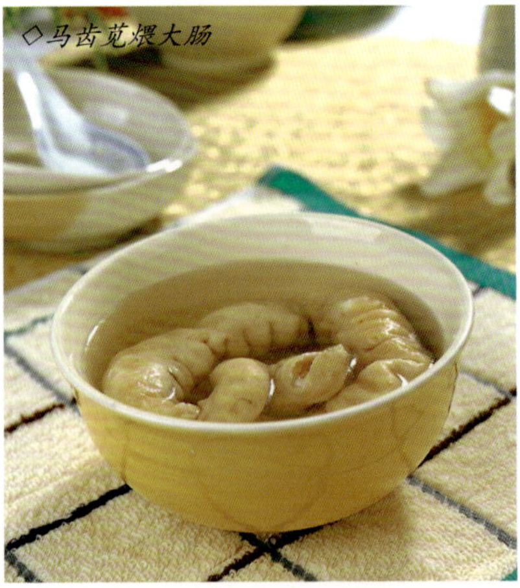
◇马齿苋煨大肠

菊苣

【别名】

卡斯尼。

【药材本源】

为菊科植物菊苣的全草。夏季采收，洗净，晒干（亦可鲜用）。

【产地】

我国中部、东北及新疆有产。

【炮制】

洗净，去尽杂质，稍润，切段，晒干。

【主要成分】

全草含苦味物质马栗树皮素、马栗树皮甙、野莴苣甙、山莴苣素及山莴苣苦素等，叶含咖啡酰酒石酸、菊苣酸；新鲜花瓣含花色甙；根还含山莴苣醇。

【药理分析】

野生菊苣花浸剂可兴奋中枢神经系统并增强心脏活动；花的煎剂有抗菌、收敛作用；根可提高食欲，改善消化功能；根的高浓度浸剂可增进胃分泌，根的乙醇、乙醚提取物有抗菌作用，根还具轻泻作用。

【性味归经】

味苦。入肝、胆经。

【功效主治】

具有清肝利胆的效用，实际临床中用于黄疸型肝炎的治疗，效果颇佳。

【使用禁忌】

脾胃虚寒腹泻者慎服。

【治方举例】

常用量6~10克（鲜用15~30克）。

治黄疸型肝炎：菊苣10克，水煎服，并用适量煎水洗身。

【上品药膳房】

菊苣粥

【材料】菊苣15克，粳米50克，白砂糖适量。

【制法】① 菊苣洗净，煎取药汁50毫升。

② 粳米淘洗净，如常法煮粥至将成，加入菊苣药汁，再两沸，加入白砂糖调味即可。

【服法】温热服食，分1~2次食。每日1剂。

【功用】清肝利胆。黄胆型肝炎患者宜食。

2002年，卫生部出台的《关于进一步规范保健食品原料管理的通知》中，新增了19种药食两用的品种，它们分别是：

小蓟、玉竹、白扁豆花、余甘子、阿胶、金银花、鱼腥草、枳子、胖大海、桔梗、益智仁、淡竹叶、黄精、紫苏籽、葛根、槐米、槐花、蒲公英、覆盆子。

麦芽

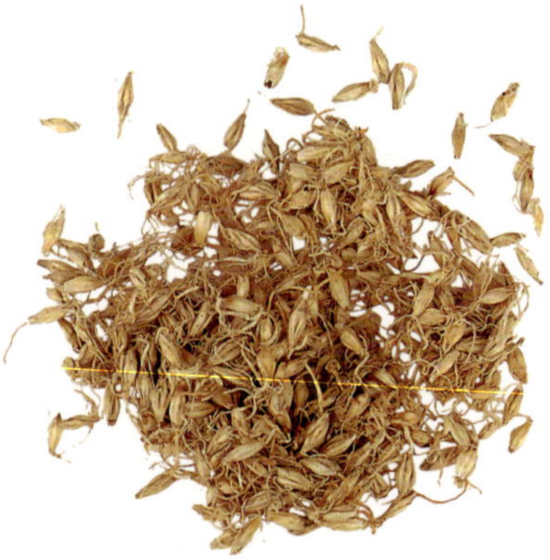

【别名】

大麦芽。

【药材本源】

为发芽的大麦颖果。先将大麦以水浸透，捞出置筐内，上盖蒲包，不时洒水，待芽长至3~5毫米时，取出晒干。

本品以色黄粒大、饱满、芽完整者为佳。

【炮制】

炒麦芽：麦芽置锅内微炒至黄色，取出放凉。

焦麦芽：麦芽置锅内微炒至色焦黄，喷洒清水，取出晒干。

【主要成分】

含淀粉酶、转化糖酶、维生素B、脂肪、磷脂、糊精、麦芽糖及葡萄糖等。

【药理分析】

麦芽含消化酶及维生素B，故有助消化作用（但炒制后作用减弱）。

【性味归经】

味甘，性微温，入脾、胃经。

【功效主治】

为消食药材，具有消食、和中、下气的功效。

中医认为可治食积不消、脘腹胀满、食欲不振、呕吐泄泻、乳胀不消等证。

现代研究认为本品还有降血糖、降胆固醇、抗真菌等作用，临床用于急性肝炎及体足癣，颇具疗效。

【使用禁忌】

哺乳期妇女不宜用。

【治方举例】

常用量10~120克。可煎汤内服，或入丸、散。

①治乳腺增生：麦芽30~60克，山楂、夏枯草各20克，鸡血藤、生牡蛎、鳖甲、赤芍、丹参各15克，陈皮、通草各10克。水煎服，药渣敷患处。每日1剂。

②回乳：生麦芽60~120克，水煎服。每日1剂，连服3天。

③治小儿疳积：大麦芽、鸡内金各30克，炒后研为末。每次3克，日服3次。

上品药膳房

麦芽茶

【材料】炒麦芽30克，乌龙茶8克。

【制法】炒麦芽、乌龙茶同置杯中，注入沸水，闷10分钟即可（可反复冲泡2~3次）。

【服法】代茶频饮。每日1剂。（妇女哺乳期忌饮）

【功用】消食健脾，利湿止痢。小儿痢疾、腹泻者饮用很适宜。

白茅根

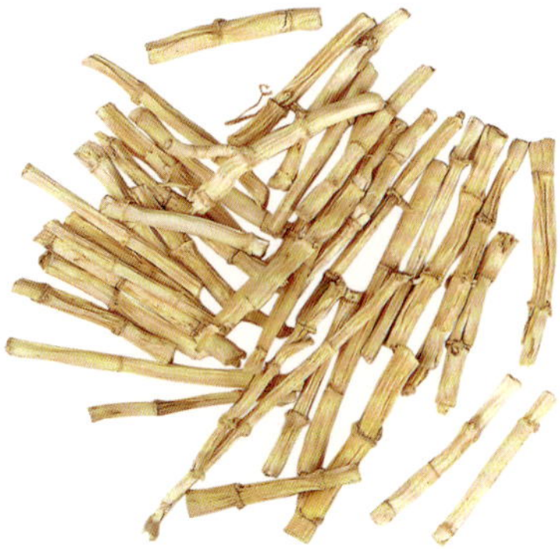

【别名】

茅根、甜草根、茅草根、丝毛草根。

【药材本源】

为禾本科多年生草本植物白茅的根茎。春、秋采挖，除去地上部分及泥土，洗净，晒干，揉去须根及膜质叶鞘。

本品以粗肥、色白、无须根、味甜者为佳。

【产地】

全国各地有产。

【炮制】

干茅根：拣净杂质，洗净，微润，切段，晒干，簸净碎屑。

茅根炭：茅根段置锅内用武火炒至黑色，喷洒清水，取出，晒干。

【主要成分】

含淀粉和多量蔗糖、葡萄糖，以及少量果糖、木糖、柠檬酸、草酸、苹果酸；根茎另外还含甘露醇、薏苡素和芦竹素等成分。

白茅根宜鲜用?

《纲目》认为白茅根“甘能除伏热，利小便”，可“止诸血、哕逆、喘急、消渴，治黄疸水肿”，实乃“良物”。

然而，白茅根是干用合适还是鲜用效果更佳呢?

《医学衷中参西录》认为白茅根“必用鲜者，其效方著”。并且认为白茅根在春前秋后其味最为甘甜，而生苗茂盛时，味道虽然偏淡，但其药用效果仍然优于干品。

【药理分析】

茅根中所含丰富钾盐有良好的利尿作用；煎液对某些痢疾杆菌有明显的抑菌作用。

【性味归经】

味甘，性寒，入肺、胃、小肠经。

【功效主治】

为利水渗湿药材，具有凉血、止血、清热、利尿的效用。

中医认为可治热病烦渴、吐血、衄血、肺热喘急、胃热哕逆、淋病、小便不利、水肿、黄疸等证。

现代临床研究证实本品具有良好的止血、利尿、抗感染的作用，对病毒性肝炎疗效亦颇佳。

【使用禁忌】

脾胃虚寒、尿多不渴者忌服。

【治方举例】

常用量15~30克（鲜品30~60克），可煎汤、捣汁或研末服用。

①治皮炎：白茅根90克，仙鹤草、

藕节碳10克，大枣4枚，水煎服。每日1剂，20剂为1个疗程。

②治肾小球肾炎：白茅根50克，益母草、泽泻、半枝莲各25克，车前子、猪苓各20克，大腹皮15克，水煎服。

③治病毒性肝炎：白茅根60克，虎杖、大黄各30克，苦参15克，茵陈60克，黄芩、郁金、丹皮各10克，水煎服，每日1剂（此方宜在医生指导下随证加减）。

【上品药膳房】

茅根猪肝汤

【材料】白茅根50克，猪肝250克，料酒、生姜、葱、盐、味精各适量。

【制法】①白茅根洗净；猪肝洗净，切薄片；姜切片；葱切段。

②锅内加清水，烧沸，放入猪肝、茅根、姜片、葱段，淋入料酒，煮至猪肝熟透时加盐、味精调味即可。

【功用】清热，解毒，消肿，补肝。肝癌患者食用颇佳。

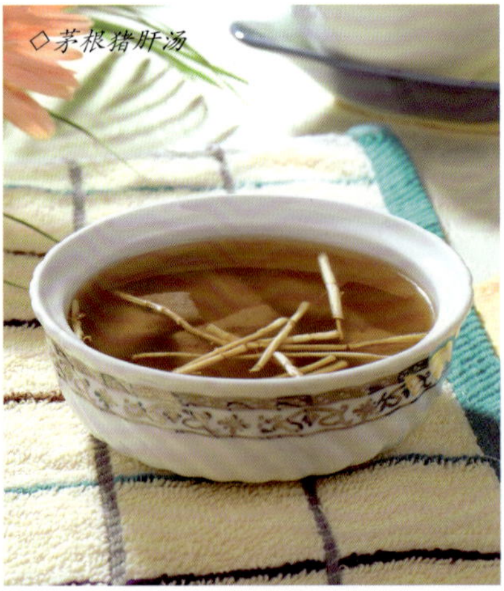

◇茅根猪肝汤

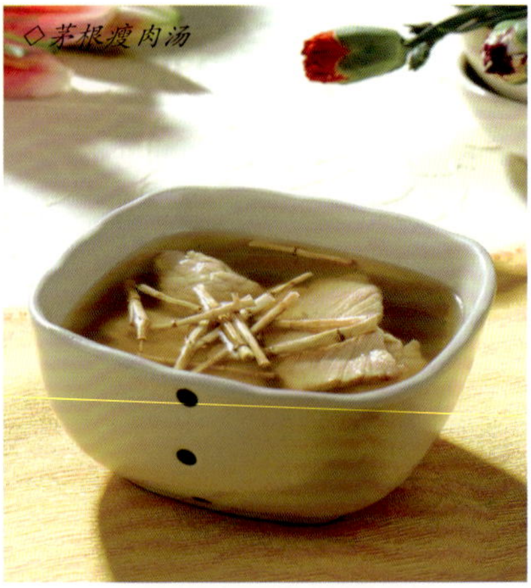

◇茅根瘦肉汤

茅根瘦肉汤

【材料】白茅根50克，猪瘦肉250克，料酒、姜、葱、盐、味精各适量。

【制法】①白茅根洗净；猪瘦肉洗净，切为块；姜拍松；葱切段。

②上物同入炖锅内，淋料酒，加适量清水，武火煮沸，改文火炖至肉熟烂，加入盐、味精，稍炖入味即可。

【功用】泻火，凉血，止血。对各种出血症有食疗作用。

茅根凉茶

【材料】鲜茅根50克，荸荠100克，白砂糖30克。

【制法】①茅根洗净；荸荠洗净，去皮，切片。

②上物入锅中，加水1500毫升，武火烧沸，改文火炖约半小时，去渣取汁，调入白砂糖，完全溶化、冷却后置冰箱中，冷藏10分钟左右即可。

【功用】解暑止渴，清热利尿。适合慢性肾炎者经常饮用。

桑叶

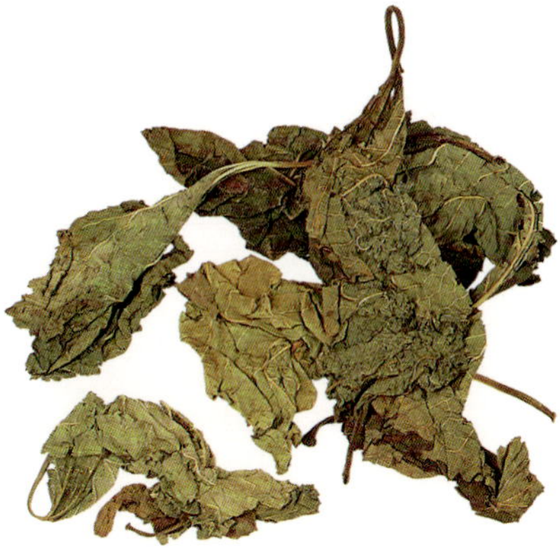

【别名】

铁扇子、霜桑叶、冬桑叶。

【药材本源】

为桑科植物桑的叶。10~11月间霜后采收、除去杂质，晒干。干燥叶片完整者呈卵形或宽卵形，但因其质脆易碎，故多卷缩破碎。

本品以叶片完整、大而厚、色黄绿、质脆、无杂质者为佳。

【产地】

全国大部均产，然以江浙一带为盛。

【炮制】

桑叶：拣去杂质，搓碎，簸去梗，筛去泥屑。

蜜桑叶：净桑叶，加炼蜜（以少许开水化开）拌匀，稍闷，置锅内用文火炒至不粘手，取出，放凉。（50千克桑叶用炼蜜10~12.5千克）

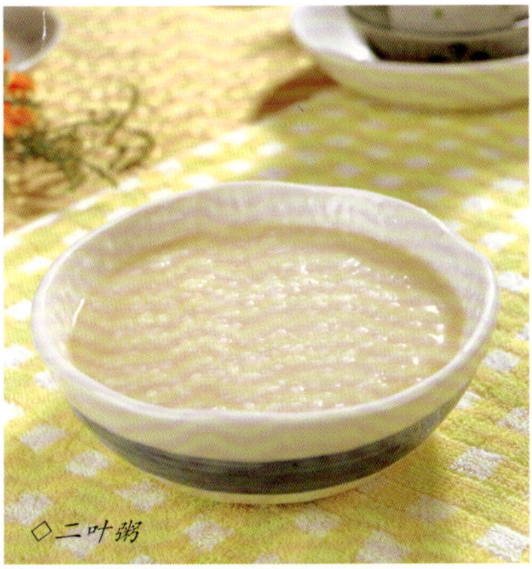

◇二叶粥

【主要成分】

含挥发油、糖类及多种维生素和矿物质，另外还含有酮类、醇类物质。

【药理分析】

实验证明桑叶有较好的抗糖尿病作用；高浓度水煎剂在体外有抗钩端螺旋体的作用；在动物实验中桑叶有降压、利尿作用，还有降低血脂、抗血栓形成的作用。

【性味归经】

味苦甘，性寒，入肺、肝经。

【功效主治】

为解表药材，具有疏散风热、清肝明目等功效。

中医认为可治风温之发热、头痛、目赤、口渴、咳嗽，及风热眼疾等证。

现代研究认为本品有抗菌、抗炎、止咳、降压、降血糖等作用；因桑叶能促进细胞生长，刺激真皮细胞分裂，从而产生新的表皮，故有祛斑的作用。

【治方举例】

常用量5~10克。可煎汤内服或入丸、散；外用则煎水洗或捣敷。

①治夜间盗汗：桑叶末9克，米汤下。每日1剂，服3~5剂。（本方对顽固性夜间出汗有较好的疗效）。

②治妇女面部褐斑：桑叶500克，经隔水蒸煮消毒，干燥，密封保存。每日取15克，沸水冲泡代茶饮。（连服1个半月即有明显效果）

【上品药膳房】

二叶粥

【材料】桑叶10克，鲜荷叶1张，粳米50克，白砂糖适量。

【制法】①桑叶洗净；荷叶洗净，切为1厘米宽的条。

②上二味入瓦煲中加水煎取汁约100毫升。

③粳米洗净，如常法煮粥，粥将成，加药汁，再煮2~3沸，调匀白砂糖，拌匀即可。

【服法】温服，每日1~2次。（大便稀薄者忌食）

【功用】降压，降脂，散瘀，解暑。高血压、高血脂及肥胖症患者宜常食。

薄荷

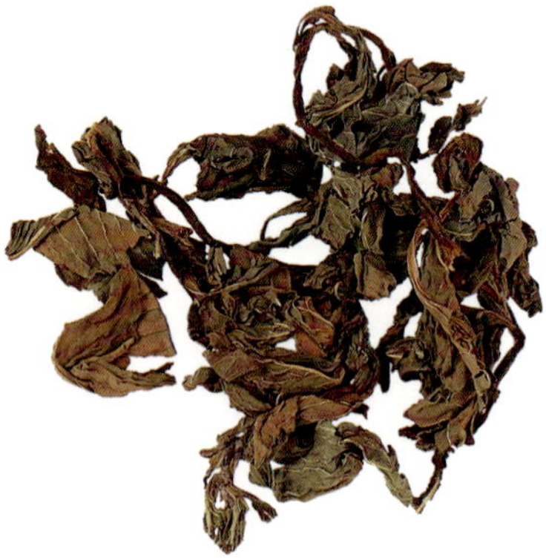

【别名】

蕃荷菜、苏薄荷、薄苛、升阳菜。

【药材本源】

为唇形科植物薄荷或家薄荷的全草或叶。

本品以身干、无根、叶多、色绿、气味浓者为佳。

【产地】

全国大部有产，主产于江苏、浙江、江西等地。

【炮制】

拣净杂质，除去残根，先将叶与茎播扬分开，将茎喷洒清水，润透后切段，晒干后再与叶和匀。

【主要成分】

含挥发油。挥发油的主要成分为薄荷醇，其次为薄荷酮，另外则为乙酸薄荷脂、莰烯、柠檬烯、蒎烯、树脂及少量鞣质和迷迭香酸等。

【药理分析】

薄荷醇可刺激神经末梢冷觉感受器，可带来清凉感，故局部应用可治头痛、神经痛、瘙痒等证；薄荷酮、薄荷醇在动物试验中有抑制肠的作用；薄荷精油有抗乙酰胆碱作用，可解痉；薄荷醇的酒精溶液有防腐作用，还可用于呼吸道炎症的治疗。

【性味归经】

味辛，性凉，入肺、肝经。

【功效主治】

为发散风热的解表药材，具有疏风、散热、利咽喉、清头目的功效。

中医认为可治外感风热、头痛、目赤、咽喉肿痛，以及食滞气胀、口疮、牙痛、疮疖等证。

现代研究认为本品有发汗解热、抗病原微生物、抗炎、抗过敏、镇痛、祛痰、利胆等作用。

【使用禁忌】

阴虚血燥、肝阳偏亢者忌服；

本品不宜久煎。

【治方举例】

常用量3~15克。可煎汤内服，或入丸、散；外用则捣汁或煎汁涂。

①治慢性荨麻疹：薄荷15克，龙眼干6粒，煎服。每日2次，连服2~4周。

②治急性乳腺炎：薄荷、橘叶各60克，水煎，去渣，用毛巾浸药汁敷患处，每日1剂，早晚各1次。

【上品药膳房】

薄荷桑菊饮

【材料】薄荷12克，霜桑叶10克，菊花15克，白砂糖适量。

【制法】上物同入瓦煲中，加水300毫升，武火煮沸，改文火煮10分钟，去渣即成。

【服法】不拘时代茶频饮。

【功用】疏风清热。可改善风热感冒者发烧怕冷、周身疼痛、汗出、咽喉痛等不适。

护齿保健茶

【材料】薄荷6克，茉莉花6朵，茶叶10克。

【制法】上三味同入保温杯中，注入适量沸水，加盖闷5~10分钟即可。

【服法】饮茶前后均用茶叶水漱口，尤其是晨起及三餐饭后要坚持用茶叶水漱口。

【功用】能有效维护牙齿的健康，可健齿防龋。

薄荷糖

【材料】薄荷粉30克，白砂糖500克。

【制法】白砂糖入锅内，加水少许，用文火将其炼稠后，加入薄荷粉，拌匀，再继续炼至不粘手，倒入涂有熟菜油的瓷盘内，冷却后切成小块。

【服法】随时含咽。

【功用】疏风热，利咽喉。扁桃体初期出现咽喉红肿疼痛、吞咽困难、干咳、发热及口渴时含服，可有效缓解不适感。

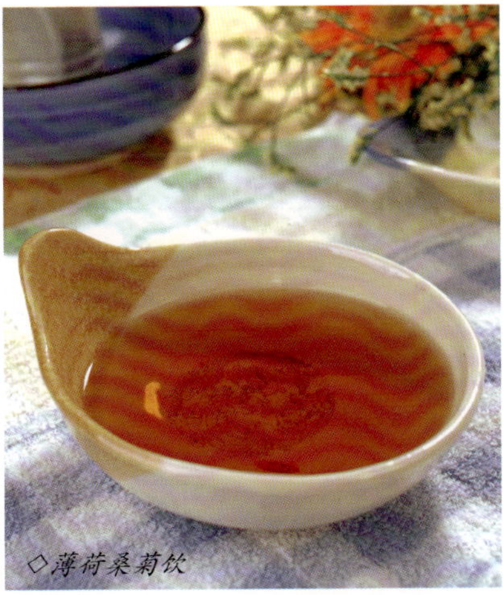

◇薄荷桑菊饮

黄芥子

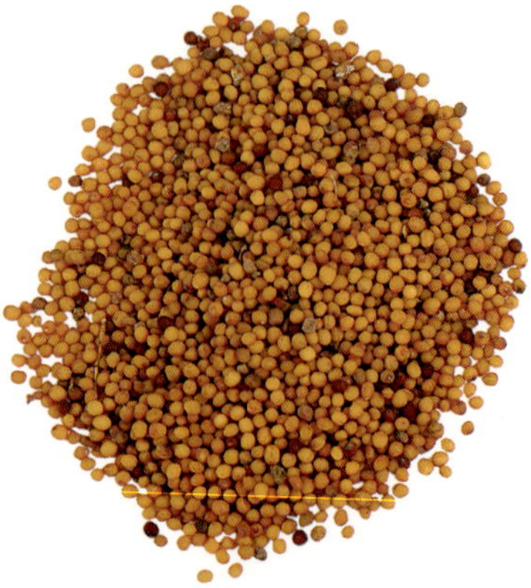

【别名】

芥子、芥菜子、青菜子。

【药材本源】

为十字花科植物芥菜的种子。

本品以子粒饱满、大小均匀、黄色或红棕色者为佳。

【产地】

河南、安徽(全国各地均有出产)。

【炮制】

炒芥子:原药簸净杂质后,置锅内炒至深黄色而微有香味,取出,放凉。

【主要成分】

含脂肪油、蛋白质、黏液质及黑芥子甙、芥子酶、芥子酸、芥子碱等,酶解后可得挥发油(即芥子油)。

【药理分析】

黄芥子去除脂肪油后可做成硬膏用作抗刺激剂;芥子粉用作调味剂,可增加唾液分泌及淀粉酶的活性,使心脏体积和心率减少。

黄芥子小量服用可刺激胃黏膜增加胃液及胰液的分泌,并缓解顽固性呃逆;大量服用则可迅速引起呕吐,可用于麻醉性药物中毒的治疗。

【性味归经】

味辛,性热,入肺经。

【功效主治】

为温化寒痰的药材,具有温中散寒、利气豁痰、通经络、消肿毒的功效。中医认为可治胃寒吐食、心腹疼痛、肺寒咳嗽、痛痹、喉痹、流痰、跌打损伤诸证。

【使用禁忌】

阴虚火旺及肺虚咳嗽者忌服。

【治方举例】

常用量5~10克,可煎汤内服或入丸、散;外用则可研末调敷。

治关节炎:芥末30克,米醋适量。芥末先用少量开水湿润,再加醋调成糊状,摊在干净布上,再以纱布盖于药面,贴敷患处,3小时后取下,每隔3~5天贴一次。

上品药膳房

黄芥子酒

【材料】黄芥子750克,白酒1500毫升。

【制法】黄芥子捣为细末,装入绢袋中,扎紧,浸酒中7日即可。

【服法】每日空腹服2次,每服1~2杯,渐次加之,以饮后清醒为度。饮完后可注酒再次浸泡。

【功用】温化寒痰。肺寒咳嗽、气喘者饮用颇佳。

荷叶

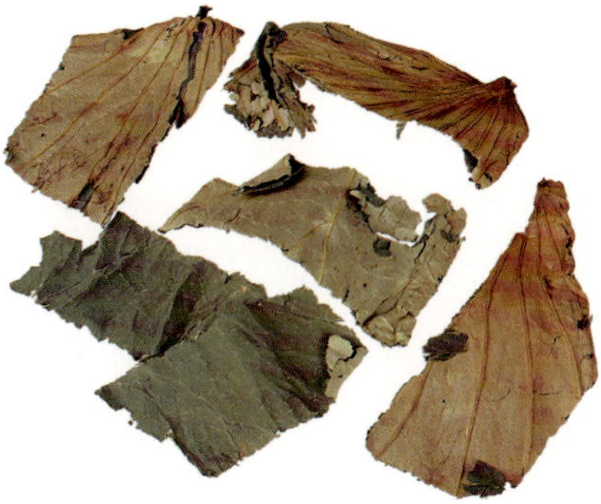

【别名】

莲叶、藕叶。

【药材本源】

为睡莲科多年生水生草本植物莲的叶。盛产于江南水乡，6~9月采收，除去叶柄，晒至七八成干，对折成半圆形，再晒干（夏季则可直接用鲜叶或初生嫩叶入药）。

本品以叶大、完整、色绿、无斑点者为佳。

【产地】

全国大部分地区均有产，以江南为盛。

【炮制】

荷叶：洗净，剪去蒂及边缘，切丝，晒干。

荷叶炭：净荷叶置锅内，上覆一口径略小的锅，上贴白纸；用黄泥封固两锅接口处。煅至白纸色焦黄时停火，待冷，取出。

【主要成分】

含莲碱、荷叶碱、原荷叶碱、前荷叶碱等多种碱性成分及槲皮素、莲甙、酒石酸、柠檬酸、苹果酸、葡萄糖酸、草酸、琥珀酸及鞣质等。

【性味归经】

味苦涩，性平，归肝、脾、胃经。

【功效主治】

为清热解暑药材，具有清暑利湿、升发清阳、止血的功效。

中医认为可治暑湿泄泻、眩晕、水湿浮肿、脱肛不收、吐血、衄血、便血、崩漏、产后血晕诸证。

现代研究发现荷叶不仅可作上佳的解暑茶，同时对高脂血症、动脉硬化及脂肪肝也有防治作用，长期服用，有纤体瘦身的效果。

【使用禁忌】

胃寒冷痛、体弱气虚之人忌用。

【治方举例】

常用量3~9克（鲜用15~30克）。内服可煎汤，或入丸、散；外用则捣敷、研末掺或煎水洗。

①治崩中下血：荷叶（烧炭、研末）15克，黄芩、蒲黄各30克，共研为末，混匀。空腹米酒送服。每服9克。

②治黄水疮：荷叶适量，烧为炭，研细末，香油调匀，敷患处。每日2次。

【上品药膳房】

荷叶蒸鸭

【材料】鸭子1只，猪瘦肉100克，熟火腿25克，荔枝250克，鲜荷叶适量，葱、姜、盐、味精、料酒、清汤各适量。

【制法】① 鸭子宰杀后去毛、肠杂，洗净；荔枝去壳、核，洗净，切两半；荷叶洗净，剪齐两端，入沸水中汆过，取出；瘦肉洗净，切小块；火腿切丁；姜切片；葱切段。

② 鲜荷叶入蒸盘铺底，依次放入火腿丁、瘦肉块、鸭、姜片、葱段及盐和料酒，再加入适量沸水，上笼蒸至鸭肉熟烂，去掉姜、葱及浮沫，加入荔枝肉、清汤，稍蒸片刻即可。

【功用】有滋阴养血、益气健脾、利水消肿的作用。阴血亏虚或气阴两虚者宜食。

荷叶冬瓜粥

【材料】鲜荷叶 1 张，大枣 10 枚，冬瓜 50 克，粳米 50 克，白砂糖适量。

【制法】① 大枣洗净，去核；荷叶洗净，切粗丝。二者入瓦煲中煎取汁约 100 毫升。

② 冬瓜、粳米洗净，入锅中加适量水，文火煮粥至将成，加入上清汁，

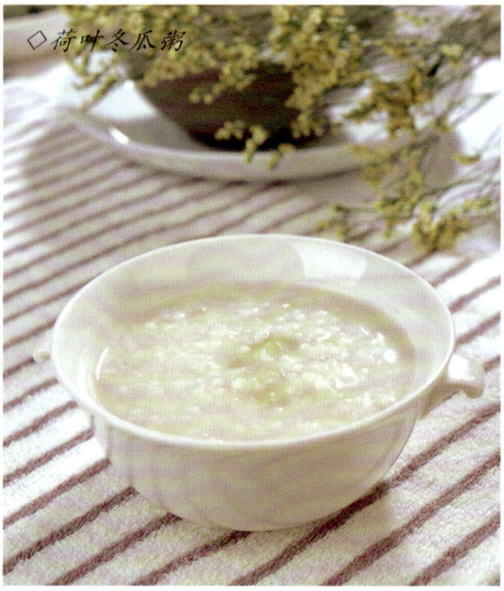
◇荷叶冬瓜粥

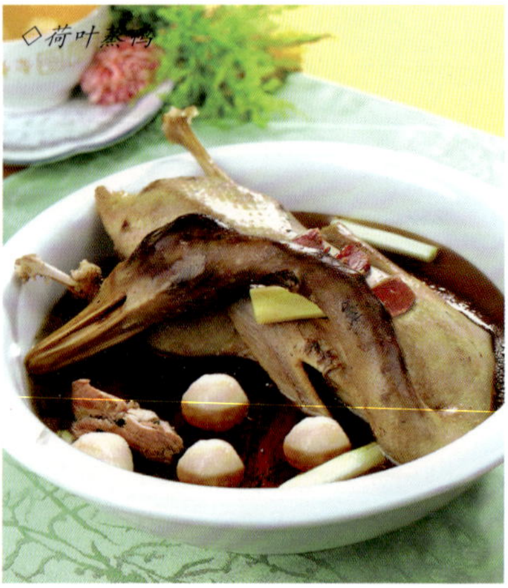
◇荷叶蒸鸭

再煮至粥稀稠适宜，调入白砂糖，拌匀即可。

【服法】每日 1 剂，分 2 次服用。

【功用】本方有消食利尿、清心祛暑、生津止渴作用；对感暑挟湿证可用，但脾胃虚寒者不宜常食。

荷楂瘦身茶

【材料】荷叶（干品）20 克，山楂、薏苡仁、决明子各 15 克，橘皮 7 克，泽泻 12 克。

【制法】上药一起研碎，入药袋，置保温瓶中，注入沸水，焖 20 分钟左右即可饮用。

【服法】代茶频饮。每日 1 剂，连服 30 日。

【功用】有理气渗湿之效，非常适合单纯性肥胖及高脂血症患者饮服。

第三章 常用养生保健药材

本章共收录了日常养生保健中经常用到的46种中药材。

药材选取主要依据“保健”、“常用”两方面的要素，也就是必须符合“多服久服不伤人”，“轻身、益气、不老、延年”的“上品”药材的概念。

《本经》上品药材及“药食两用药材”中，有相当一部分也可列入“常用”范畴，此节不予赘述。

另外，卫生部2002年《关于进一步规范保健食品原料管理的通知》中，所涉及114种药材，也是本节参考的重要依据（参见附录）。

谷芽

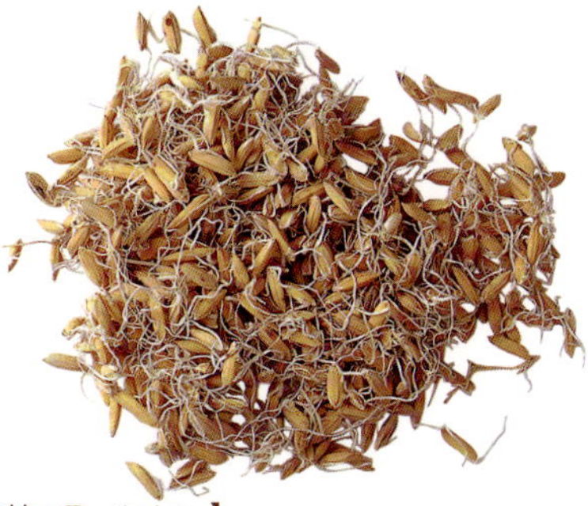

【别名】

稻芽。

【药材本源】

为禾本科植物稻的成熟果实经加工而发芽所得（其制法参见“麦芽”条）。本品以身干、颗粒饱满、大小均匀、色黄、无杂质为佳。

【产地】

全国各地均有产。

【炮制】

炒谷芽：谷芽置锅内用文火炒至色深黄且大部爆裂，取出放凉。

焦谷芽：谷芽置锅内，武火炒至色焦黄，微喷清水，取出风干。

【主要成分】

含淀粉、蛋白质、脂肪、淀粉酶以及维生素B等。

【药理分析】

所含淀粉水解酶等直接作用于胃肠而促进消化功能。

【性味归经】

味甘，性温，入脾、胃经。

【功效主治】

为消食药材，具有健脾开胃、和中消食的功效。

中医认为可治宿食不化、胀满、泄泻、不思饮食等证。

临床应用发现本品可用于消化系统（如消化不良等）问题的治疗，对脚气浮肿的疗效也颇为明显。

【治方举例】

常用量10~30克（丸、散酌减）。本品生用为宜，多研末服或浸水服。多与麦芽相须为用。

治食积不化：谷芽20克，麦芽10克，布渣叶10克，山楂10克，槟榔10克，水煎服。

【上品药膳房】

双芽开胃茶

【材料】谷芽20克，麦芽20克。

【制法】谷芽、麦芽炒香，研为细末，置保温杯中，注入沸水，加盖闷10分钟即可。

【服法】代茶频饮。

【功用】健脾开胃，消米、面食积。小儿疳积、腹胀及脾胃受损者宜服。

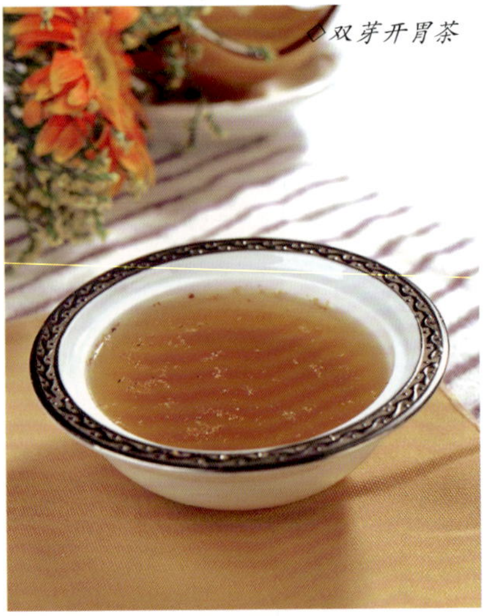
◇双芽开胃茶

吴茱萸

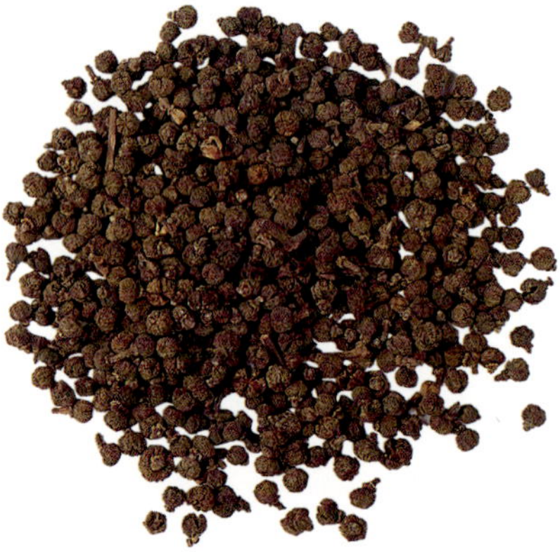

【别名】

吴萸、淡茱萸。

【药材本源】

为芸香科植物吴茱萸的未成熟果实。8~10月果实呈茶绿色时摘下晒干（或微火炕干），除去杂质。干燥果实呈五棱状扁球形，粗糙的表面呈绿色或绿褐色；种子质坚易碎，富油性。

本品以色绿、饱满者为佳。

【产地】

主产于贵州、广西、湖南、云南、四川、浙江、陕西等地。

【炮制】

炙吴茱萸：取甘草煎汤，去渣取汤，加入净吴茱萸，浸泡至汤液吸干，微火焙干即得。（50千克吴茱萸用甘草3.2千克）

【主要成分】

含挥发油、吴茱萸酸、吴茱萸苦

素、生物碱等。

【药理分析】

提取物有驱蛔作用；煎剂或水浸剂对皮肤真菌等有抗菌作用；大剂量吴茱萸对中枢有兴奋作用；所含成分还有镇痛、升高体温及轻度影响呼吸与血压的作用；吴茱萸次碱分解物对子宫有较强收缩作用。

【性味归经】

味辛苦，性温，有毒，入肝、胃经。

【功效主治】

为温里药材，具有温中、止痛、理气、燥湿的效用。

中医认为可治呕逆吞酸、厥阴头痛、脏寒吐泻、脘腹胀痛、脚气、疝气、齿痛、口腔溃疡、湿疹、黄水疮等证。

现代研究认为本品有抗菌、镇痛、止呕、健胃、降血压、抗血栓、杀虫、升高体温等作用。

【使用禁忌】

阴虚火旺者忌服；

不可大量内服，以免引起视力障碍、产生错觉等。

【治方举例】

常用量2~5克。内服可煎汤，或入丸、散；外用可煎水洗，研末调敷或蒸热后熨患部。

① 治神经性皮炎：吴茱萸2.5克，雄黄5克，研为细末，加凡士林50克，外搽患部。（能止痒、止痛、杀虫，对黄水疮、湿疹亦有效）

② 治蛲虫病：吴萸萸5克，水煎服。每日1剂，连服3~5天。

【上品药膳房】

吴茱萸粥

【材料】吴茱萸10克，粳米150克，盐或糖适量。

【制法】① 吴茱萸水洗，去涎，焙干，研为末；粳米淘洗干净。

② 粳米加水适量，武火煮沸，改文火熬至粥将成，加入吴茱萸末，再煮1~2沸，加入盐或糖调味即可。

【服法】空腹服食，分2~3次服完。

【功用】暖脾胃，止疼痛。脾胃虚寒之慢性胃炎、胃及十二指肠溃疡患者宜食。

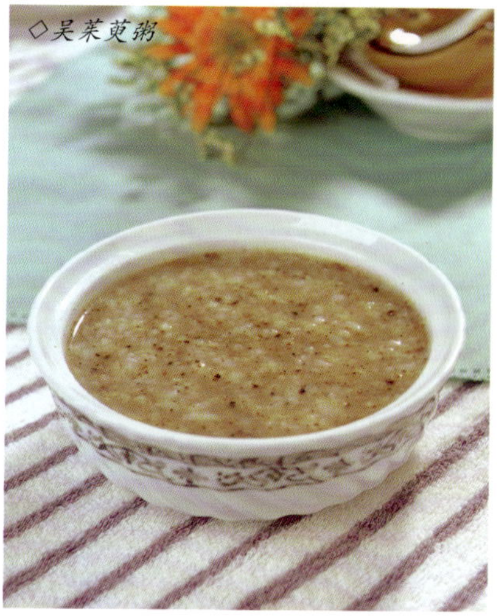

◇吴茱萸粥

藕节

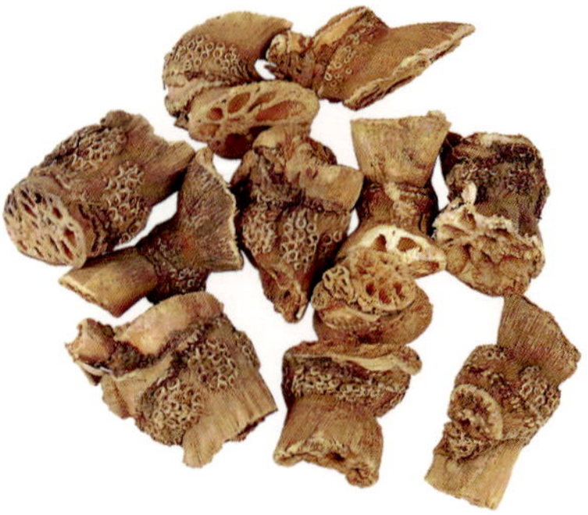

【别名】

藕节疤、光藕节。

【药材本源】

睡莲科植物莲的根茎之节部。挖取根茁，洗净泥土，切下节部，除去须根，晒干即得。

本品以节部黑褐色而两头白色、干燥、无须根泥土者为佳。

【产地】

江苏、浙江、安徽、湖南等地。

【炮制】

藕节炭：净藕节置锅内炒至外面呈黑色、内部呈老黄色，稍洒清水，取出，干燥即成。

【主要成分】

含鞣质及天门冬素等。

【药理分析】

临床观察藕节可缩短出血时间。

【性味归经】

味甘涩，性平，入肺、胃、肝经。

【功效主治】

为止血药材，具有止血、散瘀的功用。

中医认为可治咳血、吐血、衄血、尿血、便血、血痢、血崩等证。

现代研究认为本品不仅有止血作用，还可升高血小板，可用于多种出血证的治疗，尤其炒炭后止血作用更明显（但配入凉血止血剂中则以鲜用为佳）。

【使用禁忌】

湿热壅滞、大便燥结者不宜用（藕节炭）。

【治方举例】

常用量10~30克（鲜用适量）。可煎汤、捣汁内服，或入散剂。

①治鼻出血（即鼻衄）：鲜藕节适量，捣汁。饮汁，并滴鼻中。

②治便血：藕节晒干研末，人参、白蜜煎汤调服。每日2次，每服6克。

上品药膳房

藕节大枣汤

【材料】藕节250克，大枣500克，红糖适量。

【制法】①藕节洗净，去皮，切块；大枣洗净，去核。

②上药入锅中，加清水适量，文火熬成浓汤，加入红糖，搅拌均匀即可。

【服法】温服，每日1剂，分2次服。

【功用】凉血，止血，收涩，补中益气。崩漏、月经过多、尿血、便血等各种出血证宜用。

何首乌

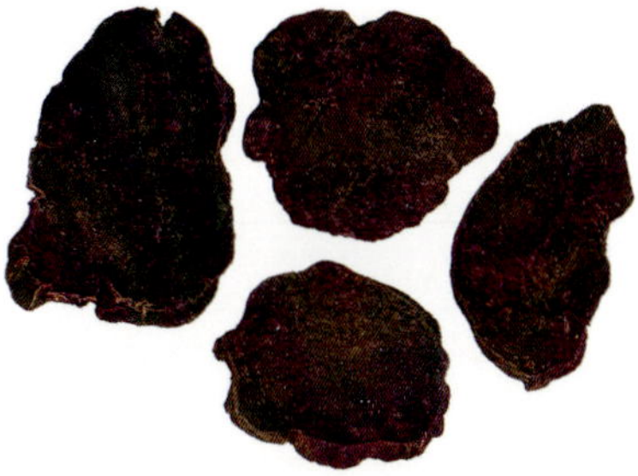

【别名】

首乌、地精、马肝石、红内消。

【药材本源】

为蓼科植物何首乌的块根。春、秋采挖，洗净，切去两端（个大者对半剖开，或切厚片），晒干、烘干或煮后晒干。干燥块茎呈纺锤形或块状，外表红褐色或紫褐色，有不整齐的纵沟，两端各有一根痕。

本品以质重、坚实、显粉性者为佳。

【产地】

主产于河南、河北、贵州、四川、江苏、广西等地。

【炮制】

生首乌：拣去杂质，洗净，用水泡至八成透，捞出，润至内外湿度均匀，切片或切成方块，晒干。

【主要成分】

含淀粉、粗脂肪、卵磷脂及蒽、醌类物质（主要为大黄酚、大黄素以及大黄酸等）。

【药理分析】

有降血脂作用，所含卵磷脂可抗动脉粥样硬化；对血糖有先升后降的作用；对人型结核菌等有抑制作用；动物实验中，所含大黄酚可兴奋神经，有强心作用等。

【性味归经】

味苦甘涩，性微温，入肝、肾经。

【功效主治】

为补血类的补益药材，具有补肝、益肾、养血、祛风的功效。

中医认为可治肝肾阴亏、发须早白、血虚头晕、腰膝酸软、遗精、崩漏带下、久疟、久痢、慢性肝炎、痈肿、瘰疬、肠风、痔疾诸证。

现代研究认为本品有生养神经细胞、血细胞的作用，可抗衰老，对神经系统疾病、心血管疾病、呼吸道疾病均有良好的作用，对皮肤病、疟疾、便秘以及不孕症疗效亦佳。

【使用禁忌】

大便稀薄、腹泻及有湿痰之人不宜用。

【治方举例】

常用量9~25克。内服可煎汤、浸酒、熬膏或入丸、散；外用则可煎水洗、研末撒或调涂。

①治疟疾：何首乌18~24克，甘草1.5~3克，煎浓汁口服。

②治不育：何首乌、黄精、仙灵脾、枸杞子、菟丝子、胎盘各12克，水煎服。隔日1剂，30天为1个疗程。

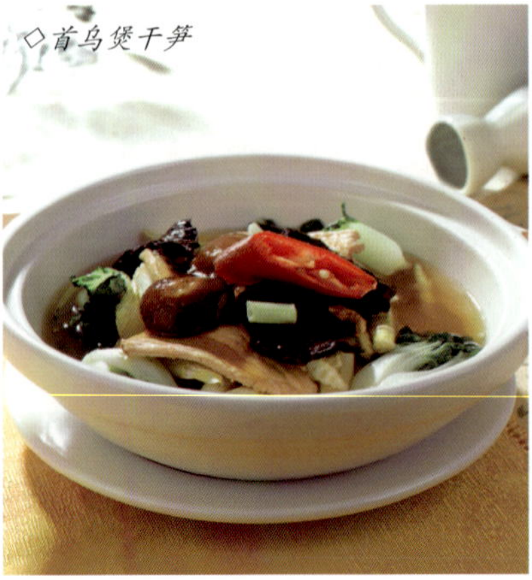

◇首乌煲干笋

【上品药膳房】

首乌煮猪肝

【材料】何首乌15克，猪肝100克，绍酒、鸡油、黑豆、姜、葱、盐、味精各适量。

【制法】① 猪肝洗净，切薄片待用；姜切块；葱切段。

② 何首乌用黑豆煮熟，切片，加水200毫升，煎取汁100毫升。

③ 何首乌煎液入锅中，加水400毫升，武火烧沸，放入姜、葱、猪肝、绍酒、鸡油，煮至猪肝熟，加入盐、味精，入味即可。

【功用】补肝肾、乌须发，特别适合肝炎及脱发、头发早白患者食用。

首乌煲干笋

【材料】制首乌20克，猪瘦肉、干竹笋、菜胆各100克，香菇50克，姜、葱、盐、素油各适量，上汤400毫升。

【制法】① 制首乌烘干打为细粉；干竹笋发透，洗净；香菇泡发洗尽，一切两半；菜胆洗净，切寸余长的段；猪瘦肉洗净切薄片；姜切片；葱切段。

② 素油入锅中，旺火烧至六成热，入葱、姜跑油出味，下入猪瘦肉、竹笋、香菇、盐及制首乌粉，加入上汤，煮沸，改文火煲20分钟，加菜胆，再煲5~10分钟即可。

【功用】有降血压、补气血的功效。高血压病属肾阴亏损型患者宜食。

首乌鸡汤

【材料】制首乌30克，净老母鸡肉250克，桑椹子30克，大枣10枚，盐适量。

【制法】① 鸡肉洗净，切块；桑椹子、制首乌略水洗；大枣洗净，去核。

② 上物同入锅中，加适量清水，武火煮沸，改文火炖至鸡肉酥烂、汤浓，入盐调味即可。

【功用】有补益肝肾、滋阴润燥的功效，阴亏血少而致形体瘦弱、腰膝酸软、大便干结者宜不时食用。

制首乌的加工

中医认为补肝肾、益精血宜用制首乌，而通便、解毒则以生首乌为佳。如何加工制首乌呢？

【材料】首乌块50千克，黑豆5千克，黄酒12.5千克。

【制法】① 黑豆加水煮4小时，熬取汁约7.5升，再将豆渣加水煮约3小时，熬汁约5升，将头、二汁混合得汁12.5升。

② 首乌块置盆内，倒入黑豆汁、黄酒，拌匀，装入密闭容具，置水锅中，隔水蒸至汁液吸尽，取出，晒干即可。

当归

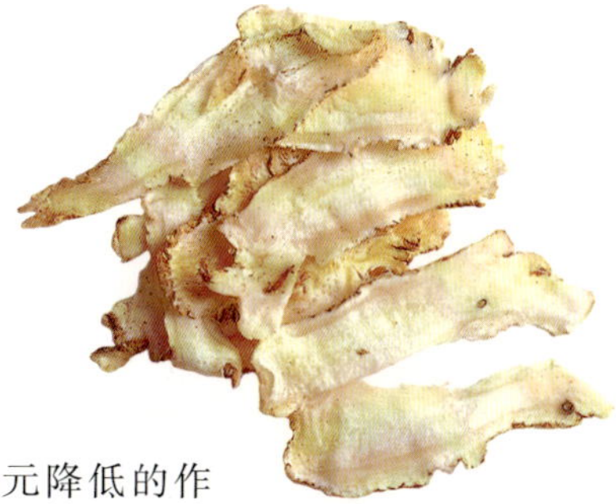

【别名】

干归、秦归、云归、川归。

【药材本源】

为伞形植物当归的根。秋末挖取根部，除净茎叶、泥土，置通风处阴干几天，按大小分别扎成小所，用微火熏至干透即得。干燥根的根头部称“归头”，主根称“归身”，支根及支根梢部称“归尾”。

本品以根大、身长、支根少、断面黄白色、气味浓厚者为佳。贮存时宜置干燥处，防走油、霉败或虫蛀。

【产地】

主产于甘肃、云南等地。

【炮制】

当归：拣去杂质，洗净，闷润，稍晾，切片晒干。

酒当归：当归片用黄酒均匀喷淋，稍闷，置锅内用微火炒干，取出，放凉。（50千克当归用黄酒5千克）

【主要成分】

根含多量蔗糖，另含维生素 B_{12} 及维生素A类物质，还含有成分非常复杂的挥发油。

【药理分析】

所含挥发性物质对子宫有抑制作用，非挥发性物质兴有兴奋子宫的作用，药材主要表现为抑制作用；可提高机能代谢，煎剂有保护肝脏、防止肝糖元降低的作用；煎剂对多种细菌有抗菌作用；对中枢神经系统有轻度抑制作用。

【性味归经】

味甘辛，性温，入心、肝、脾经。

【功效主治】

为补血的补益类药材，具有补血和血、调经、止痛、润燥滑肠的功效。

中医认为可治月经不调、经闭腹痛、崩漏及血虚头痛、眩晕、痿痹、肠燥便秘、痈疽疮疡、跌打损伤等证。

现代研究认为本品有增强免疫力、抗贫血、镇静、镇痛、抗血凝、抗冠、抗心律失常、降血脂、降血压及抗炎、平喘、保肝等功用，临床常用于心脑血管疾病、妇科疾病的治疗。

【使用禁忌】

中虚便溏者忌服。

【治方举例】

常用量3~15克。可煎汤内服、浸酒、熬膏或入丸、散。

① 治脑血栓：当归、鸡血藤各30克，桃仁、穿山甲、红花各10克，赤芍、川芎各15克，水煎服。每日1剂。

② 治胎位异常：当归6克，白芍9克，茯苓9克，川芎15克，白术9克，水煎服。每日1剂。（此方纠正胎位作

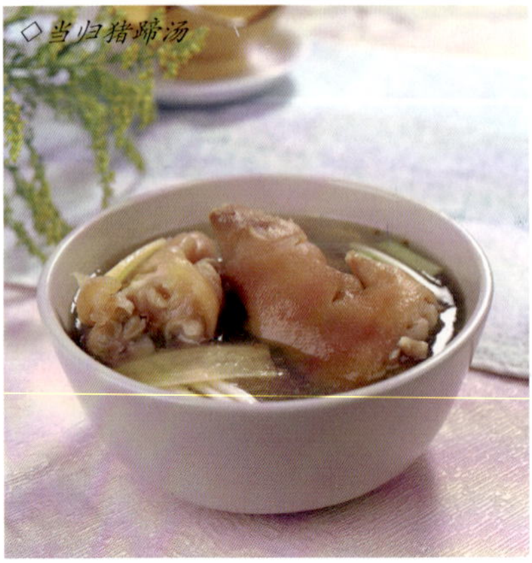
◇当归猪蹄汤

用显著，但使用此方前应征询专业医生的意见。另外，当归久煎后除去了挥发油，有收缩子宫的作用；后下则可保留大部分挥发油，有使子宫弛缓的作用。因此，孕期妇女使用当归应慎重。）

【上品药膳房】

当归益寿酒

【材料】当归、白术各10克，龙眼肉15克，枸杞子30克，黑豆50克，白酒1000毫升。

【制法】①黑豆捣碎，与当归、白术、龙眼肉、枸杞同入布袋中，扎紧，置容器中，加入白酒，密封，浸泡7日，去渣即成（亦可保留药袋）。

【服法】每日早、晚各服1次，每服20毫升。

【功用】有益肝养血，延年益寿的功效，身体虚弱、面目无华及失眠多梦者宜饮。

当归炖鸡

【材料】肥母鸡1只（约重1000克），带皮猪肉200克，杂骨500克，当归15克，黄芪30克，姜、葱、盐、胡椒粉各适量。

【制法】①鸡宰杀后去毛、肠杂，洗净，切大块；猪肉去毛洗净，切块；杂骨洗净打碎；姜拍松；葱挽结。

②鸡肉、猪肉、杂骨连同当归、黄芪同入炖锅内，加水适量，武火煮沸，除去浮沫，加入姜、葱、盐，改文火炖至肉熟烂、汤浓稠，撒入胡椒粉即可。

【功用】补气血，益肝肾。原发性不孕、月经紊乱、痛经者宜常食。

当归猪蹄汤

【材料】猪蹄2只，当归15克，炙黄芪30克，王不留行10克，木通6克，姜、葱、盐、绍酒各适量。

【制法】①猪蹄去毛、洗净，劈成两半；姜拍松；葱切段。

②当归、炙黄芪、王不留行、木通入药袋中，扎紧。

③药袋与猪蹄同入炖锅中，加水2000毫升，放入姜、葱、盐、绍酒，武火煮沸，改文火炖约90分钟即可。

【功用】有补气血、通乳液、消痈肿的作用，产后缺乳或患有乳腺炎之人宜食。

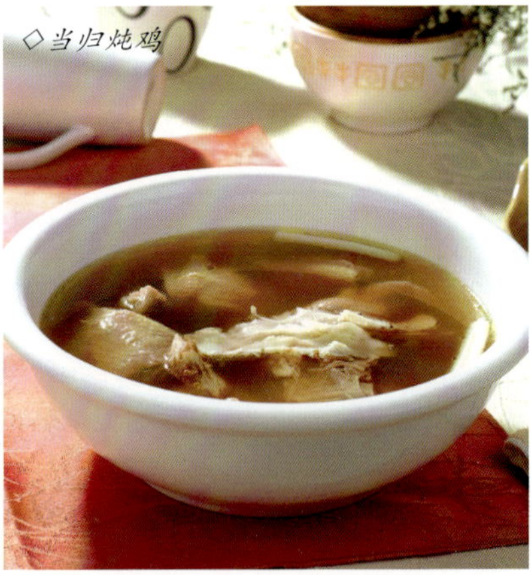
◇当归炖鸡

川贝母

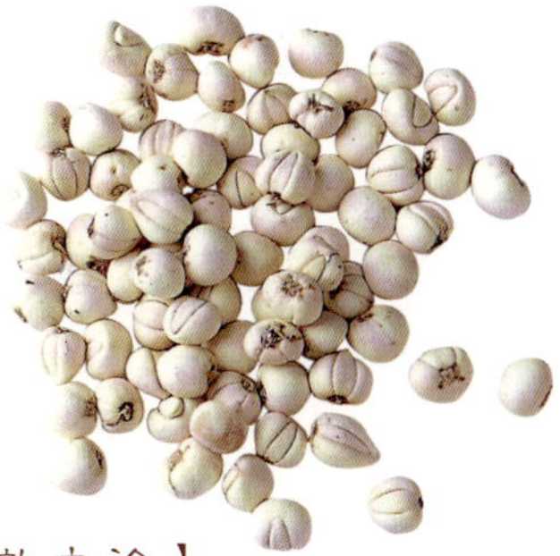

【别名】

川贝、贝母。

【药材本源】

百合科多年生草本植物卷叶贝母、乌花贝母、棱砂贝母等的鳞茎。采挖后除去泥土及须根，晒干或微火烘干。

本品分为松贝、炉贝、青贝三类，松贝以质坚实、颗粒均匀整齐、顶端不开裂、色洁白、粉性足者为佳；炉贝以质坚实、色白者为佳；青贝则以粒小均匀、色洁白、粉性足者为优。

【产地】

松贝产于四川阿坝地区，质最优；炉贝产于四川昌都及云南德钦、大理地区；青贝则产于青海、四川和云南的交界处。

【炮制】

拣去杂质，用水稍泡，捞出，闷润，剥去心，晒干。

【主要成分】

青贝含青贝碱；白炉贝含白炉贝碱；黄炉贝含炉贝碱；松贝含松贝碱甲、松贝碱乙。

【药理分析】

动物实验中可使血压持久下降，并可短时抑制呼吸；实验证明有解痉作用。

【性味归经】

味苦甘，性凉，入肺经。

【功效主治】

为清热化痰药材，具有润肺散结、止咳化痰的功用。

中医认为可治虚劳咳嗽、吐痰咯血、心胸郁结、肺痿、肺痈、喉痹、乳痈诸证。

现代研究认为本品有抑制呼吸运动、降血压、降血糖等作用，常用于呼吸系统疾病（如肺结核、咽喉肿痛、慢性支气管炎等）的治疗，另外对外科局部感染及皮肤病也有治疗效果。

【使用禁忌】

脾胃虚寒及有湿痰者不宜服用；

本品不宜与乌头、秦艽、矾石、莽草等同用，以免影响药效。

【治方举例】

常用量3~9克（研末冲服，每次1~1.5克）。内服可煎汤或入丸、散；外用则研末撒或调敷。

①治百日咳：川贝母15克，黄郁金、葶苈子、桑白皮、白前、马兜铃各1.5克，共研为极细的粉末，备用。取适量温水调服，小儿可酌加白糖或蜂蜜。每日3次。（用量：1岁半~3岁：每次0.5克；4~7岁每次1.5克；8~10岁：每次2克）

②治口角炎：川贝母适量，去心后研细末，外涂口疮处。每日4~5次。

【上品药膳房】

参贝乌鸡

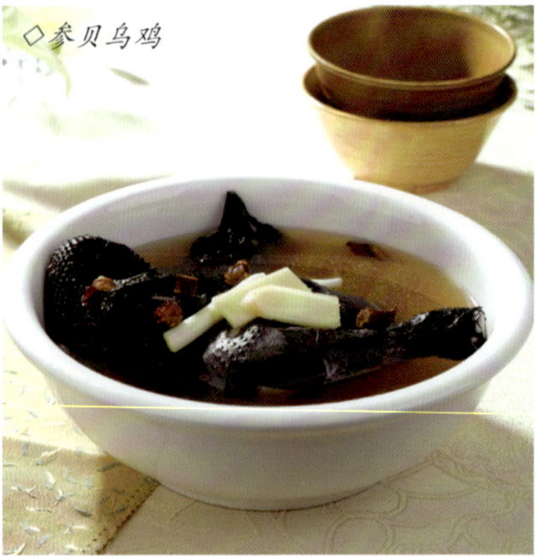
◇参贝乌鸡

【材料】乌鸡1只，丹参10克，川贝母15克，杏仁10克，红花6克，姜、葱、盐、味精、料酒、胡椒粉各适量。

【制法】①乌鸡宰杀后，去毛、爪及肠杂；丹参润透，切薄片；川贝洗净，粗研；杏仁、红花去杂质，洗净；姜拍松；葱切段。

②乌鸡、川贝母、杏仁、红花、丹参及姜、葱同入炖锅内，淋入料酒，加水2500毫升，武火煮沸，改文火炖约35分钟，加入盐、味精、胡椒粉，拌匀，再稍炖即可。

【功用】活血祛痰，养气通络。常食对痰瘀型冠心病、慢性支气管炎等颇多助益。

川贝猪肺汤

【材料】猪肺1具，川贝母、杏仁各15克，玉兰片30克，姜、盐、味精、料酒各适量。

【制法】①猪肺冲洗净，切成一寸见方的块；川贝母拣去杂质，洗净；杏仁去皮、尖，洗净；生姜拍松；玉兰片发透切薄片。

②上物同入炖锅，淋入料酒，加水适量，武火煮沸，撇去浮沫，改文火炖约40分钟，加入盐、味精，拌匀即可。

【功用】有散结泻热、润肺清火的功用。非常适于肺癌及久咳多痰患者食用。

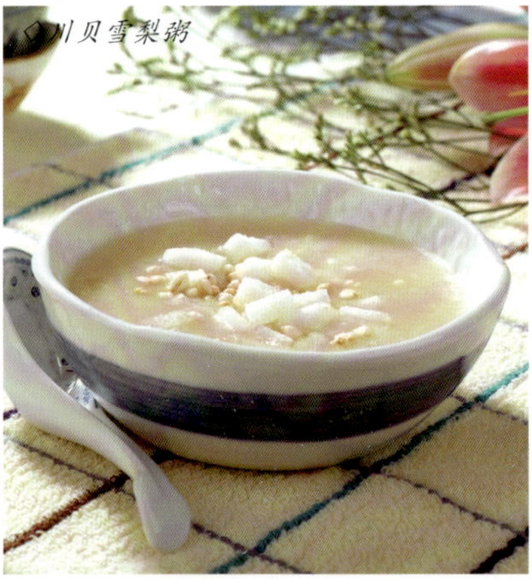
◇川贝雪梨粥

川贝雪梨粥

【材料】川贝母12克，雪梨1个，粳米50克。

【制法】①川贝母去杂质，洗净；雪梨洗净，去皮、核，切成1厘米见方的粒。

②粳米淘洗净，入锅中，加适量水，加入川贝母、雪梨，武火煮沸，改文火煮至粥成。

【功用】润肺止咳。肺燥咳嗽或吸烟多而见咽干唇燥者宜服。

田七

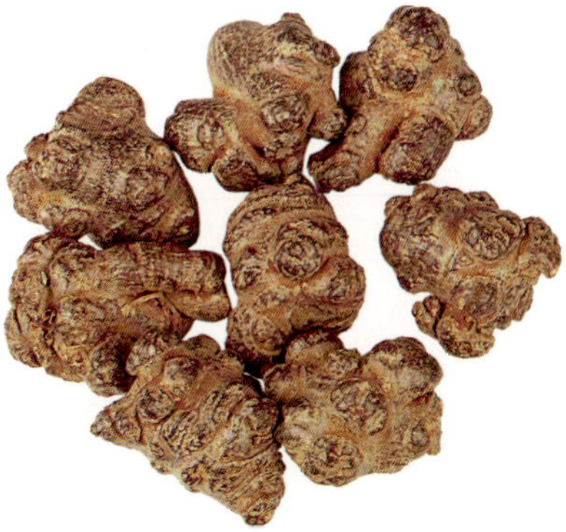

【别名】

三七、血参、田三七。

【药材本源】

为五加科植物人参三七的根。夏、秋采者充实饱满，品质较佳，称为“春七”；冬季采挖者形瘦绉缩，质量较差。

本品以个大坚实、体重皮细、断面棕黑色、无裂痕者为佳。

【产地】

云南、广西。

【炮制】

拣尽杂质，捣碎，研末，或润透切片晒干。

【主要成分】

根含五加皂甙A、五加皂甙B，还含两种未详的结晶性物质。

【药理分析】

所含五加皂甙A、B有迟缓的溶血作用；提取液、醇浸液有良好、持久的降压作用，可强心而不明显影响心率；对新城病毒等有抑制作用。

【性味归经】

味甘微苦，性温，入肝、胃、大肠经。

【功效主治】

为止血药材，具有止血、散瘀、消肿、定痛的功效。

中医认为可治吐血、咳血、衄血、便血、血痢、崩漏、产后血晕、瘀血、外伤出血等一切血证及痈肿疼痛、恶露不尽等。

现代研究认为本品有抗凝血、止血、镇痛及镇定的作用，另外对子宫脱垂、前列腺肥大、重症肝炎、骨折、下肢溃疡及寻常疣等有较好的疗效。

【使用禁忌】

孕妇忌服。

【治方举例】

常用量2~5克（研粉服），外用适量。可煎汤内服或研末；外用则磨汁涂、研末撒或调敷。

①治前列腺肥大：三七粉、西洋参各15克，每日1克冲服。15天为1个疗程，一般需2~3个疗程。

田七叶的药用价值

田七的叶也可入药，其功用与田七或有异同。

田七叶：味辛，有止血、消肿、定痛的作用，可治吐血、衄血、便血、外伤出血及痈肿毒疮等证。可煎汤，或入丸、散，常用量5~9克；外用适量，可研末撒或调敷。

②治寻常疣：三七粉20克。每日2次，每次2克，白开水送服，连服3~5日。

【上品药膳房】

田七蒸乳鸽

【材料】乳鸽1只，田七、红花各6克，菜胆100克，绍酒、酱油、鸡汤、姜、葱、盐、红糖各适量。

【制法】①乳鸽宰杀后去毛、爪及肠杂；田七研为细粉；红花洗净；姜切丝；葱切段；菜胆切寸余长的段。

②乳鸽置蒸盅内，加绍酒、酱油、姜、葱、盐腌约半小时，放入田七粉、红花、菜胆，浇入鸡汤约200毫升。

③蒸盅上笼，武火大气蒸约50分钟即可。

【功用】有活血化瘀、滋补气血的作用，瘀阻心络型冠心病患者宜食。

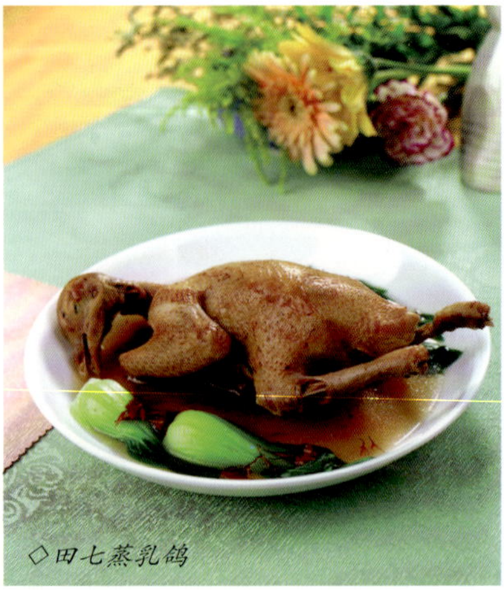
◇田七蒸乳鸽

田七藕节鸡蛋羹

【材料】田七2~3克，鲜藕150克，鸡蛋1枚，冰糖少许。

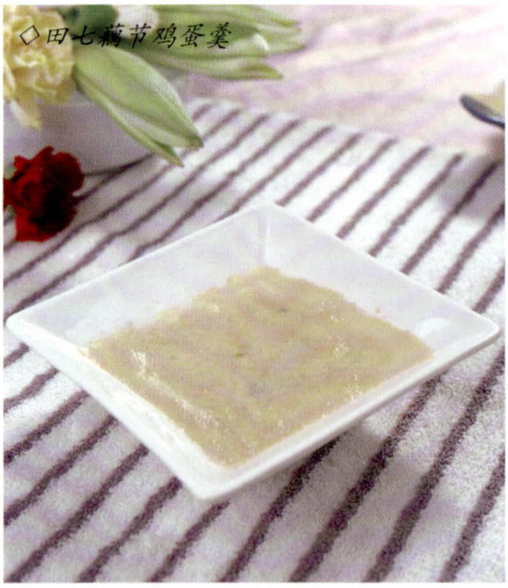
◇田七藕节鸡蛋羹

【制法】①田七研为细末；鲜藕洗净榨取汁；冰糖打碎。

②上物置碗中，打入鸡蛋，搅匀散。

③锅内加清水适量，碗置锅内隔水蒸熟即可。

【功用】活血散瘀，止血止痛。可用作肝癌属瘀血阻滞而见腹痛、腹水及小便不利等情形的辅疗膳食。

田七大蒜粥

【材料】田七10克，大蒜籽30克，粳米150克，白砂糖适量。

【制法】①田七研为细粉；大蒜去皮，切片；粳米淘洗干净。

②上物入锅中，加适量水如常法煮粥，粥成，入白砂糖调味即可。

【服法】温热服食，日分2~3次服完。

【功用】有活血化瘀、理血止痛的作用，适合各种出血证及血瘀者食用；高血脂、高血压、冠心病等患者也宜食，有辅疗作用。

冬虫夏草

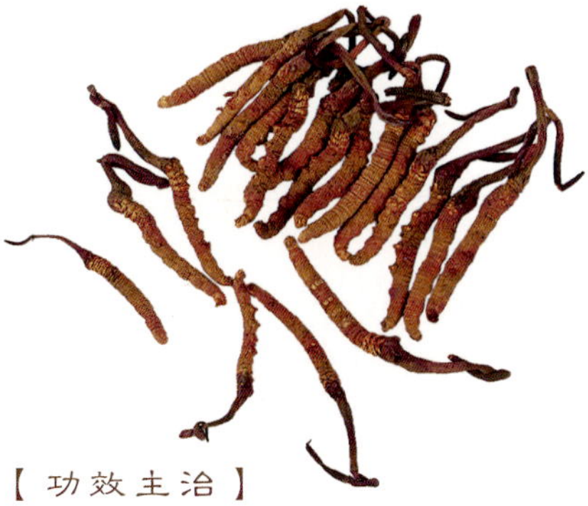

【别名】

虫草、冬虫草。

【药材本源】

为麦角菌科植物冬虫夏草菌的子座及其寄主蝙蝠蛾科昆虫虫草蝙蝠蛾等的幼虫尸体的复合体。挖起后，在虫体潮湿未干时，除去外层的泥土及膜皮，晒干。

本品以虫体色泽黄亮、丰满肥大、断面黄白色、菌座短小者为佳。

【产地】

主产于四川（产量最大）、青海、贵州、云南；西藏、甘肃等地亦产。

【炮制】

取干燥虫草，以黄酒喷之，待软，整理平直，每7~8条用红线扎成小把，微火烘干。

【主要成分】

含脂肪、粗蛋白、碳水化合物、粗纤维、灰分及水分，还含有虫草酸、冬虫夏草素及维生素B_{12}等。

【药理分析】

所含冬虫夏草素可抑制链球菌、鼻疽杆菌、炭疽杆菌、猪出血性败血病杆菌的生长；动物试验中，水浸剂对豚鼠支气管有明显舒张作用，并能加强肾上腺素的作用。

【性味归经】

味甘，性温，入肺、肾经。

【功效主治】

为温补助阳的补益药材（亦可归入“止咳化痰”药材类）。具有补虚损、益精气、止咳化痰的功效。

中医认为可治痰饮咳嗽、虚劳、痨嗽、咯血、自汗盗汗、阳痿、遗精、腰膝酸痛以及病后久虚不复等证。

现代研究认为本品有延年益寿（激活免疫之故）、促进性功能、镇静催眠、抗炎抑菌、平喘、生长及升高白细胞与血小板等作用，对心律失常等症亦有疗效。

【使用禁忌】

有表证及肺热咯血症者慎服。

【治方举例】

常用量5~15克。可煎汤内服或入丸、散。

①治疗虚喘：冬虫夏草15~30克，配老公鸭蒸服。

②治慢性肾功能衰竭：冬虫夏草、百合各12克，西洋参9克，制为粉末，混匀装入胶囊，开水送服。每次2粒，每日3次。

③治贫血：冬虫夏草15~30克，炖肉或炖鸡食。（对阳痿、遗精亦颇为适宜）

【上品药膳房】

虫草烧豆腐

【材料】冬虫夏草10克，香菇20克，豆腐200克，姜、葱、盐、味精、素油、鲜汤各适量。

【制法】① 虫草、香菇分别用冷水泡发，洗净，香菇切为丝；生姜切为末；葱切葱花；豆腐略洗，切块。

② 油入锅中，烧热，放入豆腐、香菇、虫草煸炒片刻，加盐、葱花及姜末，淋入适量鲜汤，文火烧煮熟透，加入味精即可。

【功用】有滋补肝肾、保肝降脂的作用。肝炎、肝硬化、高脂血症、糖尿病等宜用作辅疗饮食。

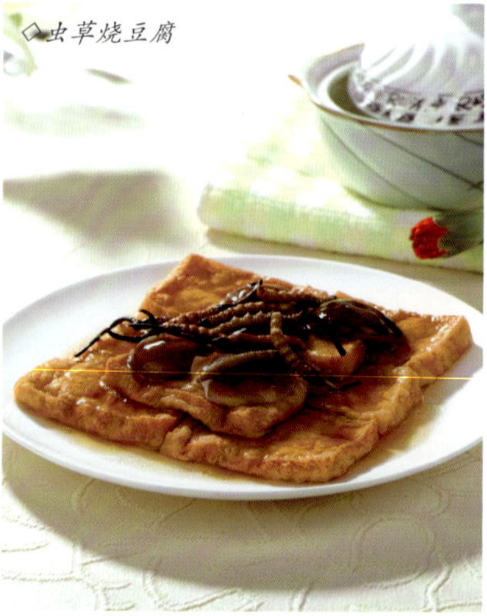

◇虫草烧豆腐

虫草蒸鹌鹑

【材料】鹌鹑1只，冬虫夏草10克，红枣10枚，绍酒、鸡汤、葱、姜、盐各适量。

【制法】① 鹌鹑宰杀后，去毛、爪及肠杂；虫草冷水泡约30分钟，洗净；红枣洗净，去核；姜拍松；葱切段。

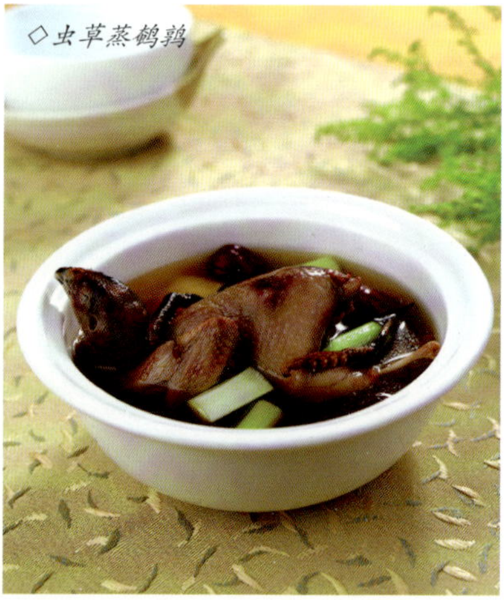

◇虫草蒸鹌鹑

② 上物入炖盅内，加入鸡汤约200毫升，置蒸笼内，武火大气蒸约50分钟即可。

【功用】有补虚损、益气血的作用。气血两虚者宜常食。

虫草温阳补肾酒

【材料】冬虫夏草10克，枸杞子60克，白酒500毫升。

【制法】① 枸杞子洗净，晾干；虫草略水洗，阴干。

② 上物入瓶内，加白酒500毫升，封紧瓶口，每日振摇1次，15日后即可饮用。

【服法】每日早、晚各温服10~20毫升。

【功用】有补虚益精、祛寒助阳的作用，肾虚气喘、头晕目眩、腰膝酸软、遗精等情形宜用。

玄参

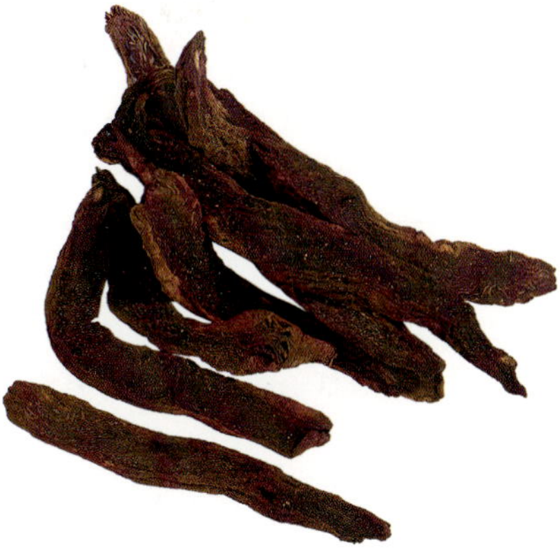

【别名】

黑玄、黑玄参。

【药材本源】

为玄参科植物玄参的根。干燥根或为圆柱形，或弯曲似羊角，表面灰黄色或棕褐色。

本品以支条肥大、皮细、质坚、芒头修净、肉色乌黑者为佳。因易返潮，故贮存时宜置通风干燥处，以防霉变、虫蛀。

【产地】

主产于浙江（量大质佳）、四川、湖北；贵州、湖南、江西等地亦产。

【炮制】

拣净杂质，除去芦头，洗净润透，切片，晾干。也可以洗净略泡，置笼屉内蒸透，取出晾至六七成干，焖润至内外均呈黑色，切片，再晾干。

【主要成分】

含碳水化合物、脂肪酸、生物碱、甾醇、氨基酸、胡萝卜素及微量挥发油等。

【药理分析】

动物试验中，水浸剂、煎剂有良好、明显的降低血压的作用；大剂量煎液有扩张血管的作用；小剂量有强心作用；可降低血糖；对绿脓杆菌及部分皮肤真菌有抑制作用；临床观察玄参有消炎、缓泻等作用。

【性味归经】

味苦咸，性凉，入肺、肾经。

【功效主治】

为养阴的补益药材，具有清热凉血、滋阴降火、除烦解毒等功效。

中医认为可治热病烦渴、发斑、骨蒸劳热、夜寐不宁、津伤便秘、吐血衄血、咽喉肿痛及痈肿诸证。

现代研究认为本品有解热、抑菌、镇静、强心、降压、降血糖、抗炎等作用，对出血性疾病、炎症、流感、流脑、乙脑及败血症等均显疗效。

【使用禁忌】

脾虚便溏者忌服；

本品反藜芦，不可同使。

【治方举例】

常用量9~30克。内服可煎汤或入丸、散；外用则可捣敷或研末调服。

①治风热头痛：玄参50克，煎取汁500毫升，1次服完。

②治便秘：玄参30~60克，水煎服。

③治血栓闭塞性脉管炎：玄参15克，银花30克，甘草15克，当归30克，水煎服。

【上品药膳房】

玄参炖猪肝

【材料】猪肝500克，玄参15克，素油、酱油、黄酒、姜片、葱段、白砂糖、水豆粉各适量。

【制法】①猪肝洗净，与玄参（切片）同入铝锅内，加适量清水，煮约1小时，捞出猪肝，稍凉，切小片，盛盆中备用。

②素油入锅中烧热，放入姜片、葱段，稍炒，倒入猪肝片中。

③酱油、黄酒、白砂糖入锅中，加原汤少许，收汁，勾入水豆粉，略煮，将汤汁倒入猪肝片中，拌匀即可。

【功用】有滋养肝肾的作用，常食对消除骨刺有助益，慢性肝病及骨质增生患者宜食。

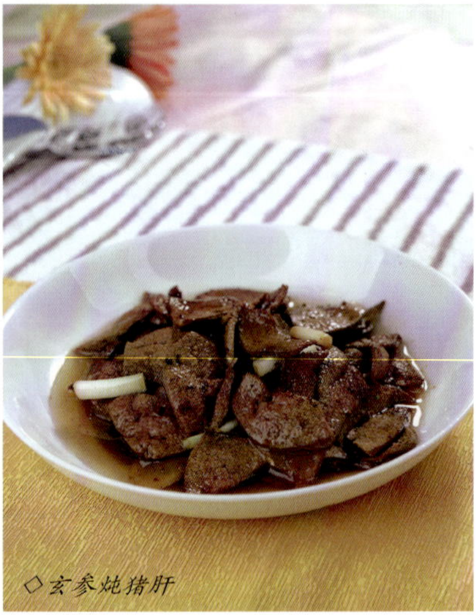

◇玄参炖猪肝

玄参当归鸡

【材料】仔鸡1只，玄参15克，当归9克，大枣10枚，绍酒、姜、葱、盐各适量。

【制法】①仔鸡宰杀后去毛、爪及肠杂；玄参洗净切片；当归洗净；大枣去核；姜拍松；葱切段。

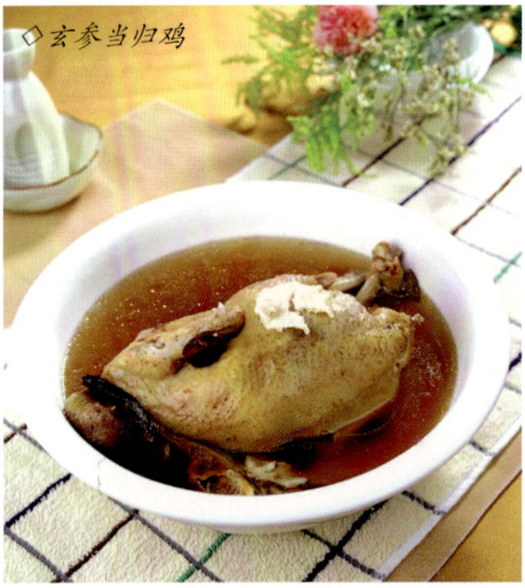

◇玄参当归鸡

②上物同入炖锅中，加入绍酒，再加清水2000毫升，武火烧沸，改文火炖煮约50分钟，入盐调味即可。

【功用】有补中益气、活血通络、滋阴降火的作用。非常适合气血两虚者食用。

玄参桔梗粥

【材料】玄参、桔梗各10克，粳米100克，白砂糖适量。

【制法】①玄参、桔梗润透，切片，入瓦煲中加水200毫升，煎至半，去渣留汁。

②粳米洗净，加适量水如常法煮粥，粥将成，加入药汁，再煮1~2沸，加入白砂糖，拌匀即可。

【功用】具有润肺止咳、清热利咽的作用，急、慢性咽喉炎患者宜食。

桑白皮

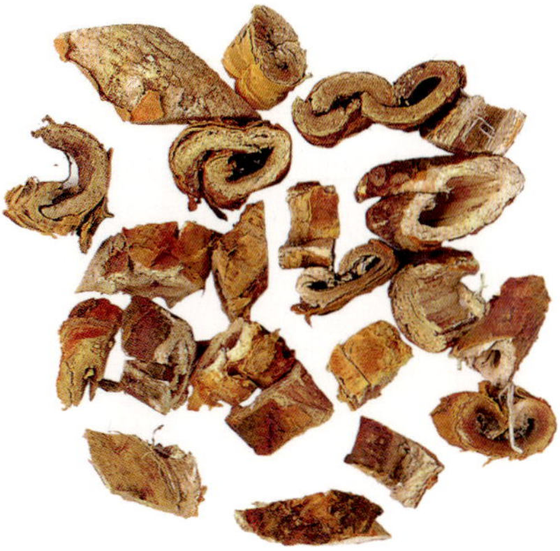

【别名】

桑根皮、白桑皮、桑根白皮。

【药材本源】

为桑科植物桑除去栓皮的根皮。干燥根皮多呈长而扭曲的板状（或槽状）外表面淡黄白色或近白色，内表面黄白色或灰黄色。

本品体轻、质韧、难折断，微有豆腥气，论质以色白、皮厚、粉性足者为佳。

【产地】

主产于安徽、河南、江苏、浙江、湖南等地。

【炮制】

桑皮：刷去灰屑，洗净，润透后切丝，晒干。

蜜桑皮：桑皮丝加炼蜜及少许开水，拌匀，稍闷，置锅内用文火炒至色黄、不粘手，取出，放凉。（50千克桑皮用炼蜜15千克）

【主要成分】

含伞形花内酯、东莨菪素及黄酮成分（桑根皮素、桑素、桑色烯、环桑素等），另外还含鞣质、黏液质。

【药理分析】

剂煎有利尿作用；提取物有明显的降压作用；动物试验表明提取物有镇静作用。

【性味归经】

味甘，性寒，入肺、脾经。

【功效主治】

为祛痰药材，具有泻肺平喘、行水消肿的功效。

中医认为可治肺热喘咳、吐血、水肿、脚气、小便不利等证。

现代研究认为本品有镇咳、镇痛、镇静、抗菌、降压、利尿等作用，临床广泛运用于呼吸系统疾病的治疗。

【使用禁忌】

肺虚无热及风寒咳嗽者忌服。

【治方举例】

常用量9~18克。内服可煎汤，或入散剂；外用则捣汁涂或煎水洗。

① 治急性气管炎：桑白皮、杏仁、黄芩、贝母、枇杷叶、桔梗、地骨皮各9克，水煎服。

② 治鼻出血：桑白皮30克，黄芩、山栀炭、白茅根、茜草、侧柏叶、紫草、当归、旱莲草各10克，怀牛膝6克，水煎服。每日1剂，早晚各1次。

③ 治高血压：桑白皮50克，大腹皮30克，赤茯苓皮15克，陈皮9克，生姜皮6克，水煎服。每日1剂。

【上品药膳房】

桑白皮炖仔鸭

【材料】仔鸭1只，桑白皮、黄芩、车前子、竹叶各10克，茯苓、桔梗各15克，料酒、姜、葱、盐、味精、胡椒粉各适量。

【制法】①仔鸭宰杀后，去毛、爪及肠杂；姜切片；葱切段；桑白皮、黄芩、车前子、竹叶、茯苓、桔梗装入纱布袋，扎紧。

②上物入炖锅内，加料酒，再加水3000毫升，武火烧沸，改文火炖约1小时，加入盐、味精、胡椒粉即可。

【功用】有清肺热、利小便的作用，肾炎水肿，小便不利患者食用有辅疗作用。

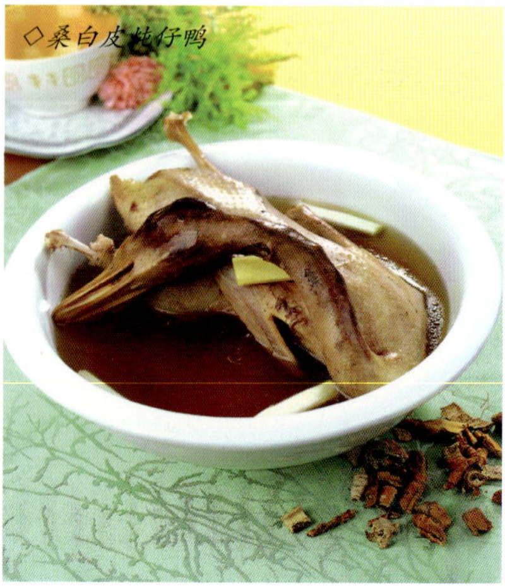
◇桑白皮炖仔鸭

桑白皮饮

【材料】桑白皮5克，杏仁20克，茯苓30克，白砂糖适量。

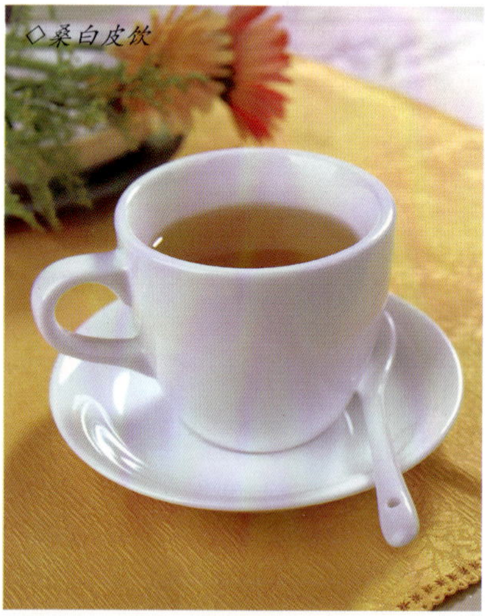
◇桑白皮饮

【制法】①桑白皮洗净，切碎；杏仁去皮，洗净；茯苓切为小颗粒。

②上药入瓦煲中，加水适量，武火烧沸，改文火煎约半小时，去渣取汁，在药汁中调入白砂糖，搅匀即可。

【功用】有散风、清热、止咳的作用，急慢性支气管炎患者饮用颇佳。

桑白皮粥

【材料】桑白皮15克，粳米50克，冰糖适量。

【制法】①桑白皮洗净，切碎，加水200毫升，煎煮至半，去渣，汁留用；冰糖打碎。

②粳米洗净，加适量水如常法煮粥，粥将成，加入药汁，再煮1~2沸，加入冰糖，拌匀，再沸即可。

【服法】每日2次，温热服食。

【功用】有清泄肺热的作用，对小儿支气管肺炎各种症状有缓解、改善的作用。

枳实

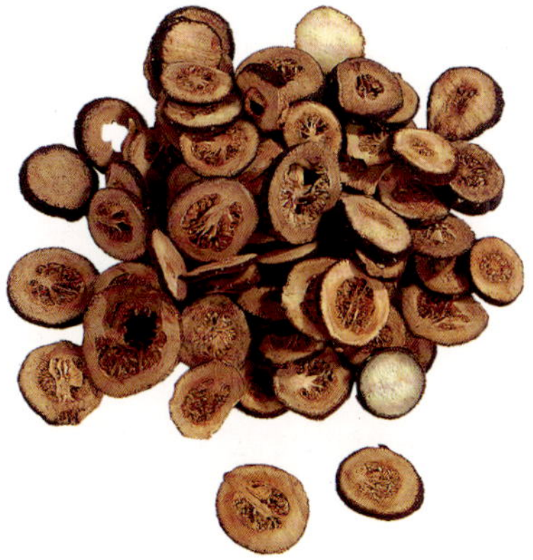

【别名】

生枳实、炒枳实。

【药材本源】

为芸香科植物酸橙、枸橘、香圆等的幼果。5~6月间摘取，晒干（略大者横切两半再晒干）。

本品较为常见的有绿衣枳实、酸橙枳实、香圆枳实几种，另外甜橙、柚、枸橼等的幼果有时也作枳实用。

【产地】

绿衣枳实：福建、陕西、广西。

酸橙枳实：四川、江西、浙江及广西、湖南等地。

香圆枳实：江西、四川。

【炮制】

枳实：拣净杂质，用水浸泡至八成透，捞出，润至无硬心，切片，晾干。

炒枳实：麸皮匀散于热锅内，有烟冒出时加入枳实片，拌炒至色微焦黄，取出，筛去麸皮，放凉。（50千克枳实用麸皮5千克）

【主要成分】

均含挥发油及黄酮甙。酸橙枳实含生物碱、甙类、皂甙及维生素C等。

【药理分析】

从枳实果皮中分离出的Cirantin能抑制卵巢周围透明质酸酶的活性，有阻止受精的避孕作用；能使肠胃运动收缩节律变得有力；本品小剂量可兴奋心脏、大剂量则呈抑制作用；所含植物黏胶质能降低血清及肝中胆甾醇的含量。

【性味归经】

味苦，性寒，入脾、胃经。

【功效主治】

为行气药材，具有破气、散痞、化痰、消积的功效。

中医认为可治胸腹胀满、胸痹、痞痛、痰癖、水肿、食积、便秘、胃下垂、子宫下垂、脱肛诸证。

现代研究认为本品可升压抗休克、抗血栓、抗心力衰竭，临床用于心绞痛、消化不良、胃下垂、子宫下垂及急性胃炎等，颇具疗效。

【使用禁忌】

脾胃虚弱者及孕妇慎服。

【治方举例】

常用量3~9克（治疗子宫脱垂、直肠脱垂及胃下垂，用量为12~30克）。内服可煎汤，或入丸、散；外用则研末调涂或炒热熨患部。

①治慢性胃炎：枳实12克，香附、橘皮、杏仁、白术、石菖蒲、神曲、

麦芽各10克，砂仁（后下）5克，每日1剂，水煎3次服，治疗1~3个月效果尤为明显。

② 治蛔虫病：枳实30克，柴胡、白芍、川楝子、乌梅、槟榔、花椒、雷丸各10克，水煎3次分服。每日1剂，连服1~4日。

【上品药膳房】

枳实粥

【材料】枳实、皂荚各5克，粳米50克，盐或糖少许。

【制法】① 枳实、皂荚洗净，干燥，共研为末。

② 粳米洗净，加适量水煮粥，粥将成，加入上末，再沸，入盐或糖调味即可。

【服法】温热服食。每日2次。

【功用】有消积、通便的功用，食积不化、便秘者宜食。

枳壳的效用

枳壳为芸香科植物酸橙及其栽培变种的干燥未成熟果实，成分及药理、性味归经及功效均与枳实相类，只是药力较弱，作用缓和。

治子宫脱垂：枳壳50克，加水浓煎成100毫升，分3次饭后服。每日1剂。

厚朴

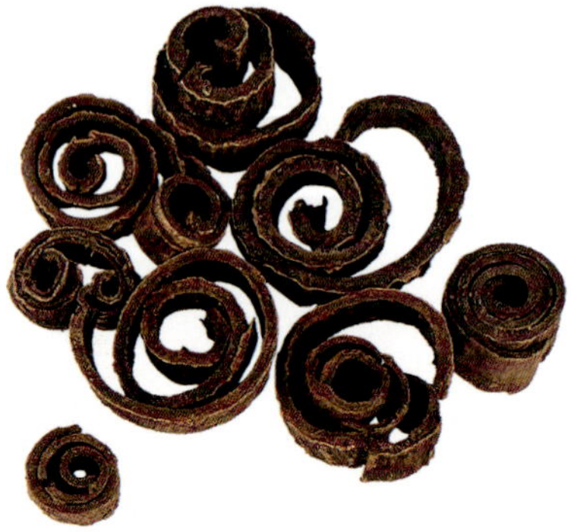

【别名】

川朴、紫油厚朴、重皮、赤朴。

【药材本源】

木兰科植物厚朴或凹叶厚朴的树皮或根皮。立夏至夏至间剥取生长20年以上的植株的干皮或根皮（须先将外表粗皮刮去），阴干，再置于土坑内使其发汗，取出晒干，再蒸熟使其变软，卷成筒状，阴干。

本品因采皮部位及加工方法不同而主要分为筒朴、靴角朴、根朴、枝朴几类，但均以皮粗肉细、内色深紫、油性大、香味浓、味苦辛微甜、咀嚼无残渣者为佳。

【产地】

四川、湖北所产质量最佳，贵州、湖南、浙江出产亦颇丰。

【炮制】

厚朴：用水浸泡捞出，润透后刮去粗皮，洗净，切丝，晾干。

姜厚朴：生姜切片煎汤，加净厚朴，与姜汤共煮透，取出，软热时切片，晾干。（50千克厚朴用生姜5千克）

【主要成分】

厚朴树皮含厚朴酚、四氢厚朴酚、异厚朴酚和朴酚、木兰箭毒碱及挥发油。

凹叶厚朴含挥发油（为厚朴酚、四氢厚朴酚、异厚朴酚等），另含皂甙及生物碱。

【药理分析】

煎剂及醇浸剂有抗菌作用；动物试验中，煎剂有降压、抑制心脏的作用。

【性味归经】

味苦辛，性温，入脾、胃、大肠经。

【功效主治】

为芳香化湿药材，具有温中、下气、燥湿、消痰的功效。

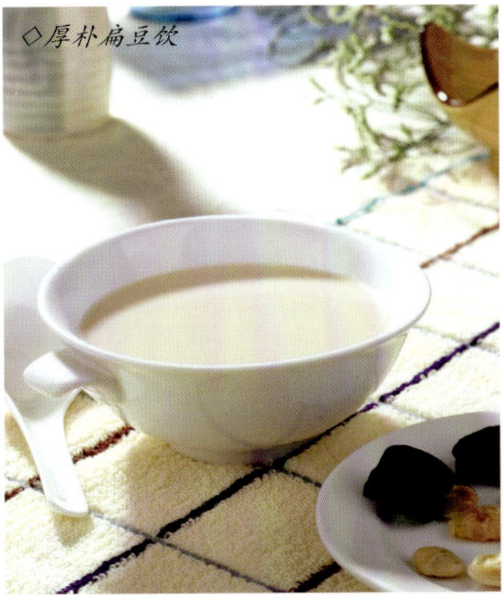

◇厚朴扁豆饮

中医认为可治胸腹痞满胀痛、反胃、呕吐、宿食不消、痰饮咳喘、寒湿泻痢等证。

现代研究认为本品有抗菌、保肝利胆、健胃、降血压、抗溃疡等作用，临床用于肠梗阻、腹胀、支气管哮喘、痢疾等的治疗，效果不错。

【使用禁忌】

孕妇慎用。

【治方举例】

常用量3~9克。可煎汤内服，或入丸、散。

①治急性胃炎：川朴适量，研末，每服3克，每日3次。

②治胃下垂：厚朴、人参各10克，白术、茯苓各20克，枳实、陈皮、半夏、神曲、莱菔子、槟榔各10克，砂仁、干姜、黄连各5克，炒麦芽15克，炙甘草3克，水煎服。（脾虚者重用人参、白术，减黄连、槟榔，加黄芪15克）

【上品药膳房】

厚朴扁豆饮

【材料】厚朴、香薷各5克，白扁豆15克，白砂糖适量。

【制法】厚朴、香薷、白扁豆入瓦煲中，加适量清水煎汤，弃渣取汁，调入白砂糖即可。

【服法】每日1剂。代茶饮。

【功用】发汗解表，化湿祛暑，健中和胃。适时饮用可改善暑湿感冒引起的不适。

合欢皮

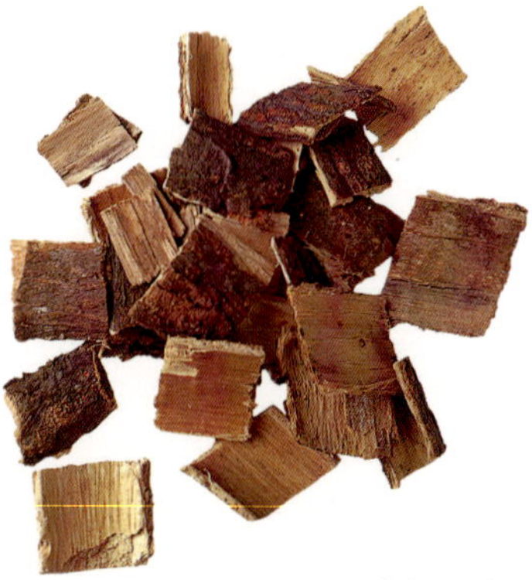

【别名】

合欢、合欢木皮、夜合皮。

【药材本源】

豆科植物合欢的树皮。干燥树皮呈筒状或半筒状，质硬而脆。

本品以皮薄均匀、嫩而光润者为佳。

【炮制】

清水浸泡洗净，捞出，闷润后先划成等大的长条，再切块或切丝，干燥即可。

【主要成分】

树皮含皂甙、鞣质等成分。

【药理分析】

动物试验证明合欢皮有兴奋动物子宫作用；临床观察则有安神、强壮、镇痛、驱虫、利尿等作用。

【性味归经】

味甘，性辛，入心、肝经。

【功效主治】

为安神药材，具有解郁安神、活血消痈、续筋骨等功效。

中医认为可治心神不安、忧郁失眠、肺痈、痈肿、瘰疬、筋骨折伤等证。

现代临床用于肺脓肿、骨折肿痛以及更年期综合症，疗效颇佳。

【治方举例】

常用量9~15克（外用适量）。内服可煎汤或入丸、散；外用则研末调敷。

治精神抑郁症：合欢皮20~60克，茯神、郁金、菖蒲、醋柴胡、当归、青皮、陈皮、白术、天竺黄各10克，南星9克，水煎服。每日1次，3个月为1个疗程。

上品药膳房

合欢烧海参

【材料】海参250克，合欢皮15克，合欢花、红参各5克，火腿肉30克，香菇20克，素油、生粉、葱、姜、鸡汤、盐、味精各适量。

【制法】① 海参发透，去肠、泥沙，洗净；合欢皮洗净，切小块；合欢花洗净；红参洗净，切片；火腿肉切片；香菇发透，去柄，洗净切片；姜切片；葱切段。

② 素油入锅中，旺火烧热，入姜、葱、火腿肉、香菇爆香，倒入鸡汤，下入红参、合欢皮，烧沸，加入海参，改中火烧透入味，下入合欢花，调入盐、味精，炒匀，再用生粉勾芡即可。

【功用】益气养心，安神解郁。老年人气血虚衰、郁闷不舒、心神失养者食用颇佳。

白芍药

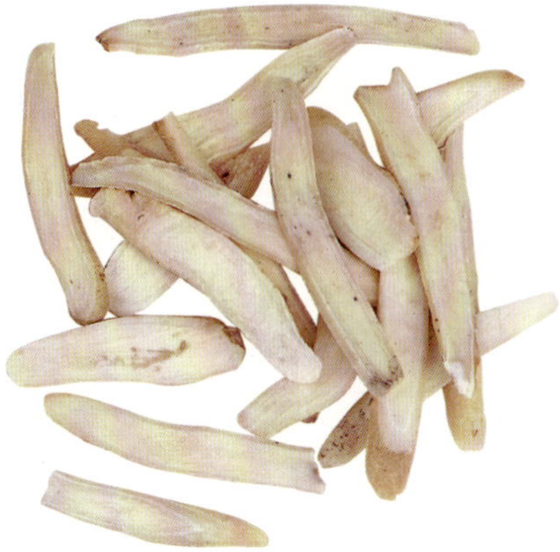

【别名】

白芍、金芍药。

【药材本源】

为毛茛科植物芍药（栽培种）的根。夏、秋采挖栽植3~4年的芍药根，除去根茎及须根，洗净，刮去粗皮，入沸水中略煮（使芍根发软），捞出晒干。干燥根呈圆柱形，质坚实而重，不易折断，表面淡红棕色或粉白色。

本品以根粗长、匀直、质坚实、粉性足、表面洁净者为佳。

【产地】

浙江（质量最佳）、安徽（产量最大）、四川等地。

【炮制】

白芍：拣去杂质，大小分开，用水浸至八成透，捞出，晒晾，润至内外湿度均匀，切片，干燥。

酒白芍：白芍片用黄酒均匀喷淋，稍润，置锅内用文火微炒，取出，放凉。（50千克白芍片用黄酒5千克）

【主要成分】

含芍药甙、牡丹酚、芍药花甙、苯甲酸、挥发油、脂肪油、树脂、鞣质、蛋白质、碳水化合物、粘液质、β－谷甾醇、三萜类等。

【药理分析】

煎剂对志贺氏痢疾杆菌有较强的抑制作用；本品临床观察有解痉、镇痛、镇静、抗惊厥、降压、解热、消炎及抗溃疡的作用。

【性味归经】

味苦酸，性凉，入肝、脾经。

【功效主治】

为补血药材，具有养血柔肝、缓中止痛、敛阴收汗的功效。

中医认为可治胸腹胁肋疼痛、泻痢腹痛、自汗盗汗、阴虚发热以及月经不调、崩漏带下等证。

现代临床用于病毒性肝炎、胃溃疡、神经痛、神经衰弱、便秘、糖尿病、哮喘、骨质增生、出汗症，疗效都较为理想。

【使用禁忌】

虚寒腹痛泄泻者慎服。

本品反黎芦，不宜同用。

【治方举例】

常用量9~18克。可煎汤内服，或入丸、散。

① 治便秘：生白芍20~40克，生甘草10~15克，水煎服。2~4剂即可。

（亦可单用白芍25~45克水煎服）

②治哮喘：白芍30克，甘草15克，麻黄、杏仁各10克，水煎服。

③治骨质增生：白芍30~60克，木瓜12克，鸡血藤、威灵仙各15克，水煎服。每日1剂。

【上品药膳房】

白芍甲鱼汤

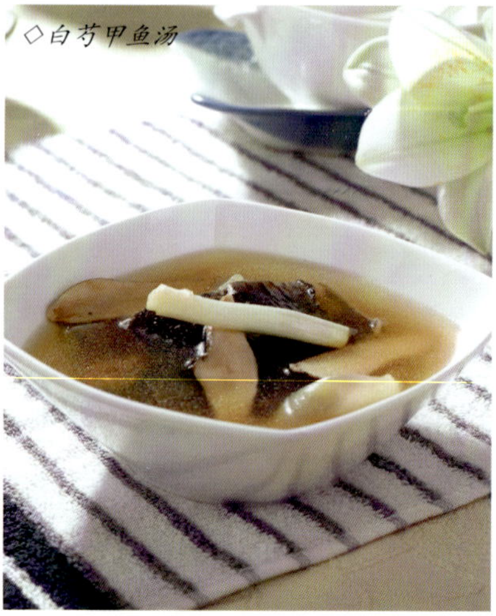
◇白芍甲鱼汤

【材料】甲鱼1只，白芍15克，绍酒、姜、葱、盐、味精、胡椒粉各适量。

【制法】①甲鱼入锅中，加清水，逐渐加热将其溺杀，去头、尾、爪及肠杂，甲鱼切成寸许见方的块；白芍用清水浸泡1夜，切成薄片；姜拍松；葱切段。

②上物同入炖锅中，加绍酒，再加清水2500毫升，武火烧沸，改文火炖约90分钟，加盐、味精、胡椒粉，再稍炖即可。

【功用】有润肺、滋阴、补血、增白的功用，特别适合气血两亏、肤色暗黑者食用。

白芍的炮制方法

炒白芍：白芍片置锅内，文火炒至色微黄，取出，放凉。

焦白芍：白芍片置锅内，文火炒至色焦黄，喷淋少许清水，取出，晾干。

土炒白芍：伏龙肝细粉置锅内炒热，加入白芍片，炒至外面挂有土色，取出，筛去土，放凉。（50千克白芍片用白龙肝细粉10千克）

白芍瘦肉汤

【材料】猪瘦肉250克，白芍、柏子仁各20克，炙甘草10克，大枣6枚，素油、料酒、姜、葱、盐、豆粉各适量。

【制法】①猪瘦肉洗净，切薄片，置碗中，加水豆粉拌匀；白芍切片；甘草、柏子仁洗净；红枣洗净，去核；姜切片；葱切段。

②素油入锅中，旺火烧至六成热，下入葱、姜爆香，随即下入已挂浆的瘦肉，快炒，炒至变色时加入适量清水，同时下入白芍、甘草、大枣、柏子仁、料酒，改文火煮30分钟，加盐调味，煮沸即可。

【功用】养血散瘀，清热止痛。肝癌、良性肿瘤患者食用颇为适宜。

桔梗

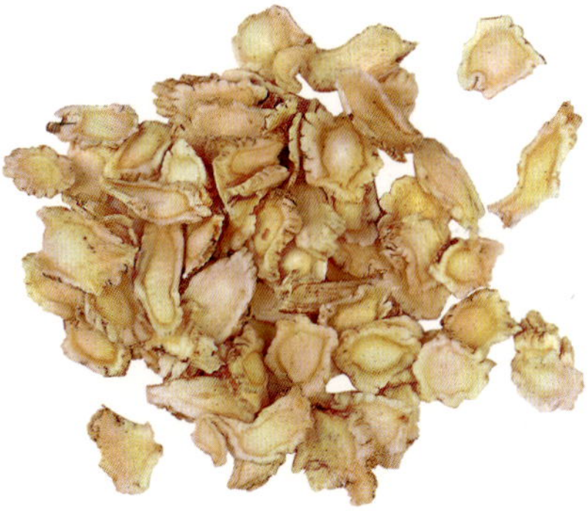

【别名】

梗草、苦桔梗、苦根、大药。

【药材本源】

为桔梗科多年生草本植物桔梗的根。春、秋均可采，而秋采者体重质实，品质较佳。干燥根质坚脆，易折断；表面白色或淡棕色，上部有横纹，通体有纵沟。

本品以条粗均匀、坚实、洁白、味苦者为佳。

【产地】

全国各地有产，以安徽、河南、湖北、河北、内蒙、辽宁、吉林为盛。

【炮制】

拣净杂质，除去芦头，洗净捞出，润透后切片，晒干。

【主要成分】

含桔梗皂甙、萜烯类物质及远志酸、脂肪油、桔梗多糖、生物碱等。

【药理分析】

所含桔梗皂甙有镇咳作用；所含粗皂甙有抗炎作用；桔梗粗皂甙有抑制胃液分泌和治疗消化性溃疡的作用，大剂量可完全抑制胃液分泌及溃疡的发生。

【性味归经】

味苦辛，性平，入肺、胃经。

【功效主治】

为止咳平喘药材，具有开宣肺气、祛痰排脓的功效。

中医认为可治外感咳嗽、咽喉肿痛、肺痈吐脓、胸满胁痛等证。

现代研究认为本品有抗炎、抗菌、抗过敏、祛痰、镇咳、降血糖以及镇痛、解热的作用。

【使用禁忌】

阴虚久嗽、气逆者忌服。

【治方举例】

常用量3~9克。可煎汤内服，或入丸、散。

①治急性毛细支管炎：桔梗、麻黄各6克，青黛3克，杏仁、椒目、葶苈子、款冬花、地龙各5克，天竺黄6克，桑白皮8克，水煎3次服。每日1剂。（高热者加生石膏15克、地骨皮7克，腹泻者加车前子、茯苓各7克；无泄者加服竹沥15毫升，分4次服）

②治牙疳臭烂：桔梗、茴香各等分，烧研，敷患处。

【上品药膳房】

桔梗炒肉片

【材料】猪瘦肉300克，桔梗30克，红皮萝卜、红柿子椒各30克，鸡蛋1个，素油、料酒、姜、葱、盐、味精、芡粉各适量。

【制法】①猪瘦肉洗净，入沸水中汆去血水，切薄片，用鸡蛋清、芡粉抓匀；桔梗加清水煮熟，捞出，切片（或切段）；红皮萝卜，红柿子椒洗净，切块；姜切片；葱切段。

②素油入锅中，烧至六成热，下姜、葱爆香，下入肉片，淋料酒，略炒，下红皮萝卜、红柿子椒，炒至熟，加入桔梗、盐、味精炒匀即可。

【功用】有宣肺祛痰、排除脓肿的作用，患有肺气肿、咽喉炎、肺脓肿、疔疮、支气管炎、肺炎等患者宜用作辅疗饮食。

桔梗拌海蜇

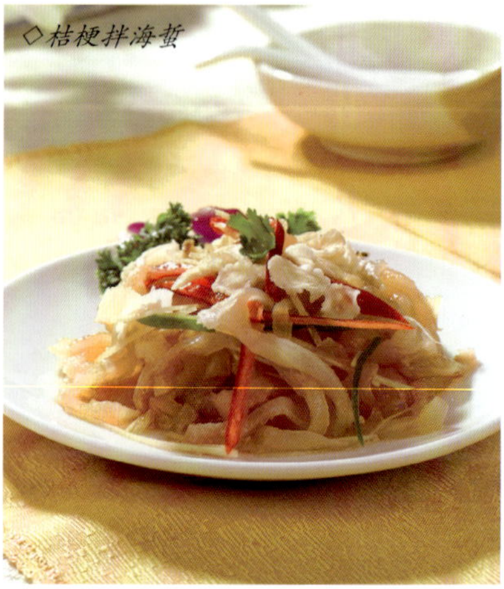
◇桔梗拌海蜇

【材料】鲜桔梗100克，海蜇400克，葱、盐、味精、醋、香油各适量。

【制法】①桔梗洗净，切寸许长的丝；海蜇入沸水中汆透，再入清水中澄清泥沙，洗净，切与桔梗等长的丝；葱切丝。

②上物入盆内，加盐、味精、醋、香油，拌匀即可。

【功用】有润肺止咳、清热化痰的作用，痰咳、哮喘及痞积胀满、大便燥结者食用颇佳。

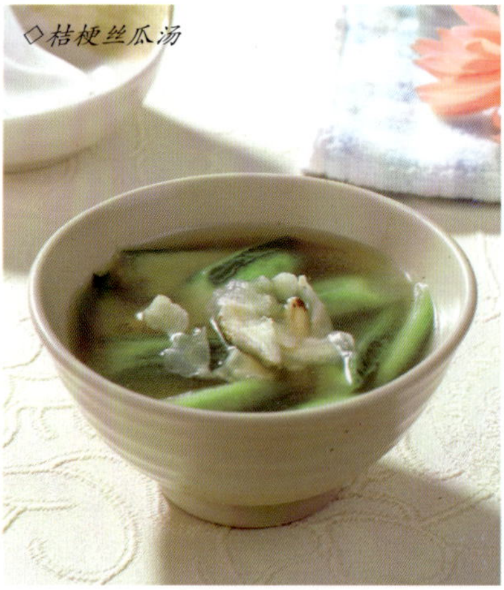
◇桔梗丝瓜汤

桔梗丝瓜汤

【材料】鲜桔梗100克，丝瓜500克，姜、葱、盐、味精、素油各适量。

【制法】①桔梗洗净，切薄片；丝瓜去皮，洗净，切块；姜切片；葱切段。

②素油入锅中，旺火烧至六成热，下入姜、葱爆香，加水2000毫升，武火烧沸，下入桔梗片、丝瓜块，煮熟，加盐、味精调味即可。

【功用】宣肺祛痰，清热解毒。热病烦渴、痰喘咳嗽之人宜食。

知母

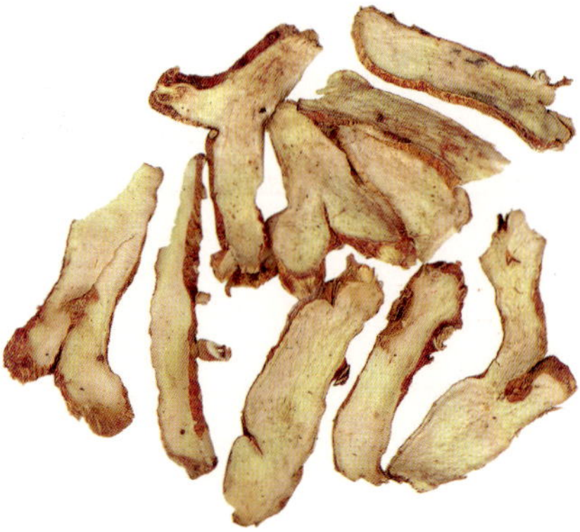

【别名】

毛知母、光知母。

【药材本源】

为百合科植物知母的根茎。春、秋采挖生长三年以上的知母根茎（以秋采者为佳），除去茎苗及须根，鲜时剥去栓皮晒干者即“光知母”，而保留了黄绒毛和浅黄色的叶痕、茎痕晒干者为“毛知母”。

本品中，光知母以肥大、滋润、质硬、色黄白、嚼之发粘者为佳；毛知母则以肥大、质硬、表面被金黄色绒毛、断面黄白色者为佳。

【产地】

主产于河北、山西；河南、内蒙、甘肃、陕西及东北等地亦产。

【炮制】

知母：拣净杂质，用水撞洗，捞出，润软，切片晒干。

盐知母：知母片置锅内文火微炒，喷淋盐水，炒干取出，放凉。（每50千克知母用盐1.4千克，盐用适量开水化开澄清）

【主要成分】

根茎中含6种皂甙，还含有多量的还原糖和黏液质、鞣酸、脂肪油，另外还含芒果甙及尼克酸、尼克酰胺等。

【药理分析】

煎剂对伤寒杆菌等有较强的抑制作用，对某些常见的致病性皮肤癣菌也有抑制作用；浸膏有解热作用。动物试验中，注射浸膏中等剂量可抑制呼吸，并轻微降低血压；大量则麻痹心脏、血压下降甚而导致死亡。

【性味归经】

味苦，性寒，入肺、胃、肾经。

【功效主治】

为清热泻火药材，具有滋阴降火、润燥滑肠的效用。

中医认为可治烦热消渴、骨蒸劳热、肺热咳嗽、大便燥结、小便不利等证。

现代研究认为本品有解热、降血压、降血糖、抗病原微生物等作用，临床应用于失眠、性功能亢进、慢性肾炎以及急、慢性支气管炎，也有疗效。

【使用禁忌】

脾胃虚寒、腹泻及大便稀薄者忌服。

【治方举例】

常用量6~12克。可煎汤内服或入丸、散。

①治慢性肾炎：知母、黄柏各30克，肉桂4.5克，蜜制为丸，每服9克。（慢性肾炎证见口干渴、尿短赤、下肢浮肿者宜用）。

②治前列腺肥大症：知母、黄柏、牛膝各20克，丹参30~50克，大黄10~15克，益母草50克，水煎服。

【上品药膳房】

知母炖鹌鹑

【材料】鹌鹑2只，知母10克，薏苡仁30克，料酒、姜、葱、盐、味精、胡椒粉各适量。

【制法】①鹌鹑宰杀后，去毛、爪及肠杂，洗净；知母、薏苡仁洗净，制为粗末；姜切片；葱切段。

②上物入炖锅内，淋料酒，加适量清水，武火烧沸，改文火炖约半小时，加盐、味精、胡椒粉调味即可。

【功用】清热通络，祛风除湿。风湿热痹，关节红肿疼痛者，可作辅助治疗。

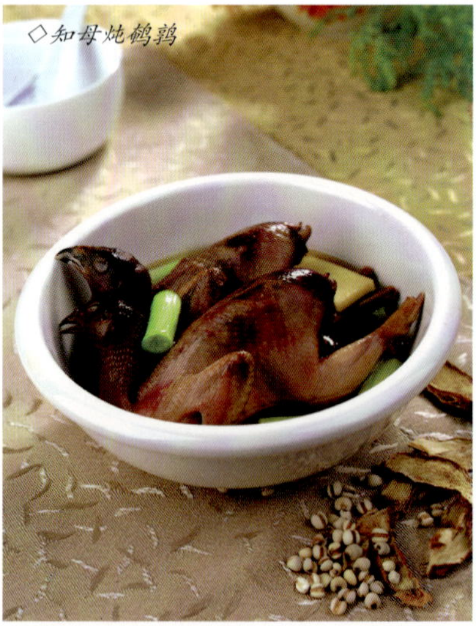
◇知母炖鹌鹑

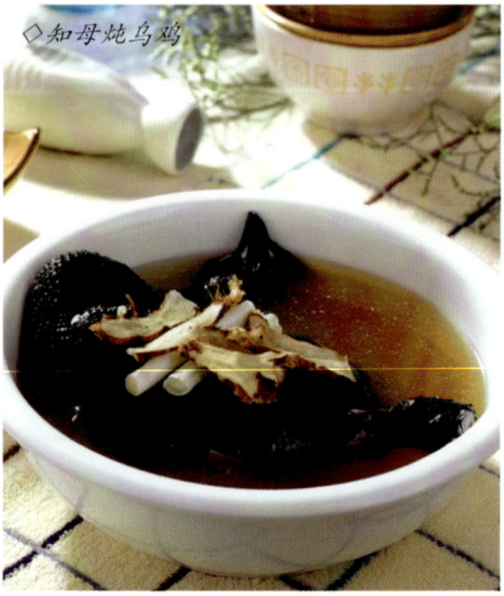
◇知母炖乌鸡

知母炖乌鸡

【材料】乌鸡1只，知母、黄柏各5克，牡丹皮6克，泽泻10克，山茱萸15克，熟地黄、山药、茯苓各20克，料酒、姜、葱、盐、味精各适量。

【制法】①乌鸡宰杀后去毛、爪及肠杂，洗净；姜拍松；葱切段。

②各式药材洗净，连同上物放入瓦煲中，淋料酒，再加清水适量，武火烧沸，改文火炖约1小时，加盐、味精调味即可。

【功用】有滋阴、降火的功效。阴虚火旺的青少年性早熟者宜食。

海藻

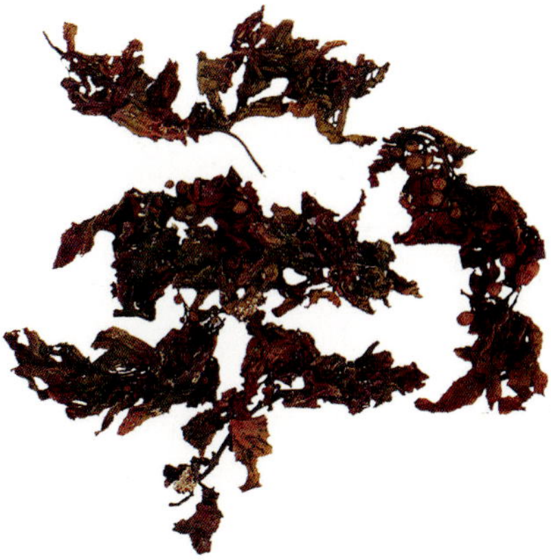

【别名】

海带花、海萝、乌菜。

【药材本源】

为马尾藻科植物羊栖菜或海蒿子的全草。夏秋自海中捞取或割取，去净杂质，用淡水洗净，晒干。

本品分小叶海藻、大叶海藻（部分地区则以三角藻、海黍子、鼠尾藻同等入药），均气腥，味咸。

【产地】

小叶海藻：福建、浙江、广东。

大叶海藻：山东、辽宁。

【炮制】

拣去杂质，用水略漂，稍晾，切段，晒干。

【主要成分】

羊栖菜含藻胶酸、粗蛋白、甘露醇、灰分及钾、碘等。

海蒿子含藻胶酸、粗蛋白、甘露醇、灰分、钾、碘及马尾藻多糖等。

【药理分析】

藻胶酸可防止血凝障碍，藻胶酸钙有止血作用；可降低血清胆甾醇，减轻动脉粥样硬化；所含碘可防治碘缺失引起的症状；藻胶酸钠能增进造血功能；水浸剂有抗菌作用；本品有降低血压的作用。

【性味归经】

味苦咸，性寒，入肺、脾、肾经。

【功效主治】

为清热化痰药材，具有软坚，消痰、利水、泄热的功效。

中医认为可治瘰疬、瘿瘤、积聚、水肿、脚气、睾丸肿痛等证。

现代研究认为本品有抗炎、降脂、抗凝血、降压、止血、止咳平喘、杀虫等作用，同昆布一样，海藻可抗甲状腺肿。

【使用禁忌】

脾胃虚寒者忌服；

结核病人慎用；

反甘草，不宜同使。

海藻反甘草吗？

在历代的药学著作中，“海藻反甘草”几成共识，认为此二者同用会产生一定的毒副作用。

在动物实验中，如在对家兔灌胃时发现，海藻与甘草并无明显的毒性相加作用，也就是说并未发现中药中所谓的“相反”的现象。

【治方举例】

常用量9~15克。内服可煎汤、浸酒，或入丸、散。

治瘿瘤：海藻15克，茯苓15克，半夏3克，白术15克，甘草3克，陈皮2克，白芥子6克，桔梗3克，水煎服。

【上品药膳房】

海藻炖田螺

【材料】田螺肉250克，海藻150克，料酒、姜、葱、碘盐、味精各适量。

【制法】① 田螺、海藻洗净；姜切片；葱切段。

② 上物放瓦煲内，加少许料酒，再加适量清水，武火煮沸，改文火炖约40分钟，加碘盐、味精调味即可。

【功用】有清热、软坚、消瘿瘤的功效。甲状腺肿大者宜食。

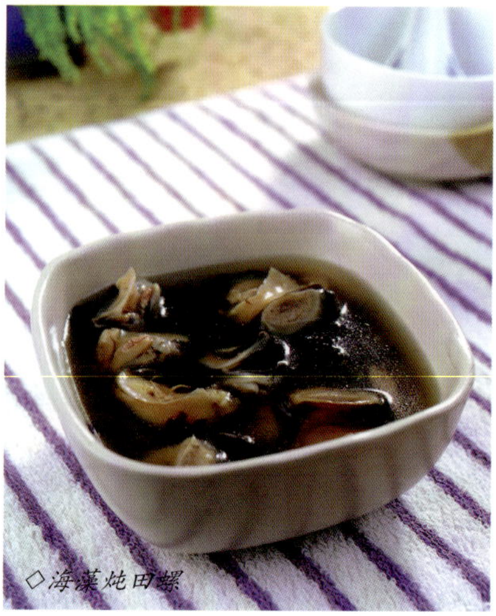

◇海藻炖田螺

海藻煮黄瓜

【材料】黄瓜300克，海藻30克，料酒、鸡油、姜、葱、盐、鸡精各适量。

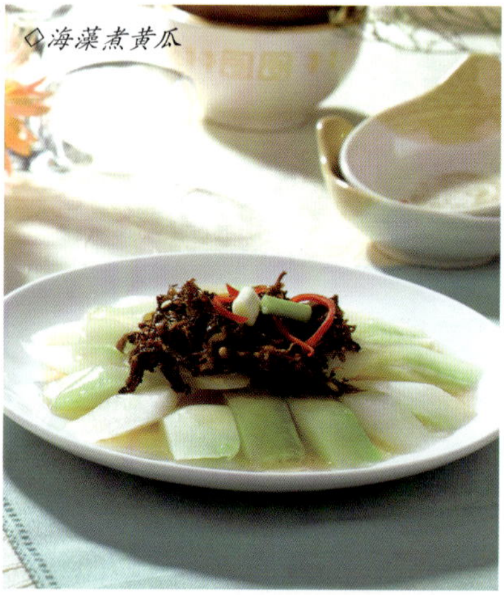

◇海藻煮黄瓜

【制法】① 黄瓜洗净，切为块；海藻漂洗干净；姜切片；葱切段。

② 上物同入锅内，加料酒、鸡油、盐及鸡精，再加水约1000毫升，武火烧沸，改文火煮约半小时即可。

【功用】具有软坚消痰、利水降压的作用，非常适合小便不畅、四肢水肿以及高血压、黄疸、高血脂、高血糖、肥胖症、脂肪肝等情形下食用。

海藻饮

【材料】海藻50克，白砂糖25克。

【制法】海藻漂洗干净，切碎，入锅内，加水400毫升，煎煮至半，调入白砂糖即可。

【功用】软坚，消痰，利水，泻热。患有水肿、脚气、甲状腺肿大等疾患者服用颇佳。

鹿茸

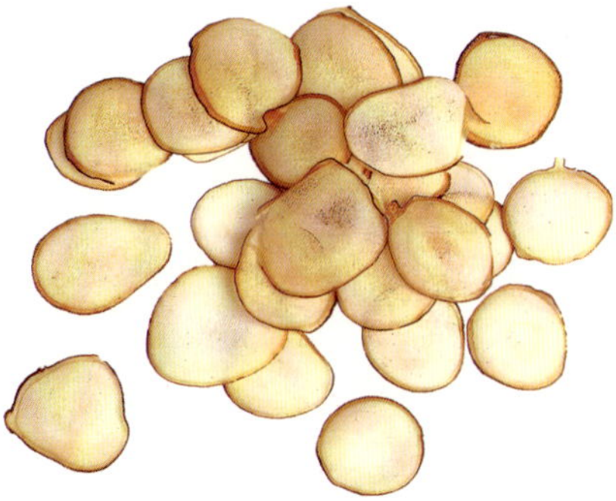

【别名】

鹿茸血片、鹿茸片、斑龙珠。

【药材本源】

为鹿科动物梅花鹿或马鹿的尚未骨化的幼角。

本品中，梅花鹿的幼角（即花鹿茸）以粗大、挺圆、顶端丰满、质嫩、毛细、皮色棕红、油润光亮者为佳；马鹿的幼角（即马鹿茸）则以茸体饱满、体轻、下部无棱线、断面蜂窝状、组织致密、米黄色者为佳。

另外，同属动物水鹿、白唇鹿、白鹿等的幼角亦作鹿茸使用。

【产地】

花鹿茸：东北及河北、北京。

马鹿茸：黑龙江、吉林、内蒙古、新疆、青海、甘肃。

【炮制】

鹿茸片：用酒精灯火燎焦茸毛，刮净，以布带扎缠，用热酒从底部徐徐渗入（以灌满润透为度），然后切片，压平、晒干。

鹿茸粉：取干燥的鹿茸片，碾为细末即可。

【主要成分】

含水分、有机物、水溶性浸出物、醇溶性浸出物、醚溶性浸出物、灰分（灰分中含钙、磷、镁等；水浸出物中含有多量胶质）。

【药理分析】

鹿茸精能提高机体的工作能力，改善睡眠和食欲，降低肌肉的疲劳；鹿茸能加强肾脏的泌尿功能；鹿茸可促进伤口愈合，能增强再生过程、促进骨折的愈合，可改善心脏衰弱引起的循环性障碍。

【性味归经】

味甘咸，性温，入肝、肾经。

【功效主治】

为温补助阳的药材，具有壮元阳、补气血、益精髓、强筋骨的功效。

中医认为可治虚劳羸瘦、精神倦乏、眩晕、耳聋、目暗、腰膝酸痛、阳痿、滑精及子宫虚冷、崩漏带下诸证。

现代研究认为本品有强心、扩张冠状动脉、抗心律失常、降压、促进生长发育、促进造血以及兴奋子宫等作用。临床多用于小儿发育不良及神经衰弱、贫血、骨质疏松等症的治疗，效果颇佳。

【使用禁忌】

阴虚阳亢者忌服。

【治方举例】

常用量0.5~3克。可研末内服，或

入丸、散，还可浸酒。

①治老年性骨质疏松症：鹿茸每次服2~5克，隔水炖服或同鸡炖服。

②治消化性溃疡：梅花鹿茸40克，以米酒浸胀10分钟，捞起，烘干，研极细的粉末，空腹时温开水冲服。每日1剂，每次4克。10天服完为1个疗程。

③治再生障碍性贫血：酒制鹿茸粉1克，炙田七粉0.5克，生鸡内金粉0.5克，温开水服，每日2次。

【上品药膳房】

鹿茸炒虾仁

【材料】虾仁200克，冬笋25克，鹿茸6克，素油、料酒、酱油、白砂糖、芡粉、盐、味精、花椒水及鸡汤各适量。

【制法】①虾仁用凉水洗去泥沙，再用热水泡洗干净，捞出，控干水分；鹿茸烘干，研为细粉；冬笋泡发、洗净后，切丝或切片。

②素油入锅中，烧至六成热，放入虾仁略煎炸，再加入冬笋，煸炒，加入料酒、酱油、花椒水、盐、味精、白砂糖及鹿茸粉，炒均匀，加鸡汤，文火焖3~5分钟，勾芡，淋上明油，装盘即可。

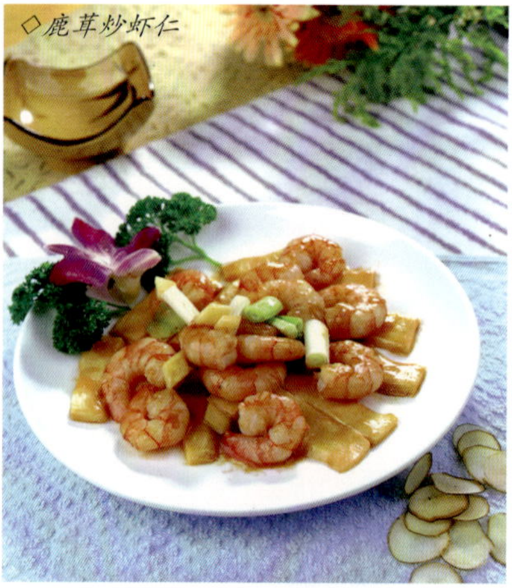
◇鹿茸炒虾仁

【功用】有补气血、壮元阳、强精益髓的功效，因肾阳亏虚而致耳鸣、耳聋、阳痿、滑精、早泄以及腰膝酸软、虚寒带下等情形宜常食。

鹿茸猪肾粥

【材料】猪腰子1个，粳米50克，鹿茸、胡桃仁、枸杞子各10克，姜、葱、盐各适量。

【制法】①猪腰子剖去筋膜臊腺，洗净，切成日字形的片；鹿茸烘干，研粉；胡桃仁、枸杞子去杂质，洗净；姜切片；葱切段。

②粳米洗净，连同上物入锅内，加水适量，武火煮沸，改文火煮至米化粥稠，入盐调味即可。

【功用】有补肾壮阳的作用，肾结核属阳虚患者及阳痿、精冷者食用颇多助益。

鹿茸虫草酒

【材料】鹿茸20克，冬虫夏草10克，高粱酒500毫升。

【制法】①鹿茸润透，切薄片；冬虫夏草稍水洗，控干水分。

②上物置容器中，加入高粱酒，密封，浸泡10日，过滤去渣。

【服法】每日1次，每服20毫升。（阴虚者忌服）

【功用】有补肾壮阳作用。肾阳虚衰、精血亏损而致腰膝酸软、畏寒肢冷、阳痿不育者宜常饮。

白花蛇舌草

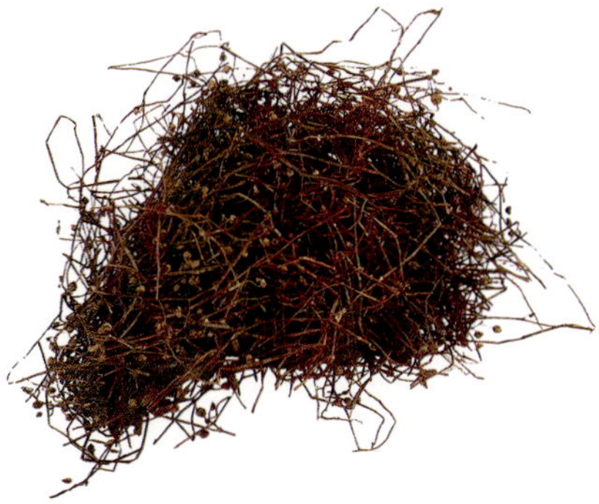

【别名】

蛇舌草、蛇舌癀。

【药材本源】

为茜草科植物白花蛇舌草的带根全草。夏秋采收，晒干或鲜用。干燥全草呈灰绿色至灰棕色，常扭缠成团状，气味微弱而淡。

另外，同属植物水线草、纤花百草、松叶耳草有时亦作本品使用。

【产地】

福建、广东、广西。

【炮制】

拣净杂质，水洗稍润，切段，晒干。

【主要成分】

全草含豆甾醇、熊果酸、齐墩果酸、β－谷甾醇、对香豆酸等成分。

【药理分析】

本品对急性淋巴细胞型、粒细胞型、单核细胞型以及慢性粒细胞型肿瘤细胞有较强抑制作用；对金葡菌、痢疾杆菌有微弱的抗菌作用；具有一定抗炎作用。

【性味归经】

味苦甘，性寒，入心、肝、脾经。

【功效主治】

为清热解毒药材，具有清热、利湿、解毒的功用。

中医认为可治肺热喘咳、扁桃体炎、咽喉炎、阑尾炎、痢疾、黄疸、盆腔炎、附件炎、痈肿疔疮及毒蛟咬伤等证。

现代研究认为本品有镇静、催眠、镇痛、抗癌、抗炎等作用，常用于尿路感染及各种炎症的治疗。

【使用禁忌】

孕妇慎用。

【治方举例】

常用量15~60克（外用适量）。可煎汤或捣汁内服；外用则捣敷。

①治痤疮：白花蛇舌草20~30克，麦冬、生地各15~20克，玄参10~15克，水煎2次，取汁150毫升，分2次服。药渣再煎，用煎液洗患处，每日3~4次。

②治萎缩性胃炎：白花蛇舌草50克，蒲公英30克，白芍20克，丹参30克，川贝母10克，黄芩10克，水煎服。每日1剂。（早期患者使用效果尤为明显）。

【上品药膳房】

白花蛇舌草饮

【材料】白花蛇舌草250克，白茅根200克，白砂糖适量。

【制法】① 白花蛇舌草、白茅根拣去杂质，洗净泥沙。

② 上物入铝锅内，加适量清水，武火烧沸，改文火煎约半小时，过滤去渣。

③ 在所得煎液中加入白砂糖，搅匀即可。

【功用】清热利湿，利水消肿。湿热淋浊、小便不利者宜饮用。

蛇舌草烧鸡肝

【材料】鸡肝250克，白花蛇舌草50克，料酒、姜、葱、盐、味精、素油各适量。

【制法】① 白花蛇舌草洗净，入锅内，加水300毫升，煎至半，去渣留汁，备用。

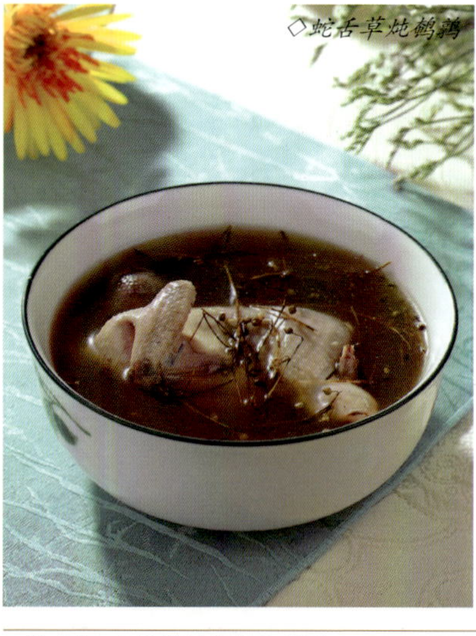
◇蛇舌草炖鹌鹑

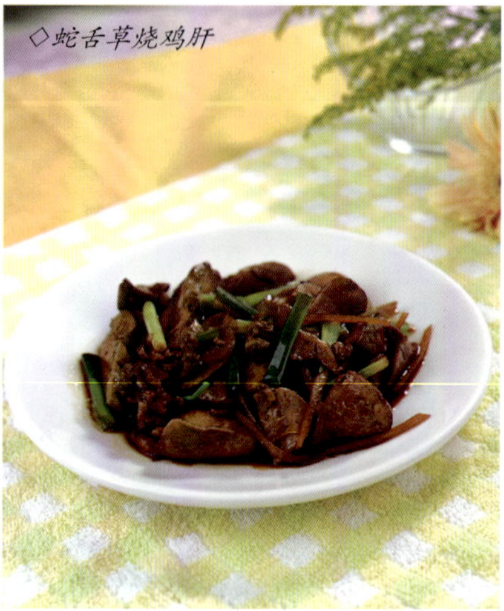
◇蛇舌草烧鸡肝

② 鸡肝洗净，切为3厘米见方的块；姜切片；葱切段。

③ 素油入锅烧至六成热，下姜、葱爆香，随即下鸡肝，炒至变色，加料酒、白花蛇舌草煎汁及盐、味精，收浓汁即可。

【功用】有祛瘀、疏肝、消肿的作用，很适合肝癌及良性肿瘤患者食用。

蛇舌草炖鹌鹑

【材料】鹌鹑2只，白花蛇舌草50克，鸡油、料酒、姜、葱、盐、味精各适量。

【制法】① 鹌鹑宰杀后去毛、爪及肠杂，洗净；白花蛇舌草洗净，切碎；姜切片；葱切段。

② 上物同入炖锅内，淋入料酒，加水800毫升，武火煮沸，改文火炖约40分钟，加入盐、味精、鸡油，入味即可。

【功用】有祛湿、消疣的作用。尖锐湿疣等性病患者食用颇佳。

胡桃仁

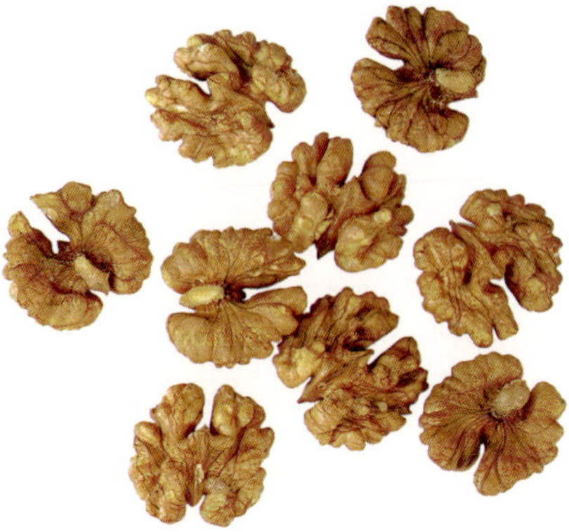

【别名】

核桃仁、胡桃仁、桃仁。

【药材本源】

为胡桃科植物胡桃的种仁。白露前后果实成熟时采收，去壳取仁，晒干。干燥种仁质脆、富有油质，因而易返油、易被虫蛀，故立夏前后，须藏于冷室内。

本品以色黄、个大、饱满、油多者为佳。

【产地】

河北（产量最大）、山西（品质最佳）、山东等地。

【炮制】

生用或炒用。

【主要成分】

含脂肪油（主要为亚油酸甘油酯）、蛋白质、碳水化合物及钙、磷、铁等。

【药理分析】

所含营养成分丰富，有滋养强壮作用；富含脂肪油，内服有缓泻作用，并可驱除绦虫；临床证实有平喘作用。

【性味归经】

味甘，性温，入肾、肺经。

【功效主治】

为温补助阳的补益药材，具有补肾固精、温肺定喘、润肠通便等功效。

中医认为可治肾虚喘嗽、腰腿疼痛无力、阳痿、遗精、石淋、小便频数、大便燥结等证。

现代研究认为本品有镇咳、平喘的作用。临床还可用于便秘、骨质增生、慢性心力衰竭、皮炎及湿疹的治疗。

【使用禁忌】

阴虚火旺或痰火积热者忌服。

【治方举例】

常用量9~30克（外用适量）。内服可煎汤，或入丸、散；外用则捣敷。

①治小便频数：胡桃仁30克，水煮熟，临睡时嚼食，以少量温酒送服。

②治产后气喘：胡桃仁、人参等量，切细混匀，备用。每次取15克，水煎或沸水冲泡，代茶频饮。

【上品药膳房】

桃仁瘦肉煲

【材料】猪瘦肉250克，胡桃仁30克，杜仲15克，素油、料酒、姜、葱、盐、味精各适量。

【制法】①猪瘦肉洗净，切片；胡桃仁拣去杂质，洗净；姜切片；葱切片；杜仲煎取汁，备用。

②猪瘦肉、胡桃仁、姜、葱入瓦煲内，加入杜仲汁及适量清水，文火煨2~3小时，加料酒、盐、味精，入味均匀即可。

【功用】润肠通便，补肝肾，续筋骨，安胎，调血脉。遗精、带下、胎漏、崩漏及便秘等情形食用尤佳。

桃仁拌玉竹

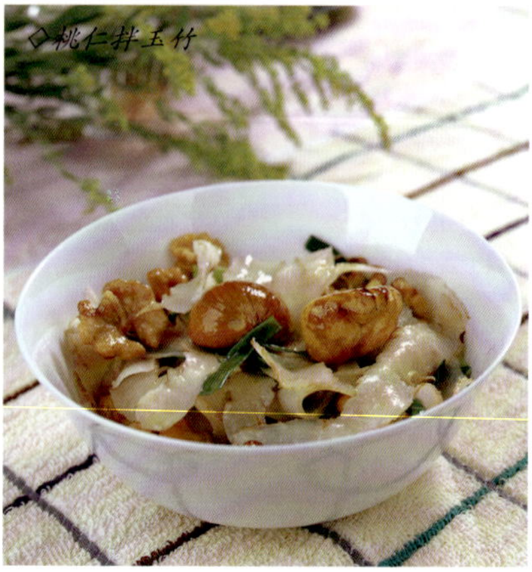
◇桃仁拌玉竹

【材料】去皮核桃仁100克，玉竹400克，去皮栗子50克，素油50毫升，葱、盐、味精各适量。

【制法】①玉竹去皮洗净，切成薄片，入沸水中焯透，取出，沥干水分，盛于盆中。

②素油入锅中，烧至五成热，用文火将核桃仁、栗子炸至色浅黄，捞出，冷却。

③葱洗净，切葱花，入六成热的油锅中炸至浅黄，捞出（取出葱花时带油约10毫升）。

④核桃仁、栗子倒入装有玉竹的盘内，加入葱油、盐、味精，拌匀即可。

【功用】有滋阴补肾、健脾润肠、美容养颜的功效，很适合用于便秘、肺结核、胃功能紊乱等辅助调养。

桃仁猪肚汤

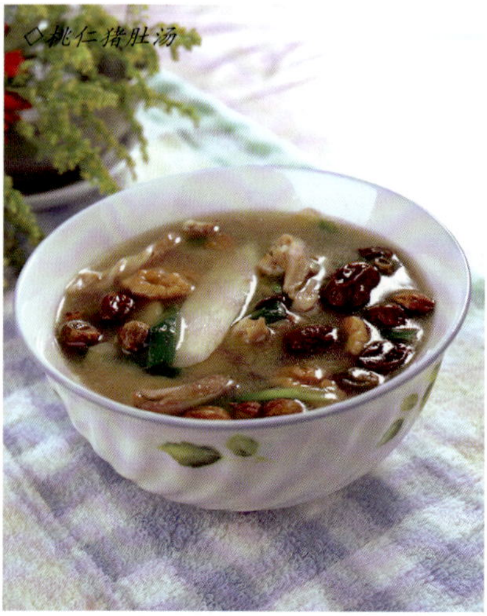
◇桃仁猪肚汤

【材料】猪肚1个，胡桃仁、山药各30克，益智仁15克，大枣10枚，姜、葱、盐、生粉各适量。

【制法】①猪肚用盐、生粉反复、大力搓洗，漂净，入清水中浸约1小时，去尽异味后切条块；核桃仁、山药（切片）、益智仁、大枣（去核）洗净；姜切片；葱切段。

②上物同入炖锅中，加清水适量，用文火炖汤，猪肚熟烂时以食盐调味即可。

【服法】温服，分1~2次服食。（阴虚火旺、阳亢者慎食）

【功用】有补肾涩精的作用。肾虚精亏而致遗精早泄、小便频数、耳聋、耳鸣者宜常食。

灯心草

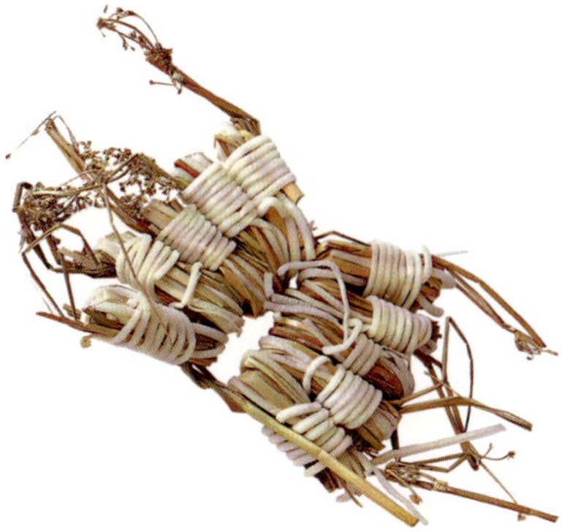

【别名】

灯心、灯草、虎须草。

【药材本源】

为灯心草科植物灯心草的茎髓或全草。秋季割取茎部晒干，或者将茎皮纵向剖开，去皮取髓，晒干。干燥茎髓表面乳白色至淡黄色，粗糙，有细纵沟纹；质轻软如海绵，略有弹性。

本品以色白、条长、粗细均匀、有弹性者为佳。

【产地】

江苏、四川、云南、贵州。

【炮制】

灯心炭：灯心草置锅内，上覆一口径略小的锅，小锅底贴白纸，两锅交接处用盐泥封固至不漏气，煅至白纸呈焦黄色时停火，凉透后拆封取出。

朱灯心：用水喷洒剪好的灯心段，微湿润，放瓷罐内，加入朱砂细末，反复摇动至朱砂匀布。（5千克灯心草用朱砂300克）

【主要成分】

茎髓含纤维、脂肪油、蛋白质；茎含有多糖。

【药理分析】

临床观察有轻微的利尿作用。

【性味归经】

味甘淡，性寒，入心、肺、小肠经。

【功效主治】

为利水渗湿药材，具有清心降火、利尿通淋的功用。

中医认为可治淋病、水肿、小便不利、湿热黄疸、心烦不寐、小儿夜啼、喉痹及创伤等证。

现代研究认为本品有清肺、降火、利尿的作用，用于泌尿系统炎症及呼吸道疾病（如喉炎、咳嗽等）均有较好的疗效。

【使用禁忌】

虚寒及小便失禁之人忌用。

【治方举例】

常用量3~5克（鲜用15~30克）。内服可煎汤，或入丸、散；外用则煅存性研末撒或吹喉。

①治热淋：鲜灯心草、车前草、凤尾草各30克，淘米水煎服。

②治失眠：灯心草10克，煎汤代茶频饮。

③治小儿心烦夜啼：灯心草10克，煎2次，分2次服。

④治急性咽炎：灯心草3克，麦门冬9克，水煎服。（或灯心炭3克，冰片0.5克，共研细末，吹喉。）

【上品药膳房】

灯心草煮花生

【材料】花生仁60克，灯心草8克，木通12克，桑白皮6克。

【制法】① 灯心草、木通、桑白皮洗净，放入瓦煲中，加适量清水，武火烧沸，文火煎取药汁。

② 花生仁洗净，入药汁中先浸泡约1小时，再文火煮熟即可。

【服法】食花生饮汤，每日分2次食。（孕妇忌食）

【功用】补血，通乳。产后虚弱、缺乳者宜用。

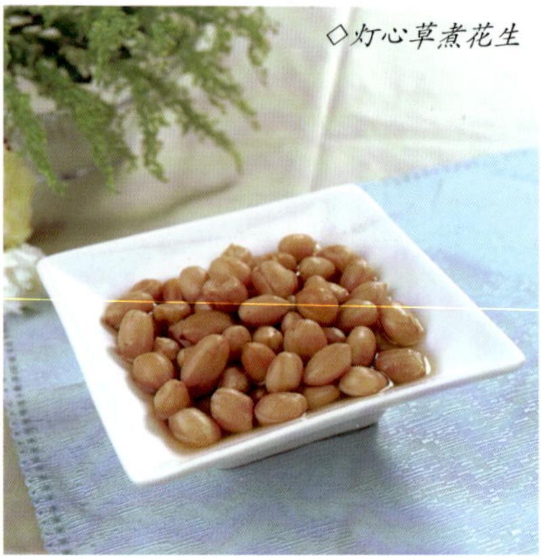
◇灯心草煮花生

金银花

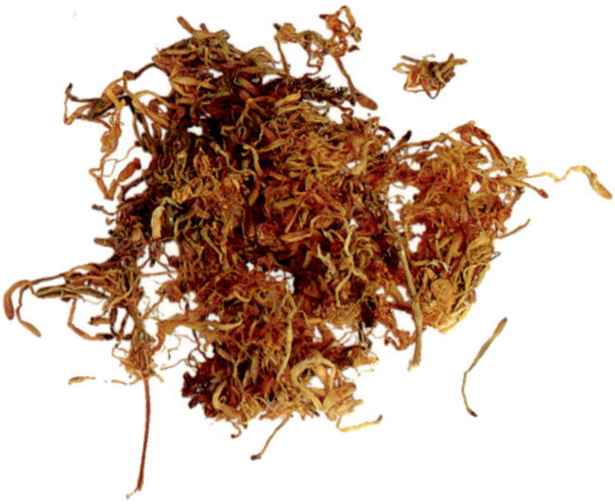

【别名】

二花、双花、银花、忍冬花。

【药材本源】

为忍冬科植物忍冬的花蕾。5~6月间的晴天清晨露水刚干时采摘，摊席上晒干或阴干（忌在烈日下曝晒），同时要不时翻动以免变黑。

本品以花未开放、色黄白、肥大者为佳。药材宜置干燥通风处存放，防止生虫、变色等。

【产地】

四川、山东（产量最大）、河南（质量较优），其他各地亦有出产。

【炮制】

金银花：筛去泥沙，拣净杂质。

银花碳：净金银花置锅内，文火炒至色焦褐，喷淋清水，取出，晒干。

【主要成分】

含木犀草素、肌醇以及皂甙、鞣质等。

【药理分析】

对多种细菌有良好的抑制作用；水浸剂及煎剂对人型结核杆菌、钩端螺旋体及皮肤真菌等有抑菌作用；金银花可减少肠道对胆甾醇的吸收。

【性味归经】

味甘，性寒，入肺、胃经。

【功效主治】

为清热解毒药材，具有清热、解毒的功效。

中医认为可治温病发热、热毒血痢、痈疡、肿毒、瘰疬、痔漏等证。

现代研究认为本品可增强免疫力，具有解热、抗炎、抗病原微生物、降血脂、保肝、扩张冠状动脉等功用。

【使用禁忌】

脾胃虚寒及气虚疮疡脓清者忌服；

本品不宜久煎，否则会大大降低其抗菌效用。

【治方举例】

常用量10~60克。内服可煎汤，或入丸、散；外用可研末调敷。

①治疗乳腺癌：金银花60克，王不留行、猫眼草各30克，紫金锭、冰片各15克，一起研细和匀。每次1.5~3克，每日服4次至痊愈为止。

②治急性细菌性痢疾：银花300克，黄连、黄芩各90克，制成煎剂1000毫升。每日4次，每次30毫升，直至痊愈。

【上品药膳房】

金银花肉片汤

【材料】猪瘦肉250克，金银花10克，小白菜100克，素油、姜、盐、味精各适量。

【制法】①猪瘦肉洗净，切薄片；金银花、小白菜洗净；生姜切片。

②素油入锅中，烧至6成热，入生姜跑油出味，加适量清水，武火烧沸，下入猪肉片、金银花、小白菜，熟后加入盐、味精即可。

【功用】补虚损，清热解毒。痢疾、肠伤寒康复期食用很适宜。

金银山楂茶

【材料】金银花10克，山楂6克，白砂糖适量。

【制法】①金银花拣去杂质，洗净；山楂去核，洗净，切片。

②上二物入锅内，加水500毫升，中火煮约半小时，过滤，取液。

③于药液中加入白砂糖，搅匀即可。

【功用】清热解毒，降低血压。

银花公英粥

【材料】金银花30克，蒲公英60克，粳米50克。

【制法】①金银花、蒲公英略水洗，入瓦煲，加适量水煎汤，去渣留汁。

②粳米洗净，加适量水，武火煮沸，改文火煮至粥将成，加入煎汁，再煮2~3沸即可。

【服法】温服，每日2次，3日为一个疗程。

【功用】清热解毒，利尿。

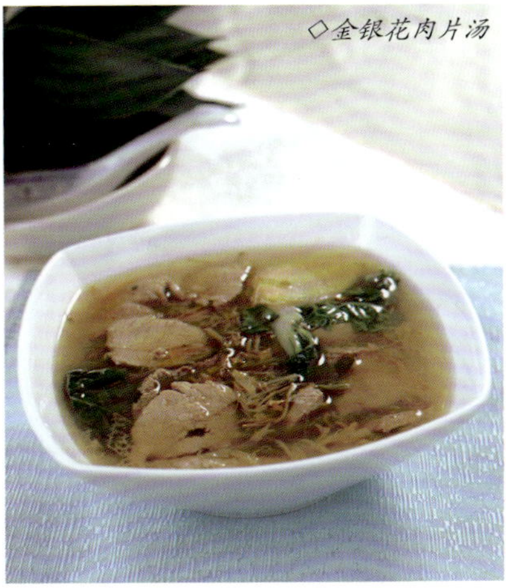

◇金银花肉片汤

燕窝

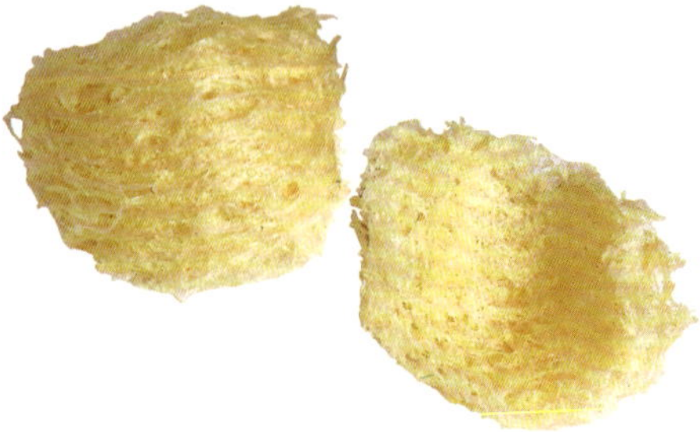

【别名】

燕根、燕菜、燕窝菜。

【药材本源】

为雨燕科动物金丝燕及多种同属燕类用唾液或唾液与羽毛等混合凝结所筑成的巢窝。

本品分为“白燕”、“毛燕”、“血燕”几类。白燕（又名官燕）颜色洁白，偶带少数绒毛；毛燕色灰，内有较多灰黑色羽毛；血燕则含有赤褐色的血丝。论品质以白燕为优。

【产地】

印度尼西亚、泰国、缅甸、日本。

【主要成分】

含有含氮物质（如蛋白质及单氨氮、非氨氮等）、水分、纤维、灰分及少量脂肪，另外还含氨基己糖和类似粘蛋白的物质。

【药理分析】

因营养丰富，故有滋补强壮的作用。

【性味归经】

味甘，性平，入肺、胃、肾经。

【功效主治】

为养阴的补益药材，具有养阴润燥，益气补中的效用。

中医认为可治虚损、咳嗽痰喘、咯血、吐血、久痢、久疟、噎嗝反胃等证。

本品实际运用中多用于补虚，是一切虚证的上佳食疗之物。

【使用禁忌】

肺胃虚寒、湿痰停滞者及感冒者忌用。

【治方举例】

常用量5~9克。可绢包煎汤，隔汤炖，或入膏剂。

治老年痰喘：秋白梨1个，去心，燕窝3克，入杯中开水泡过，加入冰糖屑3克，隔水蒸熟，每日早晨服。常服尤佳。

上品药膳房

燕窝瘦肉粥

【材料】猪瘦肉50克，粳米50克，燕窝10克。

【制法】①猪瘦肉洗净，切薄片；燕窝用温水发好，用镊子夹去燕毛、杂质，洗净。

②粳米淘净，加适量水，放入瘦肉片，武火煮沸，加入燕窝，改文火煮至米化肉烂即可。

【功用】滋阴养胃，补血。肺癌及良性肿瘤患者可用作日常保健饮食。

鱼腥草

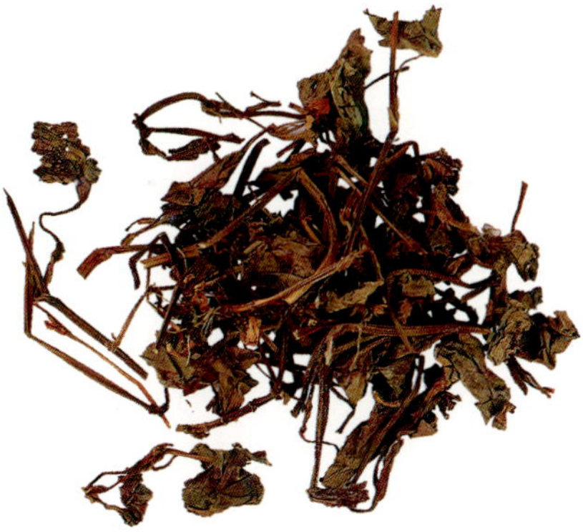

【别名】

蕺菜、臭菜、臭腥草、臭牡丹、奶头草、侧耳根。

【药材本源】

为三白草科植物蕺菜的带根全草。夏秋时，将全草连根拔起，洗净晒干。

本品以淡红褐色、茎叶完整、无泥土杂质者为佳。

【产地】

浙江、江苏、湖北。长江以南各地多有出产。

【炮制】

去净杂质，除去残根，洗净切段，晒干。

【主要成分】

含挥发油（油中含抗菌成分鱼腥草素）、氯化钾、硫酸钾、蕺菜碱等。

【药理分析】

煎剂、提取物等有较强的抗病毒作用；煎剂对多种细菌有抑制作用；煎剂有良好的抗炎作用，并能促进组织再生和伤口愈合；煎剂可明显增强白细胞的吞噬功能；提取物能扩张血管，增加肾血流量，有利尿作用；本品还具有止咳、抗癌的作用。

【性味归经】

味辛，性寒，入肝、肺经。

【功效主治】

为清热解毒药材，具有清热解毒、利尿消肿的功效。

中医认为可治肺炎、肺脓疡、热痢、疟疾、水肿、淋病、白带、痈肿、痔疮、脱肛、湿疹、秃疮、疥癣诸证。

现代研究认为本品可增强免疫功能，有良好的利尿、抗炎、消肿的作用，临床广泛应用于感染性疾病的治疗，用于防治癌肿也颇显疗效。

【使用禁忌】

脾胃虚寒及阴疽者忌服；

不宜久煎，以免影响疗效。

【治方举例】

常用量15~30克（外用适量）。可煎汤或捣汁内服；外用则煎水熏洗或捣敷。

① 治急性黄疸性肝炎：鱼腥草180克，白糖3克，水煎服。每日1剂。

② 慢性肾炎：鱼腥草60克，水煎服，每日1剂。（可退肿，消除蛋白尿）

③ 治慢性鼻窦炎：鲜鱼腥草（洗净，晾干水）捣烂，绞取汁，每日滴鼻3次；同时用鱼腥草（干品）20克，水煎，每日1剂，分3次服。

【上品药膳房】

鱼腥草煲猪肺

【材料】鱼腥草50克，猪肺300克，盐适量。

【制法】① 鱼腥草洗净；反复挤压猪肺，去泡沫，洗净，切成块。

② 猪肺入锅中，加适量清水，煮沸，撇去浮沫，改文火煮至熟透，加鱼腥草，再煮沸，入盐调味即可。

【服法】食肺饮汤，分1~2次服食。

【功用】清热解毒，排痰消痈。肺痈咯吐脓血、肺热咳嗽、支气管炎、肺炎等情形宜用。

鱼腥草拌莴苣

【材料】鲜鱼腥草、莴苣各250克，白砂糖、芝麻油、料酒、盐、味精各适量。

【制法】① 鱼腥草去老梗、黄叶，洗净；莴苣去皮，洗净，切为细丝。

② 鱼腥草、莴苣置盘中，加入料酒、白砂糖、芝麻油、盐、味精，拌匀即可。

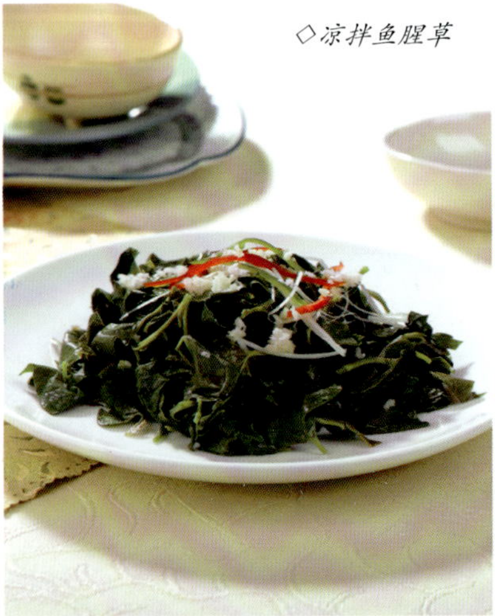

◇凉拌鱼腥草

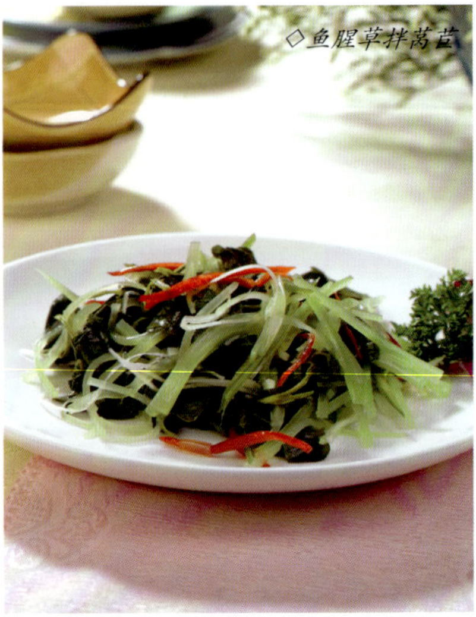

◇鱼腥草拌莴苣

【功用】清热，利水，减服。肥胖之人食用颇为适宜。

凉拌鱼腥草

【材料】鲜鱼腥草500克，大蒜子65克，葱、姜、白砂糖、芝麻油、香油、醋、盐、味精各适量。

【制法】① 鱼腥草去老梗、黄叶，洗净；取50克大蒜子捣为泥，加少许白开水制为大蒜水；另15克大蒜仔切薄片或切为末；姜、葱切为末。

② 鱼腥草置盘中，加大蒜水，加姜、葱末及大蒜，再加白砂糖，加麻油、香油、醋、盐和味精，拌匀即可（若只用于日常饮食，则可根据个人喜好加入麻油、辣椒油、辣椒末或芥末等）。

【功用】清热解毒，排脓，利尿。肺痈、热淋、无名肿毒等证宜食，健康者亦可用如保健食品常食。

枇杷叶

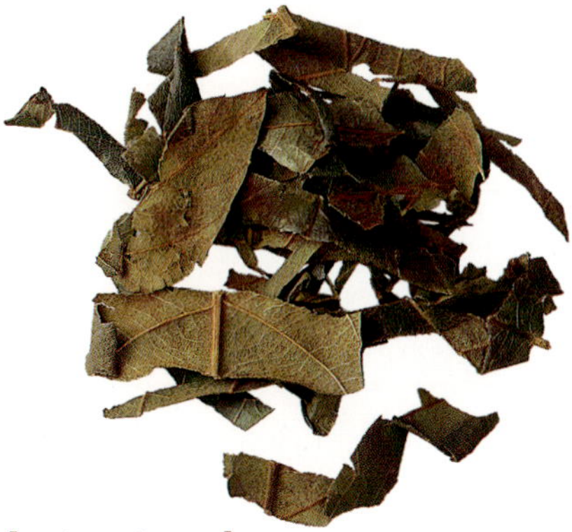

【别名】

巴叶、无忧扇、卢橘。

【药材本源】

为蔷薇科植物枇杷的叶。采取叶片后，晒至七八成干，扎成小把，再晒干。干燥叶片为革质，质脆，上面有光泽，呈灰绿色，黄棕色或红棕色，下面茸毛棕色。

本品以叶大、色灰绿、不破碎者为佳。

【产地】

广东、江苏、福建、浙江、湖北。

【炮制】

枇杷叶：刷去茸毛，洗净，稍润，切丝，晒干。

蜜炙枇杷叶：枇杷叶丝加炼蜜及适量开水，拌匀，稍闷，置锅内文火炒至不粘手，取出，放凉。（50千克枇杷叶丝用炼蜜12.5千克）

【主要成分】

含挥发油（主要为橙花椒醇、金合欢醇）、苦杏仁甙、熊果酸、齐墩果酸、苹果酸、鞣质、山梨糖醇及维生素B、维生素C等。

【药理分析】

所含成分有祛痰作用；所含苦杏仁甙可作镇咳祛痰之用。

【性味归经】

味苦，性凉，入肺、胃经。

【功效主治】

为止咳化痰药材，具有清肺和胃、降气化痰的功用。

中医认为可治肺热痰嗽、咳血、衄血、胃热呕哕等证。

现代研究认为本品可镇咳、平喘、化痰，还有抗病原微生物、防腐、止吐的作用，用于蛲虫病、蛔虫病以及感冒、气管炎的治疗也有较好效果。

【使用禁忌】

胃寒呕吐及风寒咳嗽者忌用；

因含苦杏仁甙，不可过量使用。

【治方举例】

常用量9~15克。可煎汤内服，也可熬膏或入丸、散。

①治妊娠剧吐：枇杷叶3片，苏梗、甘菊花、陈皮各4.5克，姜半夏、桑寄生、姜竹茹各9克，春砂壳、乌梅各2.4克，包煎。连服3剂。（适用于肝胃不和的恶阻）

②治慢性气管炎：枇杷叶90克，桔梗150克，加水3000毫升煎至2000毫升，加入单糖浆240毫升，拌匀。日服3次，每服30毫升，20天为1个疗程。（对单纯性气管炎有较好疗效，对哮喘无效）。

【上品药膳房】

枇杷叶枣梨膏

【材料】鲜枇杷叶250克，鸭梨2个，大枣、莲子各250克，蜂蜜适量。

【制法】① 莲子去心，浸泡4小时；大枣洗净，去核；鸭梨洗净，去皮、核，切片或切小块。

② 枇杷叶刷去毛，洗净，加适量水煎取浓汁，备用。

③ 莲子、大枣、鸭梨、蜂蜜入枇杷叶煎汁中，文火煎熬至莲子熟烂即可。

【服法】每3日2剂，每日服3次。

【功用】健脾化痰，止咳平喘，祛湿利水，润肠通便。身体衰弱、咳嗽吐血、发热畏寒、四肢无力、饮食不佳者宜服食。

枇杷叶萝卜粥

【材料】枇杷叶15克，萝卜100克，粳米60克，冰糖适量。

【制法】① 枇杷叶洗净，加适量水煎汤，去渣留汁，备用；萝卜洗净，切小丁；冰糖打碎。

② 粳米淘洗干净，加枇杷叶煎汁及适量水，连同萝卜丁一起煮粥，粥成，入冰糖调味即可。

【服法】每日早晚服食，连用1周。

【功用】清肺降火，止咳化痰，清热利尿，健脾消食。发热而兼咳嗽、有痰者宜食。

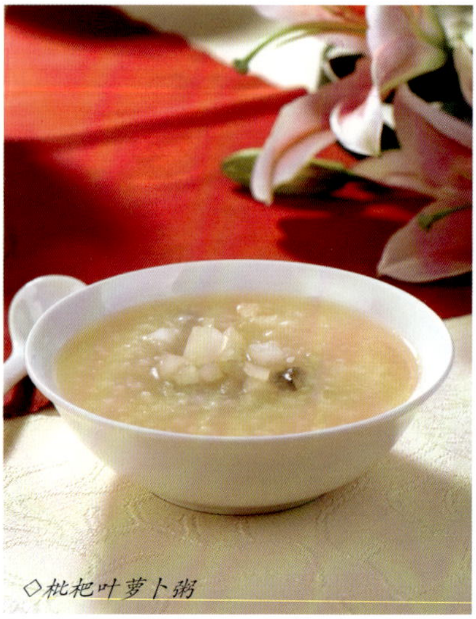

◇枇杷叶萝卜粥

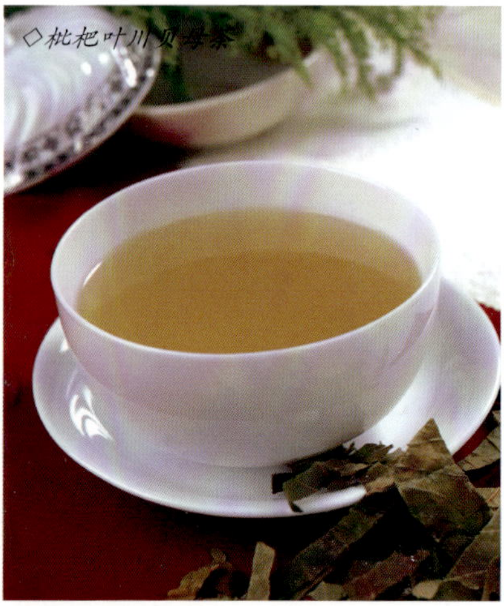

◇枇杷叶川贝母茶

枇杷叶川贝母茶

【材料】枇杷叶、杏仁各5克，川贝母、桔梗、薄荷各3克，白砂糖少许。

【制法】枇杷叶刷去毛，切碎，同杏仁、川贝母、桔梗、薄荷用纱布袋包好，置保温瓶中，注入适量沸水，加盖闷15分钟，加入白砂糖搅匀即可。

【服法】代茶频饮。

【功用】有清热宣肺、止咳化痰的作用。伤风咳嗽、急慢性支气管炎患者宜饮。

胖大海

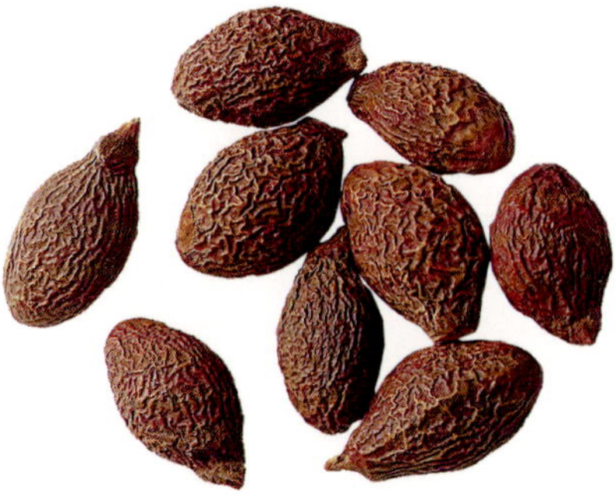

【别名】

大海子、安南子、胡大海、通大海。

【药材本源】

为梧桐科植物胖大海的种子。每年4~6月，由开裂的果实上采取成熟的种子，晒干。干燥种子状似橄榄，表面棕色至暗棕色；外种皮质轻而疏松且易剥落，遇水则膨大成海绵状。

本品以个大、棕色、表面皱纹细、不碎裂者为佳。

【产地】

越南、泰国、印度尼西亚、马来西亚等地。

【炮制】

除去杂质、筛去泥沙即可（不可用水洗）。

【主要成分】

种子外层含西黄芪胶粘素，果皮含半乳糖、戊糖等。

【药理分析】

浸出液可增加肠内容积，因机械刺激而具缓泻作用；水浸液等有降压作用，并有镇痛、利尿作用；果仁有镇静催眠作用，另外还具有消炎、止咳的作用。

【性味归经】

味甘淡，性凉，入肺、大肠经。

【功效主治】

为清热化痰药材，具有清热、润肺、利咽、解毒的功效。

中医认为可治干咳无痰、喉痛、音哑、骨蒸内热、吐衄下血、目赤、牙痛及痔疮漏管等。

现代研究认为本品有降血压、利尿、泻下、止咳及镇痛的作用，尤其在治疗音哑疗效显著。

【治方举例】

常用量2~3枚。可煎汤或泡茶内服。

①治红眼病：胖大海2枚，洗净，开水泡胀后去核，搅成烂泥状，临睡前外敷双眼，纱布固定。每晚1次，连敷3晚。

②治急性扁桃体炎：胖大海4~8枚，置碗中，冲入沸水加盖闷4小时左右，徐徐服完，间隔4小时后，如法再泡1次。（本方对音哑同样有效，服用方法亦同）。

【上品药膳房】

胖大海茶饮配方

大海生地茶

【配方】胖大海10克，生地黄10克，绿茶5克，冰糖20克。

【功用】清肺化痰，养阴生津，清咽润喉。声音嘶哑者宜饮。

消炎清香茶

【配方】胖大海5枚，甘草、薄荷各6克，金银花15克，蒲公英30克。（共制为粗末纱布包好）

【功用】清热解毒，祛风利咽。急性咽喉炎、扁桃体炎以及感冒而致咽喉疼痛者宜用。

大海开音凉茶

【配方】胖大海1枚，甘草3克，桔梗5克，菊花、金银花各6克。

【功用】清热解毒，开音利咽。暑热难当、里热烦躁、口渴喜饮及咽喉疼痛、声音嘶哑者宜饮。

以上各方每日1剂，入保温杯或保温瓶中泡后（可反复冲泡），代茶频饮。

夏枯草

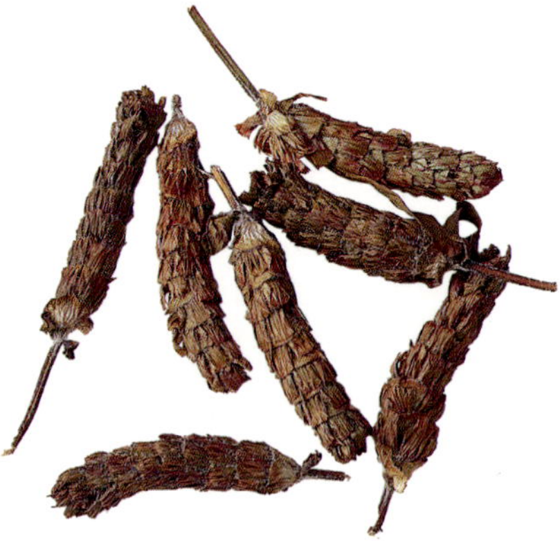

【别名】

棒槌草、棒柱头花、铁色草、六月干。

【药材本源】

为唇形科植物夏枯草的果穗。夏季采集半枯的果穗，晒干。干燥果穗呈长圆柱形或宝塔形，棕色或淡紫褐色。

本品以穗大、色紫褐者为佳。

另外，刚毛夏枯草的花穗及果穗在西藏、云南亦用同本品。

【产地】

江苏、安徽、浙江、河南。（全国大部分地区有产）

【主要成分】

全草含三萜皂甙（甙元为齐墩果酸），还含有游离的齐墩果酸、熊果酸、芸香甙、金丝桃甙、树脂、苦味质、鞣质、挥发油、生物碱、水溶性盐类及维生素B_1、维生素C、维生素K及胡萝卜素等。

【药理分析】

水浸出液、煎剂等有降血压作用（但易产生耐受性）；对一些常见的致病性皮肤真菌及痢疾杆菌等有抑制作用；本品还有护肝利胆、兴奋平滑肌以及抗肿瘤的作用。

【性味归经】

味苦辛，性寒，入肝，胆经。

【功效主治】

为清热泻火的药材（也有将其归入平肝熄风药材的），具有清肝火、散郁结的作用。

中医认为可治瘰疬、瘿瘤、乳痈、乳癌、目珠夜痛、畏光流泪、头目眩晕、口眼歪斜、筋骨疼痛、肺结核、血崩、带下及急性黄疸型传染性肝炎等。

现代研究认为本品降压、利尿、抗炎、免疫抑制、兴奋心脏及子宫、抗菌、抗肿瘤等作用，临床可用于肝炎、结核病、甲状腺肿大、高血压、痢疾等的治疗。

【使用禁忌】

脾胃虚弱者慎服。

【治方举例】

常用量6~30克。内服可煎汤、熬膏或入丸、散；外用则煎水洗或捣敷。

① 治高血压：夏枯草、菊花、黄芩各9克，水煎服。（亦可单用夏枯草15克，开水冲泡代茶饮）

② 治菌痢：夏枯草60克，水煎10小时，文火煎2小时。每日1剂，分4次口服。7日为一个疗程。

③ 治乙型肝炎：夏枯草12~15克，白花蛇舌草、白茅根各15~30克，甘草6~12克，板蓝根、山豆根各10~15克，水煎服。每日1剂，疗程2~3个月。

④治黄疸型肝炎：夏枯草30克，大枣（切开）15克，水煎服。（急性无黄疸型肝炎亦可用此方）

【上品药膳房】

夏枯草瘦肉汤

【材料】夏枯草30克，猪瘦肉100克，海带15克，盐适量。

【制法】① 夏枯草略水洗，加水400毫升，煎取浓汁，备用。

② 猪瘦肉洗净，切片；海带洗净，切条块。

③ 猪瘦肉、海带入锅中，加药汁及适量清水，武火煮沸，改文火煮1小时，入盐调味即可。

【功用】有清肝散结、消痰利水的作用。高血压（阳气亢盛者）、单纯性甲状腺肿及甲状腺瘤等患者宜食。（此方脾胃虚弱者慎用）

夏枯草降压茶

【材料】夏枯草10克，车前草12克。

【制法】夏枯草、车前草洗净，放入茶壶中，沸水冲泡10~15分钟后即可饮用。

【服法】每日1剂，不拘时代茶频饮。

【功用】清热利水，降血压。高血压之头晕目眩、头痛者宜饮。

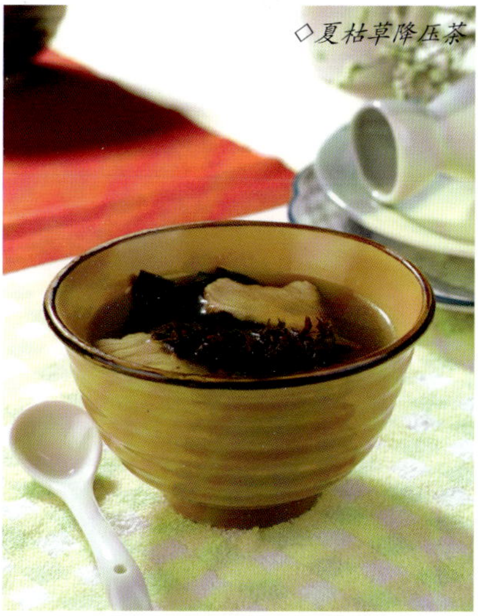
◇夏枯草降压茶

黄精

【别名】

黄鸡、山姜、野生姜、鸡头参。

【药材本源】

为百合科植物黄精、囊丝黄精、热河黄精、滇黄精、卷叶黄精等的根茎。春秋采挖根茎，除去地上部分及须根，洗净泥土，上笼蒸至油润，取出晒干或烘干（或煮沸后捞出晒干或烘干）。半透明的干燥根茎状如鸡头或呈结块状似姜形，表面黄白色至黄棕色。

本品以块大、色黄、断面透明、质润泽、习称“冰糖渣”者为佳。

【产地】

贵州、湖南、浙江、广西、河北、内蒙、辽宁、山西。

【炮制】

黄精：洗净泥土，略润，切片，晒干。

酒黄精：黄精洗净，用黄酒拌匀，装入容器内，密闭，坐水锅中，隔水炖至酒吸尽，取出，切段，晾干。（每50千克黄精用黄酒25千克）

【主要成分】

黄精根茎含淀粉、糖分及黏液质。

【药理分析】

水浸液、乙醇浸出液等有降血压作用；煎剂可降低血胆固醇、β-脂蛋白，可减缓动脉粥样硬化；煎剂有显著的抑菌效果；水提出物对某些癣菌有抑制作用。

【性味归经】

味甘，性平，入脾、肺、肾经。

【功效主治】

为补气的补益药材，具补中益气、润心肺、强筋骨的效用。

中医认为可治虚损寒热、肺痨咳血、筋骨软弱、风湿疼痛、风癞癣疾以及病后体虚食少等证。

现代研究认为本品可补虚、抗菌、降血糖、降血压、抗脂肪肝、扩冠、抗动脉粥样硬化及心律失常，临床用于心血管疾病、糖尿病、癣病、肺结核等的治疗，疗效颇为显著。

【使用禁忌】

脾胃虚寒腹泻及痰湿痞满气滞者忌服。

【治方举例】

常用量9~30克（外用适量）。内服可煎汤、熬膏或入丸、散；外用则可煎水洗。

①治冠心病：黄精40克，赤芍20克，水煎3次，混匀后分3次服，每日1剂。（可减缓疼痛、改善冠脉供血，并

有降低血脂的作用）

②治肺结核：黄精、白及、百部、夏枯草、麦冬、杏仁、玄参、沙参、甘草各10~20克，水煎3次，分服。每日1剂。

③治高血压：黄精20克，夏枯草、益母草、车前草、豨莶草各15克，水煎服。每日1剂。

【上品药膳房】

黄精蒸茄子

【材料】茄子300克，黄精15克，黑豆、料酒、素油、姜、葱、盐、鸡精各适量。

【制法】①黄精润透，用黑豆煮过，取出切片；茄子洗净，切长条块；姜切片；葱切段。

②盐、鸡精、料酒、素油、姜、葱混匀，用于拌茄块，码味30分钟后，去姜、葱，置盘中，黄精置茄块上，入蒸笼内武火大气蒸约20分钟即可。

【功用】补中益气，止痛消肿。脂肪肝、肠风下血、皮肤溃疡者宜食。

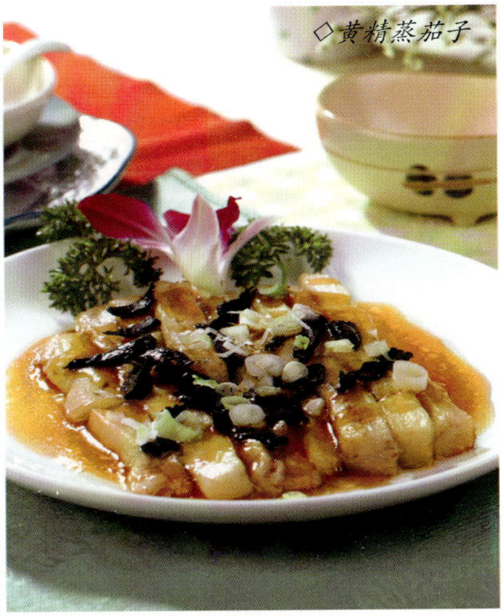

◇黄精蒸茄子

黄精肉丝

【材料】猪瘦肉250克，莴笋50克，黄精20克，鸡蛋1个，素油、料酒、酱油、芡粉、姜、葱、盐、味精、黑豆各适量。

【制法】①猪瘦肉洗净，切丝；莴笋去皮，洗净，切丝；黄精用黑豆煮过，切成丝；姜切丝；葱切花。

②猪瘦肉入大碗内，加入芡粉、酱油、鸡蛋清、盐、味精，抓匀。

③素油入锅中，烧至六成热，下姜、葱跑油出味，随即下入肉丝、黄精、莴笋丝，淋料酒，快炒片刻，入盐、味精，炒熟炒匀即可。

【功用】补中益气，滋阴润肺，强健筋骨。糖尿病、脂肪肝患者食用为佳。

黄精挂面

【材料】挂面50克，黄精15克，豆腐干、菜胆各50克，大蒜子、姜、葱、盐、酱油、素油、鸡汤各适量。

【制法】①黄精、豆腐干、菜胆洗净，均切为小颗粒；大蒜子切片；姜切丝；葱切花。

②素油入锅中，烧至六成热，下大蒜子、姜丝、葱花煸香，倒入鸡汤（约300毫升），加入黄精、豆腐干、菜胆，煮沸，改文火煮约20分钟，盛于碗内。

③锅内添水1000毫升，烧沸，下入挂面，煮熟，捞放碗中，拌匀即可。

【功用】滋阴补血。患有糖尿病的人夏天食用非常有益。

淡竹叶

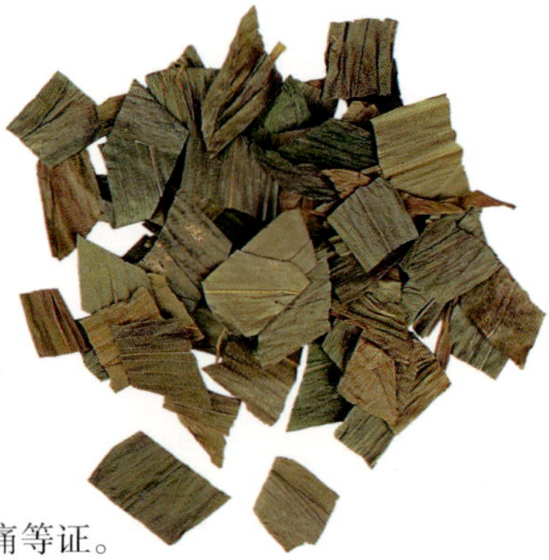

【别名】

竹叶麦冬、山鸡米、淡竹米。

【药材本源】

为禾本科植物淡竹叶的全草。5~6月未开花时采收全草，切除须根，晒干。干燥带叶的茎枝，叶青绿色或黄绿色，茎呈枯黄色。

本品以色青绿、叶大、梗少、无根及花穗者为佳。

【产地】

主产于浙江、江苏、湖南、湖北、广东等地。

【炮制】

拣去杂质及根，切段，晒干。

【主要成分】

茎、叶含三萜化合物(芦竹素、印白茅素、蒲公英赛醇、无羁萜)，地上部分还含酚性成分、氨基酸、有机酸及糖类。

【药理分析】

水浸剂有较好的解热作用；有利尿作用，可增加尿中氯化物的排泄；本品还有增高血糖的作用。

【性味归经】

味甘淡，性寒，入心、肾经。

【功效主治】

为利水渗湿药材，具有清心火、除烦热、利小便的功效。

中医认为可治热病口渴、心烦、小便赤涩、淋浊、口糜舌疮、牙龈肿痛等证。

现代临床证实本品有较好的解热、利尿作用，对口腔炎等疾病有较好疗效。

【使用禁忌】

肾亏尿频者忌服。

【治方举例】

常用量9~15克。煎汤内服。

①治热淋：淡竹叶12克，灯心草9克，海金沙6克，水煎服。每日1剂。

②治尿血：淡竹叶、白茅根各9克，水煎服。每日1剂。

【上品药膳房】

竹叶豆腐

【材料】淡竹叶15克，豆腐150克，白砂糖适量。

【制法】①淡竹叶洗净，加水100毫升，煮25分钟，过滤取汁，备用；豆腐洗净，切为4厘米见方的块。

②淡竹叶煎液、豆腐块同入锅内，再加适量清水，武火烧沸，改文火煮20~30分钟，加入白砂糖，待糖均匀溶化即可。

【功用】清热，解毒，明目。特别适合

结膜炎患者食用。

淡竹叶粥

【材料】淡竹叶30克，粳米30克，冰糖适量。

【制法】① 淡竹叶洗净，加水煎汤，去渣留汁，备用；冰糖打碎。

② 粳米洗净，加淡竹叶药汁，再加适量水，如常法煮粥，粥成，加入冰糖，搅拌均匀即可。

【服法】温服，每日早晚各1次。

【功用】有清热利尿通淋的作用。小便淋漓涩痛、排出不畅及口苦心烦者宜食。

淡竹叶酒

【材料】淡竹叶30克，白酒500毫升。

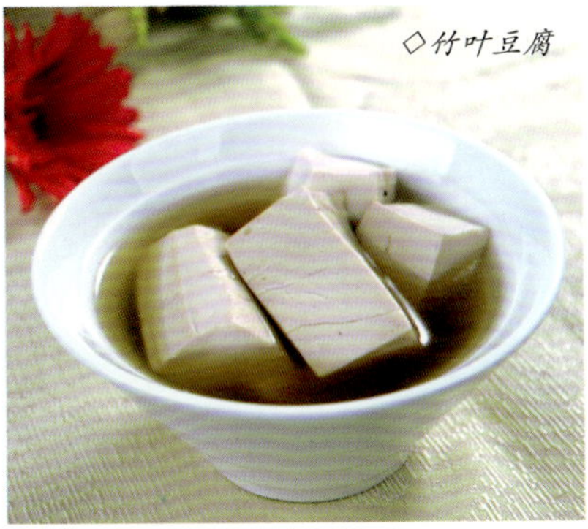

◇竹叶豆腐

【制法】① 淡竹叶洗净，剪成长约2厘米的节，纱布袋包扎好后，置于酒罐中。

② 将白酒倒入酒罐，加盖密封，浸泡3天后即可饮用。

【功用】有疏风热、畅心神的作用，风湿热痹、关节热痛、心烦、小便赤黄之人饮用颇佳。

无花果

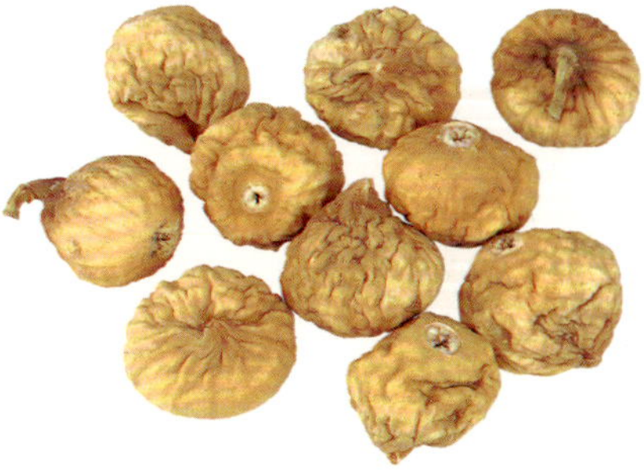

【别名】

文仙果、天生子、奶浆果、品仙果。

【药材本源】

为桑科植物无花果的干燥花托。秋季采收，反复曝晒至干透。干燥花托质地坚硬，表面淡黄棕色至暗棕色至黑青色；横切面呈黄白色，内壁着生众多的小瘦果。

本品以干燥、黑青色或暗棕色、无霉蛀者为佳。因易霉蛀，贮存时宜置干燥处或石灰缸内。

【产地】

我国南方各地均有产。

【主要成分】

果实含葡萄糖、果糖、蔗糖、柠檬酸及少量延胡索酸、果酸、苹果酸及奎宁酸以及植物生长激素等；植物乳汁、干果、未成熟果实还含有抗肿瘤成分。

【药理分析】

营养丰富的无花果不仅供食用，在便秘时，可作为食物性轻泻剂；所提取成分有抗肿瘤作用，可使肿瘤退化、坏死；有轻微的兴奋呼吸、降压的作用。

【性味归经】

味甘，性平，入胃、肠经。

【功效主治】

具有健胃清肠、消肿解毒的功效。

中医认为可治肠炎、痢疾、便秘、痔疮、喉痛、痈疮、疥癣等证。

临床发现本品是治疗便秘较为理想的食物性药剂。

【治方举例】

常用量30~60克（生食1~2枚）。可煎汤内服；外用则煎水洗、研末调敷或吹喉。

①治咽喉刺痛：干无花果适量，研细末，吹喉。

②治肺热声嘶：无花果15克，水煎取汁，加适量冰糖，调服。

③治脱肛：干果10枚，猪大肠一段，水煎服（食肉饮汤；本方同样适用于便秘、痔疮；生吃无花果亦有类似效果）

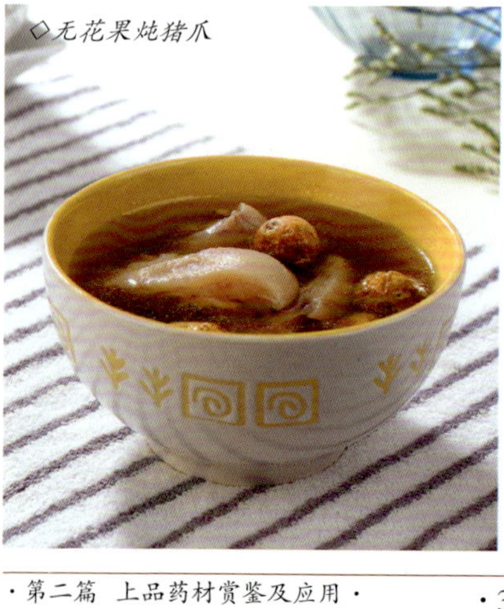
◇无花果炖猪爪

④治久泻不止：无花果5~7枚，水煎服。

【上品药膳房】

无花果炖猪爪

【材料】猪爪2只，无花果20克，花生仁50克，姜、葱、盐各适量。

【制法】①猪爪去毛洗净，一劈两半；无花果、花生仁洗净；姜拍松；葱段。

②上物同入炖锅中，加适量盐，加水1500毫升，武火煮沸，改文火炖约1小时即可。

【功用】有补气血、通乳汁的作用。气血虚弱之产妇食用颇佳。

果仁瘦肉汤

【材料】猪瘦肉100克，无花果30克，党参20克，盐适量。

【制法】①猪瘦肉洗净，切片或切小块；无花果、党参洗净。

②上物同入锅内，加适量清水，中火煮至肉熟烂，入盐调味即可。

【服法】食肉饮汤，分次食用。每周3剂。

【功用】益气补血，健脾胃，解毒。痔疮日久及易脱肛之人食用助益颇多。

水煎无花果

【材料】无花果2个。

【制法】无花果洗净，加适量清水煎汤。

【服法】每日食用2次。

【功用】消肿，止痛。可用于痔疮、外阴炎、阴道炎辅助治疗（此类疾患亦可空腹生食无花果，另用无花果叶柄白色浆液涂患处）。

雪耳

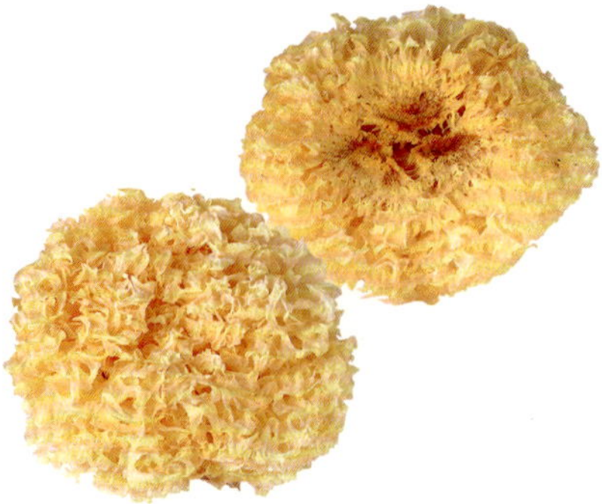

【别名】

银耳、白木耳、白耳子。

【药材本源】

为银耳科植物银耳的子实体。4~9月间，选择每天早、晚或阴雨天，用竹刀将寄生在腐朽树木上的银耳刮入竹笼中，淘净，晒干或烘干。干燥的银耳呈黄白色或黄褐色，质硬而脆，有特殊气味。

本品以干燥、黄白色、朵大、体轻、有光泽、胶质厚者为佳，宜冷藏或贮存于阴凉干燥处。

【产地】

主产于四川、贵州；福建、浙江、湖北、江苏等地亦产。

【主要成分】

含蛋白质、碳水化合物、矿物质及维生素B等，还含较为丰富的粗纤维。

怕动肝火可食“雪耳煲鸡”！

肝虚之人常通过食用鸡肉来补虚，然而鸡肉性温，在补虚的同时却又助长了补虚者的肝火。

要想补肝虚而不动肝火其实很简单：用雪耳煲鸡即可——原因是雪耳性质清凉，与鸡肉的“温”互为平衡，因此，雪耳煲鸡这道药膳，即便是阴虚火燥之人也但食无妨。

【药理分析】

临床观察有较好的润燥通便的作用；因营养丰富而有滋补作用。

【性味归经】

味甘淡，性平，入肺、胃经。

【功效主治】

为养阴的滋补药材，具有滋阴、润肺、养胃、生津的功用。

中医认为可治虚劳咳嗽、痰中带血、虚热口渴等证。

本品生活中多用作食疗补品，具有润肺生津、滋阴养胃、益气和血、补髓强心、清肺热的作用，多用于肺热咳嗽、肺燥干咳、咳痰带血、月经不调、胃炎、便秘等情形的保健。

【使用禁忌】

风寒咳嗽者忌用。

【治方举例】

常用量3~9克。煎汤内服。

治肺热燥咳：白木耳6克，竹参6克，淫羊藿3克。白木耳、竹参用冷水发胀，取出置碗中，加水，以适量冰糖、猪油调和均匀，加入淫羊藿（稍加碎截），隔水蒸。去淫羊藿，服食参、耳及汤。

【上品药膳房】

银耳炖猪肉

【材料】猪瘦肉500克，银耳15克，大枣10枚，冰糖适量。

【制法】① 猪肉洗净，切小块；银耳发透，去蒂及杂质，洗净，撕成小瓣；大枣去核，洗净；冰糖打为碎屑。

② 上物同入炖锅内，加适量清水，加入冰糖屑，武火煮沸，改文火炖至银耳、猪肉熟烂即成。

【功用】有补肾益中、软化血管的功用，脾肾不足而致眩晕、乏力、健忘及血管硬化等情形宜食。

◇银耳炖猪肉

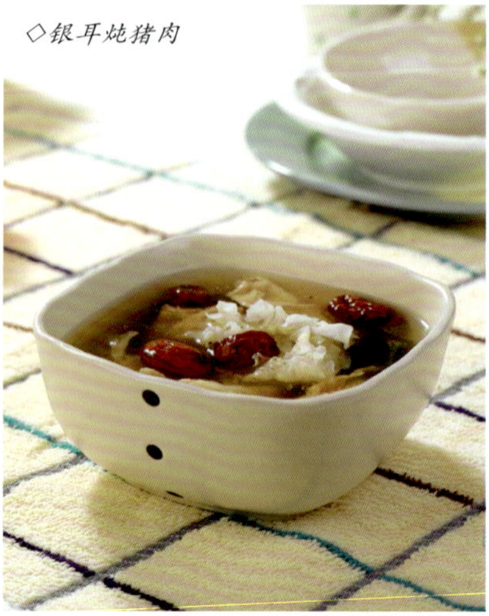

银耳鹌鹑蛋汤

【材料】银耳30克，鹌鹑蛋20个，冰糖、猪油各适量。

【制法】① 银耳发透，去蒂及杂质，洗净，撕成小瓣，置锅内，加清水适量，文火久熬至熟烂，备用。

② 取20个酒盅，内壁匀涂猪油，分别打入鹌鹑蛋，上笼蒸约3分钟，出笼，将蛋取出，漂放于干净清水中。

③ 将①再煮沸，放入冰糖使其溶化，打去浮沫，下入鹌鹑蛋，待再沸，起锅即可。

【功用】补肺益气，养阴润燥。病后体虚、肺虚久咳、大便秘结者宜食。

◇银耳虾仁粥

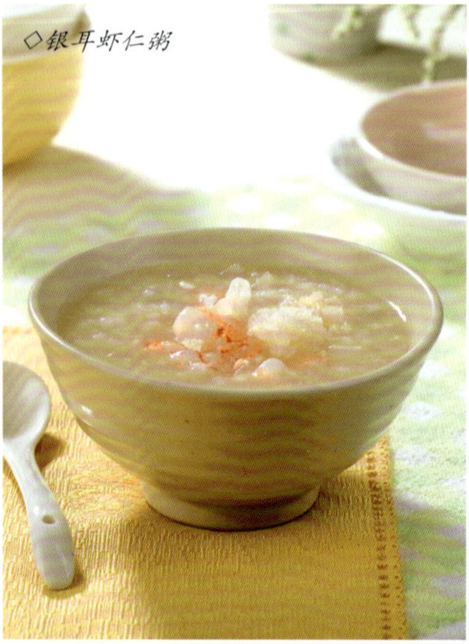

银耳虾仁粥

【材料】银耳10克，虾仁30克，粳米100克，葱、盐、味精各适量。

【制法】① 银耳用温水发透，去蒂，洗净，撕小瓣；虾仁洗净，大米淘洗干净；葱切花。

② 上物同入锅内，加适量水，武火烧沸，改文火煮至米化、银耳软烂，加入盐、味精拌匀即可。

【功用】滋阴补肾，还可补充微量元素。尤其适合硒、碘缺乏者食用。

金樱子

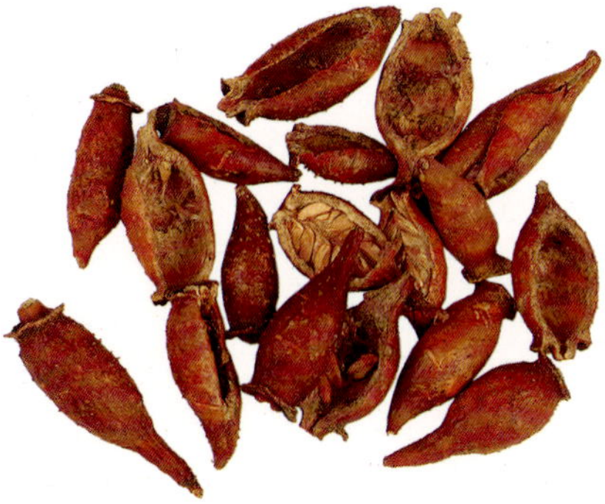

【别名】

灯笼果、糖罐、刺榆子、糖刺果。

【药材本源】

为蔷薇科植物金樱子的果实。10~11月间采摘红熟的果实，晒干，去毛刺。略似花瓶的干燥果实外皮红黄色或红棕色，上端宿存盘状花萼。

本品以个大、色红黄、去净毛刺者为佳。

【产地】

主产于广东、湖南、江西、浙江等地。

【炮制】

拣去杂质，切两瓣，用水稍洗泡，捞出，闷润后除去残留毛刺，挖净毛、核，干燥即可。

【主要成分】

含丰富的糖类，还含有柠檬酸、苹果酸、鞣质、树脂、皂甙及维生素C等。

【药理分析】

可降低血清胆甾醇，有防治动脉粥样硬化的作用；煎剂对流感病毒、金葡菌、大肠杆菌等有很强的抑制作用。

【性味归经】

味酸涩，性平，入肾、膀胱、大肠经。

【功效主治】

为收涩药材，具有固精涩肠、缩尿止泻的功效。

中医认为可治遗精、遗尿、小便频数、脾虚泻痢、肺虚喘咳、自汗盗汗、崩漏带下等证。

现代研究认为本品有止遗、止泻、改善肾功能、降血脂及抗病原微生物等作用，临床用于子宫、直肠脱垂，疗效颇佳。

【使用禁忌】

有实火、邪热者忌服。

【治方举例】

常用量6~18克。内服可煎汤、熬膏，或入丸、散。

①治脱肛：金樱子果肉30克，鸡

金樱子用于涩精要注意什么？

金樱子有“固精涩肠、缩尿止泻”的作用，但若单用本品，则疗效有限。

《本草再新》认为遗精梦遗之症，是因为“尿窍闭而精窍开”，如果不同时用利水之药开尿窍，而只用金樱子固精门的话，只会愈涩愈遗。

书中认为正确的用药方法应该是在用金樱子的同时应兼用芡实、山药、莲子、薏仁等利水药，做到“用涩于利之中，用补于遗之内”。

蛋1枚，炖服。（食蛋饮汤）

②治滑精：金樱子肉30克，水煎服（或与猪膀胱，或加冰糖炖服）。此方亦适用于女子白带病。

③治子宫脱垂：干品金樱子3千克，冷水浸泡1天，加水用武火煎30分钟，滤汁留渣，再加水煎30分钟去渣留汁，两次汁液混合浓缩成3000毫升。每日早、晚各服1次，每服60毫升。连服3天为1个疗程，间隔3天，再连服3天为第二疗程。

【上品药膳房】

金樱子酒

【材料】金樱子5克，芡实50克，食盐10克，米酒500毫升。

【制法】金樱子、芡实捣碎，置容器中，加入米酒，密封，浸泡7日（其间应经常振摇），7日后，加入食盐，加盖，隔水蒸煮，取出贮存。

【服法】每日早晚各服1次，每服50毫升。

【功用】有益气补元的作用，白浊带下者饮用颇佳。

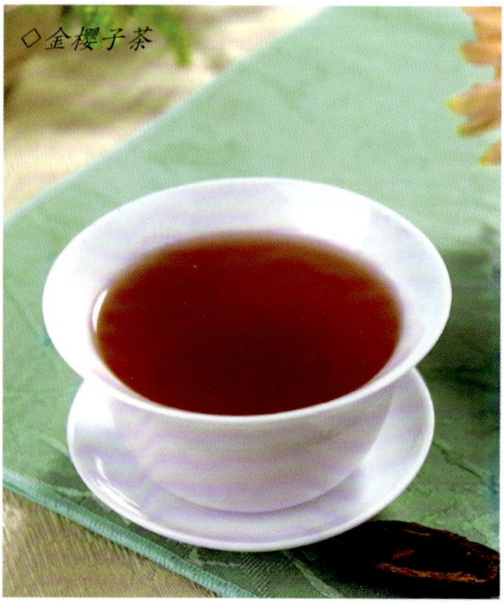
◇金樱子茶

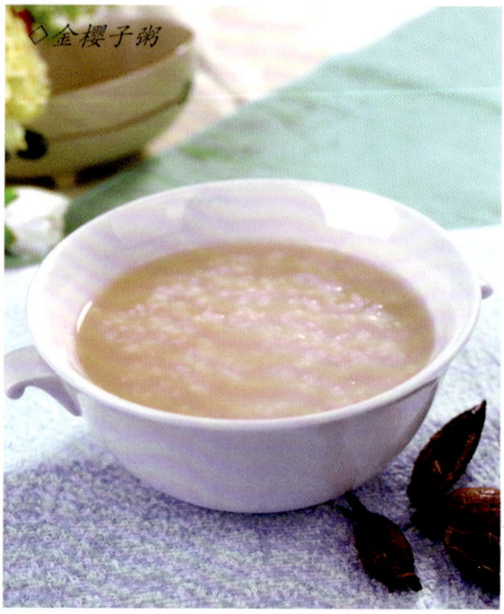
◇金樱子粥

金樱子粥

【材料】金樱子20克，粳米50克，白砂糖适量。

【制法】①金樱子捣碎，加水煎汤，去渣留汁，备用。

②粳米洗净，加适量水如常法煮粥，粥将成，加入金樱子煎汁，再煮1~2沸，加入白砂糖拌匀即可。

【服法】温服，每日1~2次。

【功用】强筋壮骨，补肾固精。肾阳虚而滑精、遗精、遗尿、小便频数者宜食。

金樱子茶

【材料】金樱子15克。

【制法】金樱子捣碎，纱布包好，置保温杯中，注入沸水，加盖闷15分钟即可饮用。

【服法】代茶频饮。

【功用】固精缩尿，涩肠止泻。遗精早泄及妇女体虚白带多者宜饮。

草果

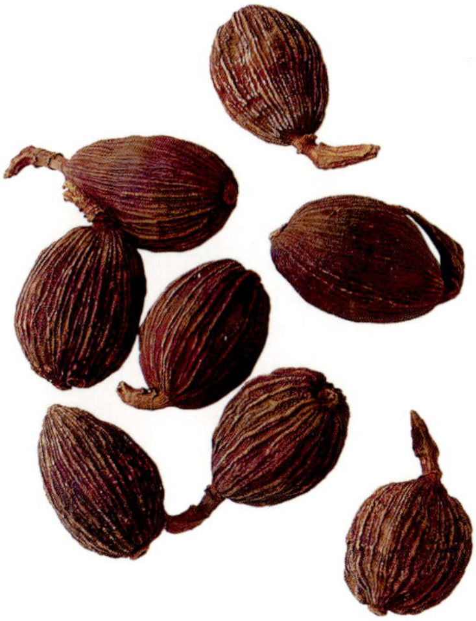

【别名】

草果子、草果仁。

【药材本源】

为姜科植物草果的果实。10~11月果实开始成熟（即果实为红褐色而未开裂）时采收，晒干或微火烘干。具有三条钝棱的干燥果实表面灰棕色至红棕色，果皮有韧性，但易纵向撕裂；种子破碎时会散发特异的臭气。

本品以个大、饱满、表面红棕色者为佳。

【产地】

云南、广西、贵州。

【炮制】

草果仁：拣净杂质，置锅内文火炒至外壳色焦黄、微鼓，取出稍凉，碾去壳，过筛取仁。

姜草果仁：草果仁加姜汁与水少许，拌匀，微炒，取出，放凉。（50千克草果仁用鲜姜5千克取汁）

草果与草豆蔻

草果与草豆蔻性味、功效都相同，都能温胃逐寒。

《本草求真》认为草果气味浮散对“冒巅雾不正瘴疟”有较好的疗效；草豆蔻不如草果辛热浮散，逐风寒多在胃口之上（症见当心疼痛），对湿郁成病而见胃脘作痛特别有效。

另外，《纲目》认为治瘴疟寒热用草果入药宜与知母同用才无“偏盛之害”。

【主要成分】

种子含挥发油等。

【药理分析】

因含挥发油，故具有驱风健胃的作用。

【性味归经】

味辛，性温，入脾、胃经。

【功效主治】

为芳香化湿药材，具有燥湿除寒、祛痰截疟、消食化积的功效。

中医认为可治疟疾、痰饮痞满、脘腹冷痛、反胃、呕吐、泻痢、食积等。

临床证实本品燥湿、温中之力皆强于草豆蔻，故多用于寒湿偏盛之脘腹冷痛、呕吐泄泻等证的治疗。

【使用禁忌】

阴虚血燥及无寒湿实邪者忌用。

【治方举例】

常用量3~6克。可煎汤内服，或入

丸、散。

治消化不良：草果10克，山楂10克，白酒100克，浸泡7~10日后服用。每日早晚各1次，每服10~15毫升，可经常服用。（可改善脘腹胀痛、反胃食积等不适；内有实热者不宜多用）

【上品药膳房】

草果烧牛肉

【材料】牛肉150克，草果1个，马铃薯50克，素油、料酒、上汤、姜、葱、盐各适量。

【制法】①草果去心留皮，切小颗粒；牛肉洗净，切小块；马铃薯洗净，去皮，切2厘米见方的块；姜切丝；葱切花。

②素油入锅中，烧至六成热，下姜、葱跑油出味，下入牛肉、草果，炒至牛肉变色，加入上汤、马铃薯，武火烧沸后改文火烧至熟透，入盐调味即可。

【功用】温胃止痛，补气补血。寒邪犯胃、胃脘冷痛者食用尤佳。

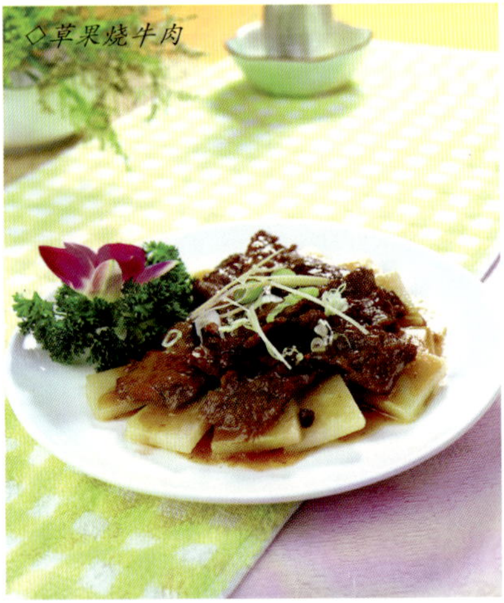
◇草果烧牛肉

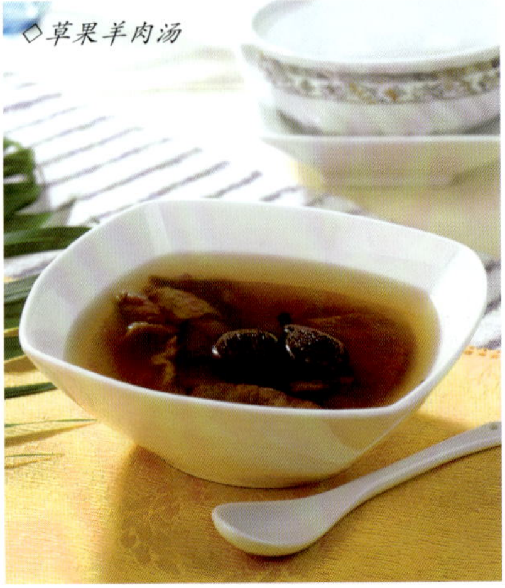
◇草果羊肉汤

草果羊肉汤

【材料】羊肉200克，草果15克，食盐、生姜、胡椒各适量。

【制法】羊肉洗净，切成小粒，同草果一起置锅内，加入生姜、胡椒，再加适量水，文火炖汤，羊肉熟烂时加盐调味即可。

【服法】温服，食肉饮汤，每日1~2次。

【功用】温中暖下，益气补虚。对脾肾阳虚而致脘腹冷痛、食欲不振、四肢不温者颇多助益。

草果保健酒

【材料】草果50克，山楂50克，白酒500毫升。

【制法】草果、山楂洗净，晾干，置容器中，注入白酒，加盖密封，浸泡7~10日即可使用。

【服法】每日早、晚各服1次，每服10~15毫升。

【功用】温中理气、燥湿，消食化积。消化不良、反胃食积者宜饮。

锁阳

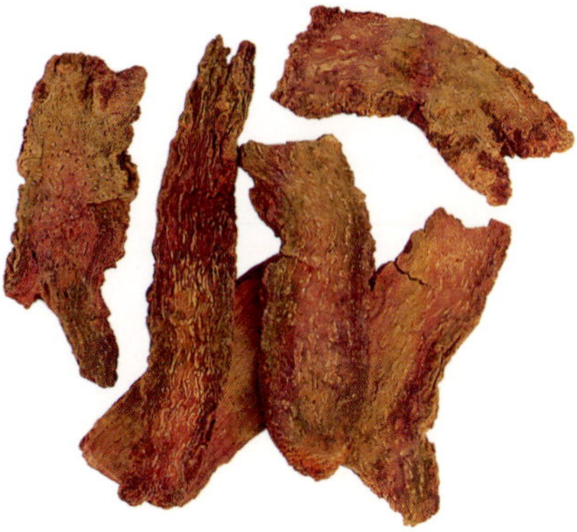

【别名】

琐阳、不老药、地毛球。

【药材本源】

为锁阳科多年生肉质寄生草本植物锁阳的全草。春、秋采收（以春采者为佳），除去花序，半埋半露于沙滩晒干（也有新鲜时切片晒干者）。干燥全草表面红棕色至浅棕色，质坚硬，不易折断。

本品以个肥大、色红、坚实、断面粉性、不显筋脉者为佳。

【产地】

甘肃、新疆、内蒙及宁夏、青海等地。

【炮制】

除去泥土杂质，洗净润透，切片，晒干。

【主要成分】

含花色甙、三萜皂甙、鞣质等。

【药理分析】

有刺激造血系统，增加红细胞及血红蛋白的作用；可兴奋神经、促进性腺功能；临床观察对治疗瘫痪有效。

【性味归经】

味甘，性温，入肝、肾经。

【功效主治】

为温补助阳药材，具有补肾润肠的功用。

中医认为可治阳痿、尿血、血枯便秘、腰膝痿弱诸证。

现代研究认为本品有生血、促进性功能等作用，用于便秘、血尿、小儿麻痹后遗症等的治疗，效果颇佳。

【使用禁忌】

阴虚阳亢及便溏者忌用。

【治方举例】

常用量9~16克。内服可煎汤、熬膏或入丸、散。

①治阳痿早泄：锁阳15克，党参、山药各12克，覆盆子9克，水煎服。

②治老年性便秘：锁阳、桑椹子各15克，水煎取浓汁，加白蜂蜜30克，分2次服。

③治泌尿系感染尿血：锁阳、忍冬藤各15克，茅根30克，水煎服。

④治子宫脱垂：锁阳15克，木通、车前子、甘草、五味子各9克，大枣3枚，水煎服。

锁阳作茶可治心脏病

在我国西北地区民间将锁阳制为茶，常饮可治心脏病。具体作法是：

冬季采集锁阳，洗净，切片或切条，用猪油或奶油炸干透后储存（要注意防返潮）。每日取适量用沸水冲泡代茶饮，20日为一个疗程。

【上品药膳房】

锁阳炖乳鸽

【材料】乳鸽1只，锁阳、菟丝子、肉苁蓉、枸杞子各10克，鸡油、料酒、姜、葱、盐、味精、胡椒粉各适量。

【制法】①乳鸽宰杀后，去毛、肠杂及爪，洗净；锁阳、菟丝子、肉苁蓉、枸杞子洗净；姜切片；葱切段。

②上物同入炖锅内，淋料酒，加适量清水，武火烧沸，改文火炖约半小时，加入鸡油、盐、味精、胡椒粉即成。

【功用】补肾，明目，升压。阳虚低血压患者食用很合适。

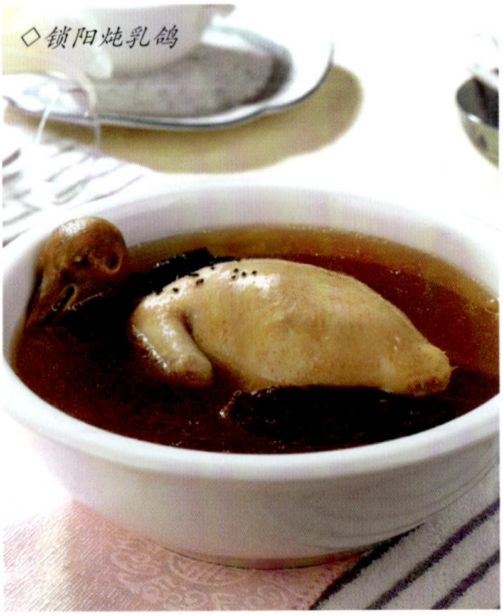

◇锁阳炖乳鸽

锁阳五花鸽蛋

【材料】熟五花肉300克，鸽蛋10个，锁阳10克，素油、酱油、鸡汤、姜、葱、花椒各适量，八角1粒。

【制法】①熟五花肉皮面抹上糖色，入油锅中炸至金黄色，取出稍凉，切成1厘米厚的大片，皮朝下码在大碗肉。

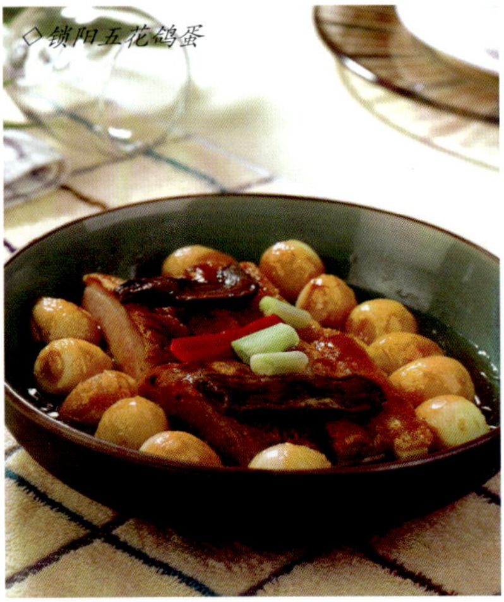

◇锁阳五花鸽蛋

②鸽蛋煮熟，去壳，炸至金黄色，捞出，码在碗内肉片周围；锁阳润透切片，放在鸽蛋周围。

③葱、姜、花椒、八角撒碗内，加酱油、鸡汤，上笼蒸至肉酥熟，取出，控净汤，取出葱、姜、花椒、八角，扣于盘内即可（亦可用湿淀粉勾薄芡浇于花肉面上）。

【功用】补肾壮阳，润肠通便。腰膝酸软、肠燥便秘及阳痿、滑精者食用颇多助益。

锁阳桑椹茶

【材料】锁阳、桑椹各15克，蜂蜜10克。

【制法】锁阳、桑椹洗净，捣碎，置保温杯中，注入沸水，加盖闷约15分钟，调入蜂蜜，搅匀即可。

【服法】代茶频饮。

【功用】补肾壮阳，益肾精，润肠通便。肾精亏虚、阳痿不育、腰膝无力者，以及老年肾阴亏虚便秘之人不妨多饮用。

海马

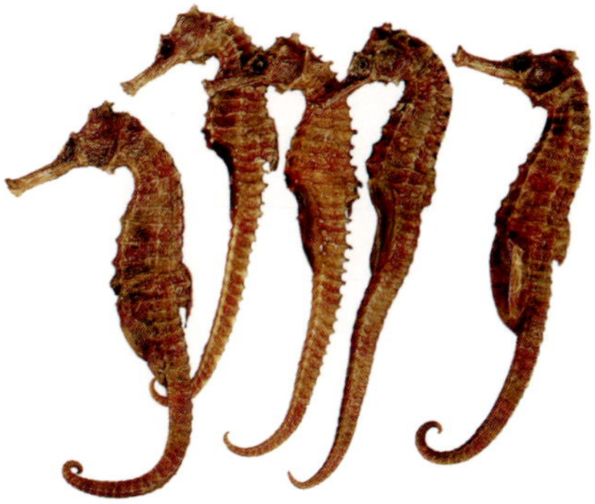

【别名】

水马、大海马、马头鱼。

【药材本源】

为海龙科动物克氏海马、刺海马、大海马、斑海马或日本海马除去内脏的干燥全体。

本品分为海马、刺海马两类(另外小海马幼虫的干燥品称为海蛆),均以个大、色白、体完整者为佳。

【产地】

广东、福建。

【炮制】

海马:用水刷净,切块或打碎。

酒炙海马:净海马用黄酒湿润,微火烘烤至色黄、酥松即可。

【药理分析】

克氏海马的乙醇提取物可延长正常雌小鼠的动情期;海马提取液表现雄性激素样作用。

雌海马亦有壮阳之用?

中医进补讲究"以形补形",故补肾壮阳多用雄性动物之生殖器,如海狗鞭、牛鞭之类即是。海马似乎是个例外。

《纲目》谓海马"雌雄成对,其性温暖,故难产及阳虚多用之";《本草再新》则云海马"入肾经命门,专善兴阳,功不亚于海狗",又说海马"不论雌雄,皆能勃兴阳道",还认为海马比较经济实惠,为温阳补肾药材的上上之选。

【性味归经】

味甘,性温,入肝、肾经。

【功效主治】

为温补壮阳药材,具有补肾壮阳、调气活血的功效。

中医认为可治阳痿、遗尿、虚喘、难产、疔疮肿毒等证。

本品多用于食疗,有助阳补虚的保健功效,临床用于治阳痿、遗尿等症,疗效亦佳。

【使用禁忌】

孕妇及阴虚火旺者忌服。

【治方举例】

常用量3~10克。内服可煎汤,或入散剂;外用则研末撒。

治肾阳亏损:海马1具(酒浸润后切片),人参15克,山药50克,白酒500毫升,浸泡1个月后服用。每日早、晚各服1次,每次20毫升。(有壮肾阳、益精血的功用,可治肾阳亏虚之阳痿不举、精冷质稀、性欲低下等;亦可用海马2只,白酒500毫升)

【上品药膳房】

海马蒸仔鸡

【材料】仔公鸡1只，海马10克，虾仁15克，湿淀粉50克，葱白25克，生姜、盐、味精各适量。

【制法】① 仔公鸡宰杀后去毛、爪及肠杂，洗净；海马、虾仁温水洗净，浸泡10分钟；葱白切段；姜切片。

② 鸡置盆内，上放海马、虾仁、葱段、姜片，加适量盐、味精、清汤，上笼蒸熟烂，出笼，拣去葱段、姜片，鸡扣入大碗中；盆中原汤再加少许盐、味精，烧沸，去浮沫，入湿淀粉着芡收汁，浇于鸡身即可。

【服法】食肉饮汤。每日1剂，分2次温服。

【功用】补肾壮阳。精髓亏虚而致眩晕健忘或阳痿、早泄、尿频者宜食。

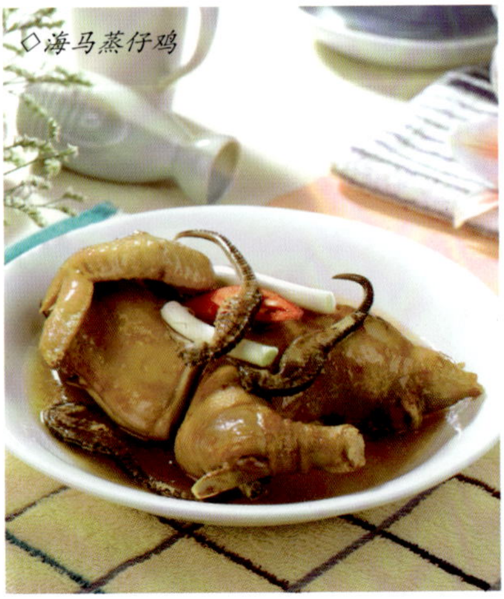
◇海马蒸仔鸡

海马桃仁汤

【材料】猪瘦肉200克，海马15克，胡桃仁30克，大枣10枚，盐适量。

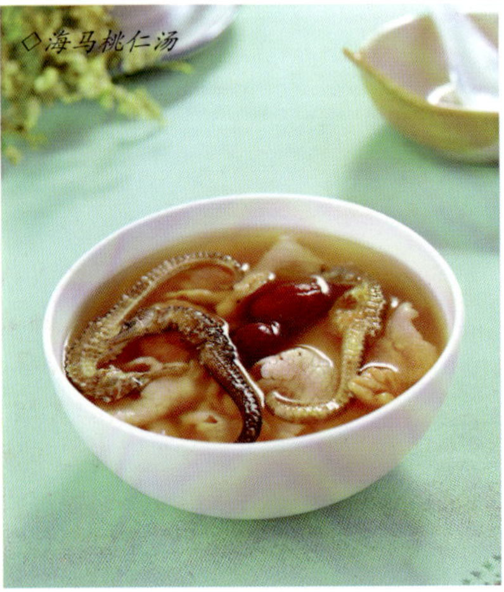
◇海马桃仁汤

【制法】① 猪瘦肉洗净，切小块；海马温水洗净；胡桃仁、大枣（去核）洗净。

② 上物同入锅中，加适量水，文火炖汤至肉熟烂，入盐调味即可。

【服法】温服，每日1次。

【功用】有温肾壮阳的作用。肾虚阳痿、早泄、精液稀冷、不育及小便清长、夜尿频多者宜食。

人参海马酒

【材料】海马1具，人参15克，山药50克，白酒500毫升。

【制法】海马洗净，酒浸后切片，连同人参、山药浸泡于白酒，加盖密封30天后即可饮用。

【服法】每日早、晚各服1次，每服20毫升。

【功用】有壮肾阳、益精血的作用。适合肾阳亏损、精血不足者饮用。

熟地黄

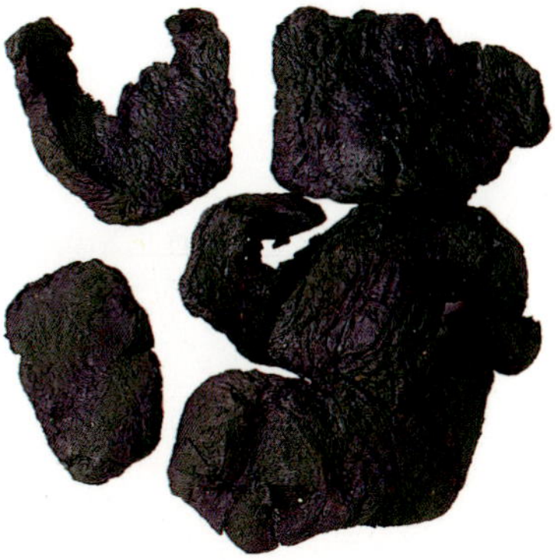

【别名】

熟地、大熟地。

【药材本源】

为玄参科植物地黄或怀庆地黄的根茎经加工蒸晒而成。

本品呈不规则的块状，外表皱缩不平，内外均呈漆黑色，具有质地柔软、断面滋润、粘性大、味甜等特点。

【产地】

主产于河南、浙江；河北、湖南、湖北、四川等地亦产。

【炮制】

熟地黄炭：熟地黄放煅锅内（装八成满），上面覆盖一只略小的锅（锅底贴白纸），用黄泥封固接合处，再压上重物，文火煅至白纸焦黄，挡住火门，待凉，取出。（亦可将熟地黄置锅内直接炒炭）

【主要成分】

根茎含有梓醇、甘露醇、β－谷甾酸、菜油甾醇及多种氨基酸。

【药理分析】

生地黄（即干地黄）：煎剂、浸济或醇浸膏等有降血糖作用；中等浓度醇浸膏有强心作用，高浓度则呈抑制作用；煎剂有保护肝脏、防止肝糖元减少的作用；对某些致病性真菌有一定抑制作用。

熟地黄：药理作用与生地黄类似，有强心、利尿、抗过敏、降血糖等作用，但滋补强壮作用大为增强。

【性味归经】

味甘，性微温，入肝、肾经。

【功效主治】

为补血的补益药材，具有滋阴、补血的功效。

中医认为可治阴虚血少、腰膝痿弱、劳嗽骨蒸、遗精、崩漏、月经不调、消渴、小便频数、耳聋、目昏等证。

现代临床用于糖尿病、高血压、慢性肾炎及神经衰弱症的治疗，效果颇佳。

【使用禁忌】

脾胃虚弱、气滞痰多、腹满便溏者忌服。

【治方举例】

常用量9~30克。可煎汤、敷膏、浸酒或入丸、散等。

①治高血压：熟地黄30~50克，水煎服。每日1次。（连服2周可降低血压，并可降低血脂）

②治早期糖尿病：熟地黄、天花粉各15克，枸杞子、天冬各12克，五味子6克，水煎服。

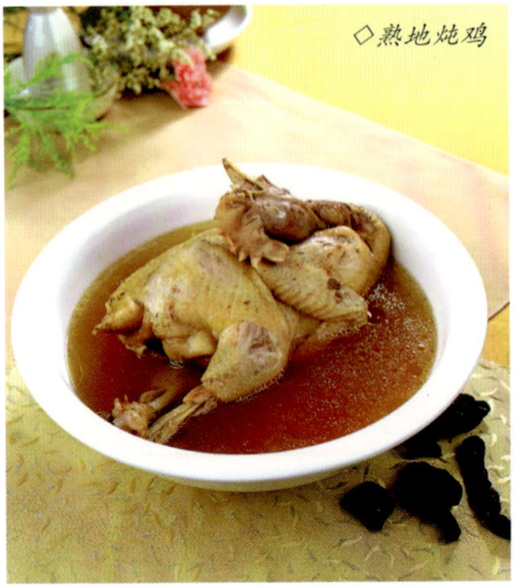
◇熟地炖鸡

【上品药膳房】

熟地炖鸡

【材料】鸡1只，熟地黄100克，人参15克，天冬10克，大枣8枚，生姜、盐适量。

【制法】①鸡宰杀后去毛、爪及肠杂，洗净；熟地黄洗净，切小块；人参洗净，切片；天冬、大枣（去核）洗净；姜切片。

②熟地黄、人参、天冬、大枣、姜片纳入鸡腹中，置炖盅内，加沸水盖过鸡面，加盖，文火隔沸水炖2小时，以盐调味即可。

【服法】食肉饮汤，分2次温服。

【功用】补气益阴，滋养肺胃。体弱、体虚（包括病后体虚）者宜食。

熟地牛肉汤

【材料】牛肉500克，熟地黄、黄花各30克，当归15克，白芍10克，大枣10枚，姜、盐各适量。

【制法】①牛肉洗净，切块，沸水焯过；熟地、黄芪、当归、白芍、大枣（去核）洗净；姜拍松。

②上物同入瓦煲内，加适量清水，武火煮沸，改文火煲2~3小时，入盐调味即可。

【服法】食肉饮汤。可经常食用。

【功用】固本养颜，双补气血。

熟地黄粥

【材料】熟地黄50克，陈皮2克，粳米100克，白砂糖适量。

【制法】①熟地黄洗净，切小块；陈皮洗净，切为末；粳米淘洗干净。

②上物同入锅中，加适量清水如常法煮粥，粥成，入白砂糖调味即可。

【服法】温服，每日1次，10日为1个疗程。

【功用】养阴补血，益精明目。

熟地黄的加工

玄参科植物地黄或怀庆地黄的根茎鲜用称“鲜地黄”；闷润切片晒干（或烘干）则为“生地黄”（干地黄），蒸制后则为熟地黄。生地黄味甘苦，性凉，含生物碱而具清热凉血的作用，经蒸熟后不再具备此功效，但增强了滋补强壮的功效。

熟地黄的两种制法：

①干地黄加黄酒（10：3），拌和，入蒸器中，蒸至内外黑润，取出晒干。

②干地黄置蒸器中蒸8小时，焖一夜，次日翻过再蒸4~8小时，再焖一夜，取出，晒至八成干，切片，再晒干。

北沙参

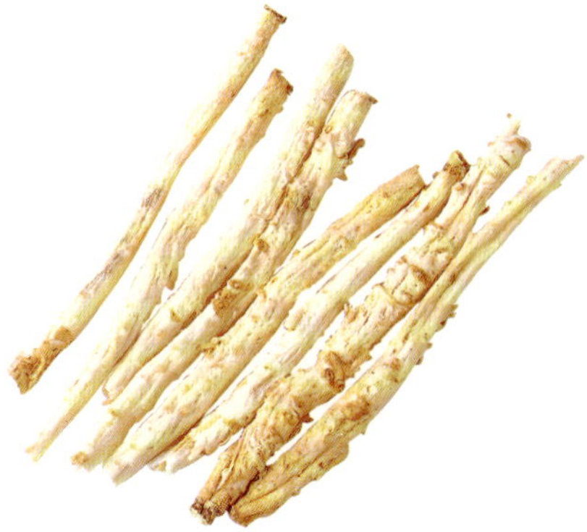

【别名】

莱阳参、银条参、野香菜根。

【药材本源】

为伞形科多年生草本植物珊瑚菜的根。多生于海边沙滩，7~8月或9月下旬采挖，除去地上茎及须根，洗净泥土，入沸水中略烫，剥去外皮，晒干或烘干即得。

本品以根条细长、色白均匀、质地坚实者为佳。

【产地】

山东、河北、辽宁、江苏。

【炮制】

拣去杂质，除去茎基，略洗，捞出，稍润，切片，晒干。

【主要成分】

含有丰富的淀粉、生物碱等。

【药理分析】

乙醇提取物对正常体温及发热的体温均有降温作用，同时也具有镇痛作用。

【性味归经】

味甘苦淡，性凉，入肺、脾经。

【功效主治】

为养阴的补益药材，具有养阴清肺、祛痰止咳的效用。

中医认为可治肺热燥咳、虚劳久咳、阴伤咽干口渴等证。

现代研究认为本品具有解热降温、镇痛、祛痰及抑制心脏等作用，临床用于气管炎、肺炎以及传染病的治疗、恢复，效果颇佳。

【使用禁忌】

风寒咳嗽及肺胃虚寒者忌服；

不宜与藜芦同使。

【治方举例】

常用量9~30克。内服可煎汤、熬膏，或入丸、散。

治小儿迁延性肺炎：北沙参、山药各15克，水煎服。

【上品药膳房】

沙参蒸鲍鱼

【材料】鲍鱼50克，沙参、莲子各10克，绍酒、姜、葱、盐各适量。

【制法】① 鲍鱼洗净，切薄片；沙参润透切片；莲子水发，去心，洗净；姜切丝；葱切段。

② 鲍鱼置碗内，淋绍酒，加姜丝、葱段、盐，腌约半小时。

③ 腌好的鲍鱼连同沙参、莲子放入蒸盅，上笼（或隔水）蒸约1小时即可。

【功用】滋阴生津。糖尿病患者食用颇佳。

沙参二冬煎

【材料】沙参、麦门冬、天门冬各15克，生地黄、生石膏、花粉各30克，黄芩、玄参、知母各12克，葛根、五味子、石斛各9克，普洱茶30克。

【制法】① 上药洗净，用纱布袋包扎好，置茶壶内，加水1000毫升。

② 茶壶置旺火上，烧沸，文火煎15分钟，取汁留渣；再往壶内加清水600毫升，煮沸，再煎10分钟，取汁；将2次煎汁合并，过滤澄清后即可饮用。

【功用】滋阴润肺，清热生津。各型

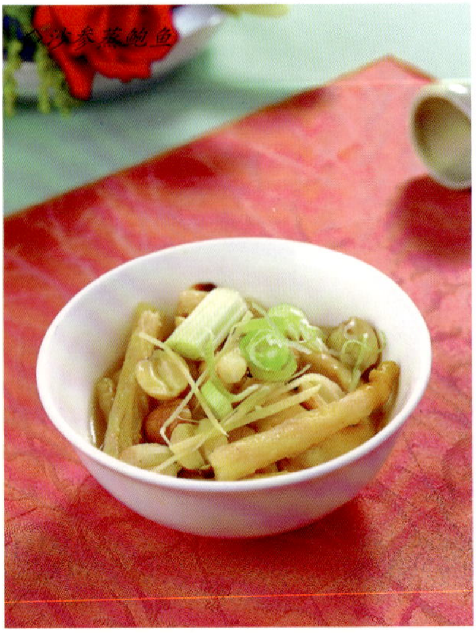

南沙参

南沙参又名沙参、桔参、泡沙参，为桔梗科植物轮叶沙参、杏叶沙参及其同属植物的根。主要产于安徽、四川、江苏等地。药理实验表明南沙参有祛痰、强心、抗真菌等作用，功效与北沙参相类，但生津之力较弱，而祛痰作用较强。用法用量及使用禁忌与北沙参同。

干姜

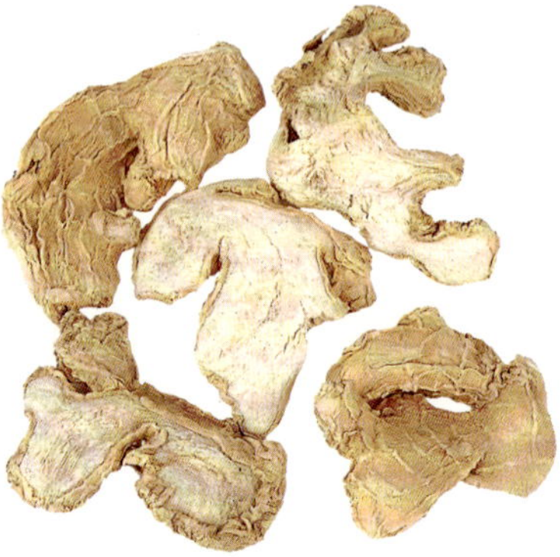

【别名】

干生姜、白姜、均姜。

【药材本源】

为姜科植物姜的干燥根茎。冬季挖取根茎后，去净茎叶、须根、泥沙，晒干或微火烘干。

本品以质坚实、外皮灰黄而内里灰白、断面粉性足、筋脉稀少者为佳。

【产地】

全国大部有产，以四川、贵州为盛。

【炮制】

干姜：拣净杂质，用水浸泡3~6小时，捞出，闷润后切片或切成小方块，晒干。

炮姜：姜块置锅内，武火急炒至发泡鼓起，外皮色焦黄、内里色黄，喷淋少许清水，取出，晒干。

【主要成分】

含淀粉、树脂及挥发油，挥发油主要为姜烯酮、姜酚、姜醇、龙脑及姜辣素等。

【药理分析】

干姜的醚提取物、水提取物有明显的镇痛作用，同时有明显的抗炎作用。

本品对心脏具有兴奋作用，使收缩有力、心率加快，心血输出量增加；辛辣成分可使体表和内脏血管扩张、循环顺畅，使周身产生温热感。

【性味归经】

味辛，性热，入脾、胃、肺经。

【功效主治】

为温里药材，具有温中驱寒、回阳通脉的效用。

中医认为可治心腹冷痛、吐泻、肢冷脉微、寒饮喘咳、风寒湿痹及阳虚吐、衄、下血等证。

现代研究认为本品有镇痛、助消化、抗出血、升血压、增强免疫功能等作用。另外，炮姜温里之力弱于干姜，但止血作用有明显提高，故炮姜更适宜用于各种出血症的治疗。

【使用禁忌】

阴虚内热、血热妄行者忌服。

【治方举例】

常用量3~9克，煎汤内服。炮姜常用量3~6克，研末服（每次1~2克）。

①治腹冷泄泻：干姜（炮）研末，每服6克，温开水送服。

②治慢性萎缩性胃炎：干姜、白术、良姜各10克，黄芪、白芍、党参各15克，砂仁、桂枝、炙甘草各6克，丹参30克，香附、茯苓各12克。每日1剂。水煎3次服，3个月为1个疗程。（肝郁者可在本方中添加柴胡、青皮各10克）

【上品药膳房】

干姜粥

【材料】干姜3克，高良姜5克，粳米100克。

【制法】①干姜、高良姜洗净，加水煎汤，去渣留汁，备用。

②粳米淘净，加适量清水，中火煮至粥将成，加入煎汁，煮至粥成。

【服法】每日1剂，分2次食用。

【功用】温胃散寒，回阳通脉。胃痛、疝气病人可用于辅助治疗。

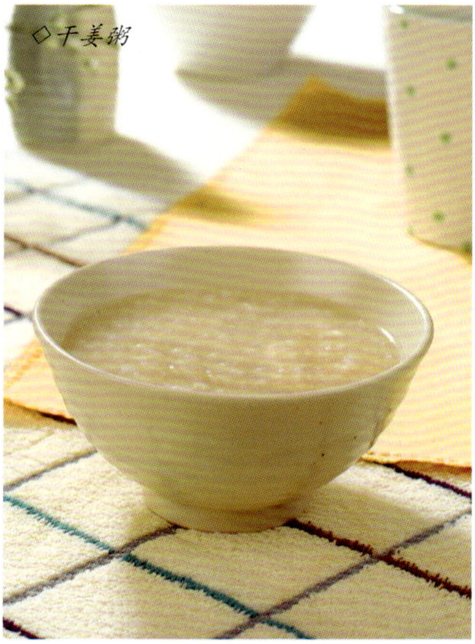
◇干姜粥

木蝴蝶

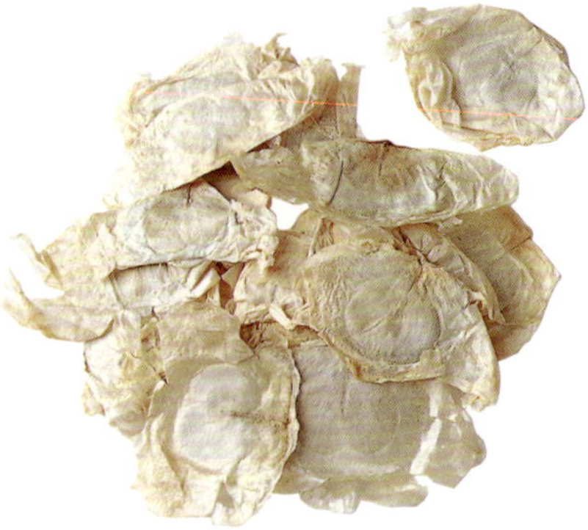

【别名】

千张纸、云故纸、破布子、故纸。

【药材本源】

为紫葳科植物木蝴蝶的种子。10~12月采摘成熟果实后取出种子，晒干或烘干。种子扁平而菲薄，除基部外呈半透明薄膜状，淡棕白色，有光泽。若受潮则易发霉或生黑色斑点，故宜置干燥处贮存。

本品以干淡、色白、大而完整者为佳。

【产地】

主产于云南、广西、贵州及广东、四川等地。

【主要成分】

脂肪油（主要为油酸）、黄芩甙元、特土甙、木蝴蝶甙A和B、白杨素等。

【药理分析】

临床观察煎剂有较好的祛痰止咳作用；所含成分有抗炎症的作用。

【性味归经】

味苦，性寒，入肺、肝经。

【功效主治】

为祛痰止咳药材，具有润肺、舒肝、和胃、生肌的功效。

中医认为可治咳嗽、喉痹、音哑、肝胃气痛、疮口不敛等证。

现代临床将本品用于急慢性支气管炎、肺结核咳嗽、咽喉肿痛、扁桃体炎、肝气痛、心气痛、音哑等症的治疗，均有不错的疗效。

【使用禁忌】

寒痰湿滞者慎用。

【治方举例】

常用量6~9克。内服可煎汤，或研末；外用则可敷贴。

治百日咳：木蝴蝶、甘草各3克，安南子、桑白皮、款冬花各9克，桔梗5克，水煎取汁，加冰糖90克，溶于药汁中，炼为糖浆。不拘时服用。（此方对急性气管炎亦颇有效）

上品药膳房

木蝴蝶酒

【材料】木蝴蝶30克，白酒500毫升。

【制法】木蝴蝶置容器中，注入白酒，加盖密封，浸泡7~10日即可饮用。

【服法】每日早、晚各服1次，每服10毫升。

【功用】舒肝，和胃。肝气痛者宜饮。

党参

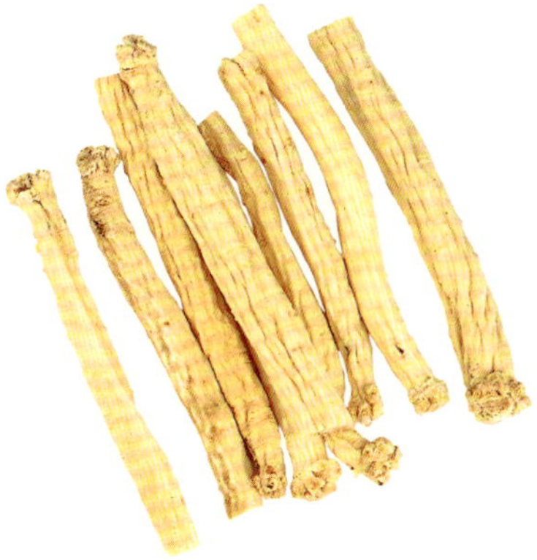

【别名】

上党人参、黄参、东党参、潞党参。

【药材本源】

为桔梗科多年生草本植物的根。

本品因产地不同分为东党、西党、潞党三种，其中东党以根条肥大、外皮黄色、皮肉坚实、皱纹多者为佳；西党以根条肥大、粗实、皮紧、横纹多、味甜者为佳；而潞参则以独支不分叉、色白、肥壮粗长者为佳。

【产地】

东党：东北地区。

西党：陕西、甘肃。

潞党：山西（多为栽培品）

【炮制】

党参：洗净泥沙后润透去芦，切片（或切段），晒干。

炒党参：麸皮置锅内加热至起烟，放入党参片，拌炒至深黄色，取出，筛去麸皮，放凉。（50千克党参用麸皮10千克）

【主要成分】

含有淀粉、黏液质、树脂及皂甙、蔗糖、葡萄糖、菊糖及微量生物碱。

【药理分析】

试验证明，北党参灌胃，能升高血糖；本品的醇、水浸膏有降血压作用。

【性味归经】

味甘，性平，入肺、脾、胃肠经。

【功效主治】

为补气药材，具有补中益气、生津的效用。

中医认为可治脾胃虚弱、气血两亏而致之体倦无力、食少、口渴、久泻、脱肛等证。

现代研究认为本品有类似人参的作用，可用于营养不良、血液病、肺心病、神经官能症、胃肠道疾病的治疗，对慢性肾炎、功能性子宫出血等亦颇具疗效。

【使用禁忌】

有实邪者忌服。

【治方举例】

常用量9~15克（代人参使用则可用至人参用量的4倍）。内服可煎汤、熬膏，或入丸、散。

① 治口舌生疮：党参（焙）、黄芪（炙）各6克，茯苓3克，甘草（生）1.5克，白芍7克，水煎，温服。

② 治功能性子宫出血：党参30~60克，水煎，早晚分服（于经期或行经第1天开始连用5天）。

【上品药膳房】

党参煲蟹肉

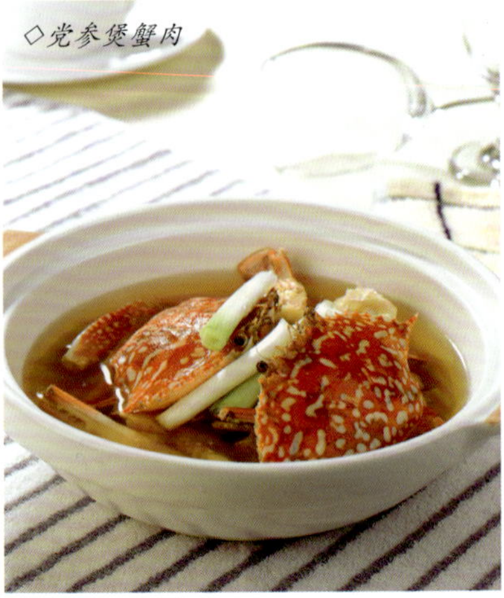
◇党参煲蟹肉

【材料】螃蟹2只，党参20克，料酒、姜、葱、胡椒粉、鸡油、盐、鸡精、鸡汤各适量。

【制法】① 螃蟹置水中，加少量酒洗净，揭开蟹盖，去肠杂，剁成4块，再将蟹盖放回，保持完整形状；党参润透，切小段，用大火炒去辛辣味；生姜拍松；葱切段。

② 螃蟹放入煲内，加盐、料酒、鸡汤，武火煮沸，改文火炖煮15分钟，加入鸡油、鸡精即可。

【功用】补中，益气，生津。可用于萎缩性胃炎、胃炎、胃溃疡、脏器下垂、消化不良、脾胃功能紊乱、糖尿病、贫血等的辅助治疗。

党参炒鸡丝

【材料】鸡脯肉100克，莴苣30克，党参20克，素油、绍酒、姜、葱、盐、味精各适量。

【制法】① 鸡脯肉洗净，切丝；莴苣去皮，洗净，切丝；党参润透，切寸许长的段；姜切丝；葱切段。

② 素油入锅中，武火烧至六成热，入姜、葱跑油出味，下入鸡丝，淋料酒，快炒至鸡肉变色，加入莴苣、党参、盐、味精，炒熟炒匀即可。

【功用】补中益气，补血生津。脾胃虚弱、气血两亏之人及糖尿病患者宜食。

党参炒豇豆

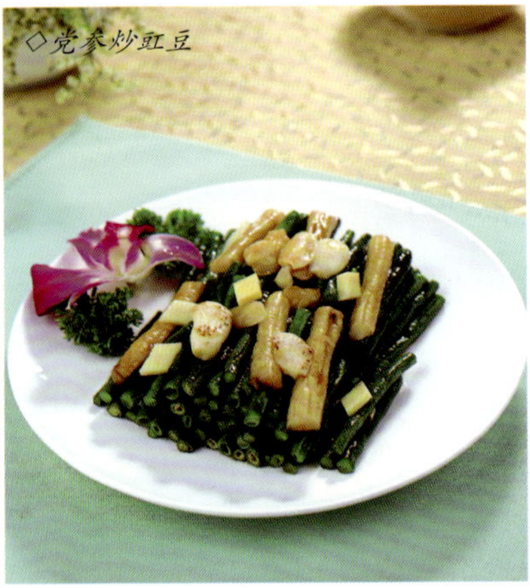
◇党参炒豇豆

【材料】豇豆500克，党参、大蒜子各20克，素油、姜、葱、盐、味精各适量。

【制法】① 豇豆去筋及两端，洗净，切寸许长的段；党参润透，切3厘米长的段，再用大米炒去辛辣味；大蒜子去皮，切薄片；姜切片；葱切段。

② 素油入锅中，武火烧至六成热，下姜、葱爆香，下入大蒜、豇豆、党参，炒熟，加入盐、味精炒匀入味即可。

【功用】补中，益气，生津。久泻、脱肛、脾胃虚弱及气血两亏之人食用颇佳。

百部

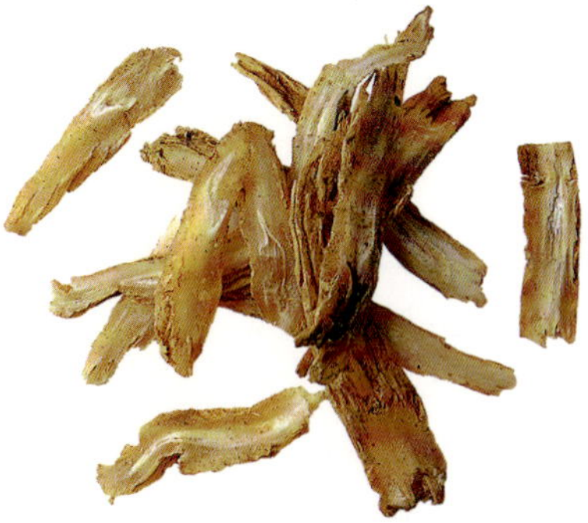

【别名】

百条根、山百根、九虫根、嗽药、野天门冬。

【药材本源】

为百部科植物蔓生百部、直立百部或对叶百部等的块根。采挖后除去须根，置沸水中浸烫后，取出，晒干。

本品中，蔓生百部和直立百部均以粗壮、肥润、坚实、色白者为佳；对叶百部则以肥壮、色黄白者为佳。

【产地】

蔓生百部、直立百部主产于安徽、浙江、江苏、山东等地；对叶百部主产于湖北、广西、云南、四川等地。

【炮制】

百部：拣净杂质，除去须根，洗净，润透，切段，晒干。

蜜百部：炼蜜加适量开水烊化，将百部段拌匀，稍焖，待蜜水吸收至尽，置锅内文火炒至色微黄、不粘手，取出，放凉。（50千克百部段用蜜6.4千克）

【主要成分】

含百部碱、百部次碱、异百部次碱等多种生物碱。

【药理分析】

水浸液、醇浸液对头虱、衣虱、阴道滴虫、蝇蛆、臭虫等有杀灭作用；煎液对金葡菌、肺炎球菌、人型结核杆菌等有抑制作用；所含生物碱可降低呼吸中枢兴奋性，有镇咳作用；另外，本品有缓慢而持久的解痉作用。

【性味归经】

味甘苦，性微温，入肺经。

【功效主治】

为止咳化痰药材，具有温润肺气、止咳、杀虫的功效。

中医认为可治风寒咳嗽、百日咳、肺结核、老年咳喘、蛔虫病、蛲虫病、皮肤疥癣及湿疹等证。

现代研究证实本品有镇咳、祛痰、平喘、抗菌、杀虫、抑制流感等作用，临床可用于呼吸系统疾病、皮肤疾病以及蛲虫病、钩虫病等的治疗。

【使用禁忌】

“热嗽，水亏火炎者禁用。”（《得配本草》）

【治方举例】

常用量3~9克。内服可煎汤、浸酒，或入丸、散；外用煎水洗或研末调敷。

①治阴道滴虫病：百部60克，加水1000毫升，煎汁600毫升。冲洗阴道，然后用雄黄粉均匀地喷入阴道皱襞。每日1次，5日为一个疗程。

②治支气管哮喘：百部30克，甘草15克，水煎取汁，加冰糖9克服用。

③ 治百日咳：百部、沙参、川贝母、白前各3克，加水400毫升，煎汁200毫升，每日1剂，分6次服。

【上品药膳房】

百部牛蛙汤

【材料】牛蛙300克，百部15克，白芨10克，鸡油、料酒、姜、葱、盐、味精各适量。

【制法】① 牛蛙宰杀后去头、皮、内脏及爪，剁成大小适中的块；百部、白芨洗净；姜切片；葱切段。

② 上物入炖锅内，淋料酒，加适量水炖至肉熟、汤汁香浓，加盐、味精调味即可。

【功用】清热解毒，利水消肿。骨结核患者食用有辅疗作用。

百部冰糖饮

【材料】百部250克，冰糖120克。

【制法】① 百部洗净，入砂锅中，加水1000毫升，煎取药汁400毫升。

② 冰糖置茶杯内，捣碎，用100毫升沸水使之溶化，与百部药汁合并即可。

【服法】每间隔4小时服用1次，每次10~15毫升（或日服3次，每次15~20毫升）连服7天。

【功用】润肺止咳。百日咳、咳嗽气喘等情形宜用。

太子参

【别名】

孩儿参、童参。

【药材本源】

为石竹科多年生草本植物异叶假繁缕的块根。采挖后洗净泥土，入沸水中烫3~5分钟，取出，曝晒，将须根擦洗，再晒至全干（也可洗净泥土、摘除须根后直接晒干）。

本品以肥润、色黄白、无须根者为佳。

另外，我国历代药学著作多认为太子参应为五加科植物人参之小者。此论仅供读者参考。

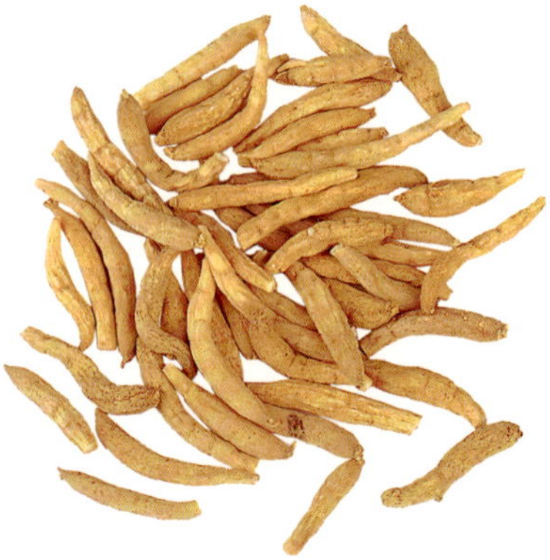

【产地】

江苏、山东、安徽。

【主要成分】

含果糖、淀粉、皂甙等。

【药理分析】

所含果糖有宁心作用；所含皂甙能祛痰、润肺。

【性味归经】

味甘苦，性微温，入心、脾、肺经。

【功效主治】

为补气药材，具有补肺、健脾的功效。

中医认为可治肺虚咳嗽、脾虚食少、心悸自汗、精神疲乏等证。

现代研究认为本品有调节中枢神经、助消化、改善血液及造血功能的作用，临床可用于糖尿病、冠心病、心绞痛、肺源性心脏病等的治疗。

【治方举例】

常用量9~30克。煎汤内服。

①治自汗：太子参9克，浮小麦15克，水煎服。

②治冠心病：太子参25克，丹参、郁金各20克，葛根25克，红花、川芎各10克，细辛5克，生水蛭粉（蚕）9克。水煎3次，取药汁450毫升，分3次服。每日1剂，6日为1个疗程，连服5个疗程。

③治小儿厌食症：太子参、山药、鸡内金、炒扁豆各5~10克，生麦芽9~12克，莱菔子、陈皮各3~6克。水煎服，每日1剂，分3次服，连服7日。

【上品药膳房】

太子参炖乌鸡

【材料】乌骨鸡1只，太子参、全当归各10克，制首乌15克，料酒、姜、葱、盐各适量。

【制法】①乌骨鸡宰杀后去毛、爪、肠杂，洗净；太子参、全当归、制首乌洗净，用纱布袋包好；姜切片；葱切段。

②纱布药袋置砂锅中，加水2000毫升，武火烧沸，改文火煎30分钟，去纱袋，留汁备用。

③乌骨鸡入留有药汁的砂锅中，加入料酒、姜、葱、盐，加盖焖炖至鸡肉酥烂即可。

【功用】补肝益肾，壮骨填髓。腰肌劳损、男子性功能减退者食用颇佳。

太子参山药粥

【材料】太子参30克，山药25克，薏苡仁20克，莲子15克，大枣15枚，糯米50克，红糖适量。

【制法】①太子参、山药、薏苡仁、莲子、大枣（去核）泡发至涨，洗净。

②糯米淘洗干净，与上药同入砂锅中，加适量清水，文火煮至粥成，调入红糖即可。

【功用】补肺健脾，益气生津，补中益气。慢性肝炎、糖尿病患者及体虚之人宜食。

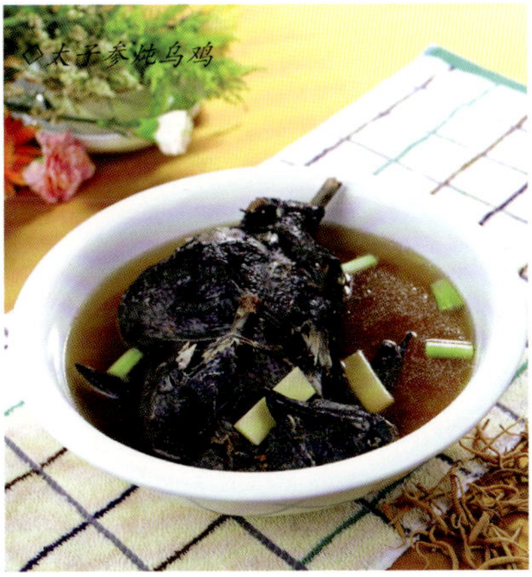
◇太子参炖乌鸡

补骨脂

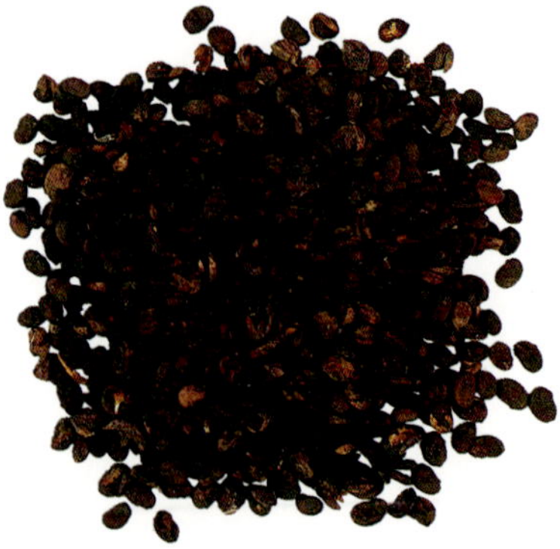

【别名】

破故纸、胡故子、黑故子。

【药材本源】

为豆科植物补骨脂的果实。秋季果实成熟时采取果穗，晒干，打下果实，除去杂质即可。

本品以粒大、色黑、坚实、饱满、无杂质者为佳。

【产地】

四川、河南、陕西、安徽。

【炮制】

补骨脂：簸净杂质，洗净，晒干。

盐补骨脂：净补骨脂用盐水拌匀，微润，置锅内用文火炒至微鼓，取出，晾干。（50千克补骨脂用盐1.4千克）

【主要成分】

含黄酮类化合物（补骨脂双氢黄酮、异补骨脂查耳酮）、香豆素化合物、单萜酚类等，还含有挥发油、脂肪油、树脂及生物碱等成分。

【药理分析】

有兴奋心脏、扩张心脏冠脉的作用；因含补骨脂E素，外用可促使皮肤色素新生；乙醇浸剂可抑制结核杆菌等；所含香精类物质有抑制肿瘤的作用，可用于抗癌。

【性味归经】

味辛，性温，入肾、脾经。

【功效主治】

为温补助阳药材，具有补肾助阳、温中止泻的作用。

中医认为可治肾虚阳痿、早泄、滑精、遗尿、腰膝冷痛、小便频数等证；外用则可治白癜风、鸡眼、牛皮癣及秃发等。

现代研究认为本品有强心、扩冠、升高血压、抗癌、杀虫抑菌等作用，对肠炎腹泻、骨质疏松、皮肤疾患等有疗效。

【使用禁忌】

阴虚火旺者忌服。

【治方举例】

常用量3~10克。内服可煎汤，或入丸、散；外用则研末擦或酒浸搽。

①治阳痿：补骨脂、菟丝子各90克，核桃仁60克，附子30克，共研为细末，炼蜜为丸。每服9克，每日服2次，淡盐水或白酒送服。

②治骨质疏松症：补骨脂、枸杞子、制首乌各15克，黄芪20克，菟丝子、茯苓各12克，当归、淮牛膝、白术各10克。每日1剂，水煎至300毫升，分2次服。（骨折者加骨碎补12克，三七3克；疼痛剧烈者加白芍15克，甘草5克）

【上品药膳房】

补骨脂粥

【材料】补骨脂10克，粳米100克，白砂糖适量。

【制法】① 补骨脂洗净，切碎，加水煎汤，去渣留汁，备用。

② 粳米淘洗干净，加药汁及适量清水，文火熬粥，粥成，调入白砂糖即可。

【服法】温服，每日1~2次。（阴虚阳亢者忌食）

【功用】补肾壮阳，固精缩尿，温脾止泻。肾阳不足而致阳痿、早泄、遗精、遗尿、大便溏薄者宜多食常食。

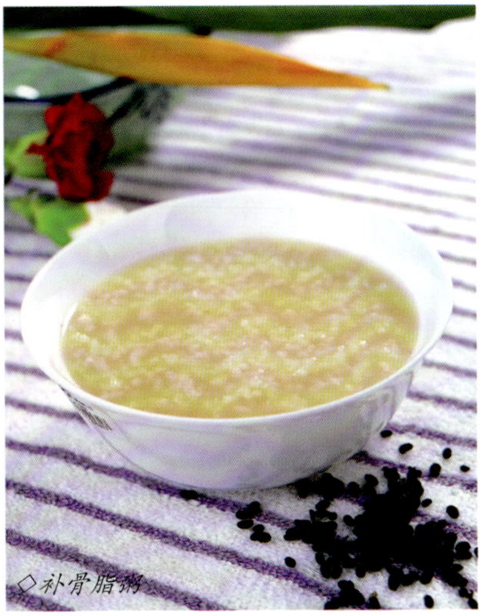
◇补骨脂粥

补骨脂炖乳鸽

【材料】乳鸽1只，补骨脂、骨碎补、川续断各10克，熟地黄15克，牛膝、生苡仁各20克，料酒、鸡油、姜、葱、盐、味精、胡椒粉各适量。

【制法】① 乳鸽宰杀后去毛、爪、肠杂，洗净；补骨脂、骨碎补、川续断、熟地黄、牛膝、生苡仁等洗净，捣碎，以纱布袋包扎好；姜切片；葱切段。

② 上物同入钝锅内，淋料酒，加适量清水，武火煮沸，改文火炖至肉熟汤香，加鸡油、盐、味精、胡椒粉，搅匀，稍炖即可。

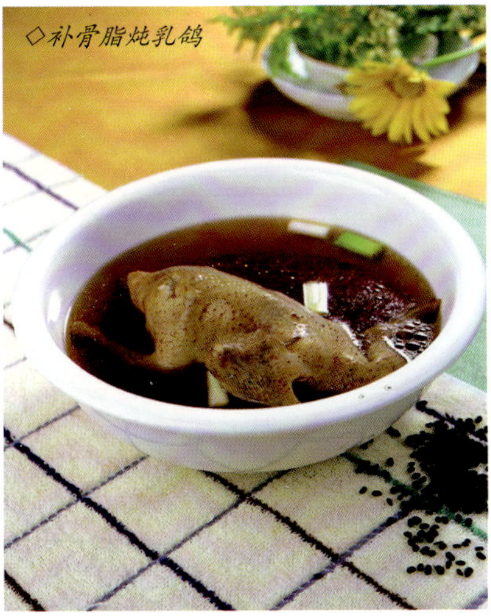
◇补骨脂炖乳鸽

【功用】补肾祛寒。肾虚受寒之风湿、骨质增生患者食用尤佳。

补骨脂饮

【材料】补骨脂、僵蚕各10克，半夏9克，天南星6克，白砂糖少许。

【制法】补骨脂、僵蚕、半夏、天南星洗净，加水适量，武火煮沸，改文火煎煮半小时，去渣留汁，于汁液中加入白砂糖，搅匀即可。

【功用】祛风解痉，化痰散结。甲状腺癌患者饮用颇多助益。

骨碎补

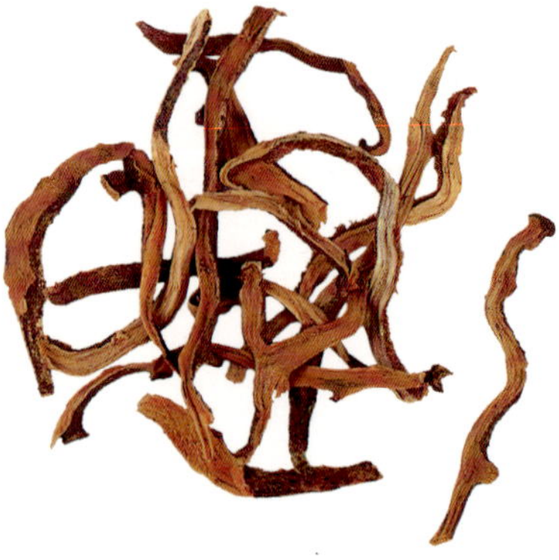

【别名】

胡猕姜、过山龙、石良姜。

【药材本源】

为水龙骨科植物槲蕨、中华槲蕨、石莲姜槲蕨、崖姜、光亮密网蕨以及骨碎补科植物大叶骨碎补、海州骨碎补等的根茎。

本品中，槲蕨、中华槲蕨、石莲姜槲蕨的干燥根茎以粗壮者为佳。

【产地】

槲蕨：浙江、湖北、广东、广西、四川。

中华槲蕨：陕西、甘肃、青海、四川、云南。

石莲姜槲蕨：四川、云南。

岩姜：广东、广西、云南。

大叶骨碎补：广东、广西、云南。

海州骨碎补：辽宁、山东、江苏、浙江。

【炮制】

骨碎补：去净泥沙杂质，洗净，稍浸泡，润透，切片，晒干。

砂烫骨碎补：砂子置锅内炒热，加入拣净的骨碎补，烫炒至鼓起、毛呈焦黄色，迅速取出，筛去砂，放凉后除去毛。

【主要成分】

槲蕨根含淀粉、葡萄糖及柚皮甙等。

【药理分析】

骨碎补有抑制金葡菌的作用；临床观察骨碎补有抗链霉素反应的作用。

【性味归经】

味苦，性温，入肝、肾经。

【功效主治】

为助阳的补益药材，具有补肾、活血、止血的效用。

中医认为可治肾虚久泻及腰痛、风湿痹痛、齿痛、耳鸣、跌打闪挫及骨伤、斑秃、鸡眼等证。

现代临床用于防治链霉素毒性及过敏反应有一定效果。

【使用禁忌】

阴虚及无瘀血者慎用；

服用本品忌食羊肉、羊血、芸薹菜。

【治方举例】

常用量6~15克（丸、散酌减；外用适量）。内服可煎汤、浸酒，或入丸、散；外用则捣敷。

①治跌打损伤及腰背关节酸痛：骨碎补（去毛）15~30克，水煎服。

②治脱臼、骨折：骨碎补、榔榆皮捣烂，加适量面粉捣为糊状，敷伤处，2~3日换药1次。（适合在关节复位或正骨手术后使用）

【上品药膳房】

骨碎补猪肾汤

【材料】猪腰子1对，骨碎补15克，料酒、生姜、胡椒粉、盐各适量。

【制法】① 猪腰子一切两半，去筋膜臊腺，洗净，切腰花或切腰片；骨碎补洗净；姜切片。

② 上物入炖锅内，加料酒、胡椒粉、盐及适量水，中火炖者半小时即可。

【功用】补脾肾，止泄泻。脾胃虚弱之肠炎患者食用颇佳。

骨碎补粥

【材料】骨碎补20克，粳米50克，盐或糖少许。

【制法】① 骨碎补洗净，加水煎汤，去渣取汁，备用。

② 粳米淘洗干净，加适量水如常法煮粥，粥将成，加入骨碎补煎汁煮至粥成，食时以盐或糖调味即可。

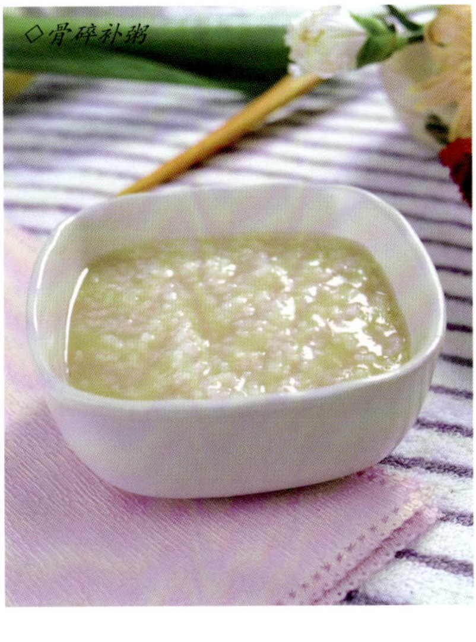

◇骨碎补粥

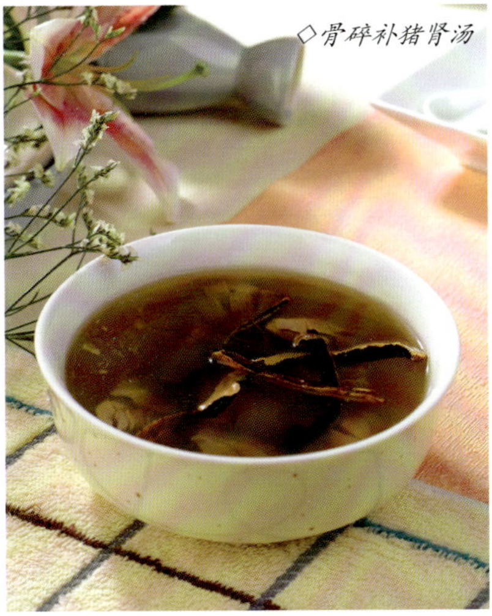

◇骨碎补猪肾汤

【功用】益肾固齿。肾虚精亏，牙齿松动者宜服食。

骨碎补炖牛腰

【材料】牛腰子500克，骨碎补15克，鸡油、料酒、姜、葱、盐、味精、胡椒粉各适量。

【制法】① 牛腰子切开，去白色臊腺，洗净，切大块薄片；姜切片；葱切段。

② 骨碎补洗净，加水150毫升，煎取药汁50毫升。

③ 牛腰子、姜、葱入炖锅内，加料酒、药汁，再加水1800毫升，武火烧沸，改文火炖约半小时，加入鸡油、盐、味精和胡椒粉即可。

【功用】补肾，接骨，活血，生发。跌打损伤、骨质疏松、骨折及斑秃等情形宜食。

蚯蚓

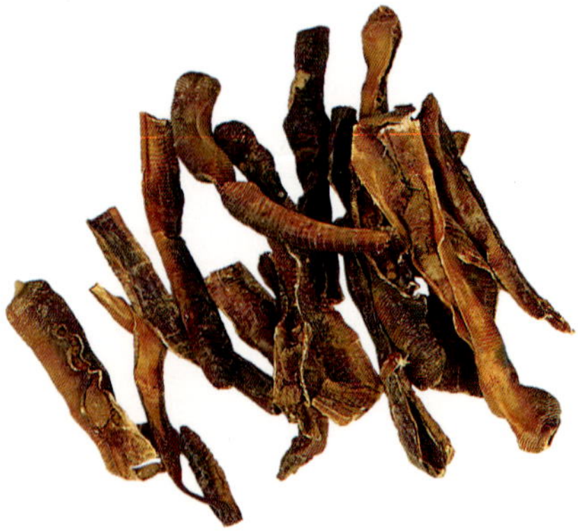

【别名】

地龙、地龙子、引无、土龙、广地龙、土地龙。

【药材本源】

为巨蚓科动物参环毛蚓或正蚓科动物背暗异唇蚓等的干燥全体。

本品分为广地龙、土地龙两种。广地龙以条大、肥壮、不碎、无泥者为佳；土地龙以条大、不碎者为佳。

【产地】

广地龙：广东、广西。

土地龙：河南、山东、江苏、福建、安徽。

【炮制】

拣去杂质，用水漂净，及时捞出，晒干，切段。

【主要成分】

各种蚯蚓含蚯蚓解热碱、蚯蚓素、蚯蚓毒素。蚯蚓的脂类部分中含硬脂酸、棕榈酸、高度不饱和脂肪酸、直链奇数碳的脂肪酸、有分支的脂肪酸、磷脂、胆甾醇等。

【药理分析】

水浸剂及蚯蚓解热碱有明显的退热作用；本品有镇静、抗惊厥作用（作用部位在脊髓以上的中枢神经）；对组胺所致的哮喘有平喘作用；有降血压作用（作用部位在脊髓以上的中枢部分）；所含蚯蚓酶有抑制血栓形成及溶解血栓的作用。

【性味归经】

味咸，性寒，入肝、脾、肺经。

【功效主治】

为平肝熄风的药材，具有清热、平肝、止喘、通络的功用。

中医认为可治高热狂燥、惊风抽搐、风热头痛、目赤、中风半身不遂、喘息、喉痹、关节疼痛、齿衄、小便不适、瘰疬、痄腮、疮疡等证。

现代研究认为本品有平喘、降压、解热、镇静、抗惊厥、抗溃疡、抗过敏、抗心律失常、抗肿瘤、抗感染以及兴奋子宫等作用，临床可用于高血压、支气管炎、支气管哮喘、小儿高热、癫痫、精神分裂症、溃疡、脑血栓、偏头痛、中耳炎、肿瘤及泌尿系疾病的治疗。

【使用禁忌】

脾胃虚寒、无实热者忌用；

怀孕妇女慎用；

服用本品忌食葱、盐。

【治方举例】

常用量5~10克。内服可煎汤，或入丸、散；外用则捣烂、化水或研末调敷。

①治脑血栓导致的半身不遂：广地龙30克，蜈蚣1条，白芷9克，共研为细末。日服3次，每服6克。10日为1个疗程，间歇2日继续下一疗程。（一般1~3个疗程可见效。亦可用此方：地龙9克，全蝎6克，赤芍12克，红花9克，牛膝12克。水煎服。）

②治化脓性中耳炎：地龙研细末，吹入耳中。

【上品药膳房】

地龙煮茄子

【材料】茄子250克，猪头骨50克，地龙25克，侧柏叶、灯心草各20克，冰片10克，白砂糖适量。

【制法】①茄子洗净，切大方块；猪头骨洗净，打破；地龙、侧柏叶、灯心草、冰片等，制碎，用纱布袋包扎好。

②上物同入锅内，加水适量，武火烧沸，改文火炖煮约半小时，加入白砂糖，搅匀即可。

【功用】清热，消炎。可改善口腔糜烂、口臭的症状。

益智仁

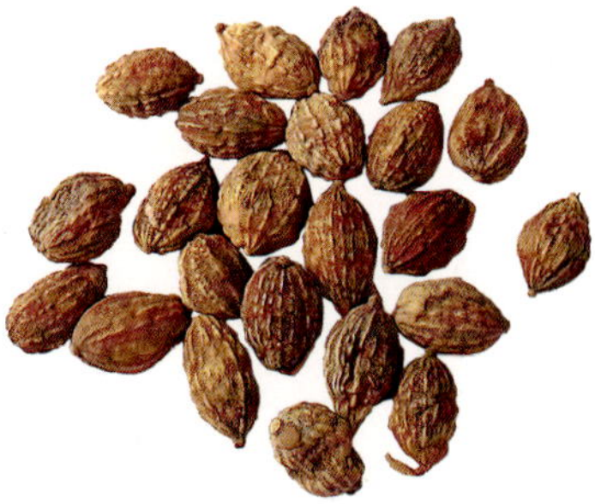

【别名】

益智、益智子、摘芋子。

【药材本源】

为姜科多年生草本植物益智的果实。通常在5~6月间果实呈褐色、果皮茸毛减少时采摘，除去果柄，晒干。干燥果实外皮红棕色至灰棕色，呈纺锤形或椭圆形，皮薄而韧，紧贴着种子。

【产地】

广东、海南。

【炮制】

益智仁：益智仁置锅内，炒至外壳焦黑，取出冷透，除去果仁，取仁捣碎用。

盐益智仁：益智仁用盐水拌匀，微炒，取出放凉。（50千克用食盐1.4千克）

【性味归经】

味辛，性温，入脾、肾经。

【功效主治】

为助阳的温补药材，具有温脾、暖肾、固气、涩精的功效。

中医认为可治冷气腹痛、中寒吐泻、多唾、遗精、小便余沥、夜尿频多。

现代研究认为本品有强心、扩张冠状动脉的作用，还可升高白细胞及血小板，临床则多用于遗精、遗尿的治疗，对慢性肠炎、吐血、崩漏亦具疗效。

【使用禁忌】

阴虚火旺或因热而患遗滑崩带者忌服。

【治方举例】

常用量3~9克。可煎汤内服，或入丸、散。

①治崩漏：益智仁、沙苑子各20克，研为末；取艾叶30克煎汁，与前二味调匀，敷脐部。6小时换药1次，5天为1个疗程。

②治遗尿：益智仁15克，补骨脂（盐水炒）30克，金毛狗脊12克，肉桂（研）、甘草各6克，煎服（或制为散剂冲服）。

③治小儿流涎：益智仁、制半夏各25克，陈皮、茯苓、甘草各20克，共研细末。每日服2次，每服3~4.5克。（服用时可加适量红糖拌合冲服，效果更佳）

【上品药膳房】

益智仁炖牛肉

【材料】牛肉50克，益智仁10克，酱油、盐、味精各适量。

【制法】①牛肉洗净，切小块；益智仁洗净。

②上物同入炖盅内，加入酱油，隔水炖至牛肉熟烂，加盐、味精调味即可。

【服法】温服，食肉饮汁。

【功用】健脾，益气，养血。小儿多动症及智力发育不健全、注意力不集中者宜食。

益智螵蛸炖猪脬

【材料】猪脬1个，益智仁15克，桑螵蛸30克，黑豆30克，糯米250克，盐、味精各适量。

【制法】①猪脬洗净；益智仁、桑螵蛸洗净；糯米、黑豆淘洗干净。四物同入猪脬内，系紧脬口，用竹针在猪脬上刺若干小孔。

②上物入炖锅内，加水适量，武火煮沸，改文火慢炖至猪脬熟透，加盐、味精，炖煮至入味即可。

【功用】益肾固精，补脾胃。用作肾阳虚弱、下元不固、阳痿、遗精等情形的辅助治疗，效果明显（连续服食3~5剂）。

益智仁粥

【材料】益智仁10克，粳米50克，白砂糖适量。

【制法】①益智仁洗净，加水煎汤，去渣取汁，备用。

②粳米淘洗干净，加药汁及适量清水，中火煮粥，粥成，入白砂糖调味即可。

【功用】温脾止泻，暖肾。肾气不足所致的遗精、遗尿、滑精、尿频等宜常食。

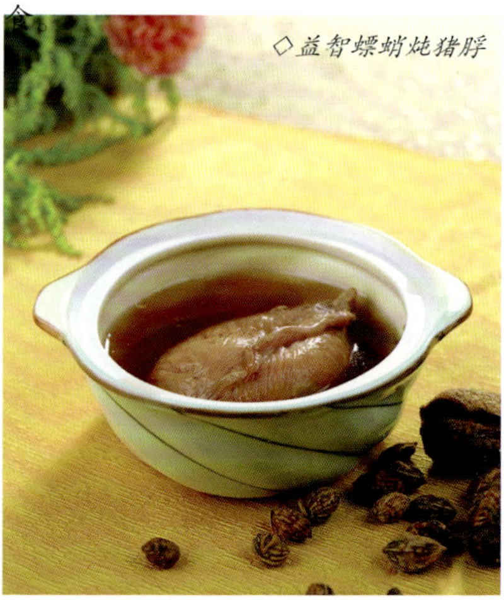

◇益智螵蛸炖猪脬

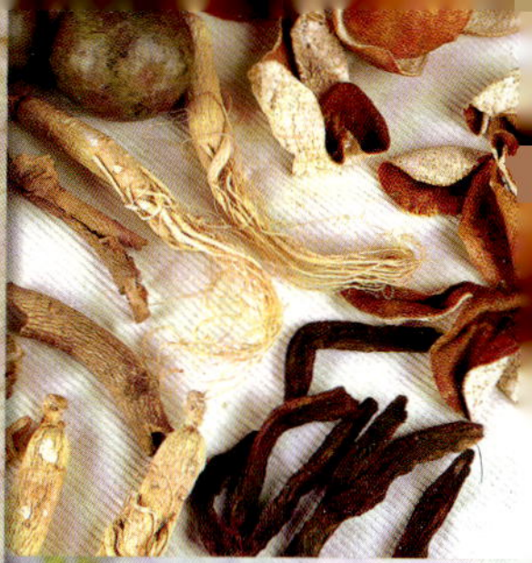

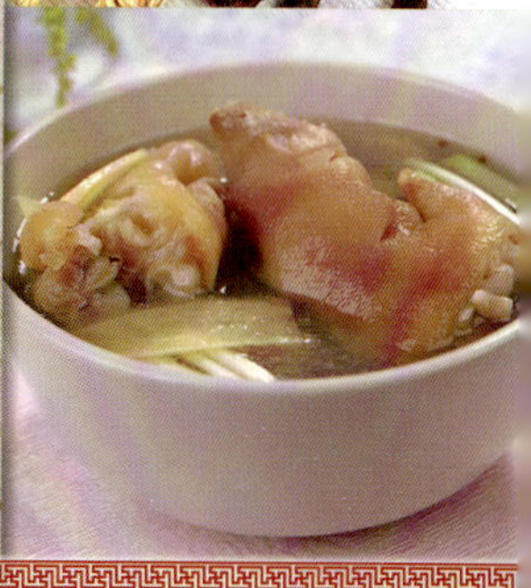

附录

Fulu

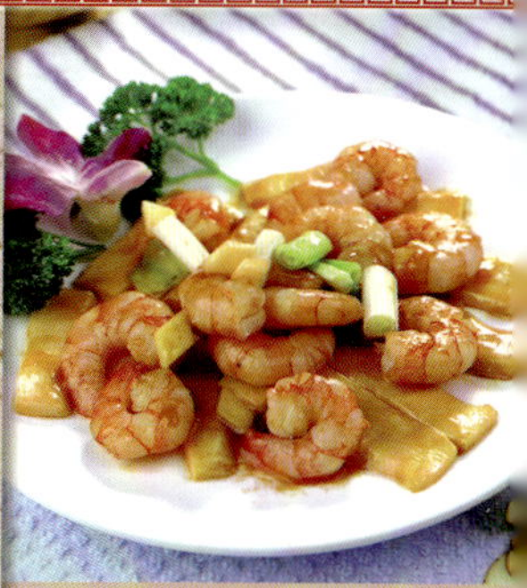

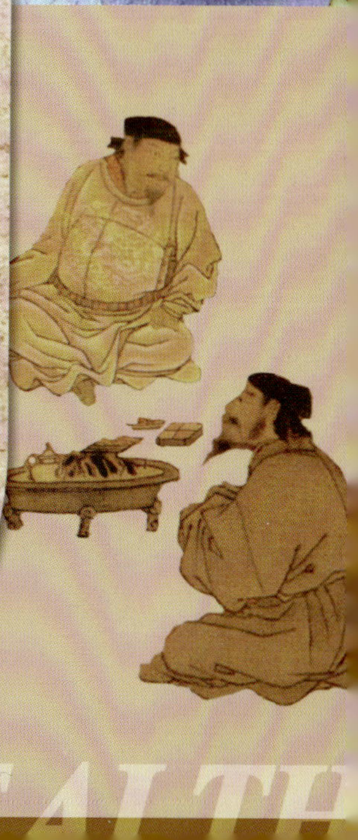

《神农本草经》上品药材名称、性味古今对照

药材名称		药材性味	
《本经》名称	通用名称	《本经》表述	现代认知
节华	菊花	味苦，性平	味甘苦，性凉
菖蒲、菖阳	石菖蒲	味辛，性温	味辛，性微温
人衔、鬼盖	人参	味甘，微寒	味甘微苦，性温
天门冬	天冬、天门冬	味苦，性平	味甘苦，性寒
美草、蜜甘	甘草	味甘，性平	味甘，性平
地髓	干地黄（生地）	味甘，性寒	味甘苦，性凉
术	白术	味苦，性温	味苦甘，性温
菟丝子	菟丝子	味辛，性平	味辛甘，性平
百倍	牛膝	味苦酸	味甘苦酸，性平
益母、茺蔚、益明、大札	益母草	不详	味辛苦，性凉
女萎	玉竹	味甘，性平	味甘，性平
茈胡、地熏	柴胡	味苦，性平	味苦，性凉
麦门冬	麦冬、麦门冬	味甘，性平	味甘微苦，性寒
独活	独活、川独活	味苦，性平	味辛苦，性温
车前、车前子	车前子	味甘，性寒	味甘，性寒
木香	广木香、南木香、五木香、川木香	味辛，性温	味辛苦，性温
薯蓣、山芋	山药、淮山、怀山药	味甘，性温	味甘，性平
解蠡	薏米、薏苡仁、薏仁、苡仁	味甘淡，性微寒	味甘淡，性凉
水泻、芒芋、鹄泻	泽泻	味甘，性寒	味甘，性寒
棘菀	远志	味苦，性温	味苦辛，性温
陵游	龙胆草	味苦涩	味苦，性寒
小辛	细辛	味辛，性温	味辛，性温
林兰、禁生	石斛	味甘，性平	味甘淡微咸，性平凉
巴戟天	巴戟	味辛，性微温	味辛甘，性温
鬼督邮	天麻	味辛，性温	味甘，性平
紫芝、木芝	灵芝	味甘，性温	味甘，性平（或性温）

续表

药材名称		药材性味	
《本经》名称	通用名称	《本经》表述	现代认知
卷柏	卷柏	味辛，性温	味辛，性平
芎䓖	川芎	味辛，性温	味辛，性温
王连	黄连	味苦，性寒	味苦，性寒
络石、石鲮	络石藤	不详	味苦，性凉
蒺藜子、旁通	刺蒺藜	味苦，性温	味苦辛，性温
黄耆、戴糁	黄芪	味甘，性微温	味甘，性微温
肉苁蓉	肉苁蓉、大芸	味甘，性微温	味甘酸咸，性温
铜芸	防风	味甘，性温	味辛甘，性温
蒲黄	蒲黄、蒲草黄	味甘，性平	味甘辛，性凉
属折、龙豆	续断	味苦，性微温	味苦辛，性温
决明子	草决明	味咸，性平	味苦甘，性凉
丹参	丹参	味苦，性微寒	味苦，性微温
茜根	茜草、茜草根	味苦，性寒	味苦，性寒
五味子	五味子	味酸，性温	味酸，性温
戴椹	旋复花	味咸，性温	味咸，性温
兰草、水香	佩兰	味辛，性平	味辛，性平
蛇米	蛇床子	味苦，性平	味辛苦，性温（《药性论》认为其有小毒）
地葵	地肤子	味苦，性寒	味苦甘，性寒
景天、戒火、慎火	景天	味苦，性平	味苦酸，性寒
茵陈蒿	茵陈	味苦，性平	味苦辛，性凉（《药性论》认为其有小毒）
石下长卿、鬼督邮	徐长卿	味辛，性温	味辛，性温
云实	云实、马豆	味辛，性温	味辛，性（微）温
王不留行	王不留行	味苦，性平	味苦辛甘，性凉
周升麻	升麻	味甘辛	味甘辛微苦，性凉
地文、水玉	半夏	味辛，性平	味辛，性温，有毒
牡桂	肉桂	味辛，性温	味辛，性热（《别录》认为其有小毒）
枸杞	枸杞子	不详	味甘，性平
柏实	柏子仁、侧柏子	味甘，性平	味甘，性平

续表

药材名称		药材性味	
《本经》名称	通用名称	《本经》表述	现代认知
茯菟	茯苓	味甘，性平	味甘淡，性平
酸枣	酸枣仁	味酸，性平	味甘，性平
五加、豺漆	五加皮	味辛，性温	味辛，性温（《药性论》认为其有小毒）
蔓荆实	蔓荆子	味苦，性微寒	味苦辛，性凉
辛矧、侯桃、房木	辛夷、辛夷花	味辛，性温	味辛，性温
桑上寄生、寄屑	桑寄生	味苦，性平	味苦甘，性平
思仙	杜仲	味辛，性平	味甘微辛，性温
女贞实	女贞子	味苦，性平	味苦甘，性平
蕤核	蕤仁	不详	味甘，性寒
橘	黄橘	不详	味甘酸，性凉
发髲（皮）	血余	味苦，性温	味苦，性温
龙骨	龙骨	味甘，性平	味甘涩，性平（《药性论》认为其有小毒）
麝香	麝香	味辛，性温	味辛，性温
牛黄	牛黄	味苦，性平	味苦甘，性凉（《别录》认为其有小毒）
傅致胶	阿胶	味甘，性平	味甘，性平
石蜜、石饴	蜂蜜	味甘，性平	味甘，性平
蜂子	蜜蜂子	味甘，性平	味甘，性平（《日华子本草》认为其有"性凉，有毒"）
蜜蜡	蜜蜡	味甘，性微温	味甘，性平
蛎蛤	牡蛎	味咸，性平	味咸涩，性平
龟甲、神屋	龟版	味咸，性平	味咸甘，性平（《别录》认为其有毒）
桑螵蛸	桑螵蛸	味咸，性平	味咸甘，性平
海蛤	海蛤壳	味苦，性平	味咸，性平（《药性论》认为其有小毒）
藕实、水芝丹	莲子	味甘，性平	味甘涩，性平
大枣	红枣	味甘，性平	味甘，性温
葡萄	葡萄	味甘，性平	味甘酸，性平

续表

药材名称		药材性味	
《本经》名称	通用名称	《本经》表述	现代认知
鸡头实、雁啄实	芡实	味甘，性平	味甘涩，性平
胡麻、巨胜	黑芝麻、黑脂麻	味甘，性平	味甘，性平
冬葵子	冬葵子	味甘，性寒	味甘，性寒
白胶	鹿角胶	味甘，性平	味甘咸，性温
《本经》上品药材补厥			
丹砂	朱砂	味甘，性微寒	味甘，性凉，有毒
云华、云英、云砂	云母	味甘，性平	味甘，性温（《药性论》认为其有小毒）
参见《本草经集注》	玉屑	–	味甘，性平
石钟乳	钟乳石	味甘，性温	味甘，性温（《药性论》认为其有大毒）
消石	芒消、消石	味苦，性寒	味苦咸，性温，有毒
朴消	朴硝	味苦，性寒	味辛苦咸，性寒（《药性论》认为其有小毒）
滑石	滑石	味甘，性寒	味甘淡，性寒
石胆、毕石、君石	胆矾	味酸，性寒	味酸辛，性寒，有毒
矾石、羽涅	明矾、白矾	味酸，性寒	味酸涩，性寒，有毒
扁青、白青（附：曾青、空青）	扁青	味甘，性平	味酸咸，性平，有小毒
禹余粮、太一余粮、石脑	禹余粮	味甘，性寒	味甘涩，性平
白石英	白石英	味甘，微温	味甘，性温
紫石英	紫石英	味甘，性温	味甘，性温
白石脂	白石脂、白陶土	味甘，性平	味甘酸，性平
赤石脂	赤石脂、红高岭土	味甘，性平	味甘涩，性温
谷菜、蜀羊泉	白毛藤	味苦，性微寒	味甘苦，性寒
白蒿	白蒿、蓬蒿	味甘，性平	味甘，性平
菴萵	菴萵	不详	味苦辛，性温
菴萵子	菴萵子	味苦，性微寒	味辛苦，性温
菥蓂、大蕺、马辛	菥蓂	不详	味甘，性平
菥蓂子	菥蓂子	味辛，性微温	味辛，性微温
蓍实	蓍实	味苦，性平	味苦（酸），性平

续表

药材名称		药材性味	
《本经》名称	通用名称	《本经》表述	现代认知
蓝实	蓝实	味苦，性寒	味甘，性寒
营实	营实、蔷薇子	味酸，性温	味酸，性凉
青葙、草蒿、萋蒿	青葙	味苦，性微寒	味苦，性微寒
青葙子、草决明	青葙子	不详	味苦，性凉
天名精、虾蟆蓝、麦句姜	天名精	味甘，性寒	味辛，性寒（《本草纲目》认为其有小毒）
飞廉、飞轻	飞廉	味苦，性平	味苦，性平（《药性论》认为本品苦咸有毒）
石龙刍、龙须草、草续断、龙珠	石龙刍	味苦，性微寒	味苦，性凉
槐实	槐实、槐连豆	味苦，性寒	味苦，性寒
榆皮	榆白皮	味甘，性平	味甘，性平
檗木	黄柏	味苦，性寒	味苦，性寒
干漆	干漆	味辛，性温	味辛，性温，有毒
木兰	木兰皮、姜朴	味甘，性微温	味甘，性温
熊脂	熊油	不详	味咸，性温
雁肪、鹜肪	雁肪、雁膏	味甘，性平	味甘，性平
文蛤	文蛤	不详	味甘，性平
鳢鱼、蠡鱼、鲖鱼	鳢鱼	味甘，性寒	味甘，性寒（《日用本草》认为其有微毒）
蓬蘽	蓬蘽	味酸，性平	味甘酸，性温
麻贲、麻勃	麻贲	味辛，性平	味辛，性平，有毒
青蘘、巨胜苗	胡麻叶	味甘，性寒	味甘，性寒
苋实	苋实	味甘，性寒	味甘，性寒
瓜蒂	瓜蒂	味苦，性寒	味苦，性寒，有毒
苦菜、荼草	苦菜	味苦，性寒	味苦，性寒
松脂、松膏、松肪	松香	味苦，性温	味苦甘，性寒

中药材功能分类索引

续表

药材	功效	性味	归经	页码
补血类				
白芍药	养血柔肝、缓中止痛、敛阳收汗	性凉，味苦酸	入肝、脾经	301
龙眼肉	益心脾、补气血、安神	性温，味甘	入心、脾经	229
当归	补血和血、调经止痛、润燥滑肠	性温，味甘辛	入心、肝、脾经	285
何首乌	补肝、益肾、养血、祛风	性微温，味苦甘涩	入肝、肾经	283
阿胶	滋阴补血、安胎	性平，味甘	入肺、肝、肾经	142
桑椹子	补肝、益肾、熄风、滋液	性寒，味甘	入肝、肾经	263
鹿角胶	补血、益精	性温，味甘咸	入肝、肾经	164
葡萄	补气益血、强筋健骨、利小便	性平，味甘酸	入脾、肺、肾经	157
熟地黄	滋阴、补血	性微温，味甘	入肝、肾经	341
养阴类				
女贞子	补肝肾、强腰膝	性平，味苦甘	入肝、肾经	138
天门冬	滋阴、润燥、清肺、降火	性寒，味甘苦	入肺、肾经	36
北沙参	养阴清肺、祛痰止咳	性凉，味甘苦淡	入肺、脾经	343
玄参	清热凉血、滋阴降火、除烦解毒	性凉，味苦咸	入肺、肾经	293
玉竹	养阴、润燥、除烦、止渴	性平，味甘	入肺、胃经	49
石斛	生津益胃、清热养阴	性平凉，味甘淡微咸	入肺、胃、肾经	72
百合	润肺止咳、宁心安神	性平，味甘微苦	入心、肺经	251
麦门冬	养阴润肺、清心除烦、益胃生津	性寒，味甘微苦	入肺、胃、心经	54
龟板	滋阴、潜阳、补肾、健骨	性平，味咸甘	入肝、肾经	146
枸杞子	滋肾、润肺、补肝、明目	性平，味甘	入肝、肾经	120
雪耳	滋阴、润肺、养胃、生津	性平，味甘淡	入肺、胃经	331
蕤仁	养肝、明目、祛风、散热	性寒，味甘	入肝、心经	149
燕窝	养阴润燥、益气补中	性平，味甘	入肺、胃、肾经	318
解表药				
发散风寒类				
生姜	发汗解表、温中止呕、温胃止咳	性温，味辛	入肺、胃、脾经	243
白芷	祛风燥湿、消肿止痛	性温，味辛	入肺、脾、胃经	208
防风	发表、祛风、胜湿、止痛	性温，味辛甘	入膀胱、肺、脾经	91
辛夷	祛风、通窍	性温，味辛	入肺、胃经	130
香薷	发汗解暑、行水散湿、温胃调中	性微温，味辛	入肺、胃经	235
紫苏	发表、散寒、理气、和营	性温，味辛	入肺、脾经	199

续表

药 材	功 效	性 味	归 经	页码
发散风热类				
升麻	升阳、发表、透疹、解毒	性凉，味甘辛微苦	入肺、脾、胃经	114
柴胡	和解表里、疏肝、升阳	性凉，味苦	入肝、胆经	52
桑叶	疏散风热、清肝明目	性寒，味苦甘	入肺、肝经	273
淡豆豉	解表、除烦、宣郁、解毒	性寒，味苦	入肺、胃经	258
菊花	疏风、清热、明目、解毒	性凉，味甘苦	入肺、肝经	30
蔓荆子	疏散风热、清利头目	性凉，味苦辛	入肝、胃、膀胱经	132
薄荷	疏风、散热、辟秽、解毒	性凉，味辛	入肺、肝经	274
清热药				
清热泻火类				
决明子	清肝、明目、利水、通便	性凉，味苦甘	入肝、肾经	94
芦根	清热、生津、除烦、止呕	性寒，味甘	入肺、胃经	266
知母	滋阴降火、润燥滑肠	性寒，味苦	入肺、胃、肾经	305
栀子	清热、泻火、凉血	性寒，味苦	入心、肝、肺、胃经	195
夏枯草	清肝火、散郁结	性寒，味苦辛	入肝、胆经	324
清热燥湿类				
龙胆草	泻肝胆实火、除下焦湿热	性寒，味苦	入肝、胆经	67
黄连	泻火、燥湿、解毒、杀虫	性寒，味苦	入心、肝、胃、大肠经	82
清热解毒类				
马齿苋	清热解毒、散血消肿	性寒，味酸	入大肠、肝、脾经	267
牛黄	清心、化痰、利胆、镇惊	性凉，味苦甘	入心、肝经	141
白花蛇舌草	清热、利湿、解毒	性寒，味苦甘	入心、肝、脾经	311
金银花	清热、解毒	性寒，味甘	入肺、胃经	316
鱼腥草	清热解毒、利尿消肿	性寒，味辛	入肝、肺经	319
景天	清热、解毒、止血	性寒，味苦酸	入心、肝经	107
清热凉血类				
干地黄	滋阴、养血	性凉，味甘苦	入心、肝、肾经	40
泻下药				
火麻仁	润燥、滑肠、通淋、活血	性平，味甘	入脾、胃、大肠经	232
郁李仁	润燥、滑肠、下气、利水	性平，味辛苦甘	入脾、大小肠经	221
黑脂麻	补肝肾、润五脏	性平，味甘	入肝、肾经	160
蜂蜜	补中、润燥、止痛、解毒	性平，味甘	入脾、肺、大肠经	144

续表

药材	功效	性味	归经	页码
平肝熄风药				
天麻	熄风、定惊	性平，味甘	入肝经	76
刺蒺藜	散风、明目、下气、行血	性温，味苦辛	入肝、肺经	85
蚯蚓	清热、平肝、止喘、通络	性寒，味咸	入肝、脾、肺经	356
理气药				
木香	行气止痛、温中和胃	性温，味辛苦	入肺、肝、脾经	60
佛手	理气、化痰	性温，味辛苦酸	入肝、胃经	254
陈皮	理气、调中、燥湿、化痰	性温，味辛苦	入脾、肺经	213
枳实	破气、散痞、泻痰、消积	性寒，味苦	入脾、胃经	297
玳玳花	疏肝、和胃、理气	味甘微苦	入肝、胃、肺经	196
香橼	理气、舒郁、消痰、利膈	性温，味辛苦酸	入肝、肺、脾经	231
黄橘	开胃、理气、润肺、止咳、止渴、除烦	性凉，味甘酸	入肺、胃及手、足太阴经	163
橘红	消痰、利气、宽中、散结	性温，味辛苦	脾、胃、大小肠经	234
薤白	理气、宽胸、通阳、散结	性温，味辛苦	入肺、心、胃、大肠经	223
活血化瘀药				
川芎	行气开郁、祛风燥湿、活血止痛	性温，味辛	入肝、胆经	80
丹参	活血祛瘀、安神宁心、排脓、止痛	性微温，味苦	入心、肝经	96
牛膝	散瘀血、消痈肿（熟用补肝肾、强筋骨）	性平，味甘苦酸	入肝、肾经	48
王不留行	行血通经、催生下乳、消肿敛疮	性平，味苦辛甘	入肝、胃经	112
红花	活血通经、祛瘀止痛	性温，味辛	入心、肝经	239
卷柏	生用破血、炒用止血	性平，味辛	入足厥阴、少阴血分	51
桃仁	破血行瘀、滑肠通便	性平，味苦甘	入心、肝、大肠经	256
益母草	活血、祛瘀、调经、消水	性凉，味辛苦	入心包、肝经	46
止血药				
田七	止血、散瘀、消肿、定痛	性渐，味甘微苦	入肝、胃、大肠经	289
血余	消瘀、止血	性温，味苦	入心、肝、肾经	140
茜草根	行血止血、通经活络、止咳祛痰	性寒，叶苦	入心、肝经	98
蒲草黄	凉血止血、活血消瘀	性凉，味甘辛	入肝、心经	92
藕节	止血、散瘀	性平，味甘涩	入肺、胃、肝经	282
止咳化痰药				
温化寒痰类				
半夏	燥湿化痰、降逆止呕、消痞散结	性温，味辛，有毒	入脾、胃经	116

续表

药 材	功 效	性 味	归 经	页码
黄芥子	温中散寒、利气豁痰、通经络、消肿毒	性热，味辛	入肺经	276
清热化痰类				
川贝母	润肺散结、止嗽化痰	性凉，味苦甘	入肺经	287
木蝴蝶	润肺、舒肝、和胃、生肌	性寒，味苦	入肺、肝经	346
昆布	消痰散结、利水消肿	性寒，味咸	入脾、胃经	236
胖大海	清热、润肺、利咽、解毒	性凉，味甘淡	入肺、大肠经	323
海蛤壳	清肺化炎、软坚散结、利水消肿	性平，味咸	入肺、肾经	152
海藻	软坚、消痰、利水、泄热	性寒，味苦咸	入肺、脾、肾经	307
止咳平喘类				
云实	清热、除湿、杀虫	性温，味辛	入肺、肠经	59
百部	温润肺气、止咳、杀虫	性微温，味甘苦	入肺经	349
杏仁	止咳平喘、润肠通便	性温，味苦，有毒	入肺、大肠经	260
枇杷叶	清肺和胃、降气化痰	性凉，味苦	入肺、胃经	321
罗汉果	清肺、润肠	性凉，味甘	入肺、脾经	202
桑白皮	泻肺平喘、行水消肿	性寒，味甘	入脾、肺经	295
桔梗	开宣肺气、祛痰排脓	性平，味苦辛	入肺、胃经	303
旋覆花	消痰、下气、软坚、行水	性温，味咸	入肺、肝、胃经	103
祛风湿药				
乌梢蛇	祛风湿、通经络	性平，味甘咸	入肺、脾经	192
五加皮	祛风湿、壮筋骨、活血去瘀	性温，味辛	入肝、肾经	128
木瓜	平肝和胃、去湿舒筋	性温，味酸	入肝、脾经	247
细辛	祛风、散寒、行水、开窍	性温，味辛	入肺、肾经	70
独活	祛风、胜湿、散寒、止痛	性温，味辛苦	入肾、膀胱经	56
络石藤	祛风通络、止血消瘀	性凉，味苦	入肝、肾经	84
徐长卿	镇痛、止咳、利水消肿、活血解毒	性温，味辛	入心、肝、胃经	110
桑寄生	补肝肾、强筋骨、祛风通经、益血、安胎	性平，味苦甘	入肝、肾经	133
蝮蛇	祛风、攻毒	性温，味甘，有毒	入心、肝、肾经	194
芳香化湿药				
佩兰	清暑、辟秽、化湿、调经	性平，味辛	入脾、胃经	104
厚朴	温中、下气、燥湿、消痰	性温，味苦	入脾、胃、大肠经	298
砂仁	行气调中、和胃、醒脾	性温，味辛	入脾、胃经	211
草果	燥湿除寒、祛痰截疟、消食化积	性温，味辛	入脾、肾经	335

续表

药 材	功 效	性 味	归 经	页码
藿香	快气、和中、辟秽、祛湿	性微温，味辛	入肺、脾、胃经	209
利水渗湿药				
车前子	利水、清热、明目、祛痰	性寒，味甘	入肾、膀胱经	57
冬葵子	利水、滑肠、下乳	性寒，味甘	入大小肠、膀胱经	162
白茅根	凉血、止血、清热、利尿	性寒，味甘	入肺、胃、小肠经	271
地肤子	利小便、清湿热	性寒，味甘苦	入肾、膀胱经	111
灯心草	清心降火、利尿通淋	性寒，味甘淡	入心、肺、小肠经	315
赤小豆	利水除湿、和血排尿排脓、消肿解毒	性平，味甘酸	入心、小肠经	245
泽泻	利水、渗湿、泻热	性寒，味甘	入肾、膀胱经	66
茯苓	利水渗湿、益脾和胃、宁心安神	性平，味甘淡	入心、脾、肺经	124
茵陈	清热利湿	性凉，味苦辛	入肝、脾、膀胱经	108
淡竹叶	清心火、除烦热、利小便	性寒，味甘淡	入心、肾经	328
薏苡仁	健脾、补肺、清热、利湿	性凉，味甘淡	入脾、肺、肾经	64
收涩药				
乌梅	收敛生津、安蛔驱虫	性温，味酸	入肝、脾、肺、大肠经	215
五味子	敛肺、滋肾、生津、收汗、涩精	性温，味酸	入肺、肾经	101
白果	敛肺气、定喘嗽、止带浊、缩小便	性平，味甘苦酸，有毒	入肺、肾经	227
肉豆蔻	温中、下气、消食、固肠	性温，味辛	入脾、大肠经	219
沙棘	强壮、固精、健胃、止泻、调经、利尿	性平，味甘酸涩	入肾、脾、肝、肺经	201
芡实	固肾涩精、补脾止泄	性平，味甘涩	入脾、肾经	158
金樱子	固精涩肠、缩尿止泻	性平，味酸涩	入肾、膀胱、大肠经	333
桑螵蛸	补肾、固精	性平，味咸甘	入肝、肾经	150
莲子	养心、益肾、补脾、涩肠	性平，味甘涩	入心、脾、肾经	153
芳香开窍药				
石菖蒲	开窍豁痰、理气活血、散风去湿	性微温，味辛	入心、肝、脾经	33
麝香	开窍、辟秽、通络、散瘀	性温，味辛	入心、脾、肝经	166
安神药				
龙骨	镇惊安神、敛汗固精、止血涩肠、生肌敛疮	性平，味甘涩	入心、肝、肾、大肠经	134
合欢皮	解郁安神、活血消痈、续筋骨	性平，味甘	入心、肝经	300
灵芝	养心安神、补气益血、止咳平喘	性平（温），味甘	入肺、脾、心、肝、肾经	78
牡蛎	敛阴、潜阳、止汗、涩精、化痰、软坚	性平，味咸涩	入肝、肾经	147
远志	安神益智、祛痰、解郁	性温，味苦辛	入心、肾经	69

续表

药材	功效	性味	归经	页码
柏子仁	养心安神、润肠通便	性平，味甘	入心、肝、脾经	122
酸枣仁	养肝、宁心、安神、敛汗	性平，味甘	入心、脾、肝、胆经	126
祛暑药				
荷叶	清暑利湿、升发清阳、止血	性平，味苦涩	入肝、脾、胃经	277
温里药				
丁香	温中、暖肾、降逆	性温，味辛	入胃、脾、肾经	217
八角茴香	温阳、散寒、理气	性温，味辛甘	入脾、肾经	197
小茴香	温肾散寒、和胃理气	性温，味辛	入肝、肾、胃、膀胱经	241
干姜	温中驱寒、回阳通脉	性热，味辛	入脾、胃、肺经	344
肉桂	补元阳、暖脾胃、除冷积、通血脉	性热，味辛甘	入肾、脾、膀胱经	118
吴茱萸	温中、止痛、理气、燥湿	性温，味辛苦，有毒	入肝、胃经	280
花椒	温中散寒、除湿、止痛、杀虫、回乳等	性温，味辛，有小毒	入脾、肺、肾经	253
胡椒	温中、下气、消痰、解毒	性热，味辛	入胃、大肠经	262
高良姜	温胃、祛风、散寒、行气、止痛	性温，味辛	入脾、胃经	225
消食药				
山楂	消食积、散瘀血、驱绦虫	性微温，味酸甘	入脾、胃、肝经	205
谷芽	健脾开胃、和中消食	性温，味甘	入脾、胃经	279
鸡内金	消积滞、健脾胃	性平，味甘	入脾、胃经	265
麦芽	消食、和中、下气	性微温，味甘	入脾、胃经	270
莱菔子	下气定喘、消食化痰	性平，味辛甘	入肺、胃经	207
驱虫药				
榧子	杀虫、消积、润燥	性平，味甘	入肺、胃、大肠经	238
其他				
无花果	健胃清肠、消肿解毒	性平，味甘	入胃、肠经	329
菊苣	清肝利胆	味苦	入肝、胆经	269
橄榄	清肺、利咽、生津、解毒	性平，味甘涩酸	入肺、胃经	222

注： 以上药材不包括《本经上品药材》补阙部分。

上品药材笔画索引

经卫生部认定

可用于保健食品的中药（以笔画为序）

二画 人参、人参叶、人参果

三画 三七、土茯苓、大蓟、女贞子、山茱萸、川牛膝、川贝母、川芎、马鹿胎、马鹿茸、马鹿骨

四画 丹参、五加皮、五味子、升麻、天门冬、天麻、太子参、巴戟天、木香、木贼、牛蒡 子、牛蒡根、车前子、车前草

五画 北沙参、平贝母、玄参、生地黄、生何首乌、白及、白术、白芍、白豆蔻、石决明、石斛（需提供可使用证明）

六画 地骨皮、当归、竹茹、红花、红景天、西洋参

七画 吴茱萸、怀牛膝、杜仲、杜仲叶、沙苑子、牡丹皮、芦荟、苍术、补骨脂、诃子、赤芍、远志、麦门冬、龟甲

八画 佩兰、侧柏叶、制大黄、制何首乌、刺五加、刺玫果、泽兰、泽泻、玫瑰花、玫瑰茄、知母、罗布麻、苦丁茶、金荞麦、金樱子、青皮

九画 厚朴、厚朴花、姜黄、枳壳、枳实、柏子仁、珍珠、绞股蓝、胡芦巴、茜草、荜茇、韭菜子、首乌藤、香附、骨碎补

十画 党参、桑白皮 、桑枝 、浙贝母 、益母草 、积雪草

十一画 淫羊藿、菟丝子、野菊花、银杏叶、黄芪

十二画 湖北贝母、番泻叶、蛤蚧、越橘

十三画 槐实、蒲黄、蒺藜、蜂胶

十四画 酸枣

十五画 墨旱莲、熟大黄、熟地黄

十八画 鳖甲

（注：依据2002年《卫生部关于进一步规范保健食品原料管理的通知》。）